Die Bobath-Therapie in der Erwachsenenneurologie

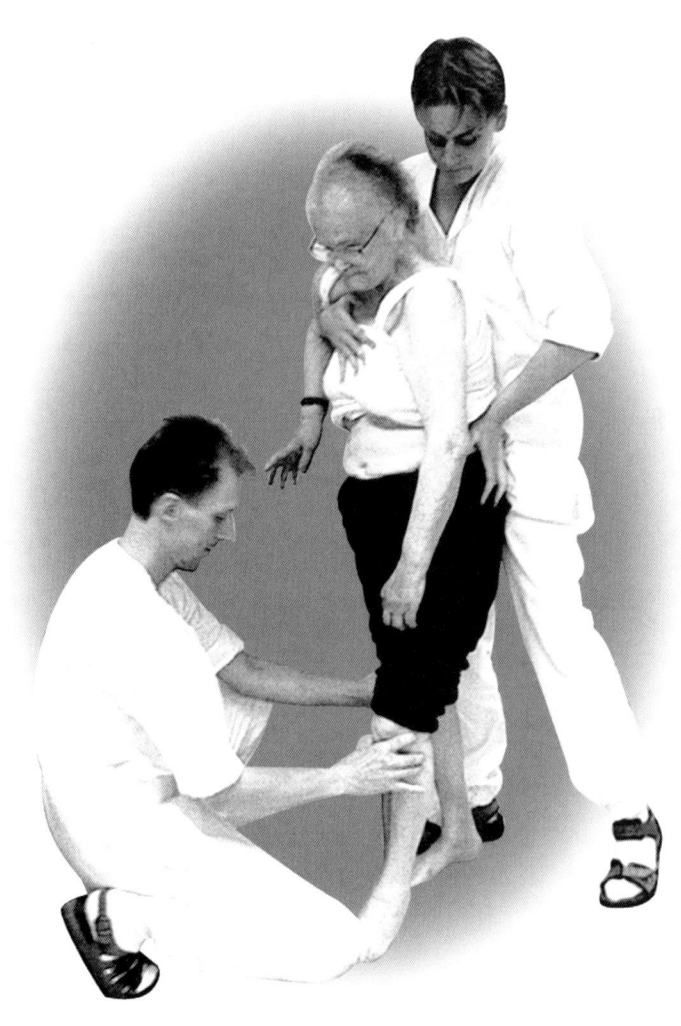

ガイアブックスは
地球(ガイア)の自然環境を守ると同時に
心と体内の自然を保つべく
"ナチュラルライフ"を提唱していきます。

Copyright © of the original
German language edition 2007
by Georg Thieme Verlag KG, Stuttgart,
Germany

Original title: Die Bobath-Therapie in der
Erwachsenenneurologie
by Bente E. Bassoe Gjelsvik
illustrator Günter Bosch, Münsingen-Dottingen

Die Bobath-Therapie in der Erwachsenenneurologie

近代 ボバース概念
理論と実践
——成人中枢神経疾患に対する治療——

著者：ベンテ・バッソ・ジェルスビック
　　　（Bente E. Bassoe Gjelsvik）
監修：新保 松雄
翻訳：金子 唯史／佐藤 和命

日本語版発刊によせて

　日本においてボバースコンセプトは時に批判されることがあり、日本ボバース講習会講師会議では国内のセラピストや研究者たちに近代的なボバース概念を広めたいと思っていました。

　1991年にベルタ・ボバースが著した『The evaluation and treatment of adult hemiplegia』(邦題『片麻痺の評価と治療』、1997年医歯薬出版刊)以来、英語で著された書籍はありませんでした。本書の日本語版発刊は、日本の出版社が興味を持ち日本ボバース講習会講師会議に持ちかけたところ、すでに本書がボバースコンセプトを理解する入門的なテキストとして高い評価を得ていたことから実現しました。特に神経生理学の章では、臨床的推論のための基礎となる知識を学ぶことができると認められています。

　本書の監修は日本ボバース講習会講師会議の議長である新保先生が、そして日本語訳は国際ボバース上級講習会を修了した金子さんと佐藤さんが手掛けてくださることとなりました。

　日本ボバース講習会講師会議は、コースの参加者やセラピスト、学習者がボバースコンセプトに関する理解をより深めるために本書が有効であると強く推薦しています。

　このように日本ボバース講習会講師会議が英日翻訳のプロセスに携わり、ボバース概念の発展を目指してセラピストや学習者、研究者に情報を提供する努力を行い、その結果ボバース概念が近代的で実証的なトリートメントの概念として確固たる地位を築いていることに対し、すべてのご尽力に感謝いたします。患者さんもまた、このボバースコンセプトの知識から得られるものがあるでしょう。

ベンテ・バッソ・ジェルスビック

発刊によせて

　本書の基となったベルタ・ボバースの著書『片麻痺の評価と治療』は1972年に第一版、1980年に第二版、そして1991年に第三版が発刊された。ボバース概念の発展の歴史を辿るようである。この著書は世界中の多くのセラピストに愛読され、また障害を持った人々にたくさんの勇気を与えたことだろう。

　近年の脳科学の目覚しい発展によって、ボバース概念の理論的背景を支持する多くの事実がわかってきた。本書は近年の神経生理学的説明を図表と治療写真を使ってわかりやすく解説しているところがすばらしい。

　著者のベンテ女史は世界ボバース・インストラクター・トレーニング協会（International Bobath Instructor Training Association；IBITA）の議長を務めていた。日本のインストラクターとも親しく接してくれる真摯な人柄である。

　本書はボバース治療を大変わかりやすく書いてくれている。

　ボバース治療は概念であるがまだまだ一般的には治療技術の一つとしてみなされている。本書を活用していただくと概念であることの理解がいっそう深まるのではないだろうか。

　本書の英語版が出版されてすぐに私は、この本が誰かによってすぐにでも翻訳されるものと思っていた。私もボバースインストラクターとして日本のボバース治療の実践に役立てたかった。何人かの人たちによって、翻訳の話があったが本格的には進んでいなかった。

　私たちも部内の抄読会で内容の理解に努めた。大変読みやすく、内容が理解しやすかった。

　同僚の金子唯史・佐藤和命の両氏が本書の翻訳を意欲的に押しすすめてくれた。療法士を目指す学生、臨床で悩んでいる療法士など多くの人々に本書が活用されることを心から願っている。

監修　新保 松雄

序　文

　現在、私たちは中枢神経系システムについて以前よりも多くの事がわかるようになりました。しかし現在でも障害後の機能回復を現実のものとするには、患者とセラピストにとって、とても重大な臨床的挑戦である事に変わりはありません。

　本書のベンテ・ジェルスビックは、ボバースインストラクター、そして神経学の臨床専門家としても著名です。その彼女が数十年以上神経障害の複雑さに取り組んで発展させてきたボバース概念を説明する為に、そのすべての技術を本書のなかで提示しています。

　ボバース概念の定義と、近年の運動コントロールの解釈に一致して、彼女は問題解決アプローチを導入しています。

　本書は原則として、生命体の機能と構造を理解する為に、姿勢コントロールと運動コントロールの理解を踏まえて述べられています。

　本書は臨床的な教科書向きであり、結びにある二人の細目にわたる症例報告は、神経障害の管理に関わるすべての専門家に、有益をもたらすと思われます。

メアリー・リンチ―エラリントン

著者(ベンテ・バッソ・ジェルスビック)自身による履歴書

　私は1978年に、イギリス、ニューキャッスルにあるロイヤルヴィクトリア病院の理学療法学校で理学療法士としてトレーニングを受けました。ノルウェーに夫と戻る前に、ニューキャッスルにある、新しく開業したばかりの病院で短期間働きました。そして1978年の7月以来、ベルゲンにあるハウクランド大学病院に勤務しています。初めの7年間は内科病棟にいて、1985年から1996年までは神経科、それ以降は、物理療法・リハビリテーション科にいます。多くのプロジェクトに関わってきましたが、その1つとして、ノルウェーのリハビリテーションネットワークを築いた事が挙げられるでしょう。このプロジェクトによって、1996年に物理療法・リハビリテーション科の開設を導き、現在に至ります。

　私は多くの研究プロジェクトに参加し、いくつかの論文を共同執筆しました。また、イギリスボバースインストラクタートレーニング会議(BBTA)では、ボバースインストラクターの一員としてトレーニングを受けました。

　国際ボバースインストラクタートレーニング会議(IBITA)でボバースインストラクターとして1991年に承認を得て、2004年には上級講習会インストラクターとして承認されました。

　私は神経リハビリテーションの専門家であり、ノルウェー理学療法士協会の議員を1995年から務めています。そしてヨーロッパ中の多数国で講習会を開き、多くの指導経験を持っています。2004年から2009年まで国際ボバースインストラクタートレーニング会議(IBITA)の議長を務めていました。また2010年には、理学療法士修士の視覚を取得しました。

本書の目的

神経学的疾患の患者に関わるセラピストの個別治療能力を上達させること

- 以下の事項の架け橋となる事
  * 中枢神経系（CNS）、神経筋骨格系システム、変化能力（可塑性）の構造と機能
  * 姿勢コントロールと運動
  * 神経学的疾患患者の治療
- ヒトと環境、中枢神経系、筋骨格系システム、運動と機能、これらの相互作用について、現在理解されている概念に基づき、治療場面の中で臨床推論を通して読者の仮説立てを可能にする事。

臨床推論は本書を読んだだけでは学ぶことが出来ない

　臨床推論は、自身の治療に対する絶え間ない厳しい批判によって発展する。この検証作業を通して答えを追求し、知識に基づいて自身のエビデンスを構築する。
　読者がこの過程を踏むのに、本書が手助けになる事を願う。

　本書は理学療法士、作業療法士、学生、資格を得た専門家を対象にしている。中でも、主に神経系損傷患者を臨床現場で診療する臨床家が対象である。

本書の構成

　本書は構成された通りに読み進むのが良い。それぞれの章は互いに基づいており、最初から参考書として使用すると、読者は重要な情報を見逃すかもしれない。一度読み終えてから、参考書として使われる事を期待している。

神経生理学の適応は3部に分かれている。

- 1.1　システムコントロール：
運動と感覚運動統合に関係するいくつかのシステムと構造。この部では、中枢神経系の構造と機能の概要を見て、理解する事が出来る。そして中枢神経系機能、筋機能、機能と運動、中枢神経系障害後の結果、臨床的熟考などについては全般的に検討されている。

- 1.2　可塑性：
この部では、障害後の中枢神経系の生得的変化と育成的変化について概説している。これらの変化は学習に基づいており、理解する事が重要である。治療に推測されることが論じられている。

- 1.3　中枢神経系障害後の再編成と結果：
この部では中枢神経系障害後の結果と可塑性の臨床場面への適応を試みている。そして、障害の影響によって引き起こされる感覚運動問題についての仮説構築を説明している。また、痙性や連合反応のような臨床徴候についても議論する。

　第2章、理学療法では、正常バランスと正常運動、正常運動からの逸脱、セラピストの治療介入方法の選択について説明する。
　第3章、評価では、評価の基礎となる国際生活機能分類（ICF）の概観について述べる。そして、いくつかの効果測定も簡潔に記述した。
　第4章、症例報告では、シセルとリサ、2人の症例検討を提示する。
　写真が別という場合を除いて患者さんに対して「彼」、セラピストに「彼女」という代名詞を使用したが、現実的にしばしば逆になる事もある。

目　次

発刊によせて ………………………………V
序　文 ………………………………………VI
著者自身による履歴書 ……………………VI

本書の目的 …………………………………VII
本書の構成 …………………………………VIII

はじめに　　1

ボバース夫妻の歴史的概要 ………………1
国際ボバースインストラクタートレーニング会議
　（IBITA）……………………………………1

IBITAの理論的仮説と臨床推論 ……………3

1　神経生理学の適応　　　　　　　　　　　　　　　　　　　　　　　　　　　　　　　　　5

1.1　システムコントロール：システムと構造における
　　　感覚運動統合の関連について …………6
　　　神経筋システム …………………………6
　　　体性感覚システム、視覚、バランス ……14
　　　脳と脊髄 …………………………………23

1.2　可塑性 ……………………………………47
　　　神経可塑性 ………………………………50

1.3　中枢神経系障害後の再編成と結果 ………57
　　　上位運動ニューロン障害 ………………59
　　　上位運動ニューロン症候群の複雑な問題　61

2　理学療法　　　　　　　　　　　　　　　　　　　　　　　　　　　　　　　　　　　　　67

2.1　バランスと運動 …………………………68
　　　正常運動と正常バランスコントロールからの
　　　逸脱 ………………………………………81

2.2　介入－考察と選択 ………………………90
　　　姿勢セット ………………………………90
　　　基本姿勢と姿勢セットの分析 …………91
　　　キーエリア ………………………………108
　　　選択的運動と機能的活動 ………………110
　　　自律運動と随意運動との間の関連性 …112

　　　ハンドリング ……………………………116
　　　能動運動、不使用学習、無視、他動運動　125
　　　フィードバック …………………………128

2.3　他の介入：いくつかの要点 ……………
　　　筋力トレーニング ………………………132
　　　トレッドミルトレーニング ……………133
　　　多職種とのチーム医療 …………………135
　　　補装具 ……………………………………136
　　　痙性に対する内科的治療 ………………141

3 評価　145

- 3.1 国際生活機能分類（ICF） ……………145
- 3.2 理学療法評価 ……………………………147
  - 現病歴 …………………………………148
  - 機能的活動 ……………………………148
  - 心身機能と身体構造 …………………151
  - 感覚、知覚、不使用学習……………154
  - 疼痛 ……………………………………156
  - 臨床推論 ………………………………157
  - 評価の意義 ……………………………158
- 3.3 効果測定 …………………………………163
  - 身体構造と機能測定 …………………163
  - 活動測定 ………………………………164
  - 自己報告測定 …………………………165
  - 客観的な目標設定 ……………………165
  - 評価図表 ………………………………165
  - 評価と記述 ……………………………166
  - まとめ …………………………………167

4 症例報告　169

- 4.1 症例報告：シセル ………………………169
  - 既往歴、社会歴、
    活動と参加 …………………………169
  - 現病歴 …………………………………169
  - 評価 ……………………………………170
  - 臨床推論と仮説 ………………………175
  - 理学療法と臨床推論 …………………176
  - 理学療法
    （評価と治療の連続的過程）………177
  - 退院時評価 ……………………………194
- 4.2 症例報告：リサ …………………………195
  - 社会歴、活動、参加 …………………195
  - 病歴 ……………………………………195
  - 以前の訓練歴と治療歴 ………………195
  - 現在の問題点 …………………………196
  - リサの目標 ……………………………196
  - 評価 ……………………………………196
  - 臨床推論と仮説 ………………………201
  - 理学療法 ………………………………204
  - 評価 ……………………………………217
  - その後 …………………………………217

参考文献　219

索引　231

はじめに

ボバース夫妻の歴史的概要

以下の項は『ボバース夫妻』より引用する。

ベルタ・ボバースとカレル・ボバースの略歴は理学療法士ジェイ・スケリッチコーン（1992）よって紹介された。カレル・ボバースは1906年にベルリンにうまれ、1907年にベルタ・オッティリ・ブッセもベルリンにて生まれた。カレルは医学を学び、1932年に医者となった。

ベルタは体操教師として正常運動と様々なリラクゼーション手技を学び、アンナ・ヘルマン学校を卒業し、ベルタとカレルは第二次世界大戦前にロンドンへ向かった。

成人に関してボバース概念が発展し始めたのは1943年。当時43歳の肖像画家で、脳卒中を患っていたシモン・エルスの治療を依頼された時である。

「私が訪ねたとき彼はベッドにいた。腕と手指は屈曲位で硬直し、手は浮腫み、不良な肩手症候群であった。そして彼の足は……」（p.20）

「私は学んできたエクササイズを行う代わりに、患者を観察した。ゆっくりと、試行錯誤し、観察と推測を行い、私の働きかけに対する患者の反応を治療前後で見つけていくように取り組んだ。」

「私は最初彼の屈曲への引き込みが痙性によって引き起こされていることに気付いた。そして、痙性は、痙性筋のストレッチ治療では変化しなかった。」（p.20）

ベルタの18ヵ月に及ぶ治療後、シモンエルスは改善し、再び絵を描けるようになった。そして、この治療体系が始まった。

痙性状態に戻らないように、患者が能動的に参加しながら痙性を減弱させる簡単な方法を発見するには長い年月がかかった。

ベルタは1950年に理学療法士協会認定の理学療法士になった。カレルとベルタの最初の治療院は1951年に開院され、1957年に「西部脳性麻痺センター」が設立された。

様々な神経障害の小児患者と成人患者が治療を受けていたが、主に脳性麻痺児に力を入れていた。

ベルタ・ボバースは両親に対して、入浴や整容、子供の運び方など、日常生活に則した子供へのハンドリングを人形などは使わずに教育した。

彼女は多職種によるアプローチを強く強調していた。（特に、理学療法士と作業療法士、言語聴覚士）理学療法士のジェニー・ブライスはその後長期に渡ってセンター長になったが、次のように述べた。「私が最も感銘を受けた事は、ベルタの正常運動に対する深い理解と、その理解を小児と成人の治療へ応用したことだ」（p.35）

また、1990年に彼女は次のように述べた。「この長く魅了される概念は、絶え間ない考察と決して止まる事のない……」（p.36）カレルは、ベルタの観察や治療の神経生理学的な背景と解釈を追求したボバース概念に関しては1990年に定められた。

「ボバース概念は、中枢神経系障害を持つ小児・成人に対する、ボバース夫妻の観察と治療反応の経験に純粋に基づいている……概念は事実上の仮説に基づいているが、近年の研究では一部立証され、強化されている。今後さらに進展していく事を願う。」

1958年から、ベルタ・ボバースとカレル・ボバースはアメリカや南アフリカ、カナダ、ヨーロッパ、アジア、オーストラリア、中南米など、世界各国に広く訪ね、治療提示や講義等の指導を行った。ベルタ・ボバースはM.B.E（イギリス皇帝からの勲章）を頂いた。そして、多くの国際的な名誉賞を授かった。同時に2人は1948年から1990年まで、70以上の書籍出版や、多くの未公開の大会論文を執筆した。そして1991年の1月20日に永眠された。

国際ボバースインストラクタートレーニング会議（IBITA）

現在、ボバース概念はベルタやカレルが提唱した時よりも大きく発展してきた。技術発達は評価や検査処置に革命を起こしたが、それはまだ中枢神経系の可塑性や伝達、機能などの多くの側面の一

部でしかない。現在、専門家が目の当たりにする患者の問題は、以前とは部分的に異なる。患者は早期治療により回復し、専門病棟で治療され、早期に病院またはリハビリテーション病棟を退院する。患者は様々な要求や様々な治療管理にさらされる。ボバース概念は理論と臨床実践の絶え間ない発展があり、エビデンスに基づく治療への需要は高まっている。理論的仮説は変化し、新たな知識の適応や、専門家が発展し続けている様子を実際に示せるようになった。

エマーソン・ピュー（1977年）は「もし脳がとても単純であったら我々は理解できたが、それは難しいことだ。そして、医学的な「真実」はすぐに真実でなくなってしまう」と述べた。臨床家は謙虚になり、科学の変化を受け入れ、自身の知識を発展させる必要がある。同時に、我々は治療介入によって証明がされていなくとも、推論と経験に基づく臨床的な知識を無駄にしないよう、注意を払うべきだ。多くの治療介入はまだ立証や研究がされていない。臨床実践の場面で、セラピストと患者が経験した変化は、現在ある多くの臨床的なスケールでは感度の鈍さにより測れないかもしれない。質的手法は臨床実践や臨床研究で未だに欠けている（Bhaktaら1996、Sampaioら1997、GelberとJozefczyk 1999、Mant 1999、Lagallaら2000、Malterd 2001a、b）

国際ボバースインストラクタートレーニング会議（IBITA）は1984年に設立され、IBITAインストラクターを認定する正規の世界機構である。現在IBITAメンバーはおよそ250人いる。

IBITAの役目は

- 成人の神経疾患患者の治療における国際的講習会の規則、規定、指針などの文章化を発展させること。
- 国際的講習会の評価基準を発展させること。
- インストラクターと受講生の資格基準を発展させること。
- インストラクターの養成と認定に関する指針を発展させること。
- ボバース概念の理論的仮説に関してエビデンスの基礎を発展させること。

IBITAの付随定款から抜粋の展望と使命の声明を以下に記す。

展　望

世界中の神経障害を持つ成人患者の方々が、ボバース概念と近年の知識が統合した神経リハビリテーションの訓練を受けた学際的チームによる治療を受けられるようになると確信している。

使　命

1. IBITAの会員は世界中の講習会の運営や企画、編成などを行い、中枢神経障害を持つ成人患者の評価と治療を理学療法士、作業療法士、言語聴覚士、医師、正看護師へ指導していく。
2. IBITAの会員は近年理解されている運動コントロールや、神経可塑性と筋の可塑性、運動学習、生体力学などをボバース概念に統合して教育と臨床実践を確実に行っていく。
3. IBITAの会員はエビデンスに基づく実践の重要性を重要視する。そして、実践の中で生かされるよう、研究論文を評価する。
4. IBITAの会員は絶え間なく自身の臨床の専門的知識の水準を高め、自身の知識と技術を与える事に努める。
5. IBITAの会員は新たなインストラクターの養成に積極的役割を果たす。
6. IBITAの会員は理論的仮説や、治療の臨床的効果測定を研究し、その発見を公表する事に着手する必要性を知っている。
7. IBITAの会員は患者や家族、介護者を励まし、教育していく役割を引き受ける。
8. IBITAの会員は自身の臨床や、技術教育、他職種の専門家との交流など、国内外に渡る組織の中で常に展望や使命、IBITAの目的を促進する。

IBITAの理論的仮説と臨床推論

　IBITAは新たな知識を踏まえた理論的仮説を絶え間なく議論し、理論と臨床実践の隙間を埋めようと試みています。その為、理論的仮説と臨床実践に関する記述は定期的に見直され、修正されていきます。

　読者の方は、IBITAウェブサイトで、最新の情報を読まれる事を推奨します。(www.ibita.org)

第1章
神経生理学の適応

　中枢神経系（CNS）の役割は、従来から動物実験研究において解明されてきている。近年の運動科学は健常人の身体運動に着手した研究が基本となり発展している。その中で目覚ましい発展をとげる非侵襲的な神経系画像診断技術より、脳を損傷した患者の中枢神経系の局所的な変化を捉えるだけでなく、経時的な変化を計測することも可能となってきている。

　機能的磁気共鳴映像法（fMRI）、陽電子放射断層撮影（PET）、経頭蓋磁気刺激（TMS）、脳波記録法（EEG）、脳磁図（MEG）といった画像診断技術は、脳内構造の変化だけでなく、脳損傷後の患者の身体機能の変化がどう関連し合っているのかを示してくれる（Academy of Medical Sciences 2004年, WardとCohen 2004年）。

　神経生理学や正常運動の知識、正常からの逸脱は臨床推論（Clinical reasoning）を基に構築される。この章では運動発現の背景と脳損傷後の運動の再構築について取り上げることを目的としている。

　以下に第1章の項目を示す。

- **システムコントロール**（System control）
  システムと構造が運動と感覚の統合に関連する内容を述べる。
  * **神経筋システム**（Neuromusclar system）
    神経筋システム、可逆性、脊髄連関について
  * **体性感覚システム　視覚、バランス**
    体性感覚、視覚、立体認知覚とバランスとの関連性について
  * **脊髄と脳内システム**（Systems within the spinal cord and brain）
  運動にとって重要なシステムは何か？　また、臨床場面での運動分析と、どのように照らし合わせるかについて
- **可塑性**（Plasticity）
  感覚情報を受け取ることで、どのように脳が構造的で機能的な修復を行うのかについて述べる。
- **中枢神経損傷と再組織化**（Lesions and reorganization）
  中枢神経系損傷後、脳内にどのように代償機構が生じるのかを述べる。

　第1章では中枢神経系システムを簡易化した図で提示し、特に感覚運動システムの構築と生成に基づいた内容について述べる。

　より深い専門的内容を求める読者には、関連書（BrodalのThe Central Nervous Scienceなど）を読み進めてもらいたい。正常運動の統合モデルは、感覚、運動、知覚、認知、個人的背景が、効率的な動きを作り出す重要な役割として定義されている。このモデルは単一システムで働くことはなく、複数のシステムが互いにネットワークを結び、入力、統合、出力、影響し合っている。

　1996年にMulderらは、「運動は、感覚、認知が運動過程で相互作用し、環境と結びついた複雑な機能システムの結果である」と述べている。運動行動（motor behavior）とは個人と課題と環境との間で統合された結果、遂行される行為（action）である。それぞれのシステムが、適切な運動様式を作り出すために、様々な状況下（contexts）で異なる役割を担う。長年にわたり中枢神経系の機能局在化は未解決の問題であった。しかし、人の頭蓋骨の「隆起」が発達した脳の領域を表すことを概念と

する骨相科学から多大な影響、それに加えて脳内過程を映像化する技術の飛躍的な進歩により解明されてきている。

この発展により様々な脳領域の機能が特定されてきている。現在中枢神経系は分散した並行過程と捉えられ、多くの感覚、運動、認知機能は複数の経路によって機能していると考えられている。

もし特定部位に障害を受けても、周辺組織がある程度代償し、障害領域や経路の機能を補い合う（Kandel 2000年）。

1.1 システムコントロール（Systems Control）：システムと構造における感覚運動統合の関連について

神経筋システム

神経と筋システムの機能と構造は一つのものとして議論しなければならない。なぜならば、中枢神経系と運動は互いに影響し合っているからである。運動は中枢神経過程の結果、骨格筋活動へと終結する。このとき、運動における中枢神経内過程は、運動を発現する際に欲求システムの働きが必須となる。このシステムは基本的に環境との相互作用を必要とする。個人（individual）、機能的課題（functional task）、環境（environment）との相互作用からなる運動の遂行には、中枢神経系と筋システム内で適切に処理する機能が必要となる。

筋と中枢神経系は、絶えず互いが感覚入出力し合っている。筋システムは様々な場面で多様な課題を遂行する必要性がある。そのため、バリエーションのある運動が実行できるように構造と機能が特殊化している。

神経筋システムは適応能力があり、中枢神経系から筋システムに送られる情報が変化すると、筋組織の構造と機能を変化させるかもしれない。また逆も同様である（例えば、中枢神経障害が原因で筋の使用方法が変化すると、結果として中枢神経系の機能と構造も変化する）。

そのためこれらのシステム間の相互関係に基づいて、この章では"神経筋システム（The Neuromuscular System）"として述べていく。

■ 骨格筋の構造と機能

骨格筋は随意収縮と不随意収縮の要素を持ち合わせており、特殊な感覚器官あるいは受容器を含んでいる。収縮成分は錘外筋線維と筋紡錘終末にある。非収縮成分は結合組織や感覚器官（ゴルジ腱器官や筋紡錘）である。筋緊張は筋線維の状態や感覚組織の活動、粘弾性、線維組織の状態に基づく。

骨格筋線維

これらは3つの主要グループといくつかの補助グループに分けられる。

まずは3つの主要グループについて述べる

- タイプⅠは遅単収縮と呼ばれる。これはST（ゆっくりとした収縮：slow twitch）（Brodal 2001年）またはSO（ゆっくりとした酸化：slow oxidative）である（Kidd 1992年, Rothwell 1994年）。このタイプⅠの線維はミオグロビンの濃度が高いため赤色に見える。また、耐久性が高く正確な行動を実行でき適度な力量を生成する。これらの線維活動は長期にわたり持続的な収縮を維持する能力があり、張度（tonicity）と関連する。この筋線維は身体の多くの部位で見られ、重力に対して活動を維持する機能を持つ。それらは活動の正確な調整を行いながら安定した機能を持つ。そのため、持続的活性（Tonic activity）とは活動的（dynamic）である事を示している。Taber's医学百科事典においてtonicityという用語は、「伸張あるいは収縮、筋伸張などによって特性化する」と記載されている。タイプⅠ線維を含む運動単位はS（slow to fatigue）として略され、疲労に強い線維である（Rothwell 1994年）。

例

　ヒラメ筋は立位歩行時に絶えず活動しておりタイプⅠに属している。また、高い耐久性を持つため姿勢維持筋としても位置づけられる。

　骨間筋と虫様筋といった手内筋群も大半がタイプⅠ線維に属する(Rothwell 1994年)。手内筋群は手掌や手根中手関節を安定させ、独立した手指の運動や緻密で繊細な運動のための手の姿勢背景(postural background)を担う。

　足部の筋群は身体の平衡を維持させる安定の役割を担う。細かな脊柱起立筋群は体幹の姿勢コントロール、つまりコアスタビリティー(core stability)において重要となる。

- タイプⅡ線維はタイプⅠ線維よりも収縮のスピードが速く、FT(素早い収縮ができる特徴をもつ: fast twitch)と呼ばれる。これらの筋線維タイプは白く見え、耐久性が低く酸化力も低い。特徴は速度の増大や力を生成する能力を持つ。タイプⅡ線維は従来位相性で主な役割は運動の生成である。運動単位はFF(素早く収縮できるが疲れやすい特徴がある: fast fatigable)として分類される。
  * タイプⅡ線維はさらにタイプⅡaとFOG(グリコリーティック酸化が速い)に区分けされる。(Rothwell 1994年)。その運動単位はFR(疲労に対して抵抗がある: fatigue resistant)として分類される。なぜなら、それらはより耐久性があるからである。

例

　腓腹筋は移動時や走行時、ジャンプ時、でこぼこ道の歩行、山登りの踏み出しなどの際に力を発揮する。そのため耐久力と筋力の両方を備え、FOG筋線維が占める率が高い。

　* タイプⅡb全てが白筋線維である(Brodal 2001年)。その運動単位はFG(速い解糖系: fast glycolytic)として分類され、耐久性は低く、多大な力を生み出す(Rothwell 1994年)。

例

　前脛骨筋は立位や歩行時に断続的に働く。主に活動場面で働くため耐久力は低い。

　筋線維は使用に合わせ、ある程度の線維タイプを変換できる(Brodal 1998年)。出生時において大部分の筋が遅筋(タイプⅠ)で構成され、成熟するにつれて遅筋と速筋が明確になってくる(Langton 1998年)。スポーツ選手は専門競技に基づいて筋線維タイプの配列が異なる。長距離ランナーやサイクリスト、クロスカントリースキーヤーはタイプⅠの赤筋群の比率が高い。一方、重量挙げや短距離ランナーなど、素早い力を必要とするスポーツはタイプⅡの白筋群の比率が高い。この理由の要因として個人の遺伝的側面が原因に挙げられる。しかし筋の可塑性は大部分が外部環境への適応に基づく。

　例として筋は運動や微小重力環境の影響、年齢、病態生理学的状態などに適応して可塑的変化を起こす。筋の可塑的変化は有利にも不利にもなる。

　筋細胞はあらゆる環境要因や臨床症状に反応し、遺伝子発現レベルに適応できる驚異的な能力を持つ(Sieck 2001年)。遺伝子発現とは、遺伝子情報が細胞における構造および機能に変換される過程をいう(Wikipedia 2006年)。筋線維タイプの変化は、変換された遺伝子発現の結果である。これは使用方法や目的に応じた可塑的な適応(use-dependent plastic adaptation)と呼ばれる。

　1996年にkiddらが行った電気刺激を用いた実験において筋線維への情報および機能の要求が変更されると筋線維自体も変化するという事を明らかにしている。

> 筋は使用方法、目的に応じてある程度の筋線維タイプを変化できる。

　骨格筋の収縮は、筋細胞あるいは筋線維内での滑らかなアクチンとミオシンフィラメントの滑走により生じる。筋線維はサルコメアと呼ばれるアクチンとミオシンの滑走する多くの領域で構成される。サルコメアの数は筋線維の長さを決定する。つまり、サルコメアが多くなるほど筋も長くなる。一般的にヒトの身体における多数のサルコメアは筋を長く保ち、筋の機能を最適化している。運動範囲の中でサルコメアの数がもっとも必要とされる部位は、収縮力が最も発揮される部位である。筋線維がオーバーストレッチになったり、距離が極端に短

い肢位で固定されるとサルコメアの力の生成は小さくなる。筋線維の長さは筋の使用方法によって影響を受ける。極端に筋が長期にわたり距離が短い状況で固定されると、サルコメアが失われて解剖学的に短縮が引き起こされる。1992年にSahrmannによると、短縮した筋は伸張位で保たれた拮抗筋よりもすぐに動員されるため、短縮が強靭になると述べている。彼女はこれを偏った動員（biased recruitment）と呼ぶ。

逆に筋が長期にわたりストレッチされたままになると"成長（growing）"が始まり、サルコメアの数が増加するかもしれない。これにより筋が非常に長くなると、活動に必要な力の適した出力ができなくなってしまう。Sahrmannはこれを伸張による弱化（stretch weakness）と呼ぶ。

筋の長さは運動と機能のために重要である。

ひとつの運動単位は前角細胞（α運動ニューロン）とその軸索で構成され、筋線維はこのα運動ニューロンから刺激を受ける（図1.1を参照）。同じタイプの運動単位は全て同じ筋線維であり、異なるタイプの運動単位では他の筋線維が存在する。中枢神経系と筋との間の全ての伝達が末梢（周辺）神経システムを経由する。運動単位は筋の大きさや機能に基づいてサイズが変わると定義している。

つまり、眼筋のような場合は1単位につき10未満の筋線維になるかもしれないし、背筋のような大きい筋になると1000以上になるかもしれない（Brodal 2001年）。運動単位の大きさと数は変化し、小さい単位では軽い力で正確な運動を遂行できることが明らかになっている。ほとんどの小さい単位ではタイプⅠ筋線維が多く、大きい単位ではタイプⅡの存在が多い。三角筋はおよそ1000の運動単位を含んでおり、その中の60％がタイプⅠ線維である。また、第1背側骨間筋はおよそ120単位が存在する。そのうち約57％がタイプⅠ線維であるが、分布は人それぞれ異なる（Rothwell 1994年）。筋の運動活動はHennemanの動員法則を介して絶えず漸動員される（HennemanとMendell 1981年）。小さくゆっくりとした運動単位（タイプⅠ筋線維を含む）は、大きく素早い運動単位の筋線維よりも前に発火する。この漸動員法則は「漸動員順序：recruitment order」（Rothwell 1994年）または「サイズの漸動員原則：size principle of recruitment」（Brodal 2001年）と称されている。

筋収縮の力は2種類の方法で段階付けられる（Brodal 2001年）。

1. 動員される運動単位数。つまり、数が増加するならば力の生成も増大するという事である。
2. 運動ニューロンが増加すると力を生成する刺激頻度もまた増加する。

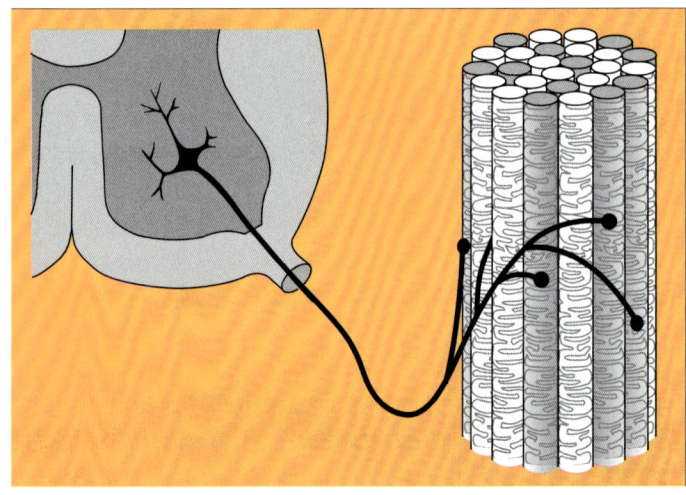

図1.1
運動単位はたくさんの同種類の筋線維タイプで成り立っており、α運動ニューロンが軸索を介して、個々の筋線維を刺激する。

機能への関与

持久性"tonic activity"において最大の能力を発揮する小さい運動単位は姿勢活動である。つまり、重力に対して活動を持ち続けるような運動の際には筋内で最大の数が生じる。何人かの著者は、姿勢活動が四肢の効率的な運動をするための基本機能だと定義している（Dietz 1992年，Massion 1992年，1994年，Shumway-CookとWoollacott 2006年）。

> 筋内の運動単位は絶えず動員されており、小さな運動単位は大きい運動単位よりも先行して発火する。姿勢の安定（Postural stability）は選択的運動コントロールと機能のための基盤である。

ほとんどの筋が異なる運動単位の集合体である。そのため筋組織は様々な活動に関連して機能する。つまり、ある筋と協力して機能を安定させたり、ある筋と一緒に働いてよりレベルの高い運動機能を生み出したりする。運動単位は、力や筋シナジー、機能の要求に関連して段階的に活動を調整できるよう連続的に動員される（Massion 1992年）。筋がどのように用いられるのかに応じて、主動作筋、拮抗筋、共同筋の活動と機能を変化できる。

筋は分配された運動単位と筋線維タイプとサイズに基づいて、内在的に選択性を持っている。運動単位は役割別に活性化されることもある。いくつかの単位が変化の程度に合わせて求心性に働いているとき、同時にそのほかの単位が遠心性に働く。解剖上定義された二関節あるいはそれ以上にまたがる筋は、起始部が求心性収縮を起こす際に遠位部が遠心性収縮を起こしていることもある。この活動は1990年にvan Ingen Schenauらによって**区分化（compartmentalization）**と呼ばれた。

例

大腿四頭筋は歩行の際に絶えず活動を変えている。つまり支持脚では近位部は股関節を伸展させようと遠心的に収縮する。一方、遠位部は重心移動のため膝を安定させようと求心的に働かなければならない。

初期のスイング時は、大腿四頭筋の活動は逆転する。つまり近位筋は大腿を前方にスイングできるようアシストするため、より求心的な収縮を必要とする一方、遠位部は膝の屈曲をより遠心的に手助けする。

> 区分化（compartmentalization）は同時に異なる機能を遂行するような一関節以上をまたぐ筋活動で認められる。

■ 筋バランス

筋バランスは関節周囲の筋群や、多くの筋同士の協調性の結果である。つまり、主動作筋、拮抗筋、共同筋の役割を協調的に担えるバランスである。ヒトのそれぞれの筋群において段階的に活動する骨格筋システムや正常な中枢神経系機構は、場面に応じて活動を上手く変化させて適応できる。筋バランスを維持するには神経系、筋系、生体力学系に基づいて成り立つ（Sahrmann 1992年，2002年，Stokes 1998年）。

- 筋要因—筋の緊張や長さに関連して適切に力を生成できる能力。
- 神経要因—異なる筋、グループ同士の「活動の連続性」（sequence of activation）と筋内の運動単位の「動員の連続性」（sequence of recruitment）。
- 生体力学的要因　アライメントや構造、関節機能。

■ 筋の不安定性

筋の不安定性は上記のような要因が混乱した結果生じる。例として神経系損傷に伴うマルアライメントが挙げられる。筋バランスは筋肉系、神経系、生体力学的要因に基づいている。

> 運動活動への動員や分配の変換はアライメントに影響する。修正されたアライメントは筋機能に影響を与える。

Zackowskiらによる2004年の発表では、不安定で固定化された個々の関節障害は、他の関節が運動する最中にも固定化され続けた運動コントロールの問題により生じた障害としている。著者らによって、ある筋の同時収縮パターンが原因で四肢の機能障害が生じるというエビデンスがより確立されてきた。これは筋活動の異常な空間的配分（分別化）に原因

があるのかもしれない。

■ 非収縮性成分

結合組織は身体構造を支え、保持し、結合してくれるものである。線維組織は運動を保障すると同時に、筋や関節を支持―伸張する。歳を重ねるにつれ線維組織は伸張性と粘弾性を失う。もし線維組織が短くなったままだと、強直（contractures）が生じるかもしれない（TyldesleyとGrieve 1996年）。

■ 筋の感覚器官

筋紡錘

感覚器官が特化している筋紡錘は、骨格筋内の筋線維に並行に、あるいは入り混じって存在する。筋紡錘内の筋線維は錘内筋線維と呼ばれる。筋紡錘は筋の長さ、伸張変化、スピードの変化を求心性であるⅠa線維とⅡ線維を介して中枢神経系に情報を送る（図1.2を参照）。筋紡錘はγ運動ニューロンによって支配され、紡錘の長さが変わると収縮を引き起こすことができる。それゆえに筋の伸張や長さの変化の際に、常に紡錘の感度を修正できる。筋線維はα運動ニューロンによって支配されている。リラックスした筋は筋紡錘内での活動がほぼ認められない。そのためγ運動ニューロン内の活動電位も小さい。Ⅰa求心性神経線維からの連続的な刺激は等尺性収縮時にもっとも強く増加する。これはα運動ニューロンとγ運動ニューロンが錘外筋を収縮するために刺激を増加させることによって引き起こされる。これは$\alpha\gamma$関連活性と呼ばれる。筋紡錘の感受性は筋活動が活性化するときに増加する。もし筋活動が収縮して縮むと、Ⅰa線維の刺激頻度は高頻度で維持されるかもしれない。それはγ運動ニューロンがそれらの活動を増加しなければならないということを示す（Brodal 2001年）。γ運動ニューロンの機能は筋活動中に筋紡錘の感受性を維持することである。

このシステムは持続性収縮を維持するために重要である。例えば下肢の荷重支持の間に膝の安定を維持するなどである。筋組織は筋紡錘からの求心性神経線維と遠心性神経線維との間の協調した

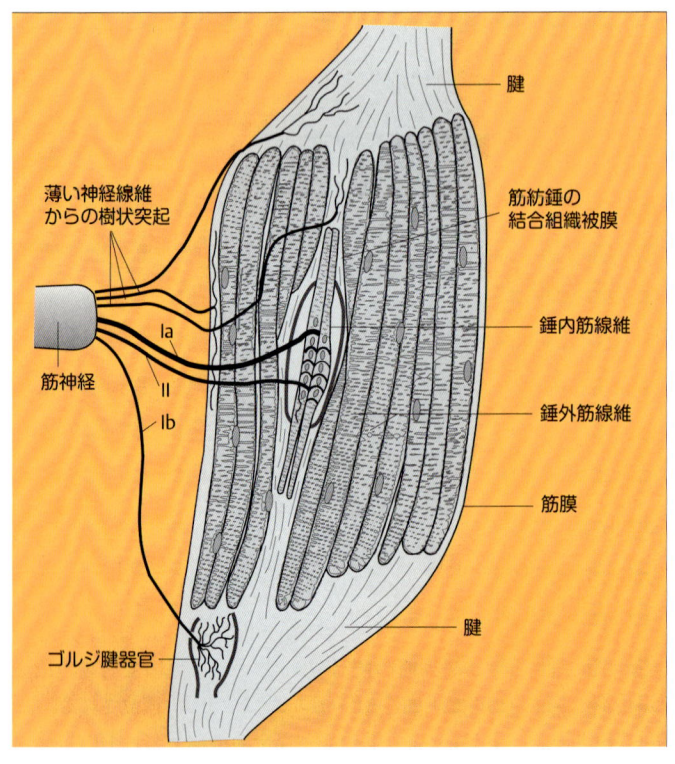

図 1.2　筋紡錘とゴルジ腱器官　筋紡錘は錘外筋繊維と並んで結合組織を介して腱に付着している。

これにより筋は常に活動の変化に対して準備状態である。筋紡錘は筋の状態を絶えず中枢神経に送っている（Dietz 1992年）。中枢神経は常に筋活動の状態を監視しており、筋に何が起こっているかについて把握している。もし運動が予測どおりに遂行しないならば、中枢神経系がその活動を修正しているのかもしれない。上記から中枢神経系は運動活動を正しく制御、調整し、突然のバランスの崩れに対して反応できるようになっている（Brodal 2001年）。

各々の筋で筋紡錘の数は異なり、活動を正確に調整するには多数の筋紡錘が必要である。例えば手のような小さい筋や、背部の深層筋などには筋紡錘が数多く存在している。

ゴルジ腱器官

ゴルジ腱器官は腱の変化を中枢神経に送る特別な受容器である（Brodal 2001年）。それらは感覚神経線維によって支配され、骨格筋と腱の移行部にある結合組織線維の被膜に覆われた構造を持つ。結合組織線維は筋線維末端に付着し、一方は腱に付着する（図1.2を参照）。これらの筋線維は多くの異なる運動単位に支配されている。腱器官は伸張の変化を検出することができ、同時に筋内の異なる運動単位に分配する。

■ 筋緊張（muscle tone）

緊張は筋線維、感覚器官内で活動、筋の粘弾性、結合組織の状態と関連する。筋緊張は組織の硬さの表現である。筋の長さと張力との関連性は、スティフネス（stiffness）と呼ばれる（Brodal 2001年）。この関係の制御はスティフネス制御（stiffness control）と呼ばれる。

筋緊張（muscle tone）はたいていリラックスした筋の緊張を表す用語として以前は用いられ、安静時筋緊張（resting tone）とも呼ばれていた。筋緊張のレベルを変化するための最も重要な要因は筋収縮であると2001年にBrodalは定義づけている。また、筋線維の粘弾性、筋内の結合組織、腱においては、筋緊張への影響は少ないとの意見も挙がっている（1988年のSimonsとMenseによる協議

より）。2006年にShumway-CookとWoollacottは筋の姿勢緊張（postural tone）を重力に対して抗重力な直立姿勢をとる筋活動として定義している。彼らは「体幹だけでなく全身の筋が静止状態であったとしても、絶え間なく緻密に垂直姿位を維持するため活動している」と定義づけている。また、身体が垂直姿勢を保持できる範囲を超える際に必要とされる筋活動の増大を表現するための理想的なアライメント条件として使用している。つまり、たとえ運動幅が小さい動きであったとしても、筋活動への要求は増大するということを意味している。正常機能を維持するためには、重力に合わせて動的に活動できる身体を補償するための十分な緊張が必要とされる。姿勢緊張は体性感覚（足部の皮膚受容器、頚部の受容器など）視覚、前庭系への入力情報によって影響を受ける。緊張へ影響を及ぼすその他の要因は、痛み、恐怖、脊髄や脳の他領域からの入力である。

> 緊張は筋線維、感覚器内での活動、筋の粘弾性、結合組織の状態と関連している。緊張の変化を引き起こす最も重要な要因は筋収縮である。

脊髄は、皮膚や関節、結合組織や腱といった身体内の全ての体性感覚受容器、視覚や聴覚、平衡感などの感覚システム、さらに中枢神経系内の運動システムから情報を受け取る。どの運動ニューロンも感覚受容器や感覚組織からのおよそ5万のシナプスと、脳と脊髄内のすべてのレベルと経路から成り立っている（図1.3を参照）。情報は連続的に調整され運動という結果に至る。筋の長さ、緊張、筋活動は、情報の統合により機能や活動に適切に順応し、調整されながら遂行される（Brodal 2001年）。

臨床との関連

中枢神経系に障害を受けた多くの人たちにおいて、バランスや選択的運動、筋力が減少してしまう。神経系に損傷を受けた患者は、どのように姿勢をとっているのか、（座っているか、横になっているのかなど）自立をどこまで求められるのか、刺激の入力方法、治療場面での指示入れ、自分自身で活性化し制御できる能力などの要因の長期化により

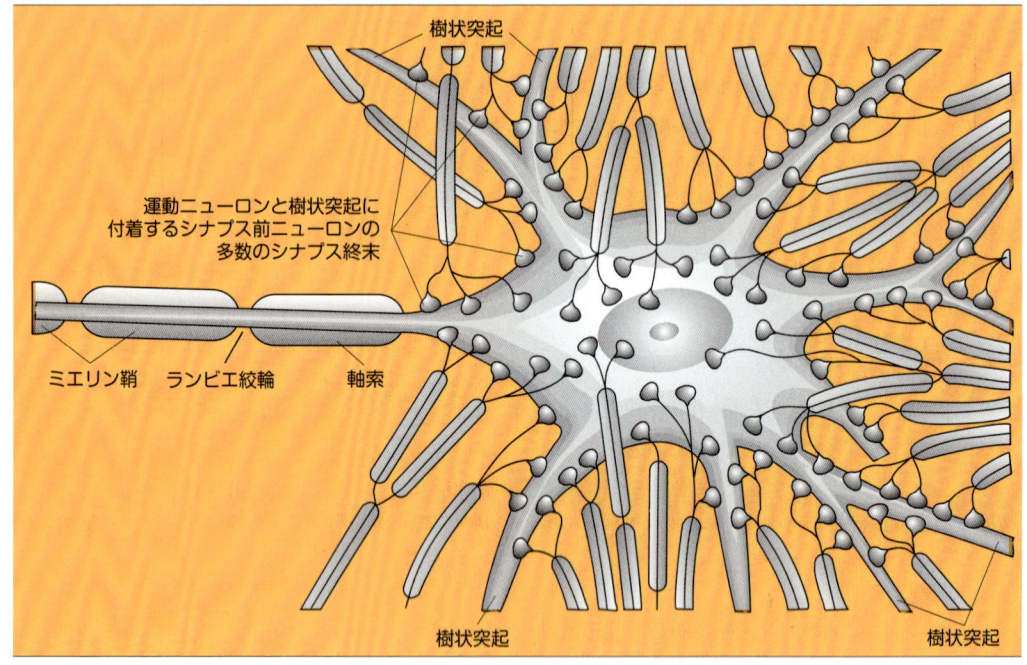

図 1.3 シナプスは運動ニューロンに接合する（ひとつの運動ニューロンにおよそ5万のシナプスが接合）。

神経筋の適応が大きく影響を受ける。

　神経筋システムは、新たな環境場面やどのように身体を使用したのかに対して適応していく。不適応は以下によって導かれる。
- 長さと張力との関係性の変化や、緊張の変化。
- 運動単位の動員パターンの変化、つまり運動の背景となる身体の一部や身体を安定する能力の混乱。
- 筋の不安定性他の筋群間との相互作用の減弱)。
- 筋線維タイプの変化や結合組織筋線維の構成や水準、長さの増大や減少。つまり筋が過剰に堅く固定される、あるいはストレッチされると効率的で機能的な活動ができなくなる。
- 患者自身における身体の使用方法の変化。つまり目的を達成するために必要な新しい運動戦略が必要患者は求められる機能に対して適切な活動を開始する能力が不足すると、代償戦略という別の方法を用いてしまう。患者は今現時点で機能的に利用できる運動戦略を用いてしまう。不適切な活動は短期、長期に渡って患者の選択的運動を制限し、複雑にし、状況を悪化させてしまう。
- 緊張要因や使用方法、収縮性や非収縮性組織の変化の結果生じるアライメントの問題は、筋機能に悪影響を及ぼす。
- 体性感覚情報や知覚情報が変わってしまうことは患者の運動機能にも悪影響を及ぼす。

　低緊張（hypotonia）や過緊張（hypertonia）は筋内の緊張の変化を表す際に用いられる用語である。2001年にBrodalは骨格筋内の緊張の減弱をHypotoniaと表現している。臨床場面において、このことは正常人で同場面、同条件で比較した際に異常に筋緊張が低く緩い状態で適切な筋活動の機能が損なわれている状態になることが示唆される。過緊張とは、患者がリラックスしようと試みても筋緊張が増加した状態、あるいは硬い状態が続くことであるとBrodalは述べている。臨床場面においては正常人と同場面、同条件で比較した際に、異常に筋緊張が高く硬い状態で適切に緊張調整や切り替えが不可能になる状態のことが示唆され

る。急性期における脳卒中早期の患者には全身の弛緩性麻痺が認められることがある。また、急性期における脳の外傷患者は全身の様々な部位に過緊張が認められることがある（強直性発作）。脳幹の特定部位の障害では、臨床症状として深刻な低緊張の麻痺が両側に生じてしまう。しかしながら、全体的にセラピストの視点からみると過緊張か低緊張のどちらかのみを呈した患者にはめったに遭遇しない。多くの患者は筋群に低緊張と過緊張と正常な緊張を示す領域が混在している。緊張が増加すると筋がさらに硬くなり、柔軟性やしなやかさを失ってしまう。一方、低緊張は活動の正確な調整が困難になり、結果として不安定な運動となってしまう。

　骨格筋は中枢神経系の障害を受けると多様性や柔軟性を失ってしまう。運動単位の活動分布の変化やアライメントの変化は、新たな活動場面における筋機能に悪影響を与える。そのため患者は望んだ目標を効率的に達成できるために必要な神経筋活動の調整や動員ができないかもしれない。効率性という意味の背景は、患者が健常人よりも過剰な力の生成や使用方法を必要としないということを意味している。

　広背筋は解剖学的に捉えると一つ筋であるが、多くの部分が機能を作り出すために一緒になって働いている。広背筋の全ての部位が収縮する際は、脊柱の伸展、上肢の伸展、内転、内旋が組み合わさり腰椎の前彎が増加する。正常だと広背筋は上着を脱ごうと頭部や頚部が引っ張られる際、頭部を越えて腕がストレッチされると同時に腰椎の伸展を増加させるような区別化（compartmentalization）を行って活動することができる（図1.4を参照）。つまり、遠位部の遠心的な上肢機能に関連して、近位部の求心的な収縮を同時に行うということである。筆者の脳卒中患者の臨床経験では、患者はあたかも区別化を図る筋の能力が混乱してしまっているかのように思える。患者の筋活動を区別する能力は乏しく、筋が活性化するとき全身的な関節運動（total range of movement）となってしまう。広背筋の場合、活性化した時に腰椎の伸展と同時に腕は伸展、内旋、内転傾向となる。もしトータルパターン（total pattern of movement）で運動学習されてしまうと患者の機能的能力や自立度は低下

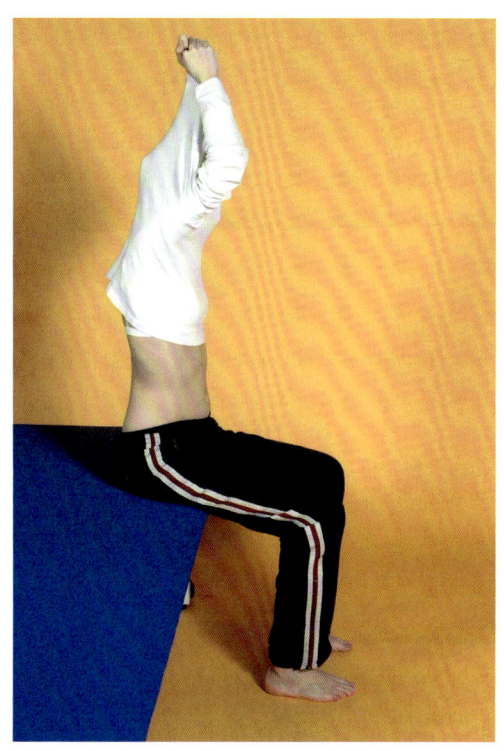

図 1.4　広背筋の活性

してしまう。

　筋線維の変化は中枢神経損傷後も継続して生じているように思える（Ada and Canning 1990年）。運動の不足、神経系の不使用、活性化の減少に伴う不活発は筋組織の萎縮へと導く。筋線維タイプの変化について1985年にHufschmidtとMauritzは以下を定義づけしている。「筋線維の緊張の切り替え（tonic transformation of muscle fibers）は、痙性状態にある筋がストレッチを経験する事による習慣化が原因の一つかもしれない」と示している。位相性の筋線維は、より緊張が持続的な状態を経験することで変容してしまうのかもしれない。

　多くの神経学的視点から捉えると、それは患者の姿勢制御が多大に影響しているように思える。臨床経験から言うと、患者はバランスを維持するために使う戦略として、例えば上肢を固定したり、上肢の支持を増大したり、股関節を内転したり、屈曲する方法をとっている。

　体幹を安定させるために上肢がバランス戦略として用いられてしまうと、機能的に上肢を自由に使

えなくなってしまう。一般生活ではバリエーションのある環境下で、早急な運動を必要とする場面に上肢が必要となってくる。上肢の筋が安定を維持するため動員されると、上肢の筋組織の変化に基づく機能や筋線維タイプも徐々に変化してしまう。そのため患者は、上肢の筋組織の硬さをさらに悪化させてしまう。

筋の長さの変化は中枢神経系の病的状態に伴い生じてしまう（GoldspinkとWilliams 1990年）。患者が毎日何時間も座った姿勢のままだと股関節の屈曲により短縮肢位に保たれる。筋線維が短くなった状態が維持されると適応性短縮へと導かれる。これは筋が構造的に短くなった状態であり、サルコメアの減少が生じる。患者が立位をとる際、あるいは介助でトランスファーをさせようと立位を促す際に短縮した筋がストレッチされることを経験する。ゴルジ腱器官と筋紡錘は緊張やストレッチを脊髄に伝達する。α運動ニューロンは紡錘の緊張を緩めようと股関節屈曲への収縮が活性化される。その結果、股関節屈曲への収縮はすぐに動員されやすい傾向となってしまう。そのため患者はどちらか一方の足が床から離れて浮き上がる。このような状況に至ると、より不安定になり股関節や骨盤を引き込み、直立位をとることができなくなる。

逆に座位保持中の患者の股関節伸筋群は、伸張肢位となる。頻繁に長時間座位を保持すると股関節の伸筋は他動的伸張（passive stretch）され、筋の長さが"成長（glow）"の方向へ刺激される。その結果サルコメアの数は増大し、筋は立ち上がりや立位保持、歩行時の支持相において股関節の安定に必要となる適切な筋出力を作り出すことができなくなる。これは過伸張による筋弱化（weakness）が原因である。そのため患者は、トランスファーや立位、歩行時において上肢の支持を用いなければならない。上肢支持の使用は上肢や体幹の屈曲活動（下に押し付ける）が増加してしまう。そのため患者は立位を維持しようと屈曲活動の動員が生じ、伸展活動が打ち消されてしまう。

仮に毎日、長時間患者の上肢が前方のテーブルや膝の上に置いたままの姿勢だと上腕二頭筋の停止部は短縮する危険性がある。起始部の長さは肩のポジションによって決まる。一方、上腕三頭筋の停止部は長期間ストレッチされ、起始部は短縮し

ていることを経験する。そのためそれら両方が機能的に活性化する能力を失ってしまうと報告されている（AdaとCanning 1990年）。

また、不活性は筋内の線維組織量を増やす原因となり筋をさらに硬結させると報告されている（GoldspinkとWilliams 1990年）。反対に筋群や関節、靭帯はストレッチされ筋内では硬結が減少する。その結果、おそらく支持組織はバランスが悪くなり不安定となる。これは患者が動くための能力に悪影響を与えてしまう。

体性感覚システム、視覚、バランス

■ 体性感覚システム

体性感覚という用語は身体（神経細胞体：soma）内の感覚経験に関連している。この章の内容は、皮膚、関節、筋肉からの感覚情報に限定して述べる。

体性感覚情報は末梢神経システムから脊髄を経由して入力される。この情報の多くの調整と統合が脊髄で行われる。脊髄レベルで介在ニューロンと上行性の運動ニューロンシナプスを経由して脳にまで伝達される。体性感覚情報は脊髄の後根を介して前側索システムと後索-内側毛帯経路の2つの上行経路を介して変換される（図1.5）（kandel 2000年）前側索経路は脊髄視床路と脊髄網様体路より構成され、それぞれが痛みと温度感覚に関係している。この情報は脊髄中心灰白質の前方を交叉し、脊髄視床路を上行する。後索―内側毛帯路は、後根から後索を上行し、延髄下部の薄束核、楔状束核でニューロンを変えて、錐体交叉のすぐ直上で交叉し内側毛帯内を上行する経路と、脊髄小脳路がある。楔状束と薄束では身体の一部である上肢や下肢の皮膚や関節の受容器からの情報が入り、同側の脳幹の楔状束核と薄束核へと運ばれる。

線維はさらに側面を上行し、視床の脊髄視蓋路の線維に加わる。視床は体性感覚からの入力の他に、基底核や小脳、視覚、聴覚からの情報も入力され、調整を行っている。そのため視床での調整は大脳皮質の知覚を補助するために重要な役割を持つ。視床は基底核、大脳皮質、赤核、小脳

1.1　システム制御（Systems Control）：システムと構造における感覚運動統合の関連について　15

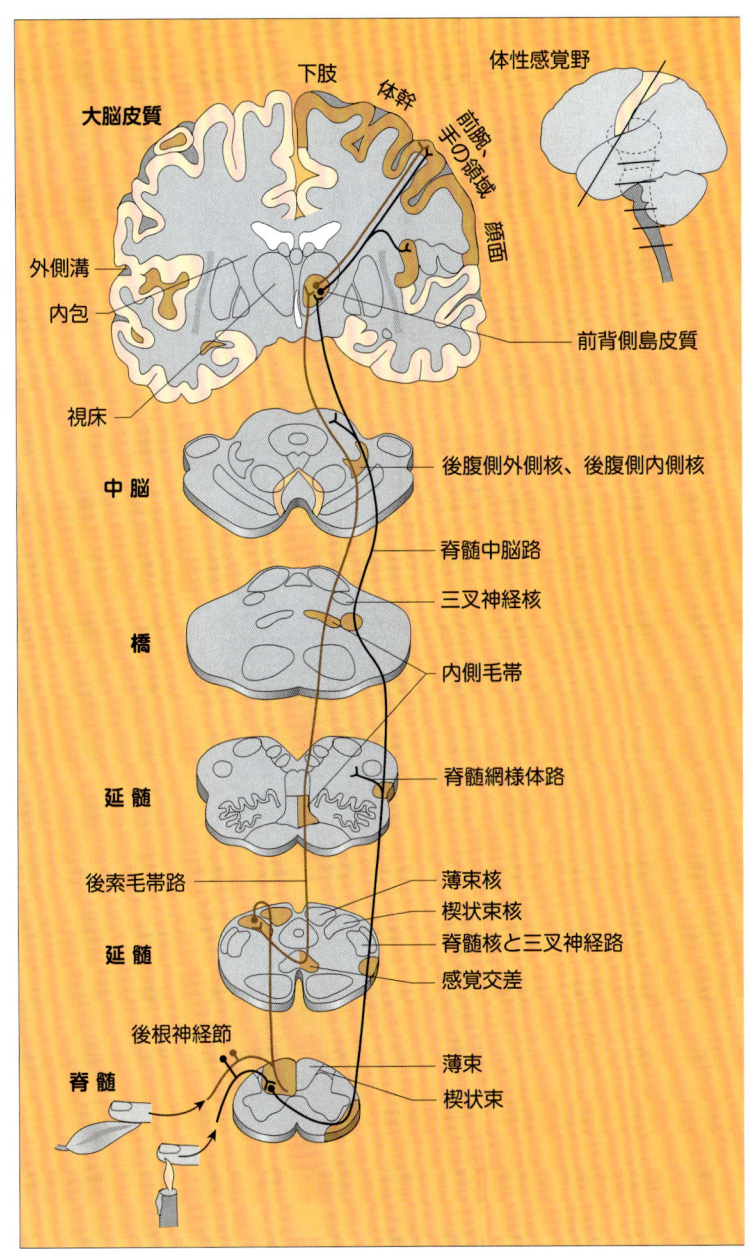

図 1.5
脊髄前内側システムの神経が脊髄に入り、脳幹の薄束核、楔状束核に同側経路での上行をあらわしている。

のネットワークをつないでいる。このネットワークにより異なる様式の情報処理ができ、大脳皮質の運動、感覚領域と基底核領域との密接な関係が保てる。

　これにより外界を把握できる。体性感覚情報は視床に到達し、内包経由で体性感覚野に至る。

　一方、直接経路は脊髄内の介在ニューロンで生じる。その経路において背側、腹側の脊髄小脳路が重要である。この2つの線維は苔状線維として脊髄小脳部で終わる（p.34、小脳の章を参照）。それらの経路は下肢の関節や筋内の活動、筋紡錘、腱器官などからの固有感覚情報を小脳に送る。運動

に関する情報となる下降性の信号は介在ニューロンに到達するよう命令される。

　直接経路において、次に脳幹網様体系の小脳前核に直接投射するシナプスについて述べる。これらの入力は身体活動や環境の変化といった異なる種類の情報を小脳に送り、入力信号の比較を行うことに対して手助けする。トレッドミル上を歩く猫の研究では、ステップ周期の相のリズミカルな調整

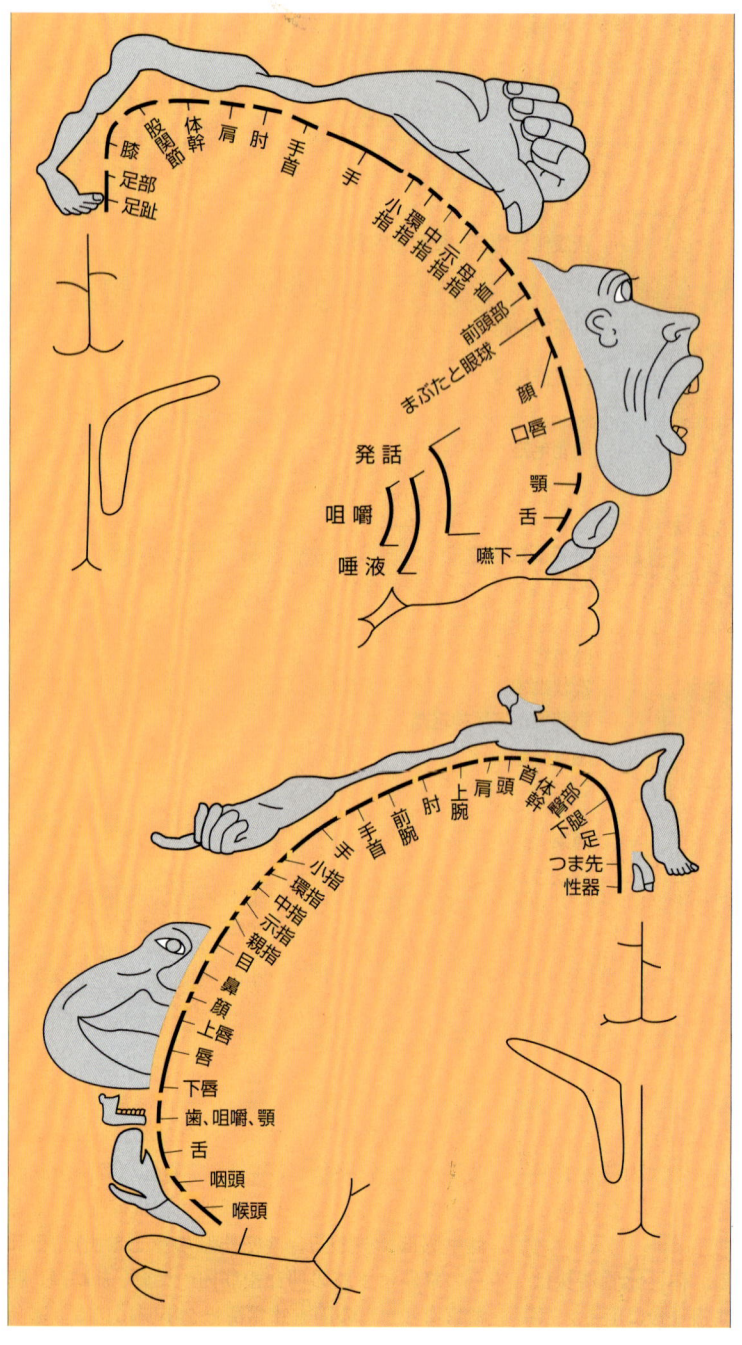

図 1.6
皮質の感覚と運動における体部位局在（ホムンクルス）の図

をこれらの経路が担っていることが発見されている。腹側脊髄小脳路は、歩行リズムや体性感覚受容器のリズミカルな放電といった内部情報を運ぶ。背側脊髄小脳路は実行中の運動のみの情報を運ぶと報告されている（kandel 2000年）。

臨床への応用

1998年にTrewとEverettが示したデータによると、移動時における荷重（踵接地）と非荷重（踵離地）が、時空間変数、固有受容感覚情報、圧情報、下肢のパターン動員の情報を中枢神経系に与えていることが示されている。そして荷重への検出感度についてヒトで観測している。この実験では立脚期の持続時間によってステップ周期を調節していることが証明されている。下肢の伸筋活動の幅は荷重と高い相関性があることが明らかである（MudgeとRochester 2001年）。この実験では、下肢の荷重レベルがヒトの腰仙髄レベルでの調整に影響し、容易にステップを踏み出す機能に影響を及ぼすということ分かっている。さらに、下肢の筋肉を刺激する運動ニューロンの活動調節に、荷重レベルが手がかりとなることがデータで示された。踵離地は、立脚支持が終結するという信号やスイングを生成するという信号を与えてくれる。これは1997年Harkemaの猫の移動における実験で明らかになっている。

> 踵接地は立脚支持の開始に重要となる。踵離地は立脚支持の終了、つまり遊脚相に重要となる。

中枢神経系を損傷した患者には、頻繁に足部と足関節の可動性、制御の低下が認められる。その結果、下肢後面筋群の過緊張や短縮により踵接地ができなくなる。それにより背屈筋群は不活性となり、歩行時に底屈パターンの増大が生まれる。立脚支持の最初の要素となる踵接地、立脚終了の信号となる踵離地の機能障害は、効率的なスイングや安定した立脚支持を混乱させてしまう。

■ 感覚と運動の統合

ヒトの大脳皮質の50％以上に、中枢神経の運動と感覚領域で生じる事象を調和し、統合する連合野がある。これら連合野は、計画、思考、感覚、知覚、言語、学習、記憶、感情、運動スキルの役割を担っている。多くの領域からの下行信号が、脊髄と脳幹内で感覚情報と調整される。感覚情報は中枢神経系内全てのレベルで運動活動を調整する。第1次感覚野（S1）には異なる身体部位の皮質再現がある。皮質マップと呼ばれ、ヒトが感覚情報を理解する最初のレベルである。これは運動と感覚のホムンクルスとして図1.6に記載してある。

S1、S2と後頭頂葉は視床からの感覚情報を全て受け取る（図1.7を参照）。その感覚領域は運動野と連合野の両方に情報を送る。その情報は感覚刺激部位の特定に重要となる。正確で精密な運動活動は感覚系との密接な連携が必須である。多くの運動が計画通りに遂行しているかを把握するために、皮膚、関節、筋受容器からのフィードバックを随時必要とする。眼球や前庭系からの情報は運動遂行に極めて重要となる。感覚情報は、中枢神経系から筋へ出力された指令、あるいは実行中の運動、実行予定の運動を正しく更新、修正することができる（Brodal 2001年）。

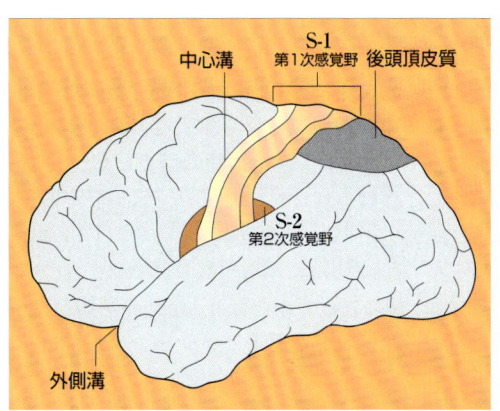

図 1.7 主な三つの体性感覚領域区分：第1次感覚野（S1）、第2次体性感覚野（S2）、後頭頂葉を図に示す。

上行性線維の活動は下降性線維の活動にも同時に影響する可能性がある。また、その逆も考えられる。体性感覚と視覚情報は環境の探索に極めて重要となる。ヒトと環境との相互作用は、筋活動や運動、バランスの基本となり、運動活動は環境に基づいている。

■ 視　覚

視覚情報の行程は、眼からの視覚入力を認知するために後頭葉の視覚野に伝わる。また、脳幹の上丘核へも視神経から直接入力がなされ、次に後頭葉へ間接的に入力される。これらによりヒトは自動的に環境の何らかの方向へ頭部を回転し、眼球運動をコントロールすることができる。

視覚情報は、眼球運動を調整する役割を担う小脳にも伝わる。視覚はADL、視覚定位、読書といった運動に不可欠である（Kerty 2005年）。視覚情報はフィードフォワードでの運動制御においても重要である。目と手で協調的に正確に物体を操作するためには予測的な調整が必要である。食事でナイフやフォークを使う際は、フォークで食べ物を正確に刺すための視覚情報や口元に運ぶために体性感覚情報を必要とする。また、針の穴に糸を通す際も眼で針の穴を見る視覚情報と、針を正確にコントロールする体性感覚との協調性が必要となる。もし視覚が障害されると、その他の体性感覚入力で代償しなければならない。全盲や弱視の人達は、皮膚の特殊受容器を敏感にすることで正確な運動制御ができる。

私たちは視覚により環境と身体運動との位置関係をうまく協調することができる。眼は、階段の段差の高さ、家具の位置、周囲の動く人々との位置関係など運動方向に対する環境情報を取り込む。もし自分の周囲が、見知らぬ場所、でこぼこした場所、入り組んだ場所、細い角材の上でバランスをとる場面、崖の付近で立つ際は、足部の適切な位置づけのために視覚が重要となる。しかし普段日常で歩いている分では足部の詳細な位置づけは必要としない。環境状況を認知できればできるほど、視覚情報への依存は減少する。

視覚に障害を受けた際、あるいは暗い部屋を通りぬける場面では、運動のために固有受容感覚や前庭情報がより重要となる。一方、視覚以外のシステムが機能しなくなるならば視覚が代償しなくてはならない。そうなると、バランス制御の中で視覚に依存し続けるようになる。運動やバランスに必要とされる様々なシステムの相互作用は、環境の中で必要とされる課題に応じてシステムの比重を変えながら新たな状況に適応する（Brodal 2001年, WadeとJones 1997年）。

視覚の問題は脳卒中患者の40%、外傷性脳損傷の患者では50%に認められると報告されている（Kerty 2005年）。脳卒中後の視覚障害は機能の統合障害の結果である。視覚に関わる領域が脳の大部分を占めることは明らかである。（図1.8）

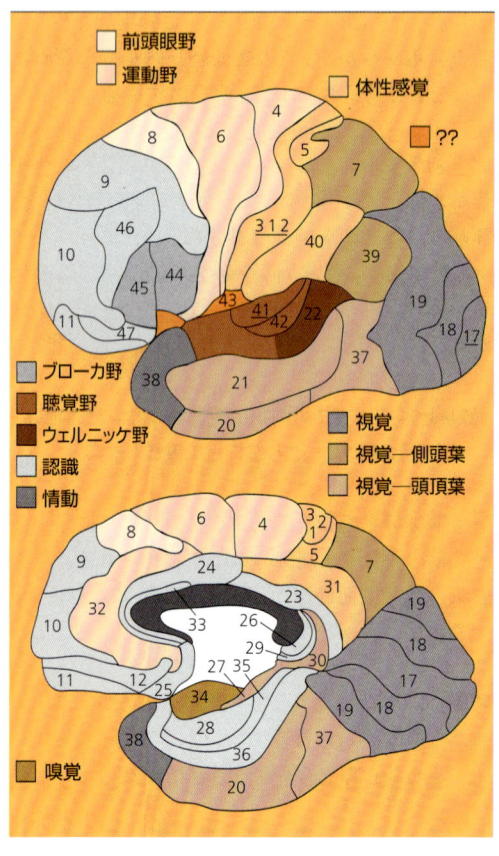

図1.8　視覚、運動、言語、聴覚、認知、体性感覚、感情といった脳内の領域を示している。これら多くの領域で視覚システムからの情報を受け取り統合される。それらはブロードマンの地図で、組織学的に領域が定義されている。

脳卒中でたびたび見られる半側の視野障害（半盲）は、視交差から後頭葉までの視神経路の障害によって生じる。脳卒中は、側頭葉下部（物体や形態認知）あるいは後頭頂葉（空間認知）といった連合野にも影響を及ぼす（Riiseら2005年）。そのため患者の視覚障害はバランスや機能障害に影響する。

> 上行性や下降性のシステムは解剖学的にも機能的にも密接につながっている。そのためこれらを別々に論議することはできない。運動活動とは感覚、運動、認知システムの複雑な統合の結果である。

■ バランス

バランスと姿勢コントロールは、たびたび同義的な用語として用いられる。（第2章でより深くこれらの用語を論議する）姿勢コントロールの低下は、脳卒中患者の移動の問題に関与する主要要因として認識されている。それは運動、感覚、認知過程の複雑な統合の障害によって引き起こされている（de Haartら2004年）。バランスは視覚、前庭系、固有受容感覚情報によって影響される。それぞれのシステムは、その瞬間の必要性、個人と環境間の関連性、実行されるための役割に基づいて比重が変わる。私たちの中枢神経系は、身体がどこにあるのか？どの身体部位が環境と関連しているのか？それぞれの身体領域内の活動が適切に反応できているのか？に気づく必要性がある。前庭覚は特定の皮質ネットワーク内で処理される。その他の信号や、空間情報、身体位置、運動らの統合も同じネットワーク内で行われる。これは他の皮質のネットワークとの結合である。例えば、運動ネットワーク、前庭覚は、おそらく環境に関連する運動と身体位置への意識的な気づきに貢献する（Brodal 2004年）。環境に随時適応するために安定性やバランス、運動にもバリエーションが必要である。わたしたちは支持基底面と関連し合って動く。立位や歩行の場合、足部は床、芝生、砂利、砂などに適応しなくてはいけない。

多くの研究で、正常な姿勢コントロールは、予測的な調節（フィードフォワード）、随伴調節（課題実行中の調節）、適応（フィードバック）の3者間の密接した関連性が立証されている（Horakら1997年、WadeとJones 1997年）。従来の概念では運動の起源は第1次運動野であり、錐体路が運動コントロールレベルの最高とされていた。しかし現在においてこれは不適切である。錐体路ニューロンの発火調整は三つのタイプの情報によって大きく決定される。それは第1次運動野への入力、内部からのフィードバックの処理、外部からの感覚フィードバックからの処理である（Davidoff 1990年, p.334）。

- 筋の予測的な調節（フィードフォワード）は、どの運動においても必須であり、**中枢性運動プログラミング（central motor programming）** に基づく。
- 予測的な調節は、内部のフィードバックに基づいている。この内部フィードバックとは、各身体部位の互いの位置関係やそれらの活動やアライメント、環境と身体間との関連性などである。予測的な調整はエラーが生じる前に事前に修正する機能である。そのためアライメントや筋活動の予測的な調節は体性感覚のフィードバックに基づく。
- 運動が開始している最中も中枢神経系が各受容器（眼、筋紡錘、腱器官、関節受容器、圧受容器、皮膚受容器）からの絶え間ない情報を入力し、処理することで適切な運動を実行できる。これはフィードバック機能であり外部からの感覚フィードバックも含む。これにより計画、遂行された運動が比較され修正される。これは、細やかで正確な運動や姿勢の安定に特に重要となる。安定した姿勢コントロールのためには、私たちの経験や身体イメージが必須である。

ヒトは身体内部に身体イメージ像（body image）あるいは、固有受容感覚や視覚、平衡感覚器官からの情報を構築する**身体図式（body schema）**がある。身体図式とは各々の身体部位の位置関係が互いに関連し合って環境と結び付く身体内部のイメージ像として定義されている。身体図式は環境を探索するための知覚の処理や運動遂行にとっての基盤となる。身体図式の情報は更新される運動計画の生成や適切なモーメントを発揮するため、神経ネットワークに常に散りばめられておく必要がある。身体の知覚や運動といった異なるイメージを処理するためのネットワークは密接につながっている。大部分の皮質領域は固有受容感覚からの情報

と前庭系によって活性化される。おそらく大脳皮質はこれら二つの感覚様式の統合に寄与している（Brodal 2004年）。

> 筋活動の予測的な調節（フィードフォワード）は、外部環境、内部環境の両者のフィードバックに基づいている。フィードフォワードにとって、身体の各パーツからの情報、身体と環境間に関連する情報、眼や筋紡錘やゴルジ腱器官や皮膚受容器といった固有受容器からの情報は重要である。もちろんバランスにとっても不可欠となる。

筋活動の予測的な調整は中枢神経系のフィードフォワードを経由する。そして運動準備のための適切な筋活動レベルを設定する。1997年にWadeとJonesは、先行随伴性姿勢調節が随意運動の実行と密接につながっていることを立証した。これらは随意運動によって生じる重心偏位に伴う姿勢の崩れを軽減させ、直接随意運動に影響するとの意見もある。1992年にMassionは、階層的に（追従しながら）動員されるものと、並列的に（同時に）動員されるものがあると定義している。つまり、

- 階層的な動員は、中枢神経プログラミングが予測的に姿勢を安定させる指令と局所的に随意的運動を実行する指令を分けた動員システムである。例えば、立位時に姿勢を安定させた後に上肢や下肢を動かす運動など。
- 並行的な動員は、両者を同時に活性化させるシステムである。

ヒトが重力に抗して伸展を保ち続けるためには、固有受容器による重心移動、圧の分布、下肢に関連する重心線などを絶え間なく知覚できることが重要である。1992年にDietzは、姿勢活動は特殊受容器からの情報に基づくと定義づけしている。その情報とは特殊受容器で感知した"正常な位置"からの重心の偏位に関連する情報であり、それが中枢神経系に伝達される。これを2006年にShumway-CookとWoollacottが「アライメントの概念」と称している。圧受容器は関節内や脊柱、足底など、身体の至るところに分布している（Petersenら1995年Brodal 2001年）。研究では重力を感知する特殊な受容器が内臓に存在することが確認されている（Karnathら2000年）。姿勢筋活動においては下肢のヒラメ筋が重要な役割を持つ。特殊受容器が中枢神経に姿勢の逸脱に関する情報を送るためには、運動を介して感覚インパルスの活性化や変化を起こさなければならない。

具体的には圧領域の変化、筋内の張力の変化、関節アライメントの変化などである。感覚受容器の発火のためには関節の可動性や軟部組織の柔軟性が重要である。それらが保たれているとバランスにも良い影響を与える。神経や筋の最適な働き、良いアライメントと可動性は、姿勢の崩れに素早く反応できる機能を患者にもたらしてくれる。

> 筋活動、運動、アライメント、体重の分散からのフィードバック情報は、バランスや姿勢の適応、機能的活動に重要である。偏位や感覚入力の変化に応じる特殊受容器の発火のために可動性が前提条件となる。つまり、可動性はバランスに重要ということである。

我々は、機能的、効率的な運動を計画し遂行するために環境内で身体がどう位置しているのかということを知覚しておく必要性がある。そのために体性感覚情報が重要である。体性感覚情報などによって更新された身体図式が適切で効率的なフィードフォワードのための必須条件となる。安定した支持基底面内で立位を保持するための自律的な姿勢調整には体性感覚情報が必要となる。重要なことは、姿勢コントロールがフィードバックからの反応だけではなく、フィードフォワードでも制御するということである（Nashner 1982年）。1992年にDietzは姿勢調整が立位や歩行といった全ての運動活動の開始と終了時に付随すると定義づけしている。1996年にMulderは動揺に適切に反応できるために予測よりも高次レベルとなる感覚運動の（再）統合が必要であると述べている。

> 更新された身体図式が、適切で効率的なフィードフォワードのための必須条件となる。

■ 立体認知感覚

　立体認知感覚は「視覚を用いずに接触のみで物体の素材や形状を把握し知覚できる能力である」と定義されている（Mosby's Medical, Nursingと Allied Health Dictionary 1994年）。これは主に手の機能と関係性が深い。安定性、可動性、感受性、手の適応能力は環境の探索や物品操作に不可欠である。立体認知感覚は以下の組み合わせである。

- 動かす能力
- 中枢神経系にバリエーションを伝える体性感覚受容器
- バリエーションを認知できる能力（操作目的）
- 関節位置覚（関節や筋、腱、皮膚からの情報網）
- 知覚

> 立体認知感覚は、体性感覚情報、運動、変化や知覚を認知できる能力に基づいている。

　皮膚と表皮内にはいくつかの特殊化した受容器がある。自由神経終末と被包終末の両者で様々なタイプの情報を中枢神経に送る。これらの受容器の中で順応が早い受容器と遅い受容器、つまり閾値が低いものと高いものが存在する。早い順応は刺激に素早く順応し、刺激が持続すると発火が生じなくなる。このタイプの受容器は接触、圧、筋の伸張などバリエーションある刺激の開始、終了といった変化を中枢神経系に送る。そのほかの受容器はゆっくり順応し、刺激が続く限り情報を中枢神経系に伝え続ける。常に身体が安定するために上記の方法で中枢神経系が更新される。そのためには筋紡錘や腱器官からの情報も含んでいる。

　侵害受容器は過敏で持続的刺激に対して感度が増大する。例えば静かな環境で蛇口から水滴が落ちる音が気になりだすと、そのうち我慢できない雑音となってくる。もし頭上に水滴が落ちると、比較的すぐに頭を振って水を振り払い、風を浴びたくなる。不安や苦痛は、その事だけで頭がいっぱいになってしまう。

　中枢神経系の適応能力が、脳が全ての特殊感覚からの刺激でいっぱいならずに、スムーズに服を着替える機能を補償してくれる。適応は中枢神経系を守り、内部情報を調整してくれる。様々なタイプの受容器を以下に記載する（Kandelら2000年, Brodal 2001年）。

- 自由神経終末—高閾値機械受容器（侵害受容器）
- マイスナー小体—素早く順応—低閾値（軽い接触）
- パチニ小体—素早く順応（振動）
- ルフィニ終末—遅い順応（摩擦、皮膚のストレッチ）
- メルケル盤—遅い順応性（持続的な圧、特に唇、生殖器といった末梢領域）

　大脳皮質において体性感覚情報は体部位局在で配列され、異なる身体領域を再現している（図1.6を参照）。大脳皮質の体性局在再現地図は、どの神経が身体の特定部位への刺激に反応したのかを知るために重要である。また、それぞれの身体部位が感覚、知覚にどの程度影響するのかを脳の中で再現したものである。その地図は表面積というよりむしろ、皮膚の知覚神経支配密度を表す。身体や中枢神経系内における感覚単位は、感覚神経細胞とそのすべての枝から成り立つ。刺激が入ったそれぞれの感覚単位から構成された受容野が身体領域を明確にしている。二点識別覚は二つの受容野の領域が同時に刺激された結果である。中枢神経系が両者を感じとれる感覚単位で、それぞれのポイントを刺激しなければならない。指先の皮膚はもっとも神経分布が密集している領域で、およそ1cm²あたり300の機械受容器の終末がある。基節骨部では120cm²、手掌では50cm²に存在する。

　これは2点識別が指と手の領域間で変化するということを意味する。2点識別の最短距離は、指先ではおよそ2mm、手掌では10mm、腕は40mmである（Kandelら2000年）。

　求心性情報は側抑制を介して局在化、調整される（Rothwell 1994年Kandelら2000年, Brodal 2001年）。特に早い順応性を持つ受容器と関連する。皮膚が刺激された時に情報は中枢神経系に送られる。例えば、本の縁を手で押さえると、その刺激を入力した受容器は脊髄へ情報を送り、後角の抑制性介在ニーロンシナプスの側枝に放出される（図1.9を参照）。抑制性介在ニューロンは、刺激された領域の周辺受容器から上ってきた他の神経細胞からの刺激を抑制する。そのため刺激された中心の感覚単位が最も刺激される。

　この過程により中枢神経系は、境界、質感、形、

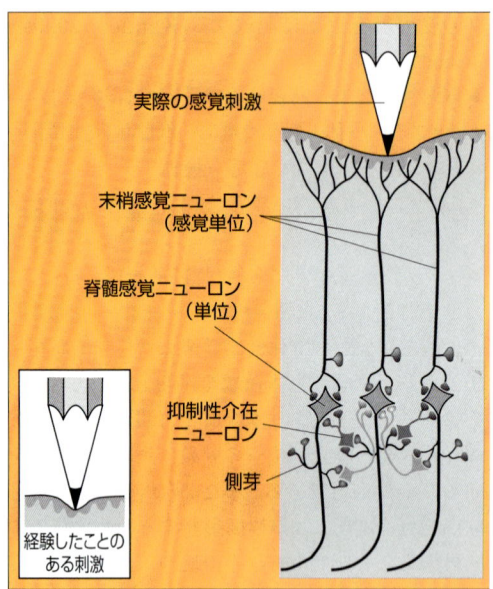

図1.9 側方抑制は感覚刺激のコントラスト（対比）を増大させる。

といったバリエーションのある変化（触れる、もしくは触れない）情報を局在化できる。もし、他人の肩に手を乗せるとしたら、その人は接触した領域の形や熱といった情報を受け取る。もしその手が触れたまま動かされなければ、瞬時に受容器が適応し、刺激情報がストップする。つまり手を動かさなければ対象物の大きさや形、質感や温度といったものは評価できない。運動は受容器が活性化するために必要である。変化を経て情報を受け取りその結果知覚する運動と感覚は密接に関連し運動は知覚の手段となる。2001年にBrodalは、ほとんどの運動が計画通りに遂行しているかどうかを把握するため、筋や腱、関節、皮膚内の特殊受容器から情報を受け取り続ける必要性があると定義している。

神経筋システムは張力や長さ（硬さのコントロール）といった皮膚や関節受容器からの情報を調整する。そして、身体部位間の関節同士の位置関係に関わる情報を中枢神経系に送る。もし関節の機械受容器が麻酔にかけられても、筋紡錘や腱器官、皮膚の受容器から関節位置に関する正確な情報を脳は把握できる（Brodal 2001年）。ゴルジ腱器官は、他動運動より能動的な筋収縮（active contraction）

の方がより活動する。

関節位置覚とは、視覚情報なしで関節の運動、運動方向、スピードといった情報を、意識上で気づく感覚と定義されている（Brodal 2001年）。関節位置覚は、固有受容器や皮膚からの感覚刺激の結果を知覚する。

> 関節位置の知覚には筋活動が必須である。

脳幹には特殊化した多くの神経集合体（核）が含まれている。その集合体は、新しい感覚刺激に反応し、特殊刺激に対する運動ニューロンの反応を増加させる。これらの核は末梢受容器、脊髄から情報を受け取る。それらは大脳皮質、視床下部、辺縁系、海馬、その他の領域と接続し、刺激に対する覚醒、自覚、活性を増大させる。2006年にShumway-CookとWoollacottは"知覚は行為が必須であり、同時に行為は知覚が必須である"と定義している。ヒトは刺激からの情報を統合して受け取れる能力が必要である。その情報が何を意味するのか、ということを解釈するために、認知、比較、知覚をする。

体性感覚情報と、運動活動と知覚との間には密接な連結がある。それらすべてが立体認知感覚において重要となる。

> 体性感覚情報の変化は、刺激された身体の部分への気づき（awareness）を増大させる。

臨床との関連

　体性感覚の知覚は時間がたてば変化するかもしれない。体性感覚マップは修復はされないが経験によって変更はできる。身体の特定領域を担う大脳皮質の割合は、使用の仕方に基づいて変化する（Kandelら2000年）。"もし身体部位を使用しないなら、次第にその機能は失われてしまう"と報告されている（Kiddら1992年）。脳卒中患者の研究において、感覚運動刺激が運動制御過程と体性感覚情報を著しく改善することが報告されている（Sunderlとら1992年、YekuitielとGuttman 1993年）。1997年にWadeとjonesは環境に対して活動的になると知覚を改善することができると定義している。不使用を学習した場合、運動制御の低下がさらなる不活性へと導かれる。例えば、片麻痺によりコントロールが低下した麻痺側の上肢は代償に導かれる。それにより、患者にとって非麻痺側の"良い"方の上肢の使用を学習してしまう。これにより麻痺側は不使用となり刺激が入らず不活性となる。これは二次的な筋や軟部組織の変化へと導かれる（AdaとCanning 1990年）。

　もし患者が麻痺側を無視して注意が減少してしまうと重篤な問題に陥る。患者が上肢を動かす能力を持っていないならば、皮膚、筋、関節内の受容器から情報をほとんど受け取れなくなる。つまり、関節内の変化を認識する能力が結果として失われてしまう。一般的な関節位置感覚テストでは、患者の知覚や注意といった認知機能をテストするだけとなる。このテストでは運動を介して関節位置情報を統合するような潜在能力の可能性を評価できない。受容器からの情報は、身体の受容器から脊髄経由で、脳幹、小脳、視床へとさらに進んでいく。中枢神経障害を呈した多くの患者は知覚への気づきが減少してしまう。この原因として知覚処理の機能不全、あるいは脳内の上行性経路の障害（例えば、内包レベル）と関連している。そのため、たとえ患者が体性感覚に気づかなかったとしても、感覚情報は多くのレベルで統合されている。患者の機能的活動を実際の観察で評価することこそが、臨床家が患者の感覚情報の統合や受容能力の潜在的な臨床像を得ることができる。神経に障害を受けた患者らは、定型的な運動パターン（Stereo typical patterns of movement）で固定し、四肢を動かすことができない可能性がある。運動や可動性の減少、受容器の発火や刺激の減少が体節間の調整を減少させ、運動を介して得られる感覚情報のバリエーションを減弱させる。その結果、中枢神経系への情報も少なくなる。

　すると患者はバランスを維持するために視覚や前庭系により依存するようになる。一部の患者の頭部や頚部は、安定性と筋活動間の乱れにより非対称な位置で固定されている。これにより視覚入力は歪み、前庭器官が過剰に影響を受けてバランス障害へと導かれる。頭頚部の姿勢コントロールや位置に関する患者への指導は、リハにおける重要な短期目標となる。一部の患者は、固有受容感覚や前庭情報を視覚で代償し、自身の身体内部に"耳を傾ける"能力の減少、失っているようにも思える。患者の環境や姿勢の崩れへの反応がより大脳皮質優位となり、自律的な調整が減弱してしまう。その結果、運動戦略が変化して速度も減少してしまう。

　変化に富み興味を持たせるような感覚情報を運動や刺激で入力することは重要である。これにより患者は刺激された身体に意識を向ける動機が生み出され、集中できるかもしれない。中枢神経系患者のモチベーションや意識を引き出す刺激を見つけることはセラピストにとって重要である。

脳と脊髄

■ 脊　髄

　脊髄は上位中枢と末梢受容器の両方から情報が入力される。その領域には、頭部を除く全身からの情報の調整と入力の両者を担う莫大な受容体が密集する。そこから筋活動や他のシステムへと伝達される。脊髄に送られた情報は、生体への必要度に合わせて調整される。つまり、過剰刺激から脳を守るゲートコントロール機能を持っている（Davidoff 1990年, Kandelら2000年）。莫大な受容領域とゲートコントロール機能により、脊髄は上位中枢の活動に影響を与える。

■ セントラルパターンジェネレーター（Central Pattern Generators：CPG）

意識的な努力、末梢受容器の援助、フィードバックの影響がなくても、リズミカルで特定的な運動を遂行する神経細胞ネットワークが脊椎動物の多くに存在するということはまぎれもない事実である（MacKay-Lyons 2002年）。

脊髄の神経ネットワークは**セントラルパターンジェネレーター（CPGs）**と呼ばれ、リズミカルな運動を生成する機能を持つ（Dietz 1992,年Brodal 2001年Mackay-Lyons 2002年）。

CPGsは主に脊椎動物で研究され、2分割した身体間の変化する活動を調整、自動化する。

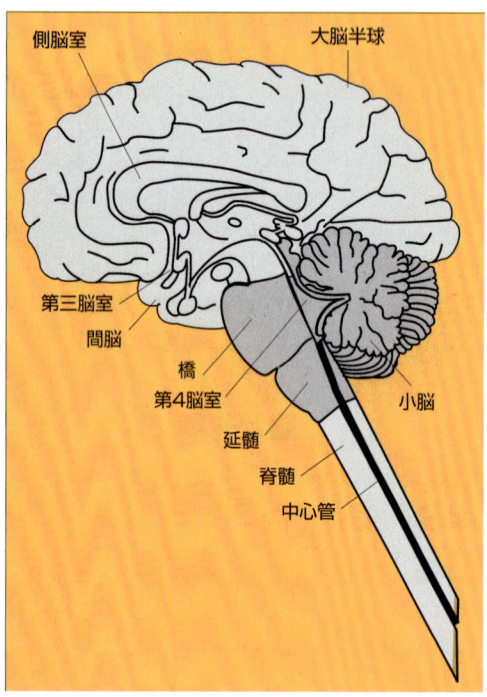

図1.10　脳と脊髄の矢状面
脊髄と脳幹には、神経細胞プールの特異的な集団が存在しCPGsと呼ばれる。

CPGsは嚥下、咀嚼、呼吸といった生命維持機能を持つことが証明されており脳幹に存在する。一方、移動機能においては脊髄に存在するとされ、ヒトに存在する可能性が高い。その証拠は脊髄損傷患者の研究から明確になってきている。早期の乳児におけるリズミカルな脊髄の活動を示すステップ反応は、パターンジェネレーターの発現なのかもしれない。

リーチや把持に関して1990年にPaillardは、"複雑な運動パターンはあらかじめ配線され組み込まれた電気回路によって脳幹レベルで遂行される"と位置づけている。これらの回路は一定時間での作動が誘因される。姿勢や環境の制約におけるCPGsの自動的な調整は、中脳と脊髄レベルでの内的、外的フィードバック回路の自動制御補助（servo-assistance）を経由して施行される。

研究結果では、ヒトにおいては独立したCPGsで四肢がコントロールされていることが明らかになっている（Dietzら1994年、Mackay-Lyons 2002年）。これらは複雑な内部のネットワークを経由して連結し合っている。末梢受容器からの後根線維は脊髄内の介在ニューロンに終止する。いくらかの部位に枝を広げる介在ニューロンは固有脊髄線維と呼ばれ、脊髄白質の隅々に見られる（Brodal 2001年）。一つの後根線維からのインパルスはいくつかの部位に上下しながら広がっていく。

頚椎から腰椎領域の長い固有脊髄線維は、歩行中の身体の左右間の調整に必要である。また、両側間のリズミカルな内部交流活動は、ペースメーカーの性質を伴う細胞によって引き起こされる。固有脊髄線維は下降性運動指令の変換を行う機能も持っている（Rothwell 1994年）。

CPGsは特有の形態を持ち、体性感覚情報とは独立している。ヒトや猿の研究では、リーチ、把持、リズミカルなスイミング、歩行といった随意的な運動課題が、求心路を遮断した条件で実験された（Knappら. 1963年Rothwellら. 1982年Marsdenら. 1984年MacKayLyons 2002年）。しかしながら、機能的な適応行動のためには中枢と感覚情報の相互作用が必須であった。体性感覚のフィードバックは運動制御システム全体において必要不可欠である。また、随時環境への適応が促通されるためにはCPGsで生成された運動プログラムの調整も必

須である（MacKay-Lyons 2002年）。CPGsは視覚、前庭系、体性感覚系の一部からの求心性情報を必要とする。求心性情報は環境に対応して適切に歩行する事や、外的環境、内的環境に対する歩行の動機づけ等を与え、移動のためのCPG活動の適応にとって不可欠である（Pearson 1993年）。例として以下のものがある。

- タイミング機能
  感覚フィードバックにより、運動活動中における身体部位間の位置、方向、力の生成等の生体力学的な状況変化への適応が補償されている。
- 場面の変化への適応
  身体の生態力学的状況の準備が整う前に、リズミカルな運動が起動されないよう補償してくれる。

2000年にDietzとDuysensは、求心性情報がCPGの抗重力筋群活動の強化に必要であると提示している。重心移動、踵接地、免荷に関する情報は、ステップのコントロールに必須である（MakiとMcIlroy 1997年）。1998年にKavounoudiasらは、バランスに関連する足部の皮膚受容器の役割を調査した。彼らは被験者の足部に麻酔をかけ、足部の感覚を一時的に麻痺させた。すると、被験者は片脚立位を保てなくなることがわかった。足部の分散された機械受容器が、空間における基準、振幅と皮膚に加えられた圧力面の変化の割合を符号化してくれる。そのため中枢神経系は足部からの連続的な圧の分散や空間に関する情報を絶えず受け取り続ける。足部内には様々な触覚の伝達や処理が存在する。

移動の開始、調整、制御を行う高度な中枢は以下が挙げられる。
- 中脳移動領域
- 前庭系
- 網様体
- 小脳
- 大脳皮質

ヤツメウナギから霊長類における中脳内の核は、中脳歩行誘発野（mesencephalic locomotor region : MLR）あるいは中脳移動領域（mid-brain locomotor areas）として定義されている。その領域が主体となり脳幹下部の網様体脊髄路ニューロンの活動を介して移動を開始する（MacKay-Lyons 2002年）。中脳は三つの領域で区分でき、それぞれの領域が目的別に移動を開始する役割を担っている。外側視床下部は、飢え、のどの渇き、尿便意に関連して移動を開始する。不確帯は視覚が歩行に直結する領域であり、例として旅行者の歩行が挙げられる。脳室周辺帯は不安、怒りに関連して移動の開始を担う。

脳幹網様体系や前庭系は、両者ともに抗重力筋活動の発火に大きく関与する。より正確な調整を担う領域は小脳で、左右のCPGsの活動を調整すると考えられている。小脳は運動学習やエラーの修正を担う。大脳皮質は単純で、歩行を阻害しないような安全な環境だと関与は少ない。大脳皮質の役割は視覚によるスキャン、知覚、ナビゲーション、CPGsの活動を適切に調整する役割を持つ。つまり、歩行がより複雑になればなるほど大脳皮質が関与する。

例えば狭く滑りやすい場所を歩くといった複雑な処理を必要とする移動の際は、視覚入力を増大させる。大脳皮質はよりリズミカルな下肢の滞空（placing）を導くために発火する。なぜならCPGsは地表を確認できないからである。

> 水平な面を歩く際は、おそらく脳幹と脊髄のCPGによってコントロールされ小脳によって調整される。すなわちそれはほぼ自律的な運動である。

臨床との関連

パターンジェネレーターは急性期、亜急性期における中枢神経系損傷の患者の姿勢活動の活性化や調整に重要な役割を持つ。単純で安全な環境におけるステップの促通は、大脳皮質に問題を伴う患者であっても可能である。つまり、

- CPGsによるステップは選択的な偏位（selective displacement）の結果である。これは、過剰な偏位（over-displacement）に反応するステップのような活動とは異なる。
- CPGsは感覚や知覚の機能不全、重篤な運動障害を呈した患者においても自動的に促通できる可能性がある。
- CPGsは各身体分節間、左右間の相互作用と共同作業による促通により全身の運動活動を高め、バランス制御を促進する。

- 早期におけるステップや立位の活動は中枢神経系と神経筋システムを活性化し、患者のモチベーションを高める。
- 身体の左右それぞれにCPGsが存在する。
- 踵接地に伴い良い立脚相を作れると、結果として同側の遊脚相も促通できる(動的なエネルギーの解放)。
- 良いスタンス相は姿勢システムの安定をつくり、反対側の下肢のスイングも自由にする。
- パターンジェネレーターは環境への活動に適応するための適切な求心性情報に基づいている。
- 速度はスイングとスタンス両者の相の変化を促通するため、個人において適切なレベルでなくてはならない。個人によって生まれつき異なるスピードを持っているようにも思える。
- 早期からのステップの促通は患者の環境への気づき(awareness)を促通し、知覚を改善するかもしれない。

■ 下降性システム

　脳幹や高次領域からの下行性経路は、機能の実行、入力情報を修正、調節する役割を持つ。また、脊髄から脳までの感覚情報の変換を制御する。同時に運動活動に必要な脊髄介在ニューロンの興奮にも影響を与える(Rothwell 1994年)。それらは常に身体状況をアップデートしている体性感覚情報に基づく。下降性経路は大雑把に区分すると外側システムと内側システムに分けられる(Kandelら2000年)。
　内側システムは基本的な姿勢コントロールを担う。これは大脳皮質の緻密に区分化された運動領域のマッピングに基づく。それらは(内側、外側)前庭脊髄路、(内側、外側)網様体脊髄路、視蓋脊髄路を含んでいる。その経路は同側の脊髄前方(腹側)の一部を下降し、介在ニューロンや縦走する脊髄固有核に多くが終止する。そのため、それらは近位筋や脊柱に付着する筋に分布する運動ニューロンに影響を及ぼす。また、脊柱に付着する筋群に分布するいくつかの運動ニューロンには直接終始する。

■ 脳　幹

前庭系とバランス

　前庭系は脳幹に両側4つの核を持つ。
　前庭系は以下から情報を入力する。
- 内耳における前庭器官—頭部の位置の伝達信号や運動の方向やスピードの変化
- 脊髄(固有感覚情報)、網様体系、小脳、間脳(中脳と脳幹の一部)のいくつかの核—大脳皮質からの直結したコネクションはない。
- 目

　前庭系は以下に情報を出力する。
- 脊髄、特に運動ニューロン
- 外眼筋の脳幹核
- 小脳

　前庭系の主な役割は固有感覚と視覚システムの密接な調整を行い、バランスをコントロールする役割を持つ。外側と内側の前庭核は姿勢をコントロールする。外側前庭核(ダイテルス核)は重力に関連して頭部と体幹との位置関係をコントロールする。外側前庭脊髄路は脊髄の全長に伸び、単シナプスのα、γ運動ニューロンと抗重力筋に影響する(Markham 1987年Brodal 2001年)。
　単シナプス性の連結によりバランスを素早く修正する反射を起こす。前庭系は姿勢コントロールを多く必要とする歩行や立位場面で最も活動する。姿勢や位置の偏位、体重移動、上肢の運動では下肢と支持基底面に関連して質量中心(重心)を移動する。どんな小さな偏位であろうと筋緊張と筋活動は平衡を保つために適応する必要がある(例えば呼吸は体節部位間の小さなアライメントの変化を引き起こし、質量中心の小さな動揺として知覚される)。身体と環境間の相互作用は、立位、歩行、バランスに必須となる。体性感覚と前庭情報は空間における身体の知覚に貢献する(WadeとJones 1997年)。

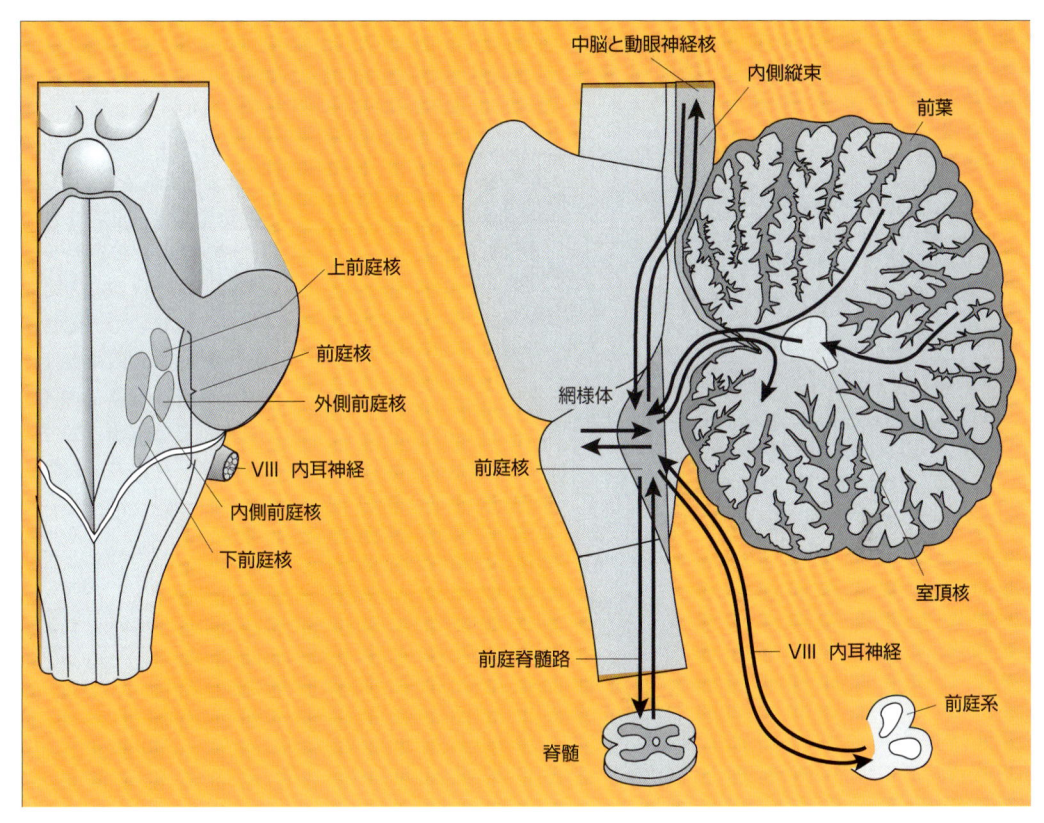

1.1 システム制御(Systems Control):システムと構造における感覚運動統合の関連について

図1.11 脳幹内の前庭核　この図には最も重要な求心路、遠心路を提示する。

> 前庭システムの活動は姿勢コントロールがより必要とされる場面で最大となる。

　外側前庭脊髄システムは体軸筋群(体幹や頚部の深層筋群)と近位部の筋群に影響を与える(Markham 1987年)。Nashner(1982年)とDietz(1992年)は、前庭系は姿勢筋群に直接的に影響を与えると定義している。その機能は、歩行時の支持基底面の変化や、電車やバス、エスカレーターなどの知覚環境の変化や動きの際にバランスを維持することである。外側前庭脊髄路は脊髄の頚部や腰部の両方の側腹を縦走する。また、頭部と頚部の筋群、四肢、全身の協調性を補償するにするため両側レベルで縦走する。前庭系の機能は即決を要する場面に適応する。

　外側前庭脊髄路は同側の体幹や四肢にも影響する。それは同側の伸筋を興奮させ、屈曲の運動ニューロン活動を抑制する。同時に、反対側の屈曲活動を促通する(Dietz 1992年)。この見解は1992年にKiddとcolleaguesによって裏付けされ、外側脊髄路は立位、歩行の伸展時に活動すると定義された。内側前庭核は内側前庭脊髄路を経由して上部胸郭の一部や頚部の運動ニューロンに神経を分布する。

　この経路は外側や同側の運動ニューロンシナプスよりも小さい。その機能は全身に合わせて頭部を安定する役目を持つ。頭部は立位や歩行時において周辺環境の把握をする役目を担う。

> 頭部のコントロールと姿勢コントロールは互いに影響し合う。

　前庭動眼反射（VOR）は頭部の運動に対して眼球を安定させる（Kandelら2000年）。この反射は頭部が動く最中に眼球の静止を保つ。つまり運動実行中に網膜像の安定化を可能にしてくれる。頭部の回旋時に眼球は反対の方向へ回旋する。前庭器は頭部の回転、加速に関する情報の信号を送る。この情報は眼球を安定させる眼球運動システムによって用いられ、網膜像のイメージを固定させる。視覚のプロセスはイメージを安定する前庭プロセスよりもゆっくりで効率的ではない。私たちは運動学習を通じて成長に伴い変化する身体のプロポーションに適応している。この反射はこのような過程を通じて適応していく必要がある。

臨床との関連

　論議や治験に基づく機能的な実践は重要である。同側伸筋群の神経支配は、片脚立位をとる際に最大に促通される前庭核の活動のように思える。1992年にDietzは、これは"本当の意味で"立位姿位あるいは姿勢に関連するか論議している。臨床的に身体のアライメントはバランスを促通するために最適な位置をとる必要性がある。1996年にBusselらは、対麻痺患者の研究において屈曲反射がステップや歩行時のCPG活動を妨げると述べている。上記それぞれの研究者の見解と臨床経験を統合すると、一つ目は片脚立位のバランスが反対側の遊脚に必須であると考えられる。2つ目は、もしスイングの活動が反対側の十分な立脚支持の前に、早い段階で開始されると立位時の安定を妨げる可能性が考えられる。

> 片脚立位のダイナミックなバランス能力は安定した自由なスイングにとって必須となる。非常に早い段階で開始されるスイングは立位時の下肢の安定を妨げてしまう可能性がある。

　脳卒中における障害部位が脳幹の錐体より上部であるならば、損傷側と反対側に運動障害が生じる。前庭系は大脳皮質のコントロールに直接支配されていない。そのため脳卒中でも直接的に影響を受けない（前庭核の損傷はまれである）。つまり、重力の影響を最も受ける立位姿勢は前庭系を刺激し、麻痺側の活動を促通できる（患者の運動レベルに基づいたプレーシング、促通を用いることで）。最適で正常なアライメントを伴った状態での障害側への重心移動は、前庭系の活動を最大限に促通できる。歩行における立位相の時間は、歩行サイクルにおいてわずか40％だけである（Smidt 1990年、Whittle 1996年）。片脚立位は反対側の下肢の自由な運動を可能にする。

■ 網様体

　網様体（図1.12）は脳幹に位置し、延髄の下部から中脳上部にまで広がっている（Brodal 1995年）。
　それらは中枢と末梢の両者の運動活動を興奮、抑制させる。また、屈曲、伸展を高めたり、システムの調和を図るといった多くの役割を担う。

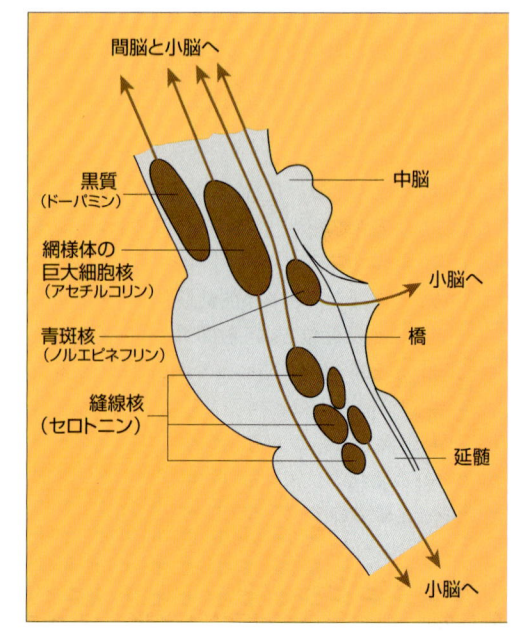

図 1.12 脳幹網様体にはいくつかの特化した細胞集団が存在する。

また、脳の低次から高次領域の統合システム機能を活性化する。網様体は高度な組織化、区別化がされ、ほかの部位とは明確に異なる特異化した神経細胞を含んでいる(Kandelら2000年)。

網様体からのいくつかのニューロンは脊髄の運動ニューロンに投射し、呼吸や循環系のような機能に影響を及ぼす。網様体は大雑把に分けると外側と内側に区分できる。内側部は橋と延髄に位置し、主に大脳皮質、視床、小脳、脊髄に投射する遠心性の機能が主である。外側部には網様体に接続する求心情報が入力される。多くの二次的な求心性神経線維は付随して網様体にも送信される。網様体は以下から情報を受け取る。

- 痛覚受容器から聴覚に至るまで数多くの受容器
- 小脳
- 大脳皮質
- 基底核
- 前庭刺激
- 辺縁系

網様体への主な入力の一つに大脳皮質の感覚運動野からの入力がある。この入力は両側性で網様体の両側を活性化する。皮質網様体経路を経由する大脳皮質からの情報は多くの自律運動をコントロールする際に重要となる。それは脊髄の運動ニューロンに直接(単シナプス)影響する。また、介在ニューロン経由での間接的な投射も担う。皮質網様体経路は脊髄への投射線維路と同様に網様体に終始する線維もある。これは運動野から脊髄への別の経路を表す。網様体脊髄路の運動ニューロンシナプスは、間接的な介在ニューロン経由、あるいは直接的な運動ニューロン(a、$γ$運動ニューロン)シナプスに付随して脊髄内の多くのレベルに投射される。以上より網様体脊髄路は多くの身体部位に抑制、興奮の両者を担う役目を持つ。筋紡錘の感度は網様体からコントロールされ、筋トーンは大脳皮質、小脳、その他の網様体を経由する高次のレベルの領域からコントロールされる。モチベーションや幸福といった心理的な過程は網様体系に影響を与える可能性がある。それは個人の自発性や筋トーンを上昇させてくれる。うつ状態になると反対に作用し、トーンを下げてしまうように思える。姿勢、歩行、筋トーンは網様体の橋延髄網様体脊髄路を介して調整され、脊髄内でそれぞれが独立して走行する。これらの経路は交叉、非交叉の両者が存在し、脊髄内の多くのレベルでいくつかの側枝を伸ばす。つまり、それらは同時に身体の異なる部位の筋に影響を与える(Brodal 2001年)。

橋(内側)網様体脊髄路は上部の橋網様体から生じる。それは下肢の伸筋、体軸筋群といった姿勢を維持する筋群に関わる脊髄運動ニューロンを促通する(Kandelら2000年)。Brodal(2001年)によると、この経路はおそらく脊髄内(前角内のより外側)の位置に起因して体軸筋群の方へより方向づけられる。中脳歩行誘発野への刺激は、ステップ運動やその他の定型的でパターン化された運動が生成される(Kandelら2000年)。

延髄(外側)網様体脊髄路は脊髄を下行し、四肢の筋群に影響する。網様体は通常は特に体幹筋を活性化させる。運動における網様体機能は垂直方向へ姿勢を維持することである。また、体幹や頭部を未経験な刺激に向けて環境の中で定位し、手足の粗大な運動をコントロールする(リーチ、握りこぶし)。網様体の内側部位は交差部位と非交差部位の両者が存在し、両側の運動ニューロンに働く。しかし、大部分が同側体幹の支配である。

前庭脊髄路と同側網様体脊髄路は、縦走する脊髄固有ニューロンと介在ニューロンを経由して一緒に作用し、同時に頸部や体軸筋群を含む多くの筋群を選択的に活性化させる。赤核脊髄路や交差した網様体脊髄路は、末梢筋群を働かせるために直接的、間接的に介在ニューロンを経由、あるいは短い脊髄固有ニューロンを経由して運動ニューロンに神経を分布する(Rothwell 1994年)。それらは個々の指の分節的な運動を行うための背景となる姿勢を生成する。つまり、おそらく手足に関連した姿勢の役割を担うのではないかと考えられる。一般的に言うと男性は溝を掘るような脊髄網様体系を多く必要とする作業は得意だが、ピアノを弾くことは苦手である。

両側と片側の筋群への神経支配は上肢のリーチや歩行時のスイングの際に反対側の体幹を安定することができる。物体をつかむ際に上肢の前方へのリーチを開始するための要素として同側延髄からの働きがある。この際、橋網様体系は反対側の体幹を安定させてくれる。

> 安定性とバランスは運動にとって必須である。

　橋網様体は青斑核を含み、脳や脊髄の主要部位への投射や未経験な刺激への俊敏性を維持する。そのため、知覚や筋トーンと同様に覚醒に対しても重要な役割を担う。縫線核は脳幹中央に沿って位置し、主に前頭葉に投射する。それらは睡眠の覚醒状態や感情のふるまい、体温、その他の機能の調整を補助する。それらは脊髄にも投射し、運動システムにおけるトーンの調整や痛みの知覚にも関わる。

　中脳は大脳皮質の覚醒レベルの安定に必須となる神経を含んでいる。これらのニューロンは大脳皮質に投射し、感覚刺激の入力に対する大脳皮質の反応を高める。網様体への上行性線維は、**網様体活動システムへの上行性のネットワーク(ascending reticular activating system：ARAS)** を形成する。このシステムは覚醒(arousal)や意識(consciousness)に影響を与える。

　そこに存在する部位は脊髄や視床と密接なコネクションをもつ。網様体の活動は、感覚情報への特異的な反応や意識的な知覚の際に必要となる。網様体は皮質網様体路を経由する大脳皮質からの入力を受け取る。皮質網様体線維は、情報が脊髄を通り過ぎる前に、網様体の興奮、抑制領域と、これら領域内のシナプスの両方に情報を伝達する。図1.13に皮質―網様体システムの概略図を示す。皮質―網様体システムは錐体外路システムとも呼ばれる。

> 立位は気づき(awareness)と覚醒を高める。

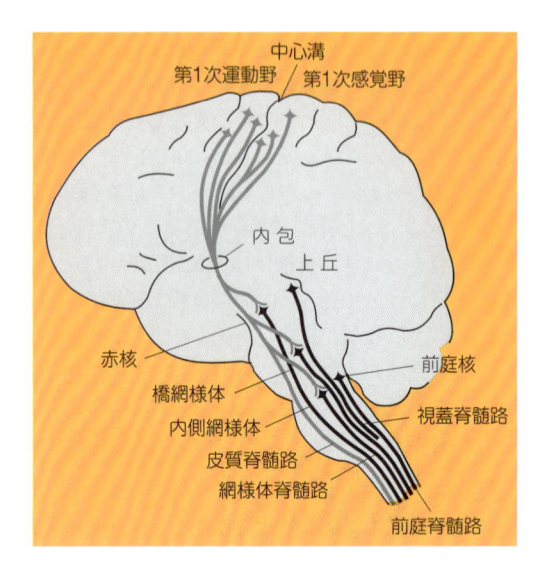

図 1.13 脊髄への下降経路：皮質脊髄路と脳幹からのいくつかの経路を示している。脳幹からの多くの経路は大脳皮質からの線維を受け取る。

　もし網様体領域を興奮させる刺激線維が障害されると、脊髄への興奮が欠如し患者は異常低緊張となるかもしれない。逆に、抑制部位のシナプス線維が障害されると脊髄を抑制する作用を失ってしまう。そうなると深刻な異常過緊張を生み出すかもしれない。

臨床との関連

　網様体系と前庭系は同側、反対側の両方に神経を分布する。つまり脳の片側の運動経路の障害は両側の運動制御の低下を導くことになる。もちろん運動機能障害は反対側がより重篤であるが、同側にも問題が生じていることを忘れてはならない。そのため片麻痺という用語は機能上から捉えると間違っている。脳幹の障害は、結果として構音障害や嚥下障害と同様にバランスや運動プログラミングも低下させてしまう。なぜなら脳神経核がこの部位に位置しているからである。網様体における抑制、興奮部位の障害に基づいて筋緊張は増大あるいは減少する。

　皮質―網様体システムは、姿勢トーンの調整において近位部の安定に重要な役割を持つ。皮質―網様体システムの障害は、視覚、前庭系、体性感覚

が直接障害されていなかったとしても、姿勢緊張を低下させ、選択性を失わせる方向へと導く。外側経路は赤核脊髄路、皮質脊髄路、皮質延髄路である。

■ 大脳皮質

大脳皮質は、およそ10〜20億のニューロンが存在する。区分されたそれぞれの領野が他の中枢神経領域と互いにネットワークを結ぶ。これらの多くのネットワークはオーバーラップする（Brodal 2004年）。つまり、同じ構造と機能のいくつかを分け合っている。大脳皮質にはそれぞれ大きさの異なる領野が存在する。大脳皮質の神経細胞のうち、およそ3分の2が錐体細胞である。脳の投射神経細胞としてこれらの機能は、他の部位の領野や深層の核に軸索が延び、神経インパルスを伝達する。そこには情報を交換し伝達する多くの介在ニューロンも存在する。運動は中枢神経系の様々な領域（入力、統合、調整、刺激伝達、運動企画を助ける領域、モチベーションと関連する領域）からの情報に基づく。体性感覚の統合に関しては議論が拡大するのでここでは触れない。次に運動生成する大脳皮質の役割を細かく述べる。

■ 錐体路（皮質脊髄路）

錐体路とは、大脳皮質から投射される全ての線維集団に称された用語である。内包経由で、途中のシナプスが阻害されることなく、脊髄の介在ニューロンや運動ニューロンに神経分布する下降経路である。これらのほとんどの線維が延髄下部で交差する。錐体路は皮質脊髄路とも呼ばれる。錐体路はおよそ一億の線維で成り立つとも言われる。半分以上が1次運動野（MI）で生成される。それ以外は、補足運動野（SMA）、運動前野（PMA）、中心溝より後方の領域である体性感覚野（SⅠ、SⅡ）、後頭頂葉の一部で生成される（Davidoff 1990年Brodal 2001年）。

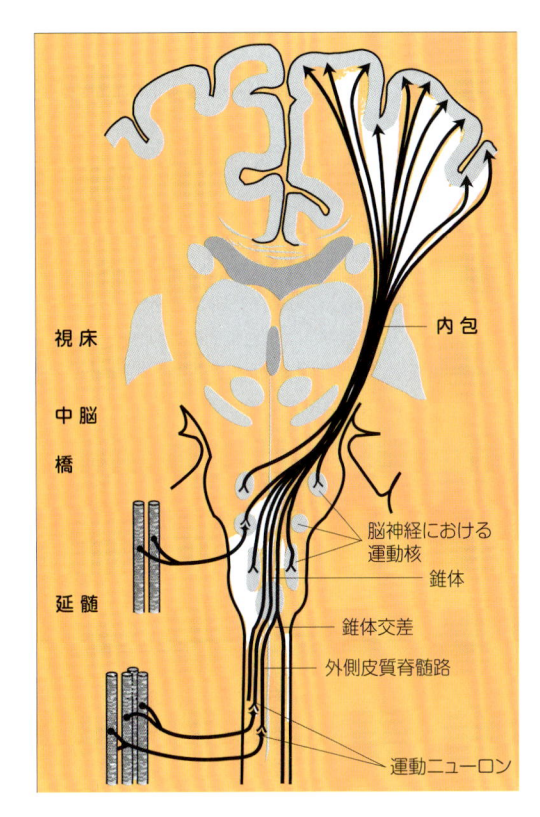

図 1.14 皮質脊髄路と皮質延髄路を示す図

第1次感覚野（SⅠ）で生じる錐体線維は、運動活動の始動に関わる感覚経路のインパルスの伝達に重要と仮定されている。線維は脳神経核、赤核、橋、網様体系、知覚核、脳幹内のその他の領域にも神経分布する（Brodal 2001年）。

この経路は**皮質延髄路**と呼ばれる。一次運動野（MⅠ）からの軸索は脊髄に終始する。そこには、多くの介在ニューロンが存在する（Ⅶ〜Ⅸの脳神経核へ）。軸索は脊髄内の興奮性、抑制性介在ニューロンに豊富な枝を延ばす。同様に、大脳皮質内のその他の錐体細胞シナプスを形成する。皮質脊髄軸索（Corticospinal axons）は脊髄灰白質の大部分に枝を延ばし、その多くが運動ニューロンのシナプスである。すなわち、α運動ニューロンの横紋筋線維と錘内筋線維（筋紡錘）のγ運動ニューロン線維の両者に神経分布する。

α、γ運動ニューロンが同時に促通されると、α、γの共同活動により筋紡錘の感知度が敏感になる。筋紡錘は筋の長さ、スピード、張力、筋の長

さの全体幅を検出する。求心性、遠心性収縮に関係なく、中枢神経系は状況に応じて早急に活動を変化でき、神経筋システムの形態を更新する。皮質脊髄系はほとんどが末梢の筋群に分布する。一部は単シナプスで素早く、一部は介在ニューロン経由で運動の分離や制御に重要な役割を担う。つまり大脳皮質は、随意運動（自律性が最も少ない）に従事し、手や手指の独立、つま先の運動などを担う。いくつかの線維は、近位部や体軸、腹部、胸筋群を支配する。表情や摂食、構音や口の運動を含む筋群は同じシステムを介して支配される。

> 皮質脊髄システムは大部分の運動ニューロンを支配する。つまり、多くの運動はある程度なら随意運動によってコントロールできる。状況によっては認知戦略が自律運動に悪影響を及ぼすこともある。

> 皮質脊髄路は末梢の筋群に大部分を動員する。末梢の運動コントロール、つまり、指の巧緻運動や足趾の運動は大部分が随意運動である（自律性は少ない）。

大脳皮質の体性感覚領域からの線維は、大部分が脊髄（薄層Ⅰ～Ⅵ）の後根で終わる。そこは体性感覚受容器からの入力を受け取る介在ニューロンシナプスの領域である。この皮質脊髄の投射は末梢受容器から脊髄への調整された求心情報に基づく。このシステムは筋紡錘や腱器官、圧、接触を伝える皮膚受容器といった求心性の体性感覚情報からの信号に影響する。シナプス前抑制を介する皮質脊髄システムは末梢受容器から伝導される興奮刺激を調整、あるいは抑制さえするかもしれない。そうしないと中枢神経系に悪影響を与えてしまうことになる。皮質脊髄システムのゲート機能は入力情報を選別してフィルターにかける。適切で役に立つ情報は通過させ、不適切で役にたたない情報は抑制する。つまり中枢神経系は、あらゆる状況に応じて必要な情報が何なのかを選択し、決定できる能力を持つ。

> 大脳皮質は皮質脊髄システムを介して、様々な感覚様式の比重をその場の状況に応じて調整できる。

■ 皮質-赤核脊髄システムと赤核

赤核は脳幹の中脳に存在し（図1.15）、尾側巨細胞部位と小細胞部位の2つの部位を含む（Brodal 2001年）。

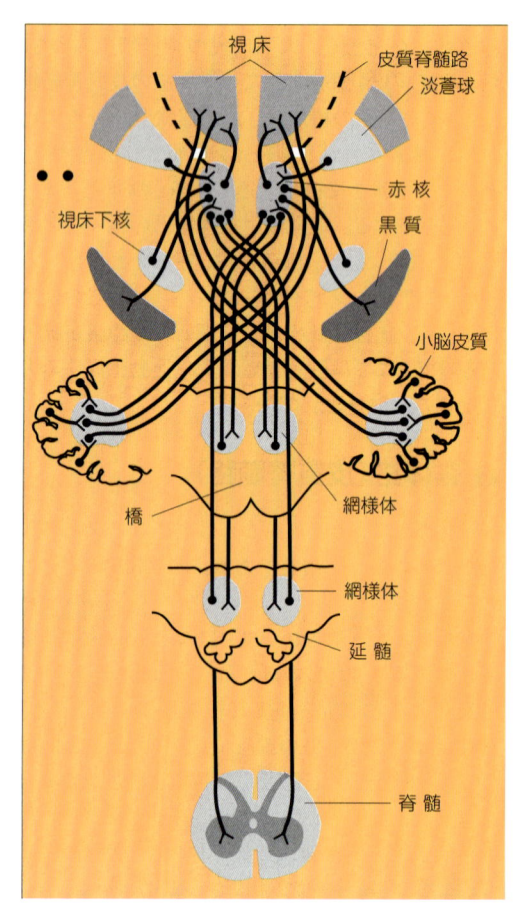

図 1.15　赤核の主な連結部位

赤核はヒトの場合、動物よりも小さく具体的な機能はまだわかっていない。この領域は大部分がネコで研究されている。ヒトとサルにおいては巨細胞部位が非常に小さい。小細胞部位は小脳、特に歯状核から大部分の入力を受ける。赤核からの多くの線維は下オリーブで終止し、今度は反対側の小脳に線維が送信される。小脳の関連領域からの出力線維は視床経由で運動野に影響を与える(Brodal 2001年)。そのため、おそらく赤核は運動学習の役割を担う。つまり、直接の運動ニューロンに関わるというよりも、間接的に小脳と大脳皮質との統合と相互作用を介し、運動に影響する重要な部位である。巨細胞部位は赤核脊髄路にて脊髄を縦走し、皮質脊髄線維と交わる。その経路は赤核の下方で交差する。赤核は皮質脊髄系からの側枝を受け取り、運動野と赤核と脊髄間の結合にて皮質—赤核脊髄路が形成される(Davidoff 1990年)。

- 皮質赤核脊髄系は皮質脊髄系と類似し、脊髄に影響を与える。これらの二つの経路は互いに機能を促進し合う(Rothwell 1994年、David off 1990年)。
- 機能的には赤核脊髄系は歩行周期の遊脚期の下肢の屈曲を促通し、伸展を抑制する(Kiddら.1992年)。

1994年にRothwellは赤核脊髄系が頚椎と腰椎領域の末梢の筋群の屈曲を促通し、伸展を抑制するという定義を述べている。

1995年にBrodalは、赤核が脊髄の運動ニューロンに直接的な影響を与えるというよりも、小脳との相互作用を経由し運動の開始に影響を与えると定義している。

臨床との関連

皮質脊髄系の障害は主に末梢の巧緻性に影響を及ぼす。障害は求心性入力のゲートコントロールを失わせて混乱させるかもしれない。そうなると手や足部といった末梢への刺激(重心移動、ストレッチ、タッチ、圧)に対して過敏になる可能性がある。過敏(hypersensitivity)は、脳卒中や頭部損傷(外傷、重篤な脳卒中、低酸素を呈す状況)によく認められる。患者は物をつかもうとしても下肢が床から離れたり引き込んだりして遂行できない。これにより四肢と体幹の相互作用が邪魔をされ、バランスを崩してしまう。大脳皮質は皮質脊髄システムを経由する末梢の様々な刺激を関連付けする重要な役割を持つ。私の臨床経験において、患者の皮質脊髄システムが重篤な損傷を受けていなければ、一定の選択的な認知戦略(意識の集中など)を用いて患者自身に過敏を制御してもらう。ただし条件として、最適なアライメントで段階的な重心移動をアクティブに調整しながら、正常な運動を患者に経験してもらうことである。ネコにおいて皮質赤核脊髄路は末梢部の随意運動において重要とされている。ヒトにおける皮質赤核脊髄路の役割は不明確である。理由としては巨細胞部位が非常に小さいからである。ある著者はヒトにおいても同じ機能を持つと定義している。

この章において、下降系の説明を臨床と研究面を相互させながら記載した。中枢神経障害はひとつのシステム、単独の経路のみが障害されることはほとんどない。ひとつの障害がシステム全体に影響を及ぼすことをわれわれは知っている。大脳皮質からの下降系線維はその他の多くの線維と共に内包を通過する。内包の障害は多くが反対側の感覚運動の問題を引き起こす。大脳皮質からの経路は、反対側、同側の両方を下降する。そのため、同側の感覚運動障害もいくらか引き起こす結果となる。いくつかの研究で脳卒中患者の非麻痺側と呼ばれる部位に筋力の欠如(Pattenら.2004年)、神経障害(Thilmannら.1990年Marqueら.1997年)が報告されている。そのため、患者の全体的なバランスや感覚運動機能が一定の影響を受けると思われる。身体半分の運動制御とバランスの障害は患者の全体の機能に影響を与える。多くの脳卒中患者が、初期は立位、片脚立位などに問題を持つ。

片麻痺患者といった表現よりも身体において影響の少ない側と大きい側というように分類した方が良い。大脳皮質の障害はより局所的な問題を引き起こす。例えば上肢や手の運動、巧緻性への影響である。左側の優位半球とされる側の損傷は多くが言語やコミュニケーションの障害をきたす。

> 機能的に下降系を大きく分類すると、外側系と内側系に分けられる。主な機能となる内側経路は姿勢、安定、バランス(ほとんどが自律運動)のコントロールを担う。外側経路の主な役割は、随意運動に関連する(自律運動の要素は少ない)。

■ 知覚と認知

認知と知覚の異なるタイプは脳内の異なる部位同士の連携を含む。一側半球や皮質下の障害は知覚と認知に影響を与える。無視、不注意、空間の問題、失行といった知覚の問題は劣位半球の障害に関連する。優位半球の障害は、記憶、問題解決、コミュニケーション能力の低下を引き起こす。知覚や認知の機能障害は運動行動にも深い影響を及ぼす。この内容に関してはより詳細な文献や出版書を参照してほしい(Kandel 2000年, Shumway-CookとWoollacott 2006年, Mulder 1991, 1996年)。

■ 小　脳

小脳は、大脳全体を集約したよりも多くの神経細胞を含み、複雑な構造となっている(Rothwell 1994年、Brodal 2001年)。小脳は数多くの体性感覚情報を受容し、運動機能を統合するという重要な役割を持っている。小脳は出力に比べ40倍も多くの入力を持つ。小脳は3つの機能的に異なる部分によって構成される。そして、中枢神経系の他部位から情報を受容し経由している。小脳皮質は最も外側にある(図.1.16)。

古小脳、前庭小脳

前庭小脳(片葉)は系統発生学的に古い部分で前庭核と密接に関連して働く。その主な働きはバランスの保持、ヘッドコントロール、眼球と頭部の運動の調整である。

旧小脳、脊髄小脳

脊髄小脳(図1.17)は主に脊髄からの情報を受容する。脊髄小脳路は主に脊髄からの伝達刺激を受容する(体性感覚システムの章を参照)。脊髄小脳路は2度交差している為、身体同側の皮膚や筋、関節からの固有感覚刺激情報を受ける。脊髄小脳は以下の情報を受け伝達する。

- 介在ニューロンの活動度合いからの情報(特に抑制性介在ニューロン)。
- 運動ニューロンが常に与えている影響からの情報。
- 運動ニューロン活動の結果として生じる運動からの情報。
- 下降路の活動レベルからの情報

脊髄小脳は意図した運動と遂行した運動を比較し、必要とされる誤差を修正している。そして身体における活動の情報をリアルタイムに維持している。また、脊髄小脳は下オリーブを通して中脳における核から求心性の情報を受容する。その結果、間接的に脊髄小脳路、脊髄オリーブ小脳路を形成する。

脊髄小脳は機能として以下の事を行っている。

脊髄小脳はダイナミック姿勢コントロールに関して重要な役割を果たしている。なぜならこの領域は全身からの体性感覚情報を受容し統合しているからである。情報は脊髄から赤核を経由し、網様体へ伝わる(HorakとDiener 1994年)。

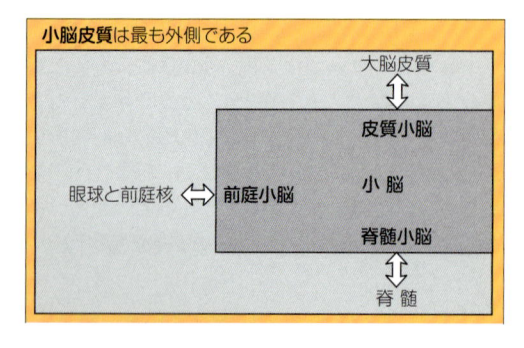

図 1.16 小脳の機能的区分を以下に示す。
前庭小脳、皮質小脳(橋小脳)、脊髄小脳　これらの領域は前庭核、大脳皮質、脊髄からの各々情報を受け経由している。

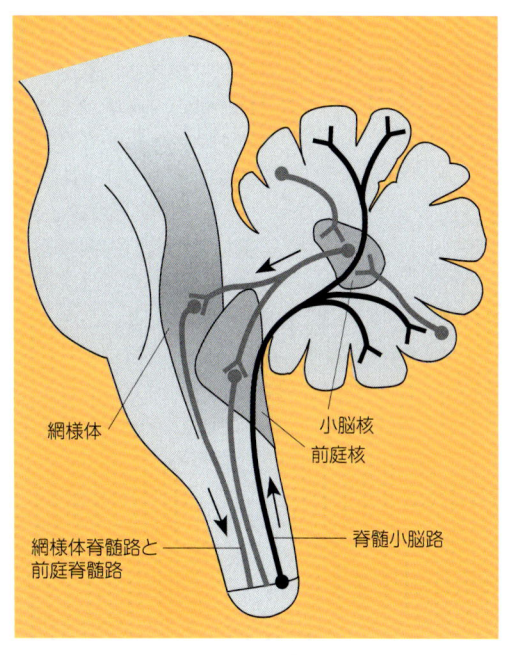

図 1.17 脊髄小脳の最も重要な連結

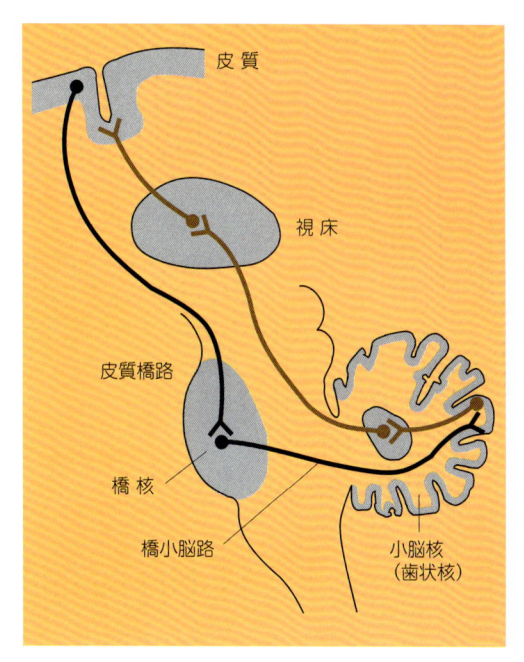

図 1.18 橋小脳の主なコネクション

皮質小脳（橋小脳）

　皮質小脳（橋小脳）（図1.18）は対側のモーターシステムへ作用を持っている。橋小脳は大脳皮質から多くの線維を受ける（皮質橋路）。大脳皮質からの情報は統合される前に、橋から小脳へ入力したり交差したりするように調節されている。運動に関する情報は事前に計画されており、大脳皮質から指示が送られる。おそらく皮質からの指示は小脳の影響を受け、意図した運動と同時に実際の運動との間で比較検討している。

　近年のイメージングデータは、橋小脳における複雑な運動活動のプランニングとメンタルリハーサルに密接に関係しており、運動のエラーに対する意識的な評価を示唆している。

　小脳は他の末梢や中枢の影響から情報を受ける（頸部受容器、赤核、網様体、脊髄小脳路から情報を得た介在ニューロン各位の活動）。

小脳核

　室頂核、歯状核、球状核、栓状核など、これら4つの核は小脳の深部に位置している（前部、後部の介入核と動物では呼ばれる）。室頂核は姿勢や自律的運動、ロコモーションの役割を担う。歯状核は随意運動（自律的要素が少ない）、ロコモーションと運動の開始と終止を同様に含んでいる。球状核と栓状核は実際の運動と中枢性の運動入力を比較している。

小脳皮質

　小脳皮質の中には4つの抑制系ニューロンがある。星状細胞、籠状細胞、プルキンエ細胞とゴルジ細胞、そして1つ興奮系のニューロンとして顆粒細胞がある。小脳の最も外側層は小脳皮質と呼ばれ、3層で編成される（図1.19）。求心性情報は2つの主要な線維のタイプである登上線維と苔状繊維を経由して小脳へ連絡する。これらは小脳ニューロンにおける興奮性シナプスから送られるが、最終的に異なる小脳皮質の中へ入る。

- 登上線維は下オリーブより発生し、脊髄と中脳の核からの入力である体性感覚、視覚、小脳皮質

の情報を伝える（Kandelら2000年）。登上線維シナプスはプルキンエ細胞の周りに巻きつき、一体となっている。その結果、多くのシナプスがそれぞれの細胞と一体化する形になる。各プルキンエ細胞は一つの登上線維からの情報を受け、各登上線維は1～10のプルキンエ細胞に接続する。

- 苔状線維は脊髄と脳幹の核より起こり、末梢からの情報だけでなく大脳皮質、前庭小脳、脊髄小脳からの情報も運ぶ。これらは、顆粒層の顆粒細胞の樹状突起によって興奮性シナプスを形成している。顆粒細胞は平行線維の軸索を形作り、そのシナプスは分子層のプルキンエ細胞の樹状突起と一体になっている。

プルキンエ細胞は小脳皮質の特殊化した抑制系ニューロンである。プルキンエ細胞は小脳皮質から外へ軸索を伸ばす唯一の細胞である。プルキンエ細胞はヒトの小脳皮質において、約30万存在する。各々のプルキンエ細胞は、一つの登上線維から150～200ものシナプスを受け、登上線維は約8万～20万ものシナプスを平行線維（顆粒細胞）から受容する。（Rothwell 1994年）。それゆえに莫大な情報量はプルキンエ細胞が深部の小脳ニューロンへ"結果"を伝達する前に収束と調節が行われ統合される。情報は脊髄運動ニューロンの最後部に到達する前に何度も調節される。プルキンエ細胞は深部の小脳核と同様に、脳幹の前庭核へ直接軸索を送る。深部の核は運動野と網様体に情報を伝達する。

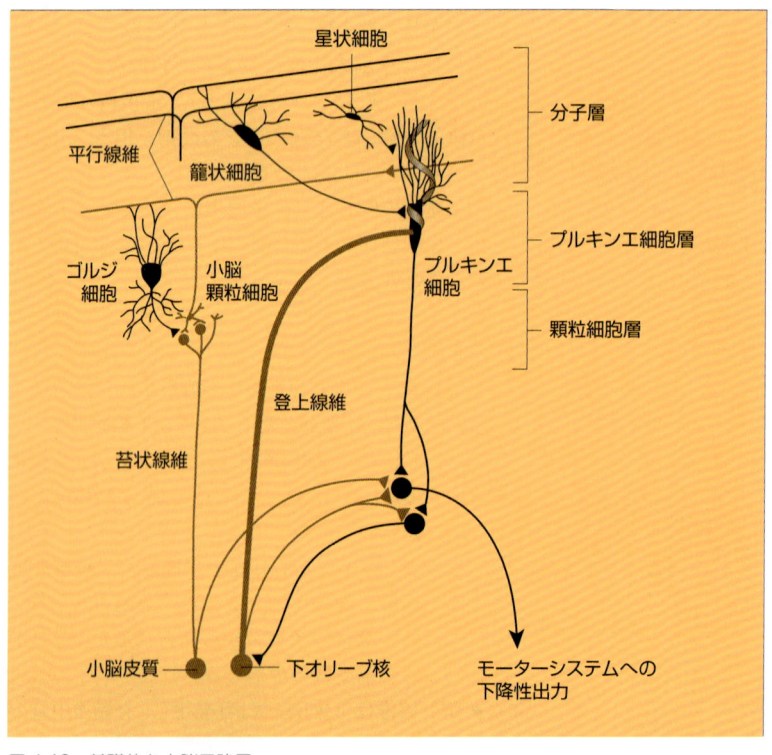

図 1.19 基礎的な小脳回路図

下オリーブ

　下オリーブは脳幹の延髄内にある核である。下オリーブは脊髄と上丘からの入力を受容する(網膜と視覚野と一次感覚野(S1)からの体性感覚情報)。下オリーブは最も重要な核であり、登上線維を経由して小脳皮質へ線維を送る。そして、小脳核を交差し反対側の小脳半球へ向かう。重要な核の多くは中脳からの入力(多くは赤核の小細胞性部位)を受ける(Brodal 2001年)。下オリーブは小脳と運動制御に重要な影響を持っている。下オリーブの障害はプルキンエ細胞の脱抑制を導く。小脳核のプルキンエ細胞の阻害的影響の結果として、中枢神経系の他部位における小脳の作用を停止させてしまう。

　登上線維の能力である**エラー信号**は、運動学習と連合学習の特定な形として重要な役割をもつ(目の瞬きの調整)。下オリーブにおけるニューロンは、リズミカルな活動(ペースメーカー機能)を行う為、小脳はリズミカルに関節周囲の主動作筋と拮抗筋を正しい順序の伴った動員と修正を行い、適切なタイミングで活性化させる役割を持つ。

モーターコントロール、運動学習、認知における小脳の役割

　下オリーブからの登上線維は、平行線維と同時に活性化させるとシナプスの可塑的効果によって選択的な長期抑制を引き起こす。長期抑圧(Long-term depression: LTD)はシナプス効率の減弱を数分から数時間、持続させると定義される(Brodal 2001年)。苔状線維からの伝達信号と接している登上線維の長期効果や、顆粒細胞と平行線維がプルキンエ細胞を経由していることは運動学習に重要かもしれない(Kandelら2000年)。

臨床的仮説

　小脳のプルキンエ細胞は運動コントロールと運動学習において特殊な役割を担う。プルキンエ細胞は抑制性の活動を通して不要な活動を停止して運動を遂行する。つまりプルキンエ細胞は不要な運動に対して「ダメ」とか、求める運動に対して「よし」を指示している(神経生理学者Nigel Lawesの私見1995年)。小脳がどのように運動を構築するのかはとても興味深い事である。下オリーブからの登上線維は脊髄や中脳内の核、視覚、小脳皮質からの情報伝達を受容する。それらは、エラーの修正と、運動学習の役割を担うと考えられる。苔状線維はまさに、段階的な運動(graded movement)に関連していると推測される。ヒトが何か複雑な事や、新しい事、または多大な努力を要する事を試みたら、筋活動は運動の中で主要な筋だけでなく広がっていく。例えば、子供が初めてハサミを使うとき、手の動きに合わせて口が開いたり閉じたりする。大人では、新しい技能を獲得するプロセスや、何か複雑なパフォーマンスを行うと、技能に不必要な多くの筋が活性化される。多大な努力を要する課題として例を挙げると、背臥位からの起き上がりの中で活動を助ける為に、主に関係のない足部でさえも伸展する。連合的な筋の活性化は正常で、それはしばしば連合運動(associated movement)と呼ばれる。しかしながら、熟練するにつれて出来るようになり、自動化されるとこうした運動は次第に消える。連合運動は技能の習得中や、困難な課題の際に、再び現れるかもしれない。

> 小脳は不要な筋活動を選別し、運動を彫刻(sculpture)し、洗練していく役割を持つ。

　Brodal(2004年)は、座位からの立ち上がり、階段を降りる、手を伸ばして物を取るときなど、特定の活動を行うのに必要な情報を、脳内に**内部モデル**として記憶していると述べた。これは、**運動プログラム記憶説**(Lalonde and Botezら1990年)や、**プロトタイプ説**(Mulder 1991年)として考える事が出来る(図1.20)。

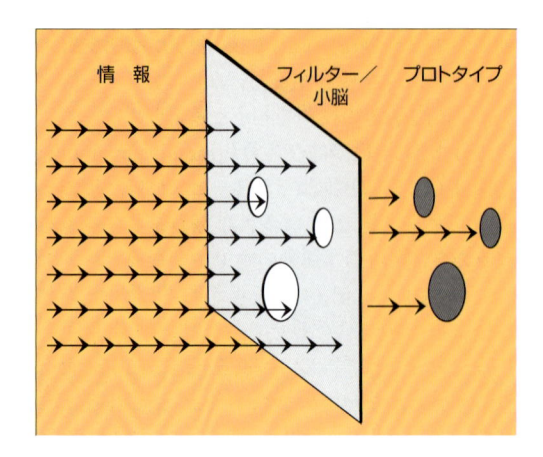

図 1.20 情報フィルターのような小脳

　内在的な知識は運動の要素として特定の活動に必要である。これはMulderにより、プロトタイプ的な表象（protypical representation）と呼ばれる（Mulder 1991年）プロトタイプの発達には、運動や姿勢の変化する経験が必要条件となる。変化に富む反復（varied repetition）は全ての学習に必要な条件である。我々が立ち上がったり、座ったりするときには多くの異なった支持面がある。例として、椅子、柱の台座、ベッド、石壁、フェンスなどがある。他にも高さが違っていたり、質感、サイズ、姿勢アライメント（姿勢セット）、異なるテンポやタイミング、方向やゴールなども含まれ、変化に富む反復を通してどんな活動が機能的に必要不可欠で好ましいかを、我々は学習していく。一方、不適切な要素は効率性と運動の容易さの為に、次第にフィルターにかけられる。踵接地はさまざまな機能の必要不可欠な要素であるという仮説はエビデンスとして支持される。例として、座位から立ち上がるときは、踵が降りていって立ち上がる。同様に、ロコモーションの開始である支持と遊脚では、踵接地から加重へ、そして踵離地から抜重していく。

> 運動と活動のプロトタイプは変化に富む反復を通して学習される。

　プルキンエ細胞上に集まる多量の情報は、運動活動として伝達される前に、統合されて調整される。このフィルターは小脳における情報の連続的な照射（bombardment）を説明している。運動と関連性があると考えられた情報は、不適切な活動が静止している間に受容される。どんな運動がプロトタイプ的表象と認めて（フィルターが）通すのかは、機能的必要性に順応して、現状とその運動が適しているかによる。小脳はフィルターを経由して通す活動により、「違う、ダメ」と指示し、運動を許可するという一つの役割を持つように思える。このような点で小脳は選択的運動のコントロールをする役割もまた担う。

小脳機能の要約

前庭小脳
- 歩行立脚中のバランス、眼球運動の調整
- 平衡に関連する即効性のある行為（fast acting）、姿勢メカニズム、ロコモーションへの関与（小脳から送られる信号伝達速度は100ミリ秒未満であり、結果としてこの活動はより自律的なものに分類される。感覚情報への運動反応時、信号伝達は認知の調節の為に100ミリ秒以上の多大な時間を要する）

脊髄小脳
- 体幹四肢における運動の調整
- 運動調節におけるフィードフォワードコントロールメカニズム
- 脳幹と小脳皮質内の下降性モーターシステムの調節（特に顔面、口腔、頚部、四肢近位部の運動や、姿勢コントロール、随意的な活動中のバランスなどとの関連）
- 運動要素のタイミング、運動範囲、方向のコントロールを経た適切なリーチ
- 体性感覚情報と運動指令の両者間の比較
- 運動指令と、脊髄内の介在ニューロンからの感覚を介した実際の運動との比較（小脳は計画した運動が意図した結果を与えているかどうかを判断する）
- エラーの修正
- リズムコントロール—ロコモーションの為の脊髄におけるCPGの調整

皮質小脳
- 随意運動におけるバラエティに富んだ要素のタイミングを調整（捕捉把持の時など）
- 運動野における活動を調整し正確さを向上、その結果の運動形成

- 運動学習と認知への関与
  * 新たな運動スキルにおける選択的運動への関与
  * 反復（試行錯誤：trial and error）によって、習得と課題に必要とされる時間的、空間的に複雑な感覚情報の評価。これにより、技能が向上するための運動の適応と調節が行われる。この事は、複雑な運動活動と運動の連続的なプログラミングに重要な要素となる
  * 前庭-眼反射のような単純な運動反応（Brodal 2001年）
  * 条件反射の適応
  * 運動前野-小脳赤核小脳ループを通じた、運動と運動学習のメンタルリハーサル
  * 手の運動や目と手の制御のプランニングとプログラミングの構築。運動と活動の為の基礎的なプロトタイプの保存（strage）。

臨床との関連

いくつかの神経的欠損を伴う患者（例として脳卒中、多発性硬化症、頭部外傷）は、必要な活動を開始する事、不適切な運動を修正する事、この両方の活動が減少しているように思える。これらの患者は変化に富んだプロトタイプを強化しているようには思えない。正常人では通常、主要でない筋の活動を広げるかもしれない。それはしばしば、求められた活動の前にも開始される。これらの「余分な（extra）」運動は熟練してくるとフィルターを超えることはないが、時に運動の拡大や力を生成する場面で力を必要とした際に、おそらく四肢全体に生じる。これらの望ましくない非効率的な運動パターンが反復されて学習されると強固なものとなる。もし、小脳がこれらの運動を日常の一部として学習されてしまえば、新たに粗雑で不器用な、そしてコントロールされていないプロトタイプが確立されてしまう可能性がある。患者の中枢神経系は、日々の活動を自身のプロトタイプの一部として含むかもしれない。これはストレスと努力性の増加を引き起こし、患者の運動パフォーマンスを妨げ、非常に重要な姿勢の安定性（postural stability）の発達を阻害してしまう。小脳の障害は低緊張、バランス障害、失調（指令の欠如を意味する）、測定障害（異常な測定を意味し、リーチングの障害、タイミングの誤り、運動の範囲と方向の問題によって特徴づけられる。）、運動最終域の振戦（目標物周囲での不規則な動揺を伴う運動）、視覚障害、協調運動障害を引き起こすかもしれない。これらの主要な障害は、病変により運動パフォーマンスが変化する際、体性感覚、視覚、前庭からの情報が混乱に陥り、しばしば二次的障害が導かれる。小脳は誤った情報を受け、主要な障害は増強される。

前庭小脳の障害は、頭部を回旋するときの眼球運動コントロールの障害（前庭―眼反射）や、歩行時と立脚中の四肢の運動コントロールも障害され、重度なバランス障害を引き起こす。この場合、もし患者が横になった状態だと四肢を正確に動かす事が出来る。

■ 基底核

基底核は　尾状核、被殻、淡蒼球からなる（図1.21）。

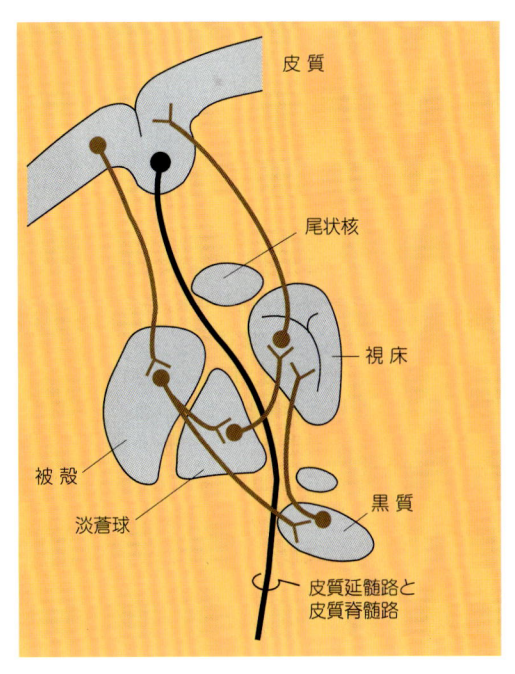

図 1.21　図1.21基底核の概観

	レンズ核	
尾状核	被殻	淡蒼球
新線条体		
線状体		

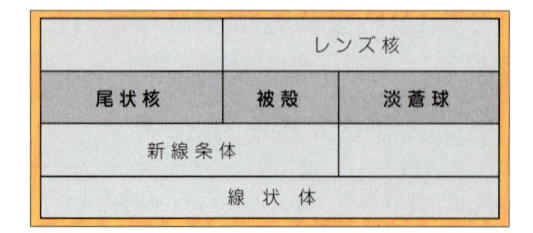

図1.22 それぞれの核とグループ分けの外観

多くの著者は黒質や視床下核も機能的背景として含むとしている。各々の核が一組になったり、統合された名称としてグループ分けされる(図1.22)。
基底核への求心性連絡
- 線条体は過半数が大脳皮質からの連絡を受容し、その他に視床、中脳における核から連絡を受容する核である。
- 尾状核は連合野から連絡を受容する(高次精神機能)。
- 被殻は体性感覚野(SI)と、一次運動野(MI)から連絡を受容し、また基底核からの遠心性連絡を受容する。
- 線条体から淡蒼球と黒質への連絡がある。2つとも基底核の出力核である。
- 淡蒼球と黒質は目的とする視床と脳幹の核を直接的、そして間接的な経路で抑制する。
- 直接路の活性化は運動を促通する。
- 間接路の活性化は運動を抑制する。

基底核は視床から大脳皮質へと、さまざまな並列回路もしくは網目状な連結を持っており、皮質下を構成する主要な部分である。Brodal(2001年)は、基底核は、大脳皮質運動野と脳幹との連絡を介して、最も運動活動へ影響を及ぼす。基底核のみの下行線維は非常に少ない。Kandelら(2000年)によれば、基底核の核は、大脳皮質からの主要な入力を受け、視床を経由し、前頭前野、運動前野、運動野へ戻る出力をしながら、脳幹へ出力するとしている。基底核はまた、認知機能と行動の機能に関連する。大脳皮質との相互作用を通して、筋骨格、眼球運動、認知、感情(辺縁系)にも寄与する。

筋骨格回路は中心前回の運動野において開始し終止する(図1.23)。中心前回の運動領域(運動前野、補足運動野、運動皮質)と、中心後回の体性感覚野はそれらの情報を被殻へ送る。被殻は運動とそれに関連する情報をフィードバックする感覚統合の為に重要な場所であり、視床を経由して2つの出力核から補足運動野と運動前野、中心前運動野へと情報を逆に送る。何人かの著者はモーターコントロールにおける基底核の役割を提示している(Rothwell 1994年、Kandelら2001年)
- いくつかの運動野の脱抑制は、同時に他の部分を促通し、その結果として「許可された(allowing)」運動が起こる。
- 運動に関連する多くの側面：
  * 運動の幅と速度を見積もる
  * 神経活動の集束を担う
  * 運動目標の位置検証(フィードフォーワード)を担う
  * 運動遂行時の方向に関連する変化の同定を担う
  * 意思決定(四肢の運動に必要な筋活動に関連する可変性など)
  * 運動シークエンスのパフォーマンス
  * 筋緊張コントロールとCPGの開始は基底核と脊髄の両方の関連性に起因する。

運動は大脳皮質によって決定され、小脳によって洗練(refined)され、基底核によって状況へ適応(contextualize)される。

臨床との関連

基底核の障害は3つの異なるタイプの運動障害を引き起こす(振戦と不随意運動、姿勢と筋トーヌスの変化、麻痺ではない運動の乏しさと遅延)。障害は不全麻痺や麻痺によるものではないが、例として運動パフォーマンスの速度が遅延する。基底核は内包を経由して視床へ情報を送る。内包が脳卒中の影響を受ければ、この連絡が途絶する。そして、いくらかの脳卒中患者に見られるようなパーキンソニズム症状を呈するであろう。

基底核は大脳皮質の様々な領域との広範なネットワーク連絡を持ち、おそらく運動プランニングにも関わる。臨床的にパーキンソニズム様の特徴を呈する患者を治療する時には、その他の中枢神経系損傷患者よりも、より多くの認知的な戦略を使う必要がある。基底核の障害は、筋トーンの増加を導くかもしれないし(固縮)、脳幹の網様体との連

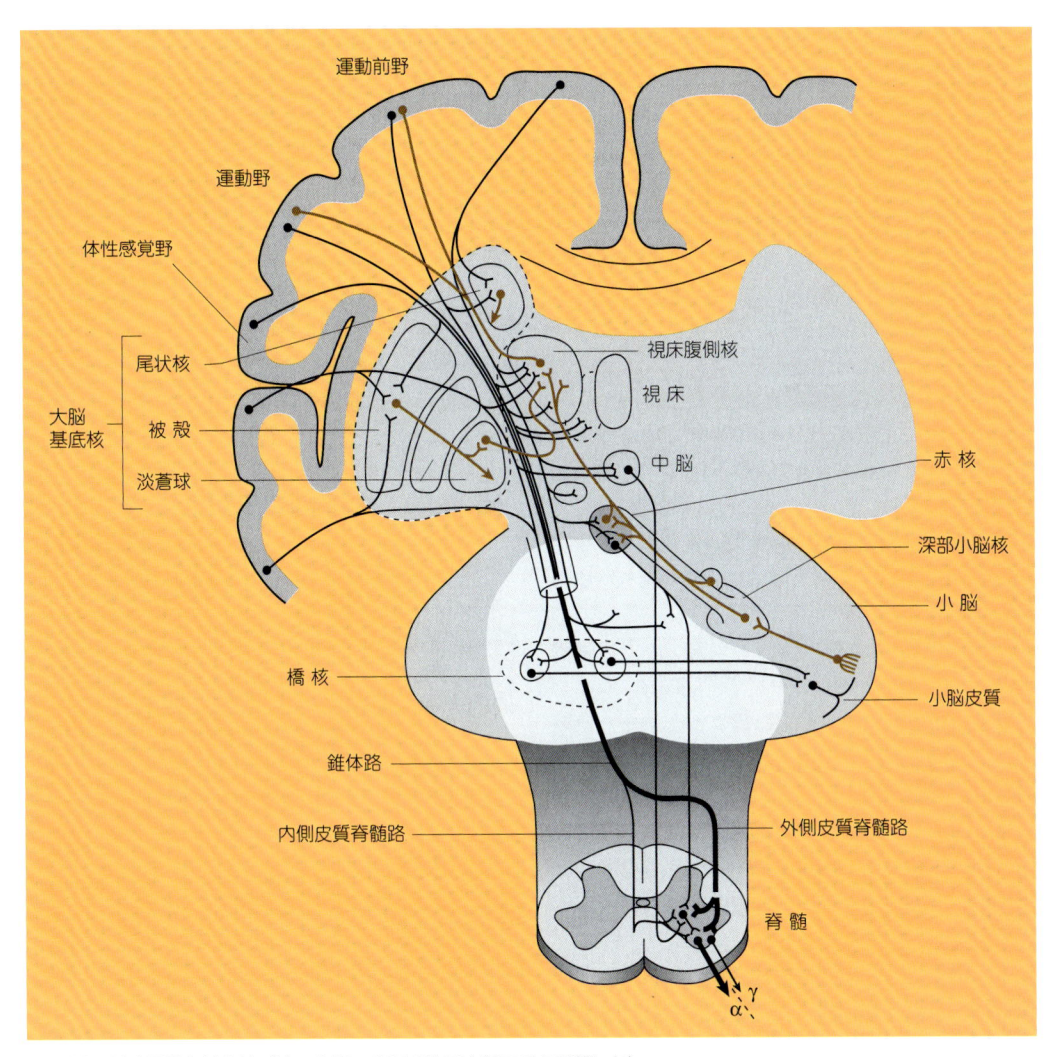

1.1 システム制御（Systems Control）：システムと構造における感覚運動統合の関連について　41

図1.23　随意運動と基底核（Kandelら p.347の許可を得て図を掲載した）

携を介して、ロコモーションに影響するかもしれない。基底核の障害は無動（運動開始の障害）、動作緩慢（随意運動の速さと幅の減少）、固縮（他動運動に対する抵抗性の増加）、振戦、ジスキネジア、ジストニア（不随意運動）、低緊張（筋緊張の減少）など、さまざまな症状を引き起こす。

　パーキンソン病は無動、動作緩慢、固縮、安静時振戦に特徴づけられる。固縮はおそらく α 運動ニューロンの興奮性によって引き起こされる（Brodal 2001年）。Rothwell（1994年）は自発運動（spontaneous movement）が失われた結果として、

バランスや、先行随伴性姿勢調節、立ち直り反応、ステップ能力等の減少が起こり、上肢の保護反応（protective arm reactions）を引き起こすと述べている。つまり、フィードフォワードとフィードバックメカニズムの両方が深く関係していると考えられる。基底核は皮質からの大量の情報を受ける。基底核の障害は多くの自律的な運動スキルの欠如を引き起こし、その結果患者は大脳皮質メカニズムを使って代償することを引き起こす。これはおそらく、パーキンソン病の患者で経験する、「テンポが遅れる」一つの理由である。

Jobstら(1997年)の仮説では、運動障害としてパーキンソン病患者は部分的に固有感覚の減少が引き起こされる事を示している。彼らは動物実験の中で体性感覚の刺激と、他動運動(特に回旋運動)に対する被殻の反応を言及している。回旋は筋や腱のタッピングよりも多くの固有感覚フィードバックを与える。彼らは、おそらく基底核が感覚情報の調節や"感覚ゲート"としての機能により、運動に影響を与えることができると述べている。Jobstら(1997年)は結論として、パーキンソン病患者の運動障害においては感覚的側面が欠如していると提示した。なぜなら、すべての患者は固有受容感覚や運動感覚を頼った時にのみ問題を持っていたからである。そして、基底核の役割は、おそらく感覚の調節と運動課題中の感覚入力を統合する事であると述べた。基底核の障害は以下のような能力の欠落を導く。
- 空間における四肢の位置の判断(特に運動実行中)
- 四肢の運動からのフィードバックが欠如または減少した結果の、シークエンスとタイミングのコントロール

　Jobstら(1997年)は、理学療法において、患者の運動感覚に焦点を当てる事だけでなく、患者の運動機能の改善に向けて、治療の方向付けをするべきであると提案している。

　ジストニアはコントロールできない反復する筋収縮によって特徴づけられる病気で、ハンチントン舞踏病のように、遅い、ねじれる、繰り返される運動や、痙性斜頚のような異常なステレオタイプの姿勢を含む。ジストニアは基底核としばしば関連する(被殻と淡蒼球、Rothwell 1994年)。ジストニアは以下の部位に影響を与える。
- 斜頚のような限局性ジストニアは身体の一部に限局する。
- 部分的もしくは多部位のジストニアは、多くの身体部位に影響を与える。
- ハンチントン舞踏病のような全身性ジストニアは全身に影響を与える。

　ジストニアの原因の一つとして反復性の緊張障害(repetitive strain injury)があるかもしれない。運動の反復は中枢神経系の構造と機能(形—機能)を変化させる原因になるかもしれない。もしヒトが職業や趣味の中で手の運動を集中して繰り返すならば、(例として書記、ミュージシャン、)手の職業的な痙攣が出現するであろう(Bylら1997年)。そして手に限局性ジストニアが見られる。ジストニアは脳卒中や頭部外傷の結果として、二次的にもまた増強するかもしれない。全身のジストニアのおおよそ半分は二次的なものと考えられ、限局性ジストニアのおよそ10%はそれらの影響を受けて引き起こされて、診断された可能性がある(Gjerstadら1991年)。もし幼児期に障害が始まったなら、成長期の発達中に原因を探す事が可能なのは30%〜40%(大人では13%)である(Borgmann 1997年)。

■ 抑制—中枢神経活動の調整

　中枢神経系の刺激伝達の調整と修正は、抑制を通して行われる。中枢神経系内に特有な神経伝達物質は、抑制系の刺激によって反応する。GABA(γ-アミノ酪酸)は最も一般的な物質の一つである。伝達物質は抑制系の多くの形態を持つ。

　下記は運動にとって、特に重要であると思われる。
- シナプス前抑制
- シナプス後抑制
- 反回抑制
- 側抑制(立体認知覚を参照)

　一つの運動ニューロンはおおよそ5万のシナプスを持つ。それは運動ニューロンへの入力の合計が出力を決定している。神経細胞は多くの抑制性入力を受け、そして発火閾値への到達を沈静化されるかもしれない。

シナプス前抑制

　シナプス前抑制は正確、集中的、段階的な筋活動に重要である。シナプス前抑制は軸索-軸索間のシナプスを通って送られる。一つの軸索が他の軸索のシナプス終末繊維末端にシナプス接続するとき、軸索-軸索間は形成される。シナプス前神経細胞末端からの神経伝達物質の興奮性放出は、シナプス後抑制により抑制され刺激が止まる(図1.24参照)。

この影響はシナプス前で起こる。シナプス後細胞は変化しない（図1.25）。

刺激伝達はシナプス前抑制を介して抑制される可能性があり、シナプス後細胞における興奮性の影響が緩和される。このような方法によって体性感覚は修正、調整される。不適切な情報は停止し、感覚情報と気づき（awareness）の比較が増大される（Rothwell 1994年、Brodal 2001年）。臨床場面において、体性感覚情報はシナプス前抑制をとおして中枢神経系の活動を修正させるかもしれない（Musa 1986年, Kiddら1992年）。

> 求心性情報の変化は中枢神経系の活動を変化させる可能性がある。

シナプス前抑制は運動にとって重要で、正しい順序と適切なタイミングで筋の動因を補助し、様々な種類の運動を正確に調節させるとても特有なメカニズムである（Rothwell 1994年）。以下に具体例を挙げる。

- シナプス前抑制は四肢の異なる筋群だけでなく、異なる関節の活動も変化させる。例として腓腹筋は内外側で互いにタイミングをとる筋肉である。
- 屈筋と伸筋間の相反抑制（通常は、ある一つが他を抑制すること）、例として下腿における前脛骨筋とヒラメ筋がある。相反抑制は拮抗筋の活動により筋が抑制されることを意味する。ある病態に陥るとこのメカニズムが働かなくなる。ヒラメ筋に対する前脛骨筋の相反抑制がない場合、反対に強く影響を与えてしまう。すなわち、ヒラメ筋の病的活動の増加は前脛骨筋を抑制してしまう。

シナプス前抑制は空間的、時間的な分布を通じて運動単位のコントロールと調節をする（図1.26）。中枢神経系内には多量の軸索枝があり、その結果一つの軸索から他のニューロンに何度も拡散、供給が行われる。活動電位の**時間的加重**（temporal summation）は、多くの活動電位が早い頻度で軸索上を移動することを意味する（Brodal 2001年）。それゆえに強さと情報の持続が増強する。シナプス前抑制を通して刺激の反復が調整され、必要に応じて停止する。活動電位の継続時間は、時間の分布を通してコントロールされている。**空間的加重**（spatial summation）は多くの異なる情報が一つのニューロンに集中している事を意味している（Brodal 2001年）。どれか一つの軸索からくる枝分かれは、多数のニューロンへと拡散する刺激を引

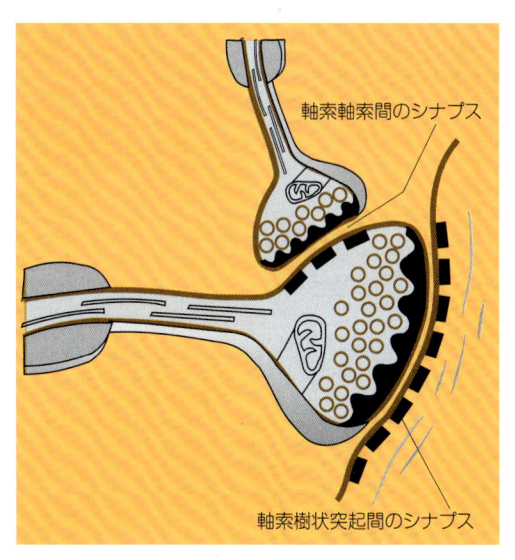

図1.24 シナプス前抑制

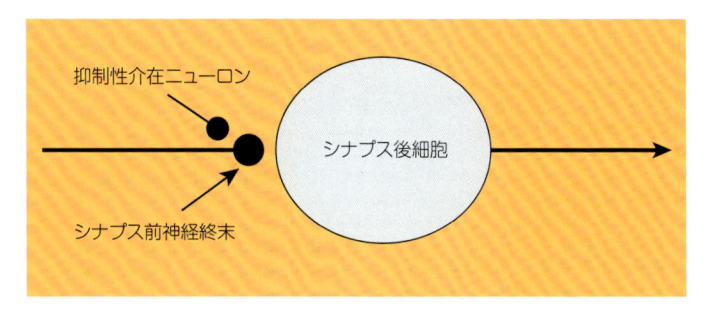

図1.25 図シナプス前抑制
軸索のシナプス前神経線維末端における抑制性の介在ニューロンシナプスは、順々にシナプス後細胞と一体になる。

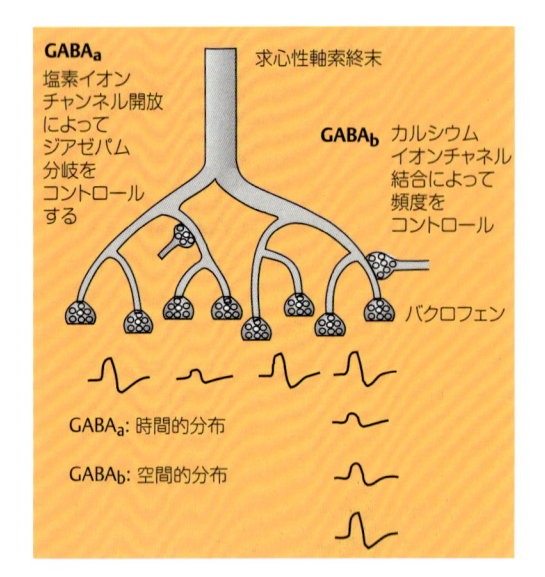

図 1.26 シナプス前抑制を介する時間的、空間的分布
シナプス前抑制は、刺激の広がりを選択し（空間分布）、どの場所へ軸索枝を出して（GABA）活性化するかしないかを選んでいる。刺激の繰り返し（時間の分布）はシナプス前抑制（GABA）に調整され、必要に応じて繰り返しは止まる。前述の刺激伝達は変化させられる（Cl＝カルシウム）。

き起こし、同様に一つのニューロンで反復される（発散：divergence）。これは、刺激の空間分布を導く。シナプス前抑制はそれぞれの枝で抑制のスイッチを切り替えれる（図1.24 GABA）。活動電位は結果として必要なところに運ばれる。このような点で、活動に必要とされる多くの運動単位は調整される。通常、中枢神経系は刺激の広がりと方向を修正し、コントロールする能力を持つ。

シナプス後抑制

シナプス後抑制は、一つのニューロンがシナプス後脱分極に関する閾値を増加させる事によって他のニューロンを抑制している。シナプス後細胞からの抑制性伝達物質の放出は、シナプス後細胞膜の過分極を引き起こす。さらなる促通や興奮刺激はシナプス後細胞の脱分極に必要である。すなわち、脱分極に関する閾値はさらに高くなる。

反回抑制

レンショウ細胞は一つの抑制性介在ニューロン（Rothwell 1994年）であり、皮質脊髄システムによる脊髄上のコントロールに基づいて、局所のα運動ニューロンから多くの側枝を受容する。レンショウ細胞と一体のα運動ニューロンシナプスからの側枝は、ひとつの運動ニューロンに対しどちらのシナプスも背中合わせになっており、同様に他の運動ニューロンも同一の筋の運動単位と同様の作用を持つ筋内の運動単位に供給している（図1.27）。

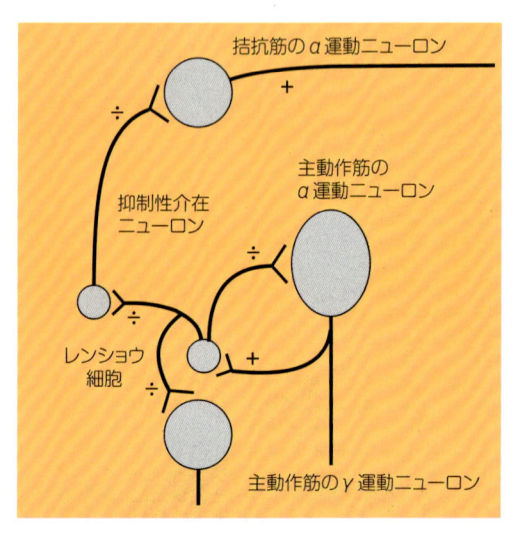

レンショウ細胞は以下に抑制分布する。
- 主動作筋自体のα運動ニューロン
- 共同筋の運動ニューロン
- 主動作筋自体のγ運動ニューロン
- 共同筋のγ運動ニューロン
- 他のレンショウ細胞とⅠa抑制介在ニューロン（筋紡錘からの）

同時に拮抗筋は脱抑制をきたす。すなわちそれらは促通される。システムの正確な機能的役割はいまだに不明確であるが、レンショウ細胞が活性化すると以下の事が生じる。
- α運動ニューロンからの発火頻度の減少
- 運動ニューロンは興奮性刺激に鈍感となり、その結果、運動ニューロンプール内の差異（contrast）を増加させる。これは体性感覚システムにおける、側方抑制の最も良い例である（立体認知感覚を参照）。

図 1.27 レンショウ細胞回路

Brodal（2001年）は、レンショウ細胞が活動中の運動ニューロンと同時に増加される拮抗筋の運動ニューロンからのインパルス列の短絡によって、CPGsのリズムに寄与している可能性があると述べた。このような点で、リズムの変化は促通されるかもしれない。身体末梢の運動が早く行われたり、より随意的に行われた場合、反回抑制は減少していると思われる。一方で、身体近位部の反回抑制はゆっくりとしたトーニックな筋収縮に重要であると思われる。

側方抑制

　側方抑制は体性感覚システムや立体認知感覚に基づいて論議される。

臨床との関連

　運動の選択的コントロールは最適なタイミング、最適なシークエンスにおける筋組織の動員に左右され、連続性や筋収縮の強さ（遠心性/求心性）は目的活動に最適化していく。中枢神経系障害を持つ患者の場合、様々な理由によって運動コントロールは減少する。それらは、活動の時間的・空間的分布に重要かもしれない。患者が活動を始めたとき、持続の調節、関係性の広がり、反復に関する運動単位と筋の動員は時折混乱をきたす。その結果、反応や応答は正常よりもとても大きくなる（Cornall 1991年を例として参照）。

　患者が中枢神経系を損傷し、麻痺している状態で機能的に独立を試みるとき、彼らは実際の活動において正常に筋が活性化しない事を経験するだろう。立位バランスをとろうとしたときや、トランスファーをするとき、歩こうとしたときに、麻痺側の短縮が生じ、腕や指は曲がり、骨盤は引け、足部は押し付ける。臨床的に、患者が運動を選択的にコントロールする事を学習したら、これらの病的な一塊のパターン（mass patterns）は途絶える。選択的コントロールの改善は、患者が刺激の拡散と分布のコントロールを学習し、活動に集中している事のサインでもある。

> 改善された選択的コントロールは、他の筋への不適切な活動の波及を止めるように見える。病的な一塊のパターン（mass patterns）は運動の選択的コントロールが改善する事で途絶する可能性がある。

　脳卒中患者の障害が麻痺側だけでなく、非麻痺側においても影響を与え、病的な活動が起こる事を証明している論文もある（Thilmannら1990年, Marqueら1997年）。これは不適切な活動が身体両側に広がって起っている事を意味し、努力性の増大が導かれる。

　レンショウ細胞のコントロールは中枢神経系障害を減少させるかもしれない。システムの崩壊は運動ニューロンプール内の減少と対比され、クローヌスを導くかもしれない。運動システムは運動ニューロンを調節する為に、レンショウ細胞の脱分極をより促進する必要があるかもしれない。その結果、段階的なトーン調節や、持続した収縮は正確性に欠けるようになる。クローヌスは　脊髄介在ニューロンの興奮性の乱れた徴候である（Brodal 2001年）。減弱した反回抑制は病的なトーンの増加を促進する要因の一つかもしれない。

> 中枢神経系障害後の運動ニューロンは、興奮性刺激により神経過敏になるかもしれない。

要　約

- 筋は使用方法、目的に応じてある程度の筋線維タイプを変化できる。P7を参照。
- 筋の長さは運動と機能のために重要である。P8を参照。
- 筋内の運動単位は絶えず動員されており、小さな運動単位は大きい運動単位よりも先行して発火する。P9を参照。
- 姿勢の安定(Postural stability)は選択的運動コントロールと機能のための基盤である。P9を参照。
- 区分化(compart mentalization)は同時に異なる機能を遂行するような一関節以上をまたぐ筋活動で認められる。P9を参照。
- 運動活動への動員や分配の変換はアライメントに影響する。修正されたアライメントは筋機能に影響を与える。P9を参照。
- 緊張は筋線維、感覚器内での活動、筋の粘弾性、結合組織の状態と関連している。緊張の変化を引き起こす最も重要な要因は筋収縮である。P11を参照。
- 踵接地は立脚支持の開始に重要となる。P17を参照。
- 踵離地は立脚支持の終了、つまり遊脚相に重要となる。P17を参照。
- 上行性や下降性のシステムは解剖学的にも機能的にも密接につながっている。そのためこれらを別々に議論することはできない。運動活動とは感覚、運動、認知システムの複雑な統合の結果である。P19を参照。
- 筋活動の予測的な調節(フィードフォワード)は、外部環境、内部環境の両者のフィードバックに基づいている。フィードフォワードにとって、身体の各パーツからの情報、身体と環境間に関連する情報、眼や筋紡錘やゴルジ腱器官や皮膚受容器といった固有受容器からの情報は重要である。もちろんバランスにとっても不可欠となる。P20を参照。
- 筋活動、運動、アライメント、体重の分散からのフィードバック情報は、バランスや姿勢の適応、機能的活動に重要である。P20を参照。
- 偏位や感覚入力の変化に応じる特殊受容器の発火のために可動性が前提条件となる。つまり、可動性はバランスに重要ということである。P20を参照。
- 更新された身体図式が適切で効率的なフィードフォワードのための必須条件となる。P20を参照。
- 立体認知感覚は、体性感覚情報、運動、変化や知覚を認知できる能力に基づいている。P21を参照。
- 関節位置の知覚には筋活動が必須である。P22を参照。
- 体性感覚情報の変化は、刺激された身体の部分への気づき(awareness)を増大させる。P23を参照。
- 水平な面を歩く際は、おそらく脳幹と脊髄のCPGによってコントロールされ小脳によって調整される。すなわちそれはほぼ自律的な運動である。P25を参照。
- 前庭システムの活動は姿勢コントロールが要求される場面で最大となる。P27を参照。
- 頭部のコントロールと姿勢コントロールは互いに影響し合う。P28を参照。
- 片脚立位のダイナミックなバランス能力は、安定した自由なスイングにとって必須となる。P28を参照。
- 非常に早い段階で開始するスイングは立位時の下肢の安定を妨げてしまう可能性がある。P28を参照。
- 安定性とバランスは運動にとって必須である。P30を参照。
- 立位は気づきと覚醒を高める。P30を参照。
- 皮質脊髄路システムは大部分の運動ニューロンを支配する。大部分の運動がある程度随意運動によってコントロールできる。必要に応じて認知戦略は、自律運動に悪影響を及ぼすこともある。P32を参照。
- 皮質脊髄路は末梢の筋群に大部分を動員する。P32を参照。
- 末梢の運動コントロール、つまり指の巧緻運動や、つま先の運動は、大部分が随意運動である(自律運動は少ない)。P32を参照。
- 大脳皮質は皮質脊髄システムを介して、様々な感覚様式の比重をその場の状況に応じて調整できる。P32を参照。
- 機能的に、下降系を大きく分類すると外側系と内側系に分けられる。主な機能となる内側経路は姿勢、安定、バランス(ほとんどが自律運動)のコントロールを担う。外側経路の主な役割は、随意運動に関連する(自律的運動の要素は少ない)。P34を参照。

- 小脳は不要な筋活動を選別し、運動を彫刻(sculpture)し、洗練していく役割を持つ。P37を参照。
- 運動と活動のプロトタイプは変化に富む反復を通して学習されるように見える。P38を参照。
- 求心性情報の変化は中枢神経系の活動を変化させるかもしれない。P43を参照。
- 改善された選択的コントロールは、他の筋への不適切な活動の波及を止めるように見える。病的な一塊のパターン(mass patterns)は運動の選択的コントロールが改善する事で途絶する可能性がある。P45を参照。
- 中枢神経系障害後の運動ニューロンは、興奮性刺激により神経過敏になるかもしれない。P45を参照。

1.2 可塑性

2004年に医学協会は、神経リハビリテーション科学の重要性を規定した。「近年20年で、神経系の損傷後の機能回復がどのように起こり、どのように促進されるのかという事が分かってきた。これは、今まで神経科学の中で我々が理解していた範囲を転換する前例のない進歩である。」

脳の機能と構造についての仮説は、元々ヒトデとカエルの再構成や修復する能力の研究に基づいている。近年、脳障害後に中枢神経系は修復や変化をしないという考えは否定されるようになった。一方で、臨床的にセラピストは他の戦略(Bobath1990年)を以前から用いていたので、多くの脳損傷患者に回復が見られ、再び動く方法も学習するという事を分かっていた。現在、科学研究では脳卒中を患った患者において、どのような使用により脳構造の変化や適応が起こるのかを示している。(WardとCohen 2004年)。WardとCohenは中枢神経系の障害後の脳構造と行動との間に関連がある事を証明した。人間の脳は学習という重要な能力を持っており、学習は健常な脳と中枢神経障害を呈した脳の両方に構造的変化と機能的変化をもたらす。Steinら(1995年)は、一つの生命体が世界と相互に影響し、動きまわり、生き残る為の能力をもつという観点から神経可塑性を考えた。神経可塑性は、世界と環境に適応して自己修正する能力についての情報を保持(store)するという神経細胞の特性に基づいている。

神経生理学者G.kidd (kiddら1992年)は、「神経可塑性は中枢神経系の適応能力に基づいており、分子の形態と機能に関連して神経自体で再編成と再構築を行う」という概念を提唱し始めた。彼は、形態(構造)と機能の間で相互依存を強化するために、**形態―機能概念**(form-function)を発表した。形と機能間の相互作用は、機能的必要性に応じて発達する機会をヒトにおいて可能にする。可塑的順応(plastic adaptation)は使用依存性(use-dependent)と環境に対する我々の相互作用の結果である。動機づけと注意は、学習のために必要である。社会と関係する個人の役割や、家族、社会的関係、可能性、限界、ゴール、要求、ニーズは個人がどのように自身の体と精神を使うかにおいて全て重要であるし、中枢神経系を形づくる。運動、活動、戦略、運動パターンは中枢神経系内で結合を決定する(図1.28)。

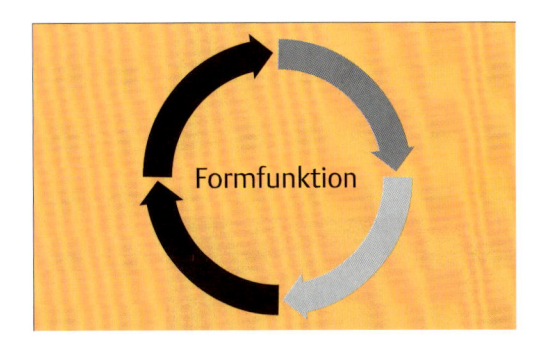

図1.28 形態―機能概念 (Form-function)

現在、脳の機能局在は、非侵襲性の技術(例えば機能的磁気共鳴映像法(fMRI)、陽電子放射断層撮影(PET)、経頭蓋磁気刺激(TMS)、脳波記録法(EEG)、脳磁図(MEG)と拡散テンソル画像(tractography)で調査する事ができる(図1.29)。

これらの技術によって脳活動の様々な側面を見る事が可能となり、変化する中枢神経系の構造を具体的なイメージとして得る事ができるようになった。そしてこれらは中枢神経障害後の患者の機能

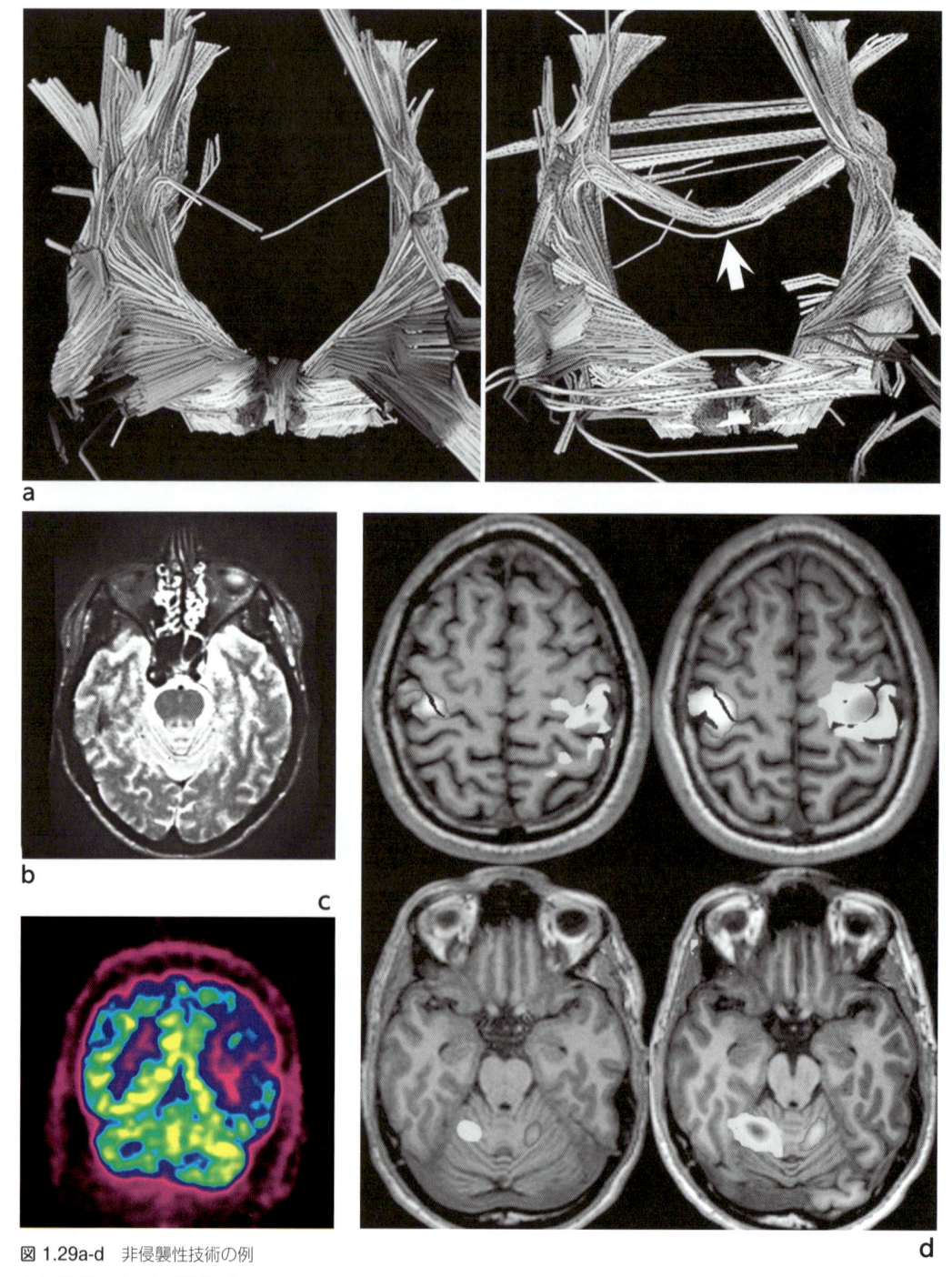

図 1.29a-d　非侵襲性技術の例
(a) 拡散テンソル画像（tractography）
(b) 脳磁図（MEG）
(c) 陽電子放射断層撮影（PET）
(d) 機能的磁気共鳴映像法（fMRI）

的能力の変化と相関している。画像撮影の間、患者が頭部の静止位を保つ必要があるためこの種の研究には制限があるが、新しい手法は常に発展している。

Brodal(2001年)は「神経系は可塑的である(適応性がある：adaptable)。可塑性には変化要求に対する反応として、その構造や機能を変える能力がある。発達と神経系のパフォーマンスはそれゆえに、遺伝と環境間(genetics and environment)、氏(家系)と育ち間(nature and nurture)の相互作用に依存する。我々に傾向があるという事実は、シナプスレベルの神経系の機能が外部の影響によって変更することが出来る事を証明している」と述べた(著者の翻訳)。可塑性は中枢神経系の全てのレベル、末梢神経系、筋肉組織で存在する(神経筋システムを参照)。

短期的、長期的に見ても可塑性は学習の必要条件である(brodal 2001年)。可塑性は中枢神経系の構造内に変化が起こる事を暗示している。例えば、新たな接続の形成が使用方法によって増強にも減弱にも強化される。可塑的順応は、生涯を通して起こる。局所の細胞レベル上で起こる可塑的変化は、軸索、樹状突起、内部環境、シナプス、伝達物質の大きな変化を引き起こすかもしれない。おそらく学習は学習に関連する局所的な脳領域だけでなく、多くの中枢神経系の領域でシナプス変化を引き起こす(Brodal 2001年)。シナプス後細胞が変化する為の必要条件は、正確な感覚情報と伝達物質の調節(たとえば動機づけ、気づきに関する感覚情報の伝達)であり、シナプスへの刺激と同じ瞬間に行われる。これは動機づけが何故、学習や構造変化が起こる為に重要かを説明している。そして、シナプス活動はいくつかの要因に基づいており、シナプス連結を形成することは生涯を通じて起こる(BenowitzとRouttenberg 1997年)。可塑性は不適当な連結が機能しなくなる事や除かれることもまた意味している。細胞可塑性は最終的にシステムの再編成を引き起こす可能性がある。

機能的可塑性(Functional plasticity)における、伝達物質の調整と解放によって生じるシナプス接続の有効性と強さの変化にについて、以下を参照して欲しい。(Agnatiら1992年)

- シナプスの活性領域の範囲の変化
- シナプス小嚢の数の変化(神経線維末端で伝達物質を含んでいる小さな嚢)
- シナプス前、シナプス後の構造的変化

(Brodal 2001年)は、シナプス可塑性が学習と記憶の基礎であるという事を、実験データを用いてどのように行われるかについて述べている。

シナプス可塑性は、潜在的なシナプス前の活動が神経伝達物質放出の増加を導く事、もしくはシナプス後細胞の反応が、同じ伝達物質の量へ変化させる事を意味している(もしくはこの両方を)。**構造的可塑性**(structural plasticity)とは、軸索側枝の発芽、樹状突起の大きさの増加、新たなシナプス結合の生成と形成によってシナプスの数や組織内に変化が生じる事を意味する。

Kandelら(2000年)は、行動(behavior)は学習や記憶によって形づくられて、少なくとも2つの形があると述べている。

- **潜在的**(implicit)(非陳述：nondeclarative)**記憶**は、知覚や運動技能に関する無意識的記憶である。
- **明示的**(explicit)(叙述的：declarative)**記憶**は、意識的な想起を必要とし、場所や物に対する記憶である。哺乳類の明示的記憶は、海馬における長期増強(long term potentiation)を含む(詳細は、Kandelら2000年を参照)。

明示的記憶には多くの形がある(習慣化, 感作, 古典的条件付けなど)。これらは、大部分は脊椎動物と無脊椎動物で研究されてきた。しかし、ヒトの研究ではとても複雑になっている。**習慣化**(habituationd)はシナプス伝達物質のシナプス前抑制を含み、無害な刺激に関連がある。これらは感覚ニューロンのシナプス前終末から放出される伝達物質の小嚢数の減少が引き起こされた結果、シナプス強度が減弱する事である。シナプス結合の機能的強度における可塑的変化は習慣化のために短期記憶を介して、細胞機構を構成する。学習はシナプス強度の変化を導くことができる。短期形成、長期形成、短期記憶の持続は、シナプス変化の持続期間によって決定される。**感作**(sensitization)は、シナプス伝達のシナプス前増強によるものと、有害刺激への適応によって引き起こされる反射的反応の結果として起こるものがある。1本の

経路への刺激が別の経路の変化をもたらす為、習慣化より複雑である。刺激の反復は、短期的変化か長期的変化かのどちらか一方を決定する。

古典的条件付け（Classical conditioning）は、観念連合―連合学習（associative learning）を通して学習される。

古典的条件付けは2つの刺激によって刺激間に連合が起こり反応が変容する事である。代表的な例として、動物が環境の中で起こる出来事を予測し、学習する事が挙げられる（kandelら、2000年）。これはシナプス前・シナプス後細胞両方の活動に依存しており、シナプス前のシナプス伝達物質の促進を含む。シナプス後の要素は感覚ニューロンからの逆向性信号である。感覚ニューロンの3つの信号は、古典的条件付けと共に生じる神経伝達物質の放出の大幅な増加を産生する為に収束しなければならない。これらのうち2つは、条件刺激と無条件刺激に対して化学過程が活性化した結果による活動電位により生じる。3つ目は無条件刺激によって適切に活性化された神経後細胞で示される感覚神経からの逆行性信号である。これら潜在的記憶の異なる形態は相互作用して、より長い長期増強のために互いに強化し合う。

Squireら（1993年）とKandelら（2000年）は、短期記憶は永続的な可塑性変化と関連があり、秒、分単位で、シナプス前膜組織のなかで変化する事を提示した。一方で長期記憶は何週間も長く持続する可能性があり、シナプス後膜変化に起因している。シナプス前、シナプス後の変化は「短期増強（STP：short-term potentiation）」と呼ばれている。月、年単位で長期継続する変化は、細胞核で遺伝子発現の変化に関連し、「長期増強（LTP：long-term potentiation）」と呼ばれる。

> 学習のすべての形態は、中枢神経系の構造と機能的な変化を引き起こす。

神経可塑性

神経可塑性は、遺伝子発現、シナプス活動、軸索伝達、神経組織栄養因子、神経側芽など多くの要素に基づく。運動学習は中枢神経系のすべてのレベル上で起こると仮定されている。変化するための動因は、適切な様式で環境と相互作用する事への欲求、必要性に起因する。

■ 遺伝子発現

体のすべての細胞は遺伝子の完全な配置を持っている。異なる遺伝子には、肌、爪、目、髪、異なる筋線維、異なる種類の神経細胞や、異なる機能を持っている。爪は遺伝子発現の結果として実際の爪になる。爪の細胞中にある他の遺伝子は発現しない。これは遺伝子発現（gene expression）と呼ばれる（MartinとMagistretti 1998年，Brodal 2001年）。

遺伝子型（genotype）という言葉は、染色体上の遺伝子の局在性と特定の組み合わせによって決定され、ひとつの生命体の完全な遺伝子構成として言及される。同じ遺伝子構成の生命体は同じ遺伝子型に属している。人類**ホモサピエンス**（Homo sapiens）は、遺伝子型を構成する（Mosby-Yearbook 1994年）。

我々はヒトとして2本の足の上でバランスを取り歩行ができると同時に、機能的な活動のために腕と手を使うという共通の遺伝的形質を持っている。人間はこれらを基本的な能力として発達する唯一の遺伝子型であり、それは人類の知的発達の原則である（Eccles1989年）。各々の個人は両親からの固有遺伝子の組合せと、氏（家系）と育ちの相互作用を通して固有な表現型を受け継ぎ発達する。

表現型（phenotype）は遺伝子型の一部が目に見える形で現れる生物組織の特質と定義される。これは、解剖学、生理学、生体力学、行動的な側面を含み、相互作用によって形作られ、個人と環境によって遺伝的に組み立てられる。各々の個人には、自身にとって特有な方法で遺伝子発現し、発達する固有の能力を持つ。したがって、個人として我々は様々な動きや異なる行動をし、違った特性

(我々が自身の方法で成長する、つまりどの人にも個性がある)を持っている。そして、我々はどんなに普通の運動のレパートリーを持っていたとしても個人の特性がにじみ出る。学ぶ能力は、個人と身体と知的能力の明確な特性の基礎である。永続的な可塑性変化は変化した遺伝子の結果である。

数人の科学者は、中枢神経系の変化が活動に依存すると述べている(Seil 1997年、MartinとMagistretti 1998年、Kandelら2000年、Brodal 2001年、WardとCohen2004年と他多数)。

> 環境からの影響と刺激は、直接的に可塑性と学習を導く。

■ 神経組織栄養因子

中枢神経系には成長、発達に関与する多くのタンパク質とプログラム化された細胞死(アポトーシス)がある。これらはともに神経組織栄養因子と呼ばれている。多くの異なる種類の神経組織栄養因子、例えば、神経成長因子(NGF)は成長関連タンパク質(GAP-43/B-50)、脳から派生した神経組織栄養因子(BDNF)、そして多くのものが常に発見されている(Olson 1996年)。これらのタンパク質の生産は、遺伝子発現を通して導かれる。これらは常に神経システム内にあるが、発達段階といった再生と再編成の必要が特に必要な期間でその度合いが高くなる。

機　能

神経組織栄養因子は以下のものに影響し導く(Steinら1995)。
- 側芽と再生
- 損傷されたニューロンの存続
- アポトーシス
- 軸索の円錐と新たな終末の成長
- 新たなシナプスの全域にわたる構成、維持、伝達
- 過程(processes)と呼ばれる抑制

神経組織栄養因子は、学習の一連の流れにとって必須である。トレーニングを形作る生理的活動、エクササイズ、そして毎日の活動などの刺激は神経組織栄養物質の放出を刺激する。活動は生産を維持し、休止は生産を減らす(Agnatiら1992年、BaileyとKandel 1993年、Olson 1996年)。これらの要因は、神経細胞の代謝を刺激し、神経線維は成長する。そして活動に駆られたシナプス効率における変化をもたらす。これらは、シナプス後からシナプス前細胞まで逆向性の信号に依存する。行われる活動のタイプやどのように体を動かし、どの様に使うのかによって中枢神経系に影響する。

> 活動と運動は中枢神経系における可塑的変化を良くも悪くも促進する。

■ 軸索輸送

軸索輸送には神経線維や軸索、軸索原形質を含む。軸索原形質は軸索内で様々な速度で2つの方向へ粒子を運び、**軸索流**(axoplasmic flow)と呼ばれる処理を行う。(Olson 1996年, Benowitz and Routtenberg 1997年):

- **順行性軸索輸送**(Anterograde axonal transport)（細胞体から神経末端方向へ）
- **逆行性軸索輸送**
(Retrograde axonal transport)（神経末端方向から細胞体方向へ）

軸索輸送のメカニズムは神経適応のメカニズムを表し、それは全ての分泌細胞内における、細胞小器官の細胞内輸送を促進する(Kandelら2000年)。

粒子は軸索の主な軸と同じ直線の軌道に沿って、停止と起動を繰り返す方法(跳躍:salutatory)で活発に輸送される。軸索輸送は神経細胞間の情報伝達に加えて活動電位の情報伝達の一種である(Kiddら1992年)。逆行性輸送も同様に、細胞体への信号伝達に用いられる(Kandelら2000年)。活動電位は、中枢神経系が発達、学習、再編成のために必要としている粒子輸送の速度に影響を与えるであろう。

> 運動活動は、軸索輸送を促進する可能性がある。

軸索輸送は、細胞体からシナプスへタンパク質と他の粒子を動かす役割をもっている。活性化した成長因子受容器は、逆行輸送付近の軸索に沿っ

て、核が活動する場所へ運ばれる。例として、細胞骨格基質は順行性に運ばれる。合成とは、化学過程を介す事により、単一な物質から複雑な物質を産出する事である。中枢神経系内でのタンパク質合成は、遺伝子発現と学習の必須要素である。軸索輸送は、中枢神経系・神経筋システムの再生、再組織化を行うという重要な役割をもつ。

逆行性輸送を通して、細胞体はシナプスとシナプス後細胞における活動情報や、シナプス前細胞自体からの影響を受ける。シナプス前細胞は結果としてこのフィードバック方式に基き、必要に応じてそのシナプス効果を変えるかもしれない(Brodal 2001年)。効果器細胞はその結果として、それらに神経分布するニューロンによって重要な影響力を持つ。そして中枢神経系に、何を知りたいのか、何を必要としているのかに関する情報を伝達する。その状態や筋はそれゆえに中枢神経系の機能に重要であり、運動ニューロンの活動は運動終板と筋の代謝や構造の維持にとって不可欠である。運動終板、筋内の特殊受容器の密度と分布、筋繊維タイプの機能の特性は、直接的な刺激によって変化するかもしれない(Troenen and Edgar 1982年)。

> 筋の活動は、おそらく輸送と神経組織栄養物質の生産を強化する。刺激は、代謝、構造と筋機能の変化を引き起こす可能性がある。

■ 側　芽

軸索は木の芽のように芽を出すであろうと考えられている(図1.30)。これは軸索芽や側芽と呼ばれており、障害を受けた神経系と受けていない神経系の両方で存在する。中枢神経系障害により神経細胞が損傷したら、軸索は末端から基部へと変性し、以前接合していたシナプスを置き去りにする。これは神経系の全てのレベル上で起こる。損傷を受けていない軸索周囲は、損傷に反応して放出された神経親和性物質によって、シナプス形成反応、神経再生反応を介し発芽する為に刺激される。逆行性軸索輸送は活性化した成長因子受容体に関する情報を運んでおり、それは成長円錐と呼

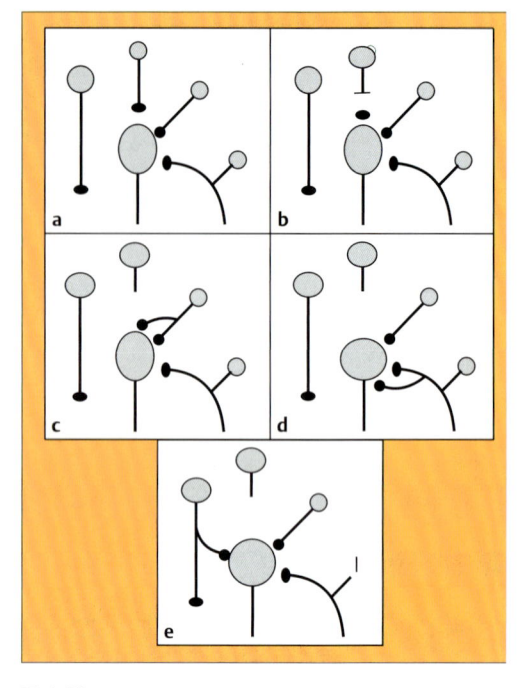

図 1.30a-e
側芽を通して新しいシナプスの構成を簡易化した図
(A) 正しい場面
(B) 損傷によって引き起こされる末梢から中枢への軸索の変性
(C) 介在ニューロンからの芽
(D) 求心性線維(感覚)からの芽
(E) 下降性線維維からの芽

ばれる細胞構造を刺激するかもしれない。成長関連タンパク質(GAP 43)は、損傷後のシナプス部位の神経細胞によって放出されるタンパク質である。結果として生じる枝や側枝は、新しいシナプスを構築する為、どこか古く失われている部位に新たな接触を試みようと探索する(Hallett 1995、Lee と van Donkelaar 1995年)。新たな接続は元の神経支配パターンには戻らない(Goldberger and Murrey 1988年、Brodal 2001年)。新たな接続には他の神経伝達物質を使う可能性がある為、完全に失った機能を復元できない可能性がある。

側芽の影響はいつも正しいとは限らない。側芽の影響により、運動コントロールは正常化へと導かれず、機能を失う事になるかもしれない。もし感覚神経に側芽が起こるならば、患者は末梢からの刺激に過敏になるかもしれない。Brodal(私見

1998年）は全ての側芽が学習につながるとは限らないと述べている。実験的に、軸索周囲からの側芽は、特定の栄養因子の放出に起因する新しいシナプスからの芽かもしれない。側芽が保持されるかはそれらが使われるかどうかに基づく。例として、刺激の事を想定すれば、もし患者が適切に動こうと試みるならば、最初のランダムな接触が二次的に変化する可能性がある。側芽による二次的変化はより永続的なもので、適切な運動パターンに多少なりとも貢献する。

適切にも不適切にも運動は学習される可能性がある。

■ 大脳皮質マップの（再）編成

大脳皮質の可塑性は数多く研究されており、その中でもNudoらの研究は強い注目を集めた。その研究は運動野における手の領野に"脳梗塞"を与えられたサルに対して集中的にトレーニングした後、肩と肘の領野が手の運動コントロールを学習したというものである。その後多くの研究で、大脳皮質が機能的構造的可塑性の為に重要な能力を持っている事を提示している。皮質領域は身体各部の感覚運動機能と関連を持っており、それは大抵、技能を必要とするトレーニングの活動において多数の接続やサイズの増加が認められる。なぜなら新規学習が行われているからである（Nudo 2003年、WardとCohen 2004年）。おそらく中枢神経系障害後の学習は正常な学習とそれほど違わない（Brodal 2001年）。私たちは現在、非侵襲のイメージング研究を通して、障害後の脳変化の構造やトレーニングの結果を知ることができる。

運動と感覚の大脳皮質は、損傷もしくは、末梢・中枢からの神経パターンの活動変化により、多数の再編成が生じる。ピアノ奏者や点字読者は、平均的な人々に比べて巧みに操作できる高い技術を持つ。切断した人々は平均の人々よりも多くの近位部の表現を持つ。変容した体性感覚、知覚は、脳の構造に機能的変化をもたらす可能性がある。皮質の構造的連結を形作る為に、以下の活動が必要である。

1. 存在してはいるが、機能的には活動していない経路
2. 側芽と新たなシナプス形成
3. 代理機能性（この仮説は中枢神経系が障害された機能の代わりとなるルートや類似機能を伴う並列的システムを持つ事を示している。）

中枢神経系障害後、四肢の運動は脳の両側の活性化パターンに関連する。結果として、患者は以前よりも簡単な運動で広範な領域が活性化する（運動野の両側がより活性化する）。運動が改善するにつれ、広範な活性化はより限局してくる（CramerとBastings 2000年、WardとCohen 2004年）。障害部位に隣接した領域は機能代償し、反対側の半球の領域は強化され、潜在的な連結を発達させる。

障害部位から遠い領域でも**機能解離**（diaschisis）を介して影響を受ける可能性がある。機能解離とは、いくつかの遠位部の機能が中枢神経系の一部分の障害や損傷によって変容するプロセスとして記載されている（Kwakkelら2004年a）。Smallら（2002年）は脳卒中後の機能回復において、小脳の働きが間接的に作用している事を神経イメージング研究が証明していると言及した。データは損傷を受けた皮質脊髄路に対して反対側の小脳の活性化が良好な回復を得た患者において明らかであった事が示された。研究は脳卒中後の手の弱化が回復した事と小脳が活性化した事が関連している可能性があると提示している。

この根本的なメカニズムは分かっていない。しかし、原因は血行力学の変化や、機能解離、運動技能学習における小脳の役割などの前提条件によるものかもしれない。

ヒトにおける研究では、運動制御領野は中枢・末梢の病変や**運動技能トレーニング**などによって修正可能であるという事を提示している。研究は、正常な領野や障害領野付近の生理学的な再構築において、障害後の運動と運動経験が大きな役割を担う事を支持している（Nudoら1996年）。Nudoら（1996年）は、もし患者が損傷後のリハビリを受けずにいたら、損傷の影響を受けた身体部位の機能的表象は、**不使用**や**廃用性萎縮**により、さらなる損失が生じる可能性を提示している（第3章、理学療法を参照）。彼らはリハビリトレーニングによって、損傷部位付近の無傷な組織の表象の損失を抑制し、

無傷な組織が損傷部位の機能を代償できる可能性があると主張している。感覚情報は中枢神経系の脳分布とその結果による運動活動を改善し、修正するかもしれない（Umphred 1991年）。

> 運動トレーニングは大脳皮質の感覚運動領野の再編成を導く。

皮質機能に関して二つの変調（感覚運動学習と皮質障害）があり、これら二つの要因は互いに影響して脳機能と構造の再構築を引き起こす。そして損傷後何週間、何ヵ月間と経過する中で個人の運動感覚経験に基づき形成される。技能トレーニングは表象領域の増加と関連しており、シナプスの密度や数、運動やの密度の増加、血管生成もまた関連する（直ちにより多くの血管導管や、血流の増加が生じる）（Nudo 2003年）。正常、または損傷後の中枢神経系は生涯、感覚皮質と運動皮質の再編成に関する重要な能力を持っている（変性疾患であっても、変化する能力は崩壊しない）。それゆえに、成人のヒトにおける神経筋システムの機能的可塑性は多大な可能性が残っている。

■ 新しい神経細胞の構成

10～15年前、成人の脳の神経細胞は再生しないと一般に認められていた。その後新しく再生された神経細胞（幹細胞）が、脳の記憶中枢である海馬の中に見つけられた（Erikssonら1998年、Kempermannら1998年、Sundar 1999年）。神経前駆幹細胞はニューロンやアストロサイト、オリゴデントロサイトを生じさせ、固有に再生と分化をする可塑性を持っている。実際に動物実験モデルで、行動の改善が導かれたいくらかのケースにおいて、病気や損傷をうけた細胞集団が神経幹細胞によって置換されていた（Horiら2003年）。Solheim（2005年）は、20年前から対麻痺になっている37歳女性の脊髄に注入された胚幹細胞の科学的研究について言及している。注入41日後までに、多くの感覚と運動機能を女性は取り戻した。そして非侵襲性の手法（MRとCT）により、脊髄馬尾部の一部、損傷を受けた部位の再生を証明した。

近年、中枢神経系におけるグリアの役目は調査され続けている。人間の脳細胞の1/2はアストロサイトである。アストロサイトは成人の中枢神経系の至る所で親密な連結を持っており、そこで神経伝達物質濃度とイオンの調整を助けている。一方、最近の研究ではアストロサイトも、シナプス後の機能に不可欠で、シナプスの安定とメンテナンスに必須なものとして、中枢神経系のシナプスのコントロールに影響している事が発見された。加えて、最近の研究では活性依存性の機構（activity-dependent structural）や、神経システムの至る所で生じるシナプス変化の機能においてもアストロサイトと関係していると次第にみられるようになってきた。アストロサイトを主な補助細胞として考えるべきではないと提案されてきたが、どちらかというと成熟した生命体と発達においてシナプスの可塑的機能と構造の活発な制御を担っている。

Dietrichsと、前述のSundarは、幹細胞の研究は中枢神経系の疾病と損傷後における脳の可塑性の存在と、神経リハへ焦点をあてる事の重要性を強化し、支持すると述べた。

■ 神経除去性過敏

通常シナプス後細胞と周囲のグリア細胞、いくらかの余った伝達物質はシナプスの脱分極後に吸収される。中枢神経系疾患の損傷後、**除神経性過敏**に起因して、患者は刺激に対して感覚過敏（hyper sensitivity）を経験するかもしれない（Stephenson 1993年）。除神経性過敏は神経伝達物質の再接取が不足したときに起こる（図1.31）。脱分極の新たな波がシナプスに到り、脱分極を引き起こした際、シナプス後細胞における影響はシナプス間隙においてすでに存在する伝達物質に起因し、より強くなる事が証明されている。時間が経つと、シナプス後細胞上の部位の受容器数のみならず、感受性も増加する。結果として多くの伝達物質はそれぞれの刺激伝導によって通過していく（Stephenson 1993年）。これらの変化は中枢神経系の全てのレベルで生じる。

■ 臨床との関連

損傷を受けた早期中枢神経系障害後の患者における学習能力について以下に述べる。

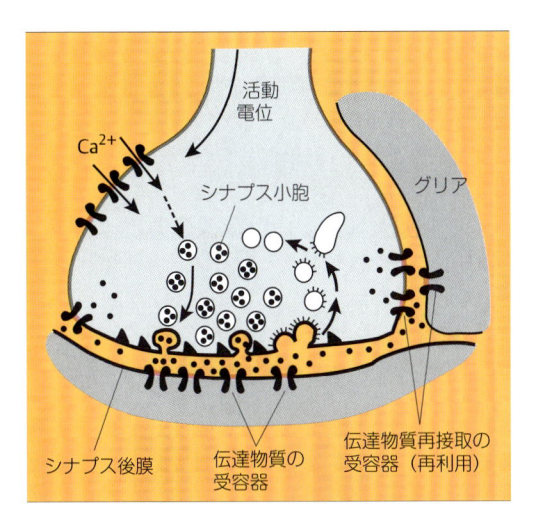

図1.31 シナプス結合における伝達物質の信号
余分な伝達物質の再接取の部位を記す。

突然、彼らの生活は劇的な変化がおこり、かつて簡単であった自力での座位、より複雑な活動である洗体動作、更衣動作などが困難になる。中枢神経系の障害は肉体的にも心理的にも個人にとって深刻な事であり、すぐに差し迫った機能的必要性に遭遇する危険性がある為、早期から学習を進めなければならない。

可塑性に関する知識は、福祉医療従事者に中枢神経系障害患者の期待と重要な責任を与える。我々は、患者の中枢神経系の再編成に重要な役目を持ち、患者との相互作用を介して影響を与え、彼らの能力を向上させる。学習は身体機能と行動の両方を良くも悪くも発達させる可能性がある。変容した運動や機能は、運動戦略の別の手段の発達によって代償される。患者自身の体をどのように使うか、どのように動くか、もしくはどのように動かされるか等によって、神経筋システムの再構築はより一層の影響を受ける。もし患者が、浴槽と椅子間の移乗の時に片脚でねじれたり曲がったりし、加えて抑えきれない腕の屈曲が起こっていれば、中枢神経系はこれを学習してしまう。もし何回も繰り返されるならば、学習は機能を通して強固になり、中枢神経系の可塑的構築を変容させてしまう。何人かの著者が、中枢神経系障害後に最も可塑的変化が起こる期間を提示している（Nudoら1996年、seil 1997年、他）。これらの研究は動物中心に行われた（ネコ、ラット、サル）。しかし、一部は中枢神経系の障害後ヒトにおける機能的画像研究であった（PET、fMRIとその他）。以下の検討はこれらの時間枠を言及している。そして中枢神経系の可塑的変化は一般的に十分な余地があり、患者個人の病前状況、全体的コンディション、障害部位、大きさ、タイプなどにより左右されて表象される。

中枢神経系損傷後の急性期はショック状態の中にある。おそらく脊髄ショックは2-3日後消失し、神経の直接的損傷と、さらなる損傷からの中枢神経系の防御のために、活動の抑制を増加させる原因となる。

皮質と脊髄の機能の変化は2～3時間後に始まる。

- 神経栄養物質量の増加
- 潜在的なシナプスと連結の活性化
- シナプス強化の増加（LTP）
- 除神経性過敏の発達

最初の回復はおそらく浮腫と神経組織の悪化の回復に起因して早くに始まる。障害の大きさによって回復が何日、もしくは何週間先かが決まる。この回復は急性期、回復期、慢性期へと続く段階的な変化の一部である。発症後3～4週後の患者には機能と活動の変化が見られるが、神経可塑性的変化として以下の事が生じていると思われる。

- シナプスの変化
- 大脳皮質マップの再編成
  - ＊脱マスキングの増進
  - ＊代理機能性
  - ＊側芽（2～3日後に始まる）
- 脊髄レベルでの新たな連結の構築

脳卒中や頭部外傷、多発性硬化症などに苦しむ多くの患者の臨床経験において、刺激に対して過敏な患者が多い。唐突な音、動揺、不安、転倒の危険、突然の無神経なハンドリングなどは、実際に患者のトーンを増加させて、痙性を進行させる構成要素になるかもしれない（Craik 1991年、Stephenson 1993年）。筋活動の動員中にマルアライメントになる事や、運動能力とバランスを大きく超える介入は、上記の状態をさらに悪化させてしまう。"中枢神経系障害後の機能的回復は、損傷されてない神経路の再編成によって幾分左右されるかもしれない。脊髄回路は重要な再編成の能力を持ち、活動依存性

と損傷誘発性の可塑性の両方の形態を持っている。"(Muir and Steeves 1997年, p.72)

> 中枢神経系障害を持つ患者への不適切なハンドリングは、不適切な可塑性適応を引き起こす。

　セラピストは臨床的に、筋の粘性の変化、痙縮、変化したアライメントとパターンの動員、浮腫、循環と代謝の減少等の、筋活動上において負の影響を与えるものに遭遇する。運動レパートリーを低下させる身体的制限と同様に、不活性により軸索輸送も減少する可能性がある。前述した要因の改善には、軸索輸送と神経栄養物質の生成を活性化する事や、神経筋システムの回復や再編成が必要であり、その結果として患者の機能的回復が促通される。MuirとSteeves(1997年, P75)らは「トレーニングする事や個々の運動課題によって脊髄回路の修正する為に、トレーニング遂行中の運動パフォーマンスは、出来るだけ正常と同じように行う事が重要である」とし、「いくつかの研究では、末梢からの刺激が脊髄損傷後の四肢の働きを改善することがわかっている」と述べた。この著者らは、**正常**な活動遂行の為には、適したアライメントと筋が活性化するパターンを促す重要性を理解している。

> 運動コントロールの改善には、トレーニングやエクササイズ中に行われる運動が出来るだけ正常と同じように遂行される事や、皮膚、関節、時間的または空間的な期間に適応する筋からの求心的情報を必要とする。

　早期の積極的なリハビリテーションは患者の機能的改善のために重要である。これは発展し続ける研究、心理社会的な機能、患者の家の状況にサポートされる(AboderinとVenables 1996年、脳卒中ユニットの被検者共同製作1997年)。ある著者は、患者が発症6ヵ月後以降も活発なリハビリテーションを継続する事は意味がないと主張している(AboderinとVenables 1996年)。Ashbum(1997年)は、これらに関する研究は効果判定に使用するには不向きで、患者の身体機能の質的な変化を検出できない為、限界があると述べた。

> 神経可塑性は生涯に渡り生じる。

　中枢神経系障害直後に、多くの患者は不全麻痺や麻痺の程度が変化する事を経験する。中枢神経系は機能損失に対してすばやく代償し、ゴール達成の為に新たな戦略をとる。もし、脳卒中後に麻痺側上肢で物にリーチ出来なければ、彼はすぐに非麻痺側上肢を使うように適応してしまう。麻痺側上肢の学習がほとんどされない場合、大脳皮質の腕の領野が優位に占有され始める。不使用を学習すると、患者の感覚運動の改善に対して大きな制限になってしまう。Liepertら(2000年)とTaub(1999年)らは**CI運動療法**と呼ばれる集中的な治療後に患者の脳が変化する事を記載した。これは不使用学習説(theories of learned nonuse)に基づいている(不活性学習)。ある程度の強度によって潜在性を最大限に引き出す事が、機能改善の為に重要であるように思える(Feysら2004年, Kwakkelら2004年b)。もし、脳内の領野が活性化されないと、伝達物質の生成がより少なくなってしまう。使用や活性化を要求する集中的な刺激を通して、脳の活性化された領野では伝達物質のさらなる生成が刺激される。この増加が終わるのはおよそ36時間程度である。もしこの間に刺激が入らなければ、この生成は最初の低い段階に戻る。(Lynch-Ellerington女史の私見2005年)これは、回復期や慢性期の患者の感覚運動機能を改善する為に、日々の集中的な治療が必要である事を示唆している。

> ある一定レベルの治療強度は、患者の感覚運動学習を改善する為に必要である。

　中枢神経系の障害後、出来る限り早期からのトレーニングとリハビリテーションが必要であると一般的に言われている。ノルウェーのトロンハイムにある聖オーラブ病院の研究によって、特殊化されていない病棟への入院に比べて、脳卒中ユニットの病棟に入った患者の方が機能的能力の改善がみられ、死亡率や老人ホームの必要性が半減される事が明らかにされた。医学学会の学術報告(2004年)は、早期に的確に適切なリハビリテーションを行う

事の重要性を強調している。しかし、中枢神経系障害後、最初の数日間のトレーニングと刺激の強度は一般的な意見として統一されていない。TurtonとPomeroy(2002年)は脳梗塞後の生化学的一連の変化は、梗塞周囲のペナンブラ領域に著しく生じると述べている。ペナンブラ領域はとても脆弱で、もし血液の改善が見られず、ましてや減少するとなれば、更なる細胞死が生じる(図1.32)。そうなると結果的に実際の梗塞域は大きくなる。著者の見解として最初の数日間かは注意が必要であるように思える。活動は脳の領域に非直接的に血流と循環の増加を引き起こす。ましてや脳卒中のペナンブラ領域ではなおさらダメージを受ける可能性がある。1982年にBishopは、今後神経可塑性と神経リハビリテーションをどのように推進していくかが、セラピストのチャレンジであると提言した。

要　約

- 学習のすべての形態は、中枢神経系の構造と機能的な変化を引き起こす。P50を参照
- 環境からの影響と刺激は、直接的に可塑性と学習を導く。P51を参照
- 活動と運動は中枢神経系における可塑的変化を良くも悪くも促進する。P51を参照
- 運動活動は、軸索輸送を促進する可能性がある。P51を参照
- 筋の活動は、おそらく輸送と神経組織栄養物質の生産を強化する。刺激は、代謝、構造と筋機能の変化を引き起こす可能性がある。P52を参照
- 適切にも不適切にも運動は学習される可能性がある。P53を参照
- 運動トレーニングは大脳皮質の感覚運動領野の再編成を導く。P54を参照
- 中枢神経系障害を持つ患者への不適切なハンドリングは、不適切な可塑性適応を引き起こす。P56を参照
- 運動コントロールの改善には、トレーニングやエクササイズ中に行われる運動が出来るだけ正常と同じように遂行される事や、皮膚、関節、時間的または空間的な期間に適応する筋からの求心的情報を必要とする。P56を参照
- 神経可塑性は生涯に渡り生じる。P56を参照
- ある一定レベルの治療強度は、患者の感覚運動学習を改善する為に必要である。P56を参照

1.3 中枢神経系障害後の再編成と結果

中枢神経系の障害による結果は、様々な因子との相互作用により左右される。
- 診断：障害、外傷、疾病過程
- 局在性：限局性か、もしくは多病巣か
- 障害の範囲
- 発達の早さ：急性または段階的な発症

個人の回復具合は、中枢神経系の可塑性変化の範囲、個人の障害の特徴、患者自身の病前身体機能、合併症、社会的状況、精神状況(患者自身の財産と暮らし方)、患者の家族・友人・同僚とのつながりなどに関連している。

障害発症の急性期に引き起こされる脳卒中後の最初の麻痺・不全麻痺は、神経細胞破壊と神経細胞死、浮腫、循環の減少、そして、おそらく損傷が助長されないよう活動抑制を増加させて、脳を保護する事が原因で生じている(図1.32を参照)。生化学的な一連の順序の結果として、循環拍出量と血圧の変化がおおよそ75%の脳卒中患者に起こる。患者の意識が正常に戻るにはおよそ7日かかり、重篤な高血圧や低血圧は不良な予後に関連する。

高すぎる、または低すぎる血圧や、低・高血糖、体温の上昇は周囲組織のさらなる破壊の因子となる可能性がある。TurtonとPomeroy(2002年)は発症2週後の脳卒中患者中、およそ50%は梗塞エリアの増加を見せ、50%は梗塞エリアの減少がある事を発見した。彼らは、中枢神経系の活性化された領域が周辺部の細胞死を助長し、他への血流増加を引き起こしてしまう為、刺激や活動に注意する事を推奨している。運動活動や反射の段階的な回復は、浮腫の変換と、組織の壊死だけでなく、中枢神経系の初期再編成に関連している(可塑性を参照)。Thilmannら(1990年)とRothwellとMarqueらは、脳卒中の患者において、非麻痺側半身にも病的兆候が見られる事を報告した(遠位部よりも近位部に強い弱化と伸長反射の変化が生じるという内容)。

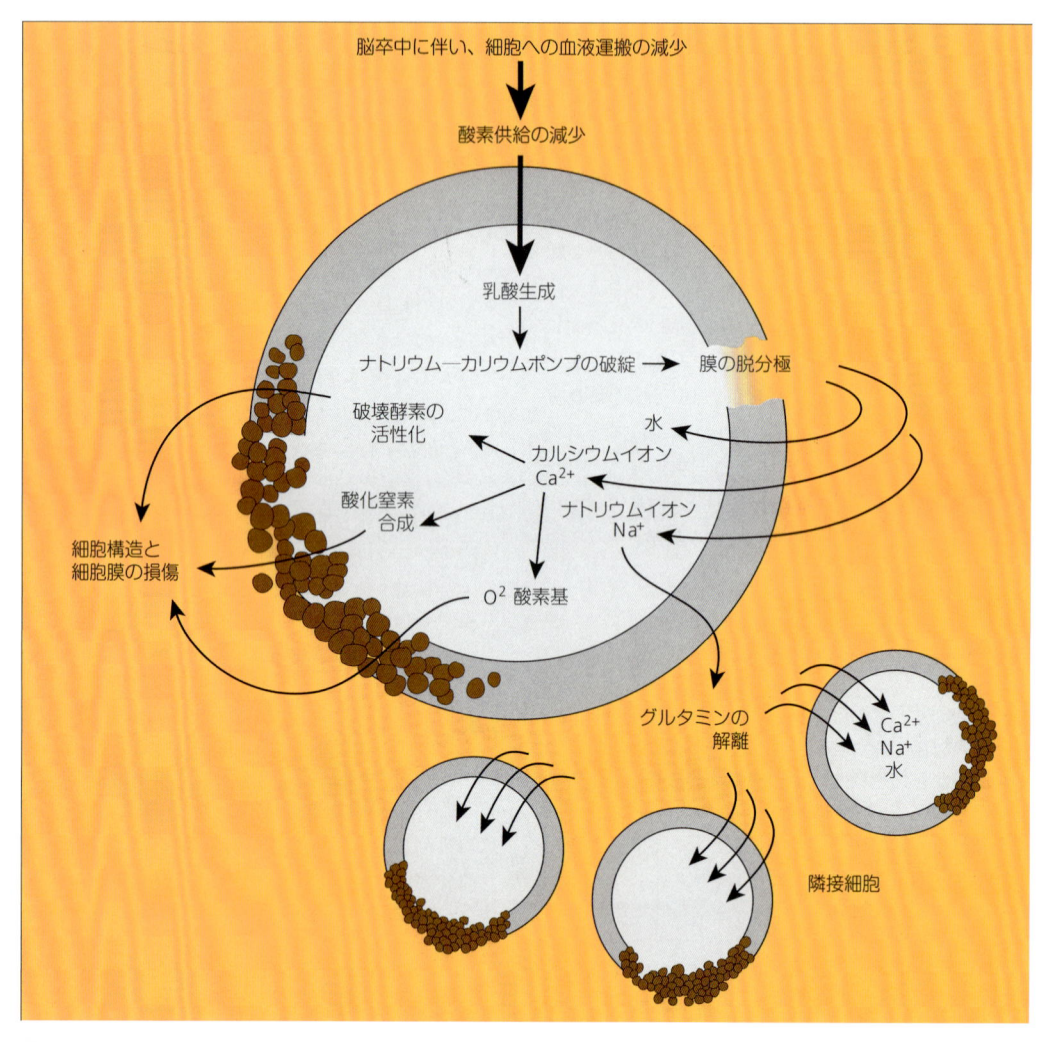

図 1.32 生化学的カスケード(IOSプレス社の許可により、Turton A, Pomeroy V.執筆、NeuroRehabilitation 2002;17: 215-224の、早期介入を背景にしたエビデンス、「脳卒中後患者の上肢機能を訓練したならば?」の図を転載)

> 過活動(over activity)(積極的な、特有な刺激)は脳卒中後の最初の週の重大なケアとして遂行されるべきである。患者の覚醒、意識レベル、血圧、頭蓋内圧、体温に基づいて、臨床決定が行われるべきである。患者はおそらく極端に低下した能力に苦しんでいる。

多発性硬化症の患者では中枢神経系の一部位の障害を持つ患者よりも、多くの障害の組み合わせを持つだけでなく、炎症性の障害の進行はミエリン鞘に影響を及ぼし、緩慢を引き起こし、活動電位と、いくつかの軸索変性を引き起こす。障害は視神経、白質脳室周囲、小脳と脊髄白質に好発する(Myhr 2001年)。

脳卒中、多発性硬化症、その他脳の損傷、外傷、もしくは疾病、これらは上位運動ニューロン障害と区分される。上位運動ニューロンもしくは、ベッツの巨大錐体細胞は、運動皮質の主要な部位に位置している。これらは脳と脊髄の神経連絡である。

上位運動ニューロン障害

上位運動ニューロン障害後の運動機能障害は、**陽性徴候**と**陰性徴候**に分類される（Canningら 2004）。陰性徴候は障害自体の必然的な結果、そして、陽性徴候は二次的な変化に関連がある。この区分は認知や知覚、もしくは心理的反応などの機能障害は含んでいないが、患者が自立を取り戻したり、学習する事を制限する大きな原因になる可能性がある。

■ 陰性徴候

- 弱化（Weakness）
- 機敏さの消失（Loss of dexterity）
- 疲労（Fatigue）

弱　化（Weakness）

弱化は患者の身体障害の主要な構成要素となっている。脳卒中患者は、弱化を麻痺側だけでなく、いわゆる"非麻痺側"（正しくは麻痺の影響が少ない側）にも、多く存在する可能性がある。弱化は神経活動の変化と減少に起因して真っ先におこる。つまり、中枢神経系におけるシステムと経路の弱化である。二次的に不活性や筋活動の減少は、筋線維の集合体の変化と萎縮を招く（Pattenら2004年）。Toft（1995年）は、力生産の減少が、数少ない正常に機能する運動単位と、以前と同じようには活性化できない多くの運動単位に起因すると定義している。

減少した神経の興奮は筋の弱化を引き起こす。筋弱化（muscular weakness）はその結果として、さらに二次的に神経伝達の弱化を引き起こす。神経伝達における弱化の因子は、弱化もしくは、はっきりしない身体図式（とりわけ頭頂葉において）であるかもしれない。これは姿勢イメージをつくる能力、もしくは四肢を動かすための身体図式に影響を与える。すなわち、四肢機能の背景となる皮質橋（核）路を活性化する先行随伴性姿勢調節（APA：フィードフォワード姿勢コントロール）に影響を及ぼす可能性がある。

器用さの消失（Loss of dexterity）

機敏さとは姿勢背景的な安定となる姿勢コントロールに基づいて、瞬間的に必要状況に応じて適応できる能力である。Canningら（2004年）は器用さを、どんな運動課題にも正確に、早く、理性的に、器用に、周囲の環境がどんなに変化しても柔軟に考慮しながら解決し、遭遇する環境からの要求に対して筋活動を協調していくといった重要な特徴、能力であると定義する。

疲　労（Fatigue）

中枢神経系障害後の多くの患者は疲労を訴える。多発性硬化症では疲労は一つの主要兆候である（Myhr 2001年）。また、他の病気や身体の感染症を呈した患者でも同じように思える（SoderlundとMalterud 2005年）。もちろん多くの脳卒中患者も疲労に苦しむ（Canningら2004年）。患者の回復に関して、脳機能の非侵襲性の研究ではっきりと重要な変化や、活性化があるのが分かる（WardとCohen 2004年、CramerとBastings 2000年、Cramerら1997年）。脳活性化の変容したパターンは疲労を構成する一つの理由かもしれない。良好な回復後であっても、人差し指をわずかに動かすだけで、多量の労力と脳の活性化は起こる（CramerとBastings2002年）。

Toft（1995年）は、力の生成が減る事で、動くための努力の増加が引き起こされる事を提示した。それゆえに、疲労の他の理由として弱化が挙げられるかもしれない。近年のエビデンスは脳卒中後の機能障害において、一般的に陽性な機能障害を持つものよりも、陰性な機能障害によって機能回復が制限されている事を提示している（Canningら2004年）。臨床経験から言うと、他の疾患も中枢神経系に影響を及ぼしており、これらの因子が機能回復に重要な役割を持っていると思える。

> 陰性の機能障害（弱化、器用さの欠如、疲労）は、脳卒中患者の機能回復を制限する主要因のように思われる。

■ 陽性徴候

陽性徴候は下記の運動神経障害である（Pandyanら2005年、Canningら2004年）。
- 放散を伴う腱反射の亢進
- 集合反射（脊髄病変部以下の神経が支配する全ての作用の消失）
- クローヌス（clonus）
- 運動中の同時収縮による共同運動障害パターン
- 痙性
- 連合反応と非共同の定型的な痙性ジストニー
- 屈曲スパズム（Flexor spasm）
- 伸展スパズム（Extensor spasm）

これらの徴候はおもに中枢神経系の再編成に関連があり、学習が二次的変化の発達と構築（陽性徴候）に重大な役割を持つ可能性を含んでいる。臨床場面において痙性や連合反応という用語がしばしば用いられる。痙性はさまざまな状況、様々な意味で使用される。

2つの用語を以下に論じる。

痙性─臨床兆候

痙性という用語の解釈は広い。Lance（1980年）の定義では、他動的なストレッチに対して反射亢進と速さ依存性の抵抗を示し、複合的な神経・非神経性両方の組織変化が生じる問題としている。痙性は、症候群（Burke 1988年、Brown 1994年）や、疾病状態（Toft 1995年）、または発達の結果として起こり（Carrら1995年、Brodal 1998年）、中枢神経内の機能的可塑性と関連があるもの（Burke 1988年 Brown 1994年、Brodal 1998年）として記載されている。これらの著者は反射亢進を、痙性の主な徴候、最初の臨床徴候であると記載した。

治療知見やテストの結果測定は多様であり、痙性の定義は正確性に欠ける。その為痙性の研究を比較するのはとても難しい。最近、痙性の測定、データベースを担う団体として、ヨーロッパ痙性測定に関する会とデータベースの支援ネットワーク（EU-SPASMグループ）が立ち上げられた（Johnson 2005年）。そして、欧州委員会とともに熱のこもった痙性測定の為の検討、評価方法するための専門化体制がヨーロッパ内で構築されている。

このグループは文献の再調査と、主要な痙性の使われ方の違いを強調した。

グループの結果はDisability and Rehabilitation in 2005年のジャーナルに出版された（Johnson 2005, Pandyanら2005年、Platzら2005年、Woodら2005年、Voermanら2005年、Burridgeら2005年）。

> 痙性はPandyanら（2005年）によって、次のように定義される。"上位運動ニューロンの障害によって、感覚運動コントロールの障害、間欠的な、もしくは連続した無意識的な筋の活性化がおこる。この定義は中枢神経系の機能と構造の変化を含み、上位運動ニューロン障害の陰性徴候と軟部組織、関節の生態力学的な変化を除く。"

モーターコントロールの障害は以下の事項を引き起こす。
- 上位中枢からの調節の欠如はα運動ニューロンの抑制を減弱させる。それゆえに、興奮性の刺激の結果、間欠的な、連続した異常発火を伴い反応する。脊髄の下降性線維の欠如は抑制性介在ニューロンの多くの異なるタイプの活動の減少を引き起こす。
- 他の求心路の活性（皮膚、固有受容感覚）。皮膚からの経路は痙性の役割を持つように見える。
- 反射活動のフィードフォワード調節の障害
- 運動ニューロン／介在ニューロンの非古典的な作用は、電位が**水平状態（plateau potentials）**になるとして記載されている（不変の膜電位は、連続的なシナプス興奮がない中で細胞が発火するための活動電位を引き起こす正常な静止電位よりもさらに脱分極する）。発火のための閾値は低い水準を保っており、そしてそれは、たとえ連続的なシナプスの興奮を除いても脱分極するためのニューロンを引き起こす。

> 皮膚、固有受容感覚路の活動は、痙性に重要な役割を持つと思われる。

中枢神経系の構造と機能における変化の例として以下のものがある。
- 伸張反射網における増幅率（gain）（増幅：amplification）の増大。すなわち求心性入力（IaとII）や、個々のα運動ニューロンからの反応（復習の

為に神経筋システムの、筋内の感覚器官を参照)など。これらは以下のような多くの異なるメカニズムによって引き起こされる。
* 興奮性運動ニューロンの増加
* α運動ニューロン特性の変化
* Iaのシナプス前抑制の減弱
* 遠心路からの抑制の変化
* 相反抑制の変化
* 反回抑制の減弱
* 屈曲反射路の興奮性増加(引っ込み反射)
* 力のフィードバックの変化(筋内における実際の力生産についてのフィードバック)
● 伸張受容器の閾値の減少。すなわち伸張反射は痙性と共に容易に発現する。これは、受容器の感受性増加や、筋紡錘の遠心性活動増加によって引き起こされるかもしれない。近年のエビデンスは、脳卒中患者において、紡錘体からの求心性活動が必ずしも異常ではないという事を示している(Pandyanら2005年)。

上位運動ニューロン症候群の複雑な問題

医療従事者は、陰性徴候や痙性と定義されるもの、またはその他の要因が複雑に組み合わされた上位運動ニューロン障害を持つ患者を経験するかもしれない。

Pandyanら(2005年)は次の事を提示している。「文献は、痙性における異常な筋活動が、特に伸張反射の過剰興奮性の結果として生じるという仮説を支持するのに十分なエビデンスがある。他の求心路の活動(例えば皮膚)や、脊髄上の制御経路(もしくはシステム)、α運動ニューロンでさえ、他の上位運動ニューロン症候群の特徴や、痙性に関連する兆候の原因となるように思える」

上位運動ニューロン症候群に関連した他の特徴はおそらく以下のものである。
● 四肢セグメントからの慣性要素
● 軟部組織と関節の粘弾的特性の変化
● 筋の異常な随意活動
● 伸張反射興奮性以外の現象から生じる異常な不随意活動
● 患者の認知、もしくは知覚能力(指示への理解能力など)

臨床的に、感覚フィードバックと感覚知覚の両方の変容もまた、重要な役割があるように思える。セラピストが患者をみるとき、障害後の結果としてまとまった形のように見えてしまう。その為、患者の情報資質と問題は個別性に基づいて分析し、介入が計画されるべきである。

Pandyanら(2005年)と他の多くの著者(Burke 1988年、Brown 1994年、Brodal 2001年、他)は、障害を受けた皮質網様体脊髄路と痙性が関連していると述べている(皮質や内包レベルでの皮質網様体路の障害や、脊髄レベルの網様体脊髄路と前庭脊髄路)。網様体脊髄路システムの働きは、体幹近位部の体節間の安定に重要な部分である。それゆえに皮質—網様体脊髄システムに影響を与える障害は、しばしば姿勢コントロールとバランスの機能障害や、痙性とも関連がある。皮質脊髄システムの研究では、障害はおそらく痙性の原因にはならないが、末梢の動かしづらさを生み出すと提示している(Brodal 2001年)。間接的に、小脳の機能と基底核もおそらく拙劣さを引き起こすおそれがある。

> 皮質網様体路、網様体脊髄路、前庭脊髄路の障害は痙性と関連している。

■ 連合反応—臨床での熟考

連合反応(associated reaction)という用語は理解されているが、それぞれの臨床家によって違う使われ方をする。この節では、痙性や連合反応、いくらか起こりえる因果関係の仮説立案、これらの反応が作動する要因、患者の運動コントロールによる結果、などについて臨床的な関連を提示する。

連合運動(associated movement)という用語は自然な活動に言及する。それは多大な努力を必要とするか、または複雑、もしくは慣れない、運動の正常な特徴である。連合運動は連合反応にある多く共通した特徴をもっているが、いくつか異なる点がある。連合運動は新しいスキルが学習されれば次第に消えるが、連合反応ではこのようなことは

起こらない。連合反応は運動遂行時における運動単位、筋の通常ではない活性化によって特徴づけられる。この活性化パターンは運動習慣によってより強固になる。これらは、運動における**非共同運動パターン**(dyssynergic patterns of movement)と呼ばれる。下記の議論は、脳卒中後の運動障害の発達に関連している。脳梗塞、脳内出血、硬膜下出血、頭部外傷、多発性硬化症、脊髄不全麻痺、他の上位運動ニューロン障害などの、異なる中枢神経系障害を伴う多くの患者は、診断に関りなく類似した症状を呈する事を経験する。

脳卒中になり、何時間、または何日間か経つと、患者は初めて少し動く活動を見せる。それはもっとも影響される身体の部位(麻痺側と呼ばれる方)が、いくらかコントロールしていたり、されていなかったりする。患者はまだ十分に回復していない場面においてバランスなど運動のコントロールを命じると、大抵最初にコントロールされていない活動が見られる。コントロールされていない無意識的な運動活動は、最初は四肢に多く見られる。しかし、課題がとても難しい時や努力を伴う時(実際場面の必要性に伴って起こる過剰努力)、もしくは、患者が不安を感じたとき(情緒不安定、不幸)、しばしば転倒の恐れがある時、またはふらつきに対して微弱なコントロールで対抗しようとした時に、無意識的な代償が四肢だけでなく体幹にも表れる事がある。時が経つにつれ、無意識的な筋活動の動員はより多くの場面で、より簡単な誘因により増してくる可能性がある。そして患者自身の中で定型的な無意識的パターンの活動が発達するかもしれない。定型的パターンは非常に多様性が少ない事に特徴づけられ、次第により簡単に、より多くの場面で、異なる度合いで活性化される。

文献内に記載されている連合反応については以下のものがある。
- 異常共同筋活動(Carr and Shepherd 1983年)
- 異常な運動や可動性(Shumway Cookと Woollacott 1995年)
- 異常な運動シナジー(Tyldesley and Grieve 1996年)
- 運動の痙性パターン
- 連合反応(Bobath 1990年、Dvir and Panturin 1993年, Edwards 1996,Stephensonら1998年、Pandyanら2005年)

著者は、これらの運動活動は同じ特徴を持つ運動障害であると理解しており、下記の文章では**連合反応**と呼ぶ。以前は、中枢神経系疾患の階層的モデルから、連合反応は障害に起因して原始反射の抑制が途切れたと考えられていた(Bobath 1978年)。しかし、中枢神経系の機能と構造に関連する研究が発展するにつれ、可塑性と運動科学の違った特徴(中枢神経系が反射に支配されているわけではなく、運動と非階層的なものに基づく背景として)が示されている。それは患者自身が環境に相互作用して発展しながら起こっており、多面的で統合的なシステムである。

連合反応は、障害後における中枢神経系の再編成に関係している。そして、学習の過程は活動依存性で、患者は必要な運動コントロール無しに環境と相互作用しようと試みる為、前述の変貌した運動が結果として見られる。もし、全体もしくは部分的に運動コントロールが減少すると、バランスは深く影響される。

いくつかの研究では、一定レベルの姿勢コントロールが、移乗動作やADLなど、独立した運動の為に必要であるという見解を支持している(Massionら1996年、Shumway-CookとWoollacott 2007年,Ching-Linら2002年、Verheydenら2004年)。中枢神経系が障害されると、移動したり異なる姿勢をとる能力(移乗と移動)、四肢の機能の為に安定する能力は減少する。

皮質網様体脊髄路と前庭システムの障害は、痙性や連合反応に関連しており、どちらも姿勢コントロールに重要な役割をもつ。それゆえに、一つ仮説を立てるなら、患者の姿勢コントロールは上位運動ニューロン障害の陽性徴候を減弱できる可能性がある。患者はそれゆえに、減少した姿勢コントロールと運動機能の両方を代償する。中枢神経系の再編成は、どのように身体が使われるかという活動に依存している(形態―機能)。一方で運動コントロールは生体力学的な要因はもちろんの事、中枢神経系の機能と構造、統合されたシステムコントロールに依存する(形態―機能)。おそらく、連合反応の発達は一つの原因だけではない。それは多元的で精密なメカニズムがあるため個人によって異なる。可能性のあるメカニズムは以下のものがある。

1.3 中枢神経系障害後の再編成と結果

- 上位運動ニューロン障害は脊髄路における下降性指令の欠如を引き起こす。脳と脊髄の各レベルの終末と残存して空になったシナプスのレベルで、ダメージを受けた軸索や、死滅し変性したニューロンによって抑制系のメカニズムは崩壊する。
- 神経栄養因子が側芽を刺激する。
- 減少した、もしくは変容した体性感覚入力と除神経性過敏により、脊髄が末梢の刺激に対して感覚過敏になる。
- 脊髄路におけるネットワークはシナプス前抑制の変化に起因して起こる痙性に影響を受けるかもしれない。変化した脊髄上の作用や可塑性によって、相反的Ⅰa抑制や反回抑制の変容、その他の要因などが引き起こされる(痙性を参照)。
- シナプス前抑制の変化は、活動電位の反復(時間的分布)と、広がりの増加(空間的分布)を引き起こし、対象とする活動に対して、正常よりも多くの運動単位と筋活動の動員を引き起こすかもしれない。
- ゴルジ腱器官は、長さ―張力関連の変容を引き起こし、活性化された筋の張力／活性化された運動単位において、張力が増加する結果として運動ニューロンの抑制作用を失うかもしれない。
- 相反性Ⅰa抑制の変化は、筋における緊張性活動を増加し、拮抗筋の活動を抑制させ、筋の伸長に対する反応を増加させてしまう。
- 反回抑制の変容は、運動ニューロンの感覚過敏を引き起こし、繰り返し起こる反射的な筋収縮へと導く可能性がある(クローヌス)。
- ヘンネマンの漸動員原則(サイズの原理)からの逸脱は、運動単位の動員における逸脱を増加させ(時間的、空間的動員の乱れ)、活動時に、強い活動と多数の運動単位の動員を導く。運動反応はそれゆえに広範囲に広がり強くなる。
- 減少、もしくは変容した感覚と、皮膚の知覚と固有受容感覚入力は、患者の運動出力に影響を与える可能性がある。
- 変容した神経生理学的状態は、環境からの要求に反応して変容した行動を引き起こす。変容した筋の活性化と機能は姿勢アライメントを変化させる。これらの要素は同時に中枢神経への入力を変化させ、二次的な運動活動の動員を変容させる。
- 患者自身が、能力や問題、環境との相互作用をどのように理解するかによって、運動行動に影響してくる。

> 可塑性は多くの場合、陽性徴候に見られる。なぜならそれは学習によって引き起こされるからである。陰性徴候が助長するものは連合反応の発達である。

クラーク(1991年)は正常運動行動の特徴を下記に述べる。
- 筋内における適切な動員順序と筋緊張の発達
- 適切な関節可動域
- 適切なトルクの進展
- 効率性
- 正確さ
- 成功

異なる状況や、課題、環境に適応する能力は、個人が環境に対して適切に相互作用するのに必要不可欠なものである。もし上記の特徴(正常の運動活動の基礎的特性)について説明するならば、連合反応は明らかに病的に見える。連合反応は以下のものに特徴づけられる。
- 定型的パターンに属する段階的な増加
- 変容した動員順序
- 筋緊張の増加
- 不十分な関節可動域
- 変化したトルクの生成
- 正確さの減少
- 効率性の減少
- 努力性の増加

患者はそれでも、自身で利用できる他の戦略を通してゴールに達する事が出来るかもしれない。

> 連合反応は逸脱した運動行動の徴候であると同時に、中枢神経系における再神経支配や再編成の陽性徴候でもある。患者は一方で、代替手段と代償戦略を通してゴールを達成するかもしれない。

連合反応は屈曲か伸展のパターンとして述べたが、それは上位運動ニューロン障害を呈した患者達の連合反応を、定型的パターンであると読者に

伝わるかもしれない。臨床的に連合反応は個人の表現であるが、いくつか共通の特徴をもつかもしれない。
- 誘発因子—抗重力活動、体重負荷、バランスと移乗、転倒の恐れ、選択的コントロールの必要性、咳、くしゃみ、感情因子
- 誘発因子の強度—患者がどのくらいの努力性を費やすか
- 動機付けと理解—知覚と認知主体
- 全身状態(疲労、栄養、感染)

共通の特徴はあるものの、連合反応の程度や段階づけ、またはどのように役立てるかは、一般的な合意に至っていない(Stephensonら1998年の考察と、Dvir and Panturin 1993年を参照)。

私の臨床経験上、連合反応の段階づけをすることで、その後の連合反応や運動コントロールの発達状況を認識できるようになると考えている。

重要な因子として以下のものがある。
- 患者自身が連合反応をコントロールできること。まだ不随意であったとしても、この先、いくらか随意的なコントロールができる程度になる可能性がある。
- 誘引となるメカニズム(何によって導き出されたのか?)
- 重心への不安定な力に反応する時(重力との相互作用、姿勢コントロール、発話、呼吸)
- 予測的動作(フィードフォワード—予測的な比較の損失)もしくは、生来持ち合わせた必要条件なしで意図的な運動を試みる時(代償)
- どのくらい早くに連合反応が引き出されるか—時々、動こうと考えた瞬間に生じるか(フィードフォワード)、もしくは運動実行中に発達するか
- どの位長く反応が続くか
- どの位反応が全身に拡散するか—どのくらいの関節・筋・身体の部分が関連させられるか
- 反応はどの位の強さ(すなわち力生産)か
- どの位の速さでパターンが形成されるか、もしくは弱まるか(弱まるまでどの位かかるか)
- どの位の大きさの運動の偏位か

臨床的に連合反応を大きく分類すると、軽度、中等度、重度に段階づけられる。

軽度の連合反応
- 患者は連合反応を意志でコントロールできる。
- 連合反応は身体的、心理的ストレスの多い状況のみにみられる。
- 連合反応は局在的で、単関節を超える筋活動のみを増加させるかもしれない(例として手関節屈筋)。
- 連合反応は一時的に、小さな運動範囲で見られる。

中等度の連合反応
- 患者はいくらか意志で連合反応をコントロールできる。
- 連合反応はしばしば活動を介して導き出される(フィードフォワード)、そして活動している間に増加する可能性がある。
- それらは一つの身体部位間以上に影響を与えるかもしれない。

重度の連合反応
- 患者は重度の連合反応に支配され、随意コントロールはほとんど見られない(同じ身体部位)。
- 連合反応は患者に不活性を与えるかもしれない。
- 多くの身体部位間は影響を受けるかもしれない。

> 臨床経験上、連合反応の反復は時間と共に、早く、強く、コントロールできない反応を引き起こす。そして患者の運動レパートリーの一部として確立される可能性がある。

運動障害の原因は神経生理学的に次の事が考えられる。痙性に属するに全てのメカニズムは上位中枢の障害によって引き起こされる。連合反応は、臨床家が観察の中で不随意なまとまりのない活動として気づくもので、外部・内部からの要求に対して相互作用する中枢神経系の活動を意味している。

> 連合反応は筋、結合組織、皮膚、アライメント、の二次的変化(すなわち非神経原性変化)を導くかもしれない。

■ 非神経原性変化

　多くの著者は、患者の運動障害の一端として筋と結合組織の二次的変化が起こると説明する（GoldspinkとWilliams 1990年、Givenら1995年、voermanら2005年、Woodら2005年）。いくつかの文献では上位運動ニューロン障害後の筋線維に段階的移行が見られるとしている。GoldspinkとWimams（1990年）、HufschmidtとMauritz（1985年）は、不動や、使用する時の活動パターンの変化により、タイプⅠ線維の早期萎縮が起こる事を発見した。また彼らは、元々一過性の特徴を持つ筋に持続性の特徴を持つ筋組織への転化が起こる事を明示した。Dietzら（1997年）は痙性を有する脳卒中患者のタイプⅡ線維に、著しい筋萎縮が増加する事を提示した。研究者たちは正常ではタイプⅡ線維が多く見られるはずの下腿三頭筋において、タイプⅠ線維の増加が見られる事を発見した。患者と筋の研究に左右されるが、それらは全て上位運動ニューロン障害への応答によって筋線維内の変化が起こると別の研究で提示された。

　骨格と筋組織は多様な方法で人の環境に対する効率的な相互作用を可能にするという独特な様式を持つ。異なる方向への運動段階づけと関節の種類には、莫大な運動のバリエーションを生み出す。異なる筋構造における組織と解剖学的結合は、回旋のための最良の探索を可能にする。姿勢コントロール、バランス、移乗、移動、そして四肢を使用する際は、身体部位間の相互作用が必要となり、回旋が必須の要素である。異なる身体部位の調整は運動時の正中交差、バランス保持、そして重力における相互作用を補償する。構造と機能変化による筋組織の機能変化はアライメントの変容を引き起こす。それは効率的に働くための筋活動に悪影響を及ぼす。

> 痙性に関連する筋と筋線維組織における変化は、神経、行動因子の結果である。すなわち可塑性と学習である。

　使い方の変容は、結合組織の変化を引き起こす可能性があり、運動単位の萎縮や肥大、筋線維組織が変容する。結果として、患者が動く際には異なる解剖学的構造となってしまう。もし筋肉が短縮する姿勢を多くの時間保っていたら、サルコメアは失われる。反対にいえば、筋の長さを保つような姿勢を保っていればサルコメアの数が増加するかもしれない。これら両方の状態は筋が適切に使われたり動員される能力に影響を与える。ヒラメ筋など、姿勢機能に関わるいくつかの筋には、より多くの結合組織（とりわけコラーゲン）が含まれている。もし短縮されたまま固定されれば、結合組織の凝縮が引き起こされる。GoldspinkとWilliams（1990年）は2日不動にした後に変化が起こることを言及した。これらの著者らは30分のストレッチングを毎日行うと、サルコメアの消失と結合組織の増加を十分防ぐことが出来ると述べる。GoldspinkとWilliams（1990年）は正常な活動を再生するという目的で行われる間欠的ストレッチは、おそらく単にストレッチするよりも改善する事を提示する。筋をストレッチされた位置に保持する事で、コラーゲンの集中的な増加を防ぐことができる。YarkoniとSahgal（1987年）はさらに徹底して頭部外傷患者の拘縮を導く因子の評価を続けた。彼らは、3週より多くの昏睡がある患者に、著しい拘縮の増加がある事を発見した。これはおそらく、不動期間に起因している。

　彼らは、片麻痺患者の非障害側に拘縮がある事も発見した。HufschmidtとMauritz（1985年）は、反射亢進の臨床徴候後、筋線維と結合組織に関する変化の発展には一年かかると述べる。結合組織の機能的補助の消失や、筋の構造と機能の変化が生じたとき、アライメントの変化が追従して起こる。変化したアライメントと一体の変化した筋構造と機能の結合は、更なる筋の使い方の変化を引き起こす。多様性や組み合わせの可能性は少なくなり、筋はその新しい使い方に適応していく。これは障害による影響を直に受けた結果でもある。

> 芳しくない身体的結果は、筋骨格系の二次的合併症に関連する（AdaとCanning 1990年）。

　それゆえに、治療チームは、患者個人の連合反応の要因と、患者の運動手段や、逸脱を分析することが最大限に重要である。バランスの障害と運動コントロール障害の組み合わせは、共に機能的自立に要求され、連合反応と二次的な非神経原性

合併症を助長するかもしれない。

> 障害後、末梢からの適切な操作によって、運動技能や認知機能の回復を補助するように、シナプスの可塑性を導き、強化する事は可能かもしれない(Stokes 1998年、P.70)。中枢神経系と神経筋システムは人生を通して再編成する能力を持つ。

臨床的に、運動障害において、神経―非神経の要素間の違いはとても重要である。拘縮の段階的発達に対する介入は、運動障害自体への治療とは異なる。これにはスプリントや外科的手術、そして包括的管理プログラムを含むであろう。

要　約

- 過活動(積極的な、特有な刺激)は脳卒中後の最初の週の重大なケアとして遂行されるべきである。患者の覚醒、意識レベル、血圧、頭蓋内圧、体温に基づいて、臨床決定が行われるべきである。患者はおそらく極端に低下した活動に苦しんでいる。(P58を参照)
- 陰性の機能障害(弱化、器用さの欠如、疲労)は、脳卒中患者の機能回復を制限する主要因のように思われる。(P59を参照)
- 痙性はPandyanら(2005年)によって、次のように定義される。上位運動ニューロンの障害によって、感覚運動コントロールの障害、間欠的な、もしくは連続した無意識的な筋の活性化がおこる。(P60を参照)
- この定義は中枢神経系の機能と構造の変化を含み、上位運動ニューロン障害の陰性徴候と軟部組織、関節の生態力学的な変化を除く。(P60を参照)
- 皮膚、固有受容感覚路の活動は、痙性に重要な役割を持つと思われる。(P60を参照)
- 皮質網様体路、網様体脊髄路、前庭脊髄路の障害は痙性と関連している。(P61を参照)
- 可塑性は多くの場合、陽性徴候に見られる。なぜならそれは学習によって引き起こされるからである。陰性徴候が助長するものは連合反応の発達である。(P63を参照)
- 連合反応は逸脱した運動行動の徴候であると同時に、中枢神経系における再神経支配や再編成の陽性徴候でもある。患者は一方で、代替手段と代償戦略を通してゴールを達成するかもしれない。(P63を参照)
- 臨床経験上、連合反応の反復は時間と共にやがて、早く、強く、コントロールできない反応を引き起こす。そして患者の運動レパートリーの一部として確立される可能性がある。(P64を参照)
- 痙性に関連する筋と筋線維組織における変化は、神経、行動因子の結果である。すなわち可塑性と学習である。(P64を参照)
- 芳しくない身体的結果は、筋骨格系の二次的合併症に関連する。(P65を参照)
- 障害後、末梢からの適切な操作によって、運動技能や認知機能の回復を補助するように、シナプスの可塑性を導き、強化する事は可能かもしれない。(P65を参照)
- 中枢神経系と神経筋システムは人生を通して再編成する能力を持つ。(P65を参照)

第2章
理学療法

序　論

　正常運動は複雑である。多くの書籍でたくさんの項目で書かれており、近年の運動科学においても異なる分野で多くの研究がなされている。運動科学における異なる分野とは、例えば、理学療法、心理学、教育学、物理学、神経生理学、力学、生物学などである。これらの分野においてヒトの運動が研究されている。運動における基本知識はすべてのセラピストに重要である。しかしながら大部分の運動研究では、近年であっても未だに研究機関での調査対象の大部分が若い健常人である。そのため臨床場面での患者に直結して結びつかない。どのように臨床で応用すべきかが国際的な意見として存在していない。

　この著本では、筆者自身の経験や基本知識、視点、ボバースアドバンスインストラクターとして、現在の身体治療に焦点を当てる。概念として、"理解、アイデアとは何か？"と"理論の臨床への応用展開"を掲げる（MillerKeane Encyclopedia and Dictionary of Medicine, Nursing and Allied Health 1992年）。この概念は臨床推論（Clinical reasoning）を基盤にする見解の基に応用される。つまり、概念とは方法を学ぶのではない。個々の運動の問題に対して分析と理解をつなげることである。つまり"なぜそのように動くのだろう？"と考察し続けることである。第2章の目的は、運動とバランスへの理解を深めて構築することである。そして、いくつかの推論を基に中枢神経障害患者に展開したセラピストの治療場面を載せている。

　私たちは、中枢神経系が何かを受け取って反応する経験により変化することを理解している。環境と個人との間には絶え間ない相互作用がある。身体の形状と脳の可塑性は、脳と行動の間の架け橋となる。結果として、人間の運動は適応する能力を持つ。障害前の正常な中枢神経系は、障害後であっても学習する能力を持つ。セラピストは環境と教育の間の重要な部分を構築する。つまり治療は、大脳皮質の長期にわたる活動的なパターンの変化を誘導することができる（Nelles 2004年）。そのため、医療従事者は患者の全身と適応を手助けできる。何が適切で学習でき、何が不適切で"学習できていない"のかを知っているからである（連合反応、不適切で非効率な運動戦略）。私たちの目的は患者の回復と潜在能力を最大限に引き出すことである。しかし、「われわれは、これまでのリハビリテーションの多くが患者にとって行いやすい非効率な戦略の獲得に積極的に取り組んでいた。そのような介入を行うことは、回復を妨げる代償戦略を教育しているということである。これが長期化してしまうと患者の介護度の重症化と介護期間の長期化を生み出す結果となるのではないか？」（Held 1987年、P174）。この20年前に書かれた記述は今日にも十分通ずる。

　医療従事者はこのジレンマと向き合う。多くのセラピストが、患者ができるか、できないかといった達成レベルで評価する。しかし、なぜできないのかの問題点を追及できる技術を持ったセラピストは少ない。私たちは患者の潜在能力に制限をかけているかもしれない。その理由は、楽観と視野の欠如により患者の回復を信じていないからである。患者のゴールがレベルに応じて決定され、そ

れに対する介入は時間、経済、適正、信仰などを基に進められる。そのため、患者の障害範囲、局在性、病前性格、全体的なコンディション、学習能力、可塑性に基づく機能獲得のような潜在能力への評価、介入を必要としない。

"まず第1に"やらなくてはいけないことが、セラピストとしての自らの概念を構築することである。発症後に代償が生じてから介入するのではなく、未然に防ぐ取り組みと回復の予測をすべきである。注意深く患者の問題点を分析し、早期に介入すべきである(Held 1987年 p.173)。

リハビリテーションにおけるゴールを以下に示す。それは患者ができるだけ自立できること。つまり、
- 生活への参加、自身の役割を果たす
- 活動の達成
  * 日常生活機能
  * 患者の環境に見合う機能
- バランスコントロール、運動、機能
  * 姿勢コントロールの改善と選択的運動
  * 環境と相互作用する能力の再獲得
  * トーンの動員とコントロール。つまり必要な瞬間、必要な場面で最大限の筋活動を維持、促通ができ、重力に伴ったアライメントの段階的で統合的な学習ができる
  * 適切な戦略と運動パターンの発展
  * 重力に作用するための適切な力の生成
  * 可動域と筋の長さの維持

治療目標は患者とセラピストの両者の了解で決定される。患者が必要とする目標と、セラピストの目標が調和しなければならない。セラピストのチャレンジは、長期にわたって患者の能力や、洞察力を高め、幅広い社会参加と自立を目指す過程を理解する事である。多くの患者に対する治療意義は、選択的な姿勢コントロールとバランスを改善し、患者自身の日常生活への持ち越し(carry-over)を強化する事である。患者の姿勢コントロールが環境に参加できるレベルにまで達すると、患者を取り巻く世界への統合がさらに方向付けられる。私の経験では、これにより様々な社会場面に参加できる機会が増えると考えている。

患者とセラピストの良好な関係を築くためには、セラピストが多くの様々な患者個人に適応すべきである。前向きな態度で、思いやりをもち、専門的な態度で、患者自身を尊敬するよう試みるべきである。患者がモチベーションや活力を生み出せる学習環境を作り出すことは重要である。患者の学習への潜在能力が引き出されるためには豊富な環境に触れることが重要であり、この説はエビデンスで支持されている(Virji-Babul 1991年)。モチベーションと注意の集中は、学習の重要な因子となる(可塑性の章を参照)。評価と治療は以下に基づく。
- "正常"運動の分析
- "正常"運動からの逸脱の分析
- 臨床推論(Clinical reasoning)
- 運動コントロールを再獲得するためのファシリテーションテクニック

この章を以下のセクションに分類する
- バランスと運動
- 治療介入―検討事項と選択
- 他の治療介入

2.1 バランスと運動

■ ヒトの運動コントロール

ヒトの運動を評価する際、座位、立位、歩行、立ち上がる動作、方向転換などが"正常"に近いかどうかを判断できる。なぜなら私たちはこれらの運動を、ほぼ正常な方法で全て遂行できるからである。患者が良いバランスを持っていると判断する際、運動戦略が人口の平均した共通の特徴を持っているのかを観察している。この共通の特徴は遺伝形(genotype)と呼ばれる。運動課題に対する問題解決には多くの共通点があり、以下に示す。
- 筋の適切な連続的動員と張力の変化
- 様々な単関節の運動に必要な可動性
- 体幹と四肢間の運動に必要な可動域
- 適切なトルクの生成
- 適切なアライメント(筋の連続的で選択的な活性化の本質的要素である)
- 最適な努力(目標を達成する為に効率的かつ必要最小限である)
- リズムやテンポ、バリエーション

運動の基本要素として、時間的、空間的にも重力と相互作用して活性化しながら、同時に上肢を機

能的に使用できなければならない。日常生活には姿勢と運動コントロールの両者が要求される。それぞれの要素が、個人、目標、環境、実際の場面に非常に重要である。患者は個々の運動方法において、経験に基づく表現形（phenotype）をもっている。わたしたちは運動様式で個人を認識する。それはホール内のステップを聞くだけで十分かもしれない。つまり、リズムや、ステップ、テンポ、堅さ、明るい感じ、シャッフルするステップなど、全てが個人の特徴となる。運動の表現は個々の心理状態にさえ影響する。つまり、自信家タイプの姿勢は伸展し、謙遜する心配症タイプの姿勢は屈曲していることが多い。

> 正常運動は多様で、個人、課題、環境との間の相互作用によって生じる。それは不適切な過剰努力にならずに効率的であり、実用的で、かつ正確な運動である。

正常運動（normal movement）とは、人類の共通した特徴と、個人的表現の両者を反映する。個人の姿勢はその人がこれまで身体をどのように使ってきたか？という運動経験の情報をセラピストに教えてくれる。運動分析を通して個人的表現を評価できる。つまり、運動が目標に向かってどのように行われるのか？多様な環境やシチュエーションでどのように変化するのか？を評価できるということである。運動の分析は、専門的視点とともに活動時のハンドリング（ハンズオン）の両者で行われる。これにより以下を評価できる。

- バランス
- 姿勢コントロール
  * 姿勢活動、構築（build）、姿勢と姿勢トーン
  * 重力と環境と、支持基底面との関係性
  * 協調性、相反神経支配
  * 身体分節間と機能との間の関連性
  　（安定性と運動）
- 時間的、空間的、連続性といった個人要素の協調性、つまり運動パターンの動員
- 単一要素における選択的運動

バランス

バランスは運動と感覚と認知過程の間の統合の結果である。多くの規則的な活動、例えば、歩行、物体へのリーチ、更衣などは注意や努力といった認知面への要求が少ない。バランスは日常活動においての基盤となる。バランスによって我々は重力に関連しながら安定し、活発に動く事ができる。そして支持面上でバランスを保つと同時に、上肢を機能的活動の中で自由に使用する事ができる。バランスは運動であり、同様に運動の必要条件でもある。運動を通して、私たちは環境と相互作用し、取り巻く世界から自分自身への気づきを学ぶ。バランスは個人と環境間で生み出される知覚的な相互作用であり全体的な感覚運動である。同時に全身の段階的で協調的な神経筋活動が要求される。

バランスは突然不意に生じる偏位への**反応**、あるいは、ステップや振り返り、重心移動や直立時の**戦略**として表現できる。**戦略**は認知過程として表現される。なぜなら、運動に直結するゴールの連続的な計画や組織化を含むからである。戦略は現在の場面への選択であると示唆できる。すなわち、目標は多様な方法を介して達成されるべきである（Windhurstら，Massion 1992年）。

- **戦略**（strategy）は問題解決や、計画（feedforward）といった企画レベルを含む
- **反応**（reaction）は組織、あるいはその一部に与えられた刺激に対する反応であると定義できる（Taber's Cyclopedic Medical Dictionary 1997年）。反応は外部からの影響（feed back）による結果である。
- **バランス**は環境や課題に関して企画された運動と、加えて偏位への反応という2つの要素を含む。

実例

多くの研究で、立位や歩行時の初期に動員される筋活動の場所を特定する試みがなされている。ヒトは偏位が生じる時、健常人であれば様々な戦略を用いる。その戦略は場面に基づく。つまり、筋活動の順序が可能性や必要性に応じて変化する。反応は足部次第で変化する（もし、患者が自由に動いたり安定を保持していたとしても、偏位が起こった時に支持基底面が足部よりも小さかったり広かったりしても、もしくはどんな方法で偏位が与えられたとしても、被験者が止まるように、または動いてもいいと指示されたとしても）。研究によると、安定した支持基底面で拘束のない自由な立位状況下であれば、運動活動が支持基底面に関連して最初に足部や足関節、下腿、より近位部、最終的に上肢にまで動員されることが報告されている（Nashner 1982年）。何人かの著者らはこの概念を**足関節戦略サポート**（ankle strategy support）と呼んでいる。この戦略は立位時の動揺に対する防衛であり、末梢から近位部への活性化につながる（Horak and Nashner 1986年, Rosenbaum 1991年, Rothwell 1994年, Shumway-Cook and Woollacott 2006年）。

狭く、凸凹した支持基底面での立位は、偏位が素早く大きくなり、支持基底面が柔らかいと足関節戦略だけではバランスの維持に不十分となり**股関節戦略**（hip strategy）が用いられる。股関節戦略は下部体幹、骨盤、股関節に関連する主要な筋群が活動する。言い換えれば頭蓋から尾側（近位部から末梢）への連続的な動員である。最近の研究では重心線が支持基底面内にありバランスが崩れない安定した状況であっても、ステッピングが生じることがわかっている。

1994年にPrinceらは歩行時の上肢帯におけるバランスコントロールを研究した。その結果からは股関節伸筋と脊柱起立筋が、立脚初期の踵接地直後に活動することがわかった。股関節伸展は踵接地後すぐに骨盤を安定させ、同時に脊柱の周囲筋群の役割は体幹の屈曲に対し、伸展を維持するよう働く（図2.1）。骨盤と股関節に関連する上肢帯のバランスは、最初に頭部を安定させるために頭蓋から尾側への活動が生じる。正常歩行時の上肢のスイングはT2～T6の領域の筋群が特に活動する。僧帽筋は上肢の前方へのスイングの最終域で肩甲骨の安定を手助けする。

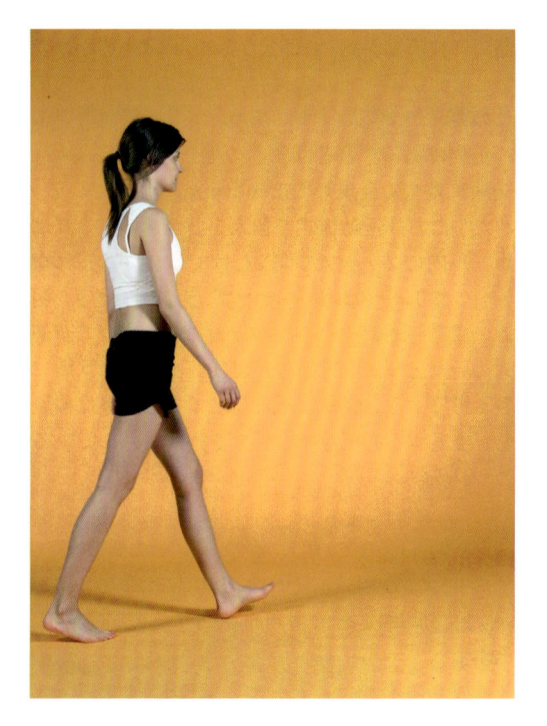

図 2.1 歩行における身体部位間の回旋
回旋は脊柱起立筋群の至るところで生じるが、大抵が胸椎の中央領域で生じる。骨盤と肩甲帯が回旋しながら近位部や支持基底面に付着する遠位部に回旋が広がっていく。この写真からは重心線がモデルの両足部の間に下りているようにも見える。

正常では多くの人々が実際の環境場面に適応できる。バランスは環境に関連する身体の調和と安全性を提供し、運動システムの基本となる。バランスの減少や損失を伴うと、転倒を防ぐために他の戦略を使用しなければならなくなる。神経障害を伴う患者は運動のレパートリーをいくらか失っており、病前の状況には適応できなくなっている。そのためバランスが危機的状況になっても、それを解決する選択肢が限られている。

私の考えでは**バランス**という用語は総体的、包括的に用いられる。次に以下の項目について細かく述べていく。

- 姿勢コントロール（postural control）
- 立ち直り（Righting）
- 保護伸展反応（Protective reactions）

姿勢コントロール、立ち直り、保護伸展反応は3つの防衛線を表した表現であり、正常バランスと運動において密接に統合し合っている。

■ 姿勢コントロール

ヒト特有の行動（立位や歩行）は、自動化した神経系が二足直立姿勢における全ての運動を遂行する間、常に足部上方で質量中心（center of mass）を保たなくてはならない。つまりあらゆる運動の始めから終わりまでこのシステムが必要となる（Dietz 1992年）。

姿勢コントロールは感覚、知覚、認知、骨格筋組織からの情報を統合しながら遂行する。運動遂行の基本となる反射受容器や感覚器官からの入力、調整された情報を基に運動が統合し決定される。運動は、めまぐるしく変化する環境、目的、場面に適応する。姿勢コントロールはADLs、IADLs（instrumental ADLs、例えば"買い物に行くなど"）の自立を獲得するための重要な要素である（Hsieh 2002年）。

姿勢コントロールは求心性情報と運動活動の複雑な相互作用に基づく。ヒトは多様な感覚の参照（reference）、重力（前庭システム）、環境へのコンタクト（体性感覚システム）、環境下での身体と物体との関連（視覚）を用いてバランスを保つための身体分節間の関係性を適切に維持している。神経系は通常、視覚や前庭系の入力よりも、姿勢コントロールにおいて重要となる体性感覚情報により重きを置いている（Shumway-CookとWoollacott 2006年）。姿勢トーンの調整は、あらゆる運動時の開始前、実行中、終了後も絶え間なく続いている。予測的になされる姿勢コントロールは、経験や学習に基づく予測的な姿勢時の運動と感覚システムの準備調整である（Shumway-Cook and Woollacott 2006年）。つまり、先行随伴性姿勢調節（Anticipatory postural adjustments）と呼ばれ、運動が開始する前に作動する。座位、立位時の姿勢コントロールは重力に抗しながらの活動維持を補償してくれる。これは私たちに垂直軸、抗重力活動、バランス、運動、オリエンテーションのための参照枠（reference frame）を与えてくれる。両側体幹の筋活動は、脊柱の分節的な伸展、選択性、機能的で自由な上肢の使用を補償するためにバランスを安定させている。腹直筋の活動は分節的な伸展、安定性を維持する要素として重要である。姿勢コントロールは個人によって異なる。

> 平穏な日常場面では、神経系は姿勢コントロールにおいて視覚や前庭系の入力よりも体性感覚情報により重きをおいている。

平衡反応は全ての活動を介してバランスを保ち、維持することを担う自律的な反応と定義されている（Bobath 1990年）。1996年にEdwardsは、平衡反応（equilibrium reactions）を全ての日常活動において現れる姿勢の適応と同義的に定義づけしている。彼女は運動、活動によって生じる質量中心の偏位を代償する連続的な身体分節間の運動の表現として**平衡制御**（equilibrium control）を用いている（Edwards 1996年、参照はMassion 1992年）。

著者は**平衡反応**と**平衡制御**を、**姿勢コントロール**において同義的であると解釈している。姿勢活動は機能的な適応、トーン変化の結果である。例えるなら水の上の波紋のようなもので、安定を維持するための様々な運動単位の分配を修正するものである。われわれは運動を見ることは可能だが、姿勢コントロールを見ることができない。また、活動を見ることはできるが、安定性は見ることはできない。つまり姿勢コントロールとは水面下の氷山のようなもので、運動は水面上の氷山の一角に例えられる。私たちはバランスの保持において、片脚立位の場面であれば足部の中に姿勢反応を見ることができる。

熟練した運動（skilled movement）は姿勢と随意的な要素の両方を持つ。姿勢要素は運動の前の補助的要素となり構造の安定を担う。姿勢コントロールは活動時の絶え間ない調節であり、ヒトの活動の中心となる。その目的は機能的活動において平衡を維持することである。そして、われわれに安定性と同時に環境へのオリエンテーションも与えてくれる。座位や立位で上肢を挙上する前に、体幹、骨盤、肩甲帯の姿勢筋群は、重心の小さな偏位に対して身体を安定させるために収縮する（Morrisら1994年）。

体幹のコントロールは姿勢コントロールのほんの一部である。例えば、手において指の独立した運動を可能にするためには、手関節や手掌が安定する必要性がある。姿勢コントロールは活動のため

の背景となるダイナミックな適応を補償してくれる。姿勢コントロールは末梢のダイナミックな運動のための必要条件となり、それは選択的運動（selective movement）のためにも必要となる。

　臨床的に姿勢コントロールの障害は、多くの中枢神経系損傷患者の主要問題の一つである。随意運動の基本である参照枠の安定が障害されると、バランスの問題、筋群間の調整や相互作用の問題、速度や反応する能力の問題を引き起こす。姿勢コントロールは四肢末梢の運動に対して反対方向にも安定させてくれる。例えば空間へのリーチの際に体幹が安定を保てないと、上肢と一緒に体幹が動いてしまい不安定になる。結果として様々な運動課題に対する問題解決能力は制限され、日常活動の再習得や自立は難しくなる。姿勢コントロールと正確性、課題志向運動は、中枢神経系内では分けられない。つまり、それらは状況が連続的につながる環境の中での運動課題を達成するために共同して調節する。

■ 姿勢コントロールの機能

- 様々な状況下でバリエーションのある姿勢アライメントを維持する
- 重力に抗して垂直方向へ身体分節間を適応する
- 機能の基本となる姿勢（筋）トーンの段階的な伸展方向への姿勢を作る
- 空間で安定とオリエンテーションができる姿勢のコントロール
- 四肢や頭部に安定した参照枠を作る

　姿勢コントロールはヒトの運動において大部分が自律活動（automatic activity）であると言える（Massion 1992年1994年, Mulder 1991年1996年）。しかし、以前の考えに比べるとおそらく自律運動の要素は少ないかもしれない。なぜなら姿勢の安定を維持できるためには一定水準の注意（attention）が必要とされるからである。研究ではバランスへの需要が高まるにつれ注意も増していくことが証明されている（HunterとHoffman 2001年）。バランスと認知を同時に求めると高齢者では転倒のリスクを高める（Brownら1999年）。二重課題（dual task）おいても同じく関連性がある（Mulderら1995年）。認知課題とバランス課題を組み合わせた実験では、バランスが不安定になる状況下だと認知課題への正当率が低下することが報告されている（Brodal 2004年）。

■ 姿勢トーン

　以下の章では"姿勢トーン（postural tone）"あるいは"トーン（tone）"という用語を"筋トーン（muscle tone）"の代わりに用いる。なぜなら姿勢活動の維持のためには中枢神経系が多くの筋群を活性化するという意味を重要視するからである。2007年にShumway-CookとWoollacottは抗重力筋活動レベルの増大について姿勢トーンに触れている。

　トーンレベルの変化において最も重要な要因は筋収縮である（Brodal 2001年）。トーンは活動の背景として自律的にその時々で様々に変化するかもしれない。それは重力の影響に耐えられるだけの十分な高さが必要である。同時に繊細な運動に対してもダイナミックに適応できる十分な低さが必要である。また、遂行中の活動や運動に関連して適応、変化していく。姿勢トーンは正常運動において幅がある。例えば支持基底面が広く、重心が低い臥位では最も低くなる。それはベッドからとび起きたり、トイレに駆け込むときであっても1/1000秒で変化する。日常生活では、立脚相の足尖接地時に最も高まる。つまり、反対側の踵に重心移動する直前である。ヒトは練習と経験を介して必要に応じた姿勢システムの活動を段階づけできる。つま先で踊るバレエダンサーや綱渡り芸人は、日常生活で必要とされる以上の高いレベルの姿勢活動を持つ人達である。

　トーンは抗重力場面で身体活動を維持、活動し続ける際に身体内部で高まる。そして重力の影響や支持基底面に関連して変化する。姿勢トーンは個人で異なり、潜在的にトーンレベルが高い人々もいれば低いレベルの人々もいる。心理的要因も影響しており苦労を積んだ人達は、楽をしている人達よりもトーンが高いかもしれない。

　重力は日常生活時も休憩中も常に身体に影響を与えている。各々の筋群の活動レベルは、重力や支持基底面、体幹や四肢の方向、身体部位間の関係性、実行された活動、環境や経験と密接に関係する。

寝返り、姿勢変換、本をめくる、ベッドの明かりを消そうと手を伸ばす、起き上がろうと頭を持ち上げる、バスを追いかける、山を歩くといった全ての日常生活において、重力に対する適応が必須となる。骨格筋系は環境変化に応じて活動を調整するために常に適応し続ける。外出した際の天気や風なども身体に影響を及ぼし姿勢調整が必要となる。

健常人を対象とした運動科学に基づく研究文献は、臨床場面においては論理的に思えるかもしれない。**抗重力**（Against gravity）とは、神経系に損傷を受けた患者の治療に用いられる用語である。脳卒中後、脊損後、多発性硬化症の再発において多くの患者が低緊張に悩まされる（図2.2）。そのため重力に対して筋活動の維持、活性化ができず、動いていくことに問題を持っている。

支持基底面（base of support）は環境と身体の間の接触領域である。立位では足部であり、椅子に座っていたとしたら背面、殿部、大腿部であり、同様に手と物体との間の接触でもある。支持面の性質や大きさ、材質や柔軟性、温度、重心と支持面との間の距離などの要因が、姿勢トーンの調整と運動反応（motor response）に重要となる。私たちは休むために横になったり、座ったり立ったり、さらに活動的になりたい時には歩いたりする。

上記の要因で全てが決定されるわけではない。例えば臥位における姿勢トーンは、常に低いというわけではない。歯医者の椅子に座る場面を想像してほしい。多くの人々が不安で神経質になって姿勢トーンが高まるだろう。この状況では接触した支持面に適応できなくなる。椅子にもたれる代わりに、筋の張力を通じて椅子から身体が乗り出

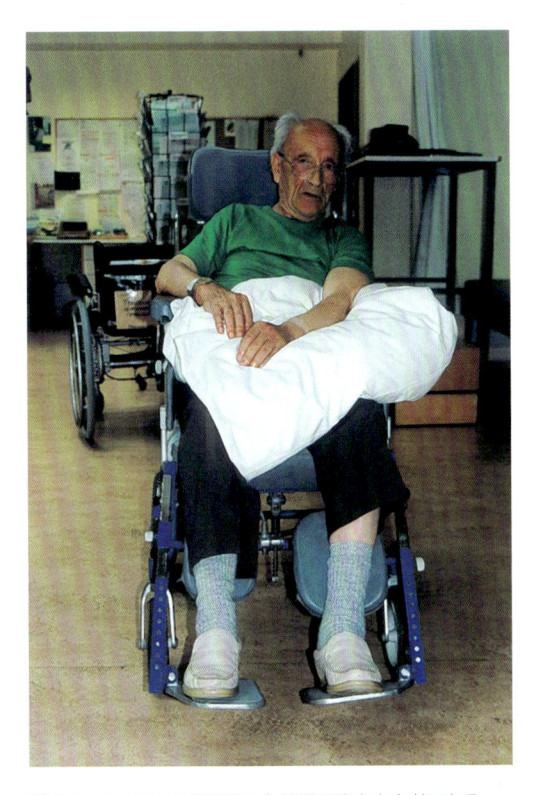

図2.2 a, b 図a, bの患者は急性期の脳卒中患者である。
a 彼は麻痺側に崩れてるようにも見えるし、右上肢で自身を押しているようにも見える。姿勢トーンとバランスはとても乏しく、重力に適応しながら伸展位を保つことができない。

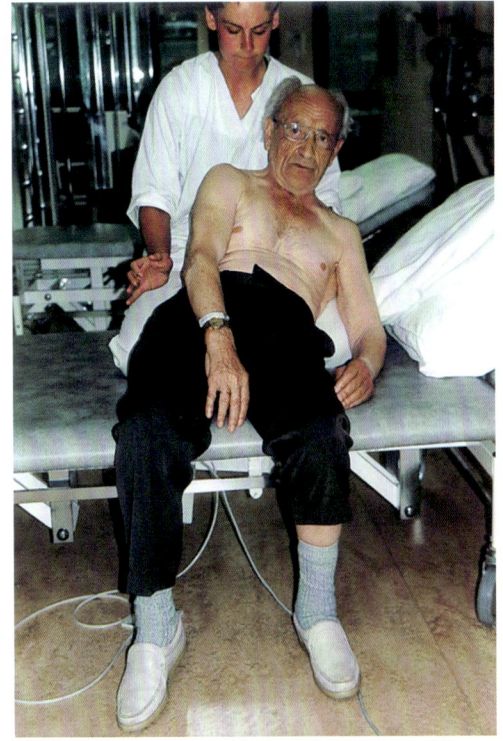

b 彼は上肢で引き込む戦略を用い、右側の頭部、頚部、体幹の屈曲活動を増加させることで代償している。彼の右足に注目してほしい。a, bともにフットレストや床を蹴っているように見える。左側の活動はとても少ない。

し、宙づりになる感じを覚えるかもしれない。もし患者が快適に座れておらず、まだ姿勢を変えること、調節ができないならば姿勢トーンは増加するであろう。

回復は中枢神経系の環境変化への適応能力に大半が依存する。回復の研究はほとんどが適応に関する研究である（Mulderら1996年）。

> 回復は、多くが環境変化に適応する中枢神経系の能力に基づく。

環境と相互作用するためには運動やバランス、アライメント、トーンの絶え間ない調節が必要となる。この相互作用は末梢受容器からの情報を感覚し、知覚し、情報に応じて調節し、適応できる能力である。支持基底面の状況に関する初期判断は、支持基底面（BOS）からの触覚に基づく。つまり、足（足底）、殿部、手などである。私たちは触覚による接触によって支持面の状況を判断する。次の判断は慣性である。例えば小さい支持面だと慣性に素早く打ち勝つことができ、素早い評価と判断ができる。大きい接触面は慣性に打ち勝つことがより必要となるため、評価が難しくなる。支持基底面と身体間との関係性は、環境と活動の変化にトーンが適応するための基盤となる。リラックスしている時、運動の開始時、バランス活動時、あるいは機能活動の遂行時であろうと、トーンは活動に合わせて最適になる必要性がある。

> 機能的な状況下における身体と支持基底面との間の感覚運動、知覚の相互作用は、支持基底面の大きさよりも姿勢トーンのレベルがより重要となる。

立位や歩行時において足部は環境に絶えず適応し機動性をもっている必要性がある。足部は環境と身体間に直結する情報を伝達し、支持基底面に対して**反応**、**適応**しなければならない。下肢の押し付けや足趾の屈曲が生じるとバランスの最適化が難しくなる。

立位において足部は支持基底面であり土台となる。足部は情報交換を行う感覚組織であり、支持基底面の堅さ、質感、凸凹、方向、傾斜、重心の分配などの情報を中枢神経系に送る。足部の構造は歩行や走行時の際に足部や下肢が回旋の要素を生み出せるよう作られている（Nawoczenskiら.1998年）。つまり、運動パターンを生み出している。足部の神経筋活動とアライメントは、他の身体の神経筋活動とアライメントに重大な影響を与える（Ljunggren 1984年，Thornquist1984年）。1984年にEline Thornquistは、足部への荷重や張力の状態が、運動様式や最大の運動幅の決定に影響する事を定義づけている。彼女は身体と精神と環境間の関係を表現するために、バランス、相互作用、相互依存という用語を用いている。近位部のアライメントと神経筋活動の変化は、機能的なバランス器官である足部の機能に影響を与える。

中枢神経系内は体性感覚情報と運動活動とを幅広く統合している。体性感覚系と視覚の両方を経由した求心性入力は、我々に環境と関連する場所の情報を常に与えてくれる。そのため環境や支持面に適応するための主要情報となる。環境を介して動く際に、視覚はフィードフォワード（feed forward）プランを介する神経筋活動レベルの設定に重要である（WadeとJones 1997年）。もし周辺を把握できる能力を持っているならば、周辺状況に関連する情報を拾い上げるために環境をスキャンし、適応できるよう方向やスピード調節をする。視覚は日常の状況下では足部の詳細な配置に関与しない。もし地形が平らでなく、凸凹した地形ならば視覚はさらに用いられる。しかし実際に適応する役割は全くなく、支持面に対する足部の位置調整を行う。足部は凸凹な地形に早急に反応し変化する。バスや電車、ボートのような移動する床面や、ぐらぐらする岩のような不安定な支持面だと、足部に関連する重心線と表面上の性質に関する情報が中枢神経に大量に送られる。姿勢トーンは目的と状況に応じて自動的に調整される。この適応は体性感覚系を経由して得られた情報に関連する。つまりフィードバック（feedback）である。重力と統合しながらの活動はフィードフォワードとフィードバック両間の絶え間ない相互作用が必要となる。

手が環境や物体にダイレクトに接触する際、操作、把持、支持、参照する機能を担う。それらの機能は課題に応じて活動を変化、適応、リーチ、緩める（let go）事ができる必要がある。手や足部の神経筋活動、感覚情報、末梢のアライメントは活

動に影響するし、逆に近位部のアライメントにも影響する。

相反神経支配（Reciprocal innervation）は活動に対して努力的にならないよう、筋活動を効率良くリズミカルにスムーズに調整してくれる（Bobath 1990年, Edwards 1996年）。全ての多様な運動は、外部の力（重力、慣性、外力、構造に関連する力学的な特性）に対して主動作筋、拮抗筋、共同筋群それぞれの様々な運動単位や長さの段階的な相互作用の結果で生みだされる。相反神経支配は筋活動のバランスを調整し、私は、Sahrmann（1992年, 2002年）が掲げる"筋バランス"と言う用語と同じものだと理解している（1.1 神経筋システムを参照）。相反神経支配は筋群同士の相互的な協調である。つまり、求心性、遠心性収縮の筋活動調整を行い選択的運動へと導いてくれる。相反神経支配は以下を含む。

- 筋運動単位の異なる活動
- 関節周囲の主動作筋、拮抗筋、共同筋の求心性、遠心性収縮の相互作用による協調
- 神経筋活動を介する右側や左側、近位部や遠位部といった異なる身体部位の協調

神経生理学において、動員原理は相反神経支配の要素が重要であり、活動に含まれる運動ユニットはシナプス前抑制を介して連続的に動員され調整される（1.1 神経筋システムと脊髄、脳を参照）。相反神経支配は正常運動において安定性、選択性、協調性の基盤となる。

姿勢の安定（Postural stability）には、姿勢コントロールに必須となる体幹機能のみが関わるのではない。姿勢コントロールは運動を構成する全ての要素の基盤である。例えば頭上の電球の明かり変えるとき、ソケットの中の電球を操作する手や手関節、前腕が電球を回転する主要な要素となる。それを達成するためには身体全体の安定（stability）とオリエンテーション（orientation）が必要となる。本来、**姿勢コントロール**という用語は**動的特性**（dynamic characteristics）を持つ。身体には回旋、並進、多面的な動きを持つ筋や関節が多く存在し、運動にはそれらが制御される必要性がある。これについてBernsteinは**自由度問題**（degrees of freedom problem）を掲げている（Bernstein 1967年, Shumway-Cook Woollacott 2007年）。

全ての課題が支持基底面内での制御を要求するわけではない。例えば歩行だと支持基底面内でのバランスの限界に対して踏み出していくことで安定性を作り出していく。他にもゴールキーパーのようにボールをつかむために身を投げ出すような課題では、安定の限界（stability limits）の維持では解決できない。むしろボールのキャッチに焦点を当てると同時に、落下に対しても怪我しないようバランスの制御が求められる課題もある。安定とは、互いが同程度の力でバランスをとれた結果生み出される。正常運動における安定性は常に動的である。すなわち運動は安定した身体部位間の中で生まれる。静的な立位保持場面でも身体を通じて分節的な調整が生じている。姿勢を維持するためには神経筋活動の絶え間ない調整が必須である。安定は身体分節間の運動を補償してくれる。物体にリーチする際、体幹は安定して保持される必要がある。その際、さらなる遠くの物体へのリーチが必要ならば上肢と協調して体幹も追従する。我々はリーチする際、フィードフォワード機構（つまり、先行随伴性姿勢調整）により体幹が安定する。その間、手が腕の実際の運動を開始させる。前進する歩行時において、股関節や骨盤の神経筋活動は、空間内における前方への推進、股関節の回転や屈曲から伸展への切り替えと同時に、体分節間の安定性を維持しなければならない。遊脚相では活動は変化する。その際トーンは自由なスイングを補償する為に低くなる。安定性の領域は変化する。それは単に機能的課題のみに基づくのではなく、全ての相の運動変化にも連続的に影響される。そのため運動は安定性のために必須であり、同時に安定性は運動のために必須である。例えば体幹は末梢の運動を安定させるし、末梢は体幹の運動を安定させる。上部体幹は骨盤の運動を、骨盤は体幹の運動を、右側は左側を安定させる。末梢に着目すると、前腕は指の運動や手関節、手の運動を安定させる。同じ事は下腿や足部でも言える。参照が安定する領域は、運動の展開に応じて変化し、適応する。

> 運動は安定性とって必須であり、同様に安定性は運動にとって必須である。

選択的運動（Selective movement）とは単関節運動、あるいは身体部位間の運動が調整し、個別化され、制御される運動のように理解される。選択的運動は相反神経支配に基づく段階的で正確な神経筋活動の結果である。

安定性と選択性は両者とも適切な動きの幅、筋の長さ、アライメント、主動作筋と拮抗筋と共同筋の調整、求心性と遠心性の働きに基づく。遠心性の筋活動は神経生理学的過程（neurophysiologic processes）が活性化した結果である。相反神経支配は以下の能力を生み出す。
- 姿勢調整のための自律的な筋活動の適応
- 選択的運動のための安定性
- 正確なオリエンテーションとタイミングのための主動作筋、拮抗筋、共同筋の相互作用と段階的な活動

姿勢オリエンテーション（Postural orientation）は以下のものを含む。
- 身体部位間（body segments）の適切なアライメントを維持する能力
- 環境との適切な関連を維持できる能力
- 抗重力的な垂直軸のオリエンテーションの構築を必要とする
- 行動と知覚のための参照枠を形成する

器用さ（Dexterity）とは、柔軟で熟練した運動であり、姿勢コントロールに基づいて今現在の状況に適応できるものである（この用語は末梢や操作スキルだけを意味するのではない。1章の上位運動ニューロン障害を参照）。姿勢コントロールは随意運動のための基盤となる（MassionとWoollacott 1996年）。

姿勢コントロールを維持できるために必要な情報とは、身体の空間におけるオリエンテーションと内部モデルへの自覚のある気づき（conscious awareness）が必須である（Brodal 2004年）。

内部モデル（Internal models）には、空間上の物体などへのリーチや階段を下りるといった具体的な活動のために必要な情報が貯蔵されている（第1章：小脳の中の臨床仮説を参照）。大脳皮質の神経回路は様々な感覚様式を調整し、それらに意味を与えている。つまり、姿勢コントロールは私たちを取り巻く世界に関連する行動や知覚への参照枠を作り出してくれる（Brodal 2004年）。

身体図式（Body schema）は、互いに関連し合う身体部位間の位置を私たちに伝えてくれる身体内部の姿勢イメージとして記載されている。そのため身体図式は、空間や環境への探索、運動行動と知覚探索の基盤を担う。それは多彩な感覚入力によって監視されている。私たちは運動とバランスのために身体図式を絶え間なく更新させ構築するために、全ての感覚受容器からの詳細な情報を必要とする。感覚受容器からの情報の詳細を以下に記す。
- 固有受容器からの情報
  * 筋紡錘へのIa求心性情報は、身体部位の解剖学的な関係性の構築、つまり活動のために必要となる。研究において股関節や体幹からの情報は、バランス修正の始動（trigger）に重要であるとある事が示唆されている。下肢からの固有受容感覚情報は、歩行パターンや姿勢プログラムの筋内情報の調整、最終的な適応に役立つ（AllumとHonegger 1998年）。
  * ゴルジ腱器官は姿勢コントロールで用いられる各々の筋の一定時間内における運動単位の動員数を測定してくれる（MassionとWoollacott 1996年）。
  * 関節、皮膚受容器からの情報
- 支持基底面を評価する器官からの情報
  * 足底の機械受容器（圧受容器）の低い閾値
  * 足底の皮膚情報（Kavounoudiasら1998年）
- 内臓にあると思われる重力受容器（graviceptors）からの情報
  * 重力受容器（graviceptors）は重力に関連する重心移動を感知する特殊化された知覚受容器とされている。腸や腎臓内の重心に伴って移動する流動体などが考えられている。最近の研究では、重力に関連して身体をオリエンテーションするボディーセンサーとされ、体性感覚において経路が区分されていると論じられている（Karnathら2000年）。
  * 予備的証拠として、ヒトとサルを除き、体幹内に存在する体性重力受容器（somatic gravity receptors）の存在も報告されている（Di Fabioら1997年）。
  * 重力受容器は重力に対して各々の関節で発揮される力のベクトルを感知する。この情報は身

体の垂直軸における最初の内部表象(internal representation)に寄与する。
- 内耳の前庭器からの情報
  * 頭部の方向検出、運動、重力に関連する空間上での加速度を知覚
- 視覚からの情報
  * 環境に関連する身体や頭部の偏位を監視する。

姿勢コントロールに関する情報は、調整され、影響を受けてから中枢ネットワークへ到達している。また、姿勢コントロールには良いアライメント(生体力学的に)、適切な筋の長さ、そして上記の情報が活動の瞬間に適合されている必要がある。

運動パターン(Pattern of Movement)は、目の前の作業、状況に応じて個人個人で変化する選択的運動の連続である(図2.3と2.4)。運動とは、筋の力と周辺領域の影響(重力、摩擦、関節への反力など)間における動的相互作用の結果生じる出力であり、パターン、偏位、位相幾何学という用語で表現できる(Mulderら in Harrison 1995年)。

運動システムは正確なタイミングで正確な力を発揮できる主動作筋の収縮を行わなければならない。同時に拮抗筋や共同筋など、実際の機能の中で主動作筋の背景となる姿勢筋群の収縮パターンも組織化しなければならない。筋線維や筋内に動員される運動単位の数は、課題に応じて動員される他の筋群と機能に基づいて変化する。骨格筋の解剖学的な構造は、各々の身体部位間の協調性や回旋要素を強化してくれる。筋は解剖学的な構造

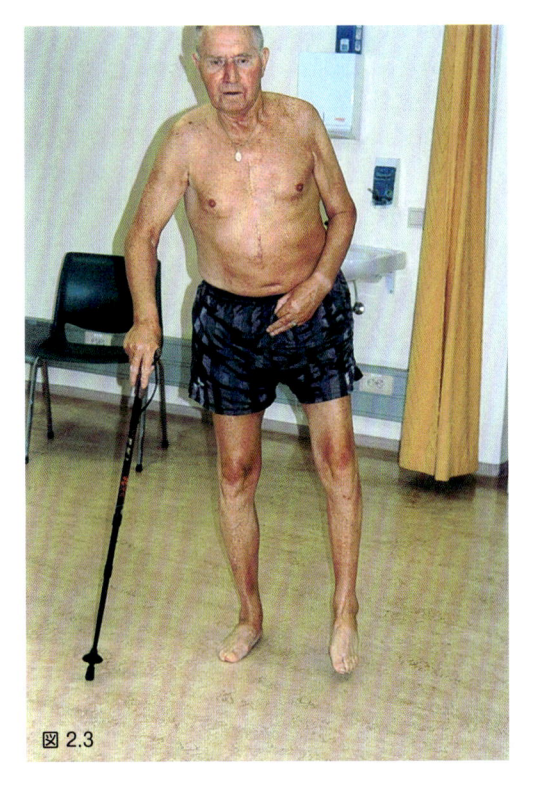

図2.3

図2.4

図2.3と図2.4　両者の運動パターンの比較した図
図2.3の患者の重心は右下肢を超え、より右側に偏位し杖で押しつける活動を強めている。右側の屈曲活動が増大し、同時に右側の方向へ左側が吊あげられ、ひっぱられているようにも見える。特に近位部の身体部位間の相互作用と可動性は乏しく、上肢と下肢の運動パターンは定型的(sterectypical)である。左下肢の回旋は下肢の前方へのスイング時に変化せず、下肢は底屈位のままとなる。この原因としてカフ筋群(calf muscles)の硬さ、背屈筋の弱化(weakness)、下肢全体のマルアライメントに伴う背屈活動の無効化(negating)によって引き起こされたことが考えられる。

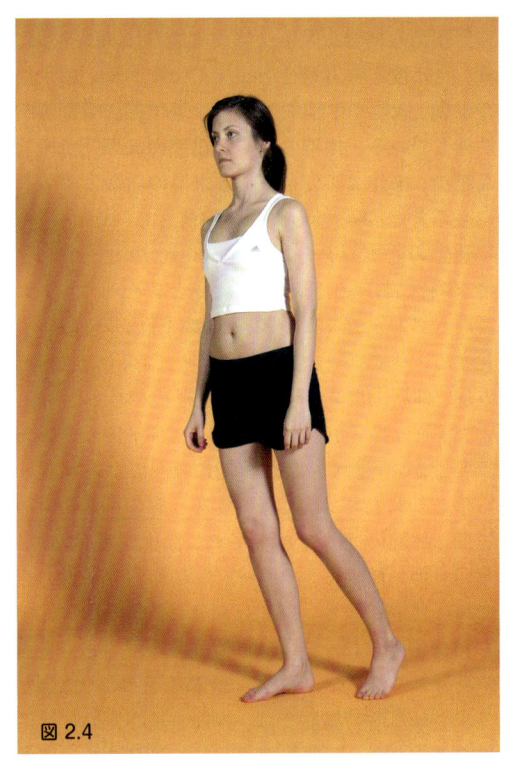

図2.4は健常な若い女性が左下肢の前方ステップ位をとっている場面である。身体部位間の相互作用と支持側下肢の抗重力伸展がわかる。遊脚側の運動パターンは、立脚相の活動(伸展、外転、回旋)から前方へのスイングのために回旋を介してスイングへと解き放たれる(let go)。左側の背屈は床からの踵離地を補償する。

や筋線維の配置、機能に基づいて幅のある回旋を生みだせる。そのために各々の身体部位間（アライメント）に付着する筋群は組織化されている。例えばアキレス腱は、踵骨に付着する前に90度回旋しているし、大胸筋は上腕骨に付着する前に180度回旋している。

　回旋は正常運動に必須であり、筋への触診や腱のタッピングに比べて、より大きな固有受容感覚のフィードバックを中枢神経系に与えてくれる。人間は矢状面、前額面、水平面の三つの側面に沿って動き、これらは回旋を介して統合される。全ての重心移動と運動は回旋の要素を必要とする。我々は回旋を通じて生まれる身体部位間の相互作用により、対称と非対称の間を変化させる。回旋は無数の運動パターンのバリエーションの中で屈曲と伸展要素を結合し段階づけする能力に基づいており、柔軟性と弾力性を与えてくれる。例えば上腕や前腕、大腿や下腿間の回旋は近位部の分節性に関連している。体幹の回旋は精度の高い運動や物品把持、操作に必要とされる末梢の巧緻性や歩行に至るまで、あらゆる動作を補償してくれる。

　運動の基本パターンは上肢におけるリーチ、把持、歩行における下肢のスタンスとスイングである。これらのパターンは課題や環境によって無限に変化する。リーチやスタンスの両者において、外転、外旋、伸展の要素が強く働く。把持やスイングは、より屈曲の要素が強いパターンとなり、内転と外旋の要素が強く働く。腕が体側に接している状況から手を口に持っていく際、最初は肩の内旋、肘の屈曲、前腕の回外で調節され、徐々に手の掌屈、尺屈も伴い始める。パターンは私たちの活動の中で様々に変化する。例えば肩よりも高い物体に手を伸ばす際には全身をより伸展するパターンを用いなければならない。また、正確な目と手の協調が要求される活動場面では、体幹の遠心性の伸展活動を基本とする屈曲姿勢の坐位を選択する。正常な姿勢トーンと相反神経支配は、状況応じて最も適切な神経筋活動の選択を個人に補償してくれる。

　正常な姿勢コントロールは以下の3つを補償してくれる。
- 抗重力

- 運動
- 機能的なスキルの発達

■ 立ち直り（Righting）

　立ち直りは環境に関連して身体部位間で観察される運動として定義され、重心線が支持面の限界に向かって動く際に生じる。立ち直りは意識的にも作れるが、われわれの自律的なバランスコントロールの多くを担っている。ベッドでの寝返り、歩行時の方向転換、起き上がり、立ち上がりなどでは立ち直りがよく観察できる。図2.5から2.7の図では、重力の影響や環境、課題に対して自身を直立位に立ち直らせる事を提示している。立ち直りが起こると同時に平衡を維持しようと筋活動の絶え間ない調整が生じる。

　立ち直りには主に2つの様式がある。
- 頭部の立ち直り
　＊偏位に反応するための体幹上における頭部自身の立ち直りであり、頭部の位置を垂直上で保つことを目的とする
- 体幹の立ち直り
　＊体幹が支持基底面に関連して動くことである。全ての重心移動（weight transference）と位置の変化において肩甲帯、胸郭、骨盤間の活動による調整と変化が必要。
　＊方向転換や周辺を見回す際、頭部の向きに伴って体幹が立ち直ったり全身が追従してくる。
　＊私たちが起きあがる時、頭部の動きに合わせて運動が連続して生じる。腹部は胸郭を安定させ、頭部が屈曲時に頭部の重みに耐えることを補助してくれる。座位では新たな支持基底面に重心が移動するまで体幹が動き、頭部がそれに続く。この運動の最初の部分は体幹の立ち直りであり、新たな支持面に対して習得された頭部の立ち直りが続いて起こる。

　立ち直りはある位置から別の位置へと動く能力の基本要素であり必須である（重心移動や運動方向内の変化、保護伸展の発展、運動戦略など）。

　つまり、立ち直りは私たちのすべての機能的な活動に必須である。

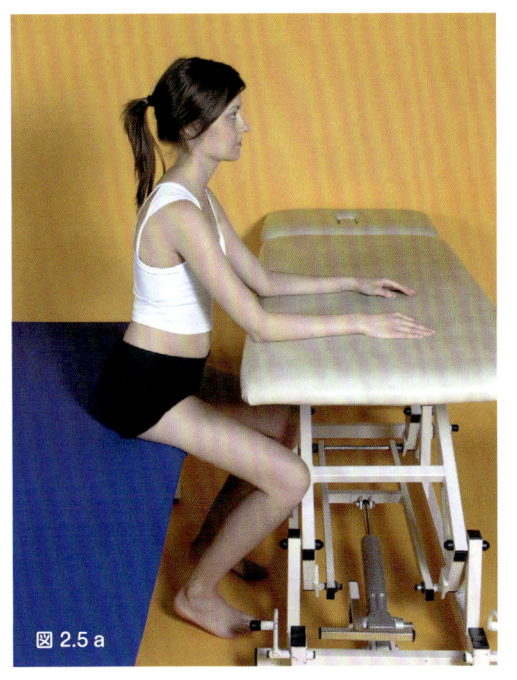

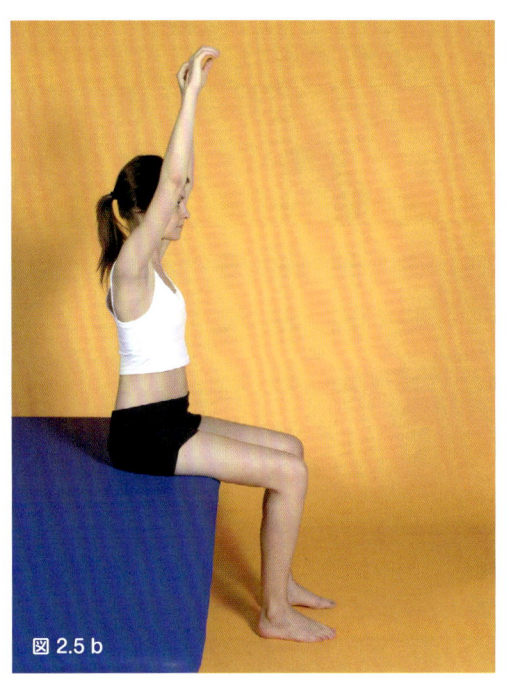

図 2.5 a, b　2つの図は上肢を挙上する際の姿勢コントロールと立ち直りの間の相互作用を示している。胸郭の伸展は肩が動ける最大幅を増やし、より遠くへのリーチを補償してくれる。

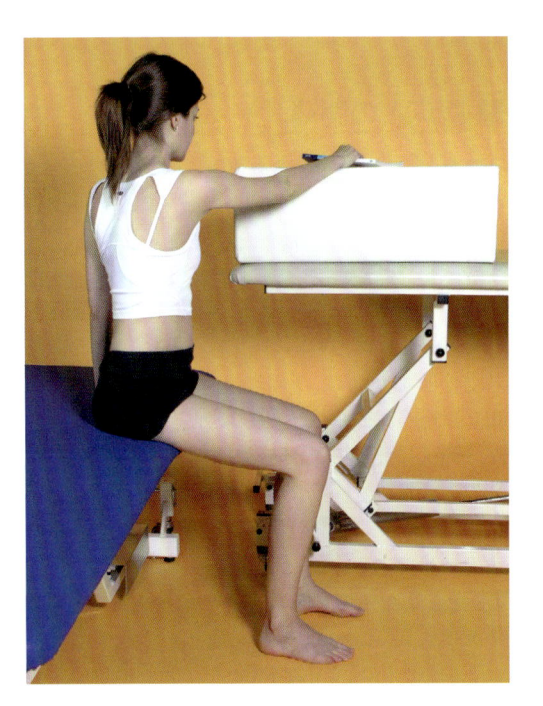

図 2.6　本に手を伸ばす機能の中で姿勢コントロール、立ち直り、回旋、重心移動は相互作用している。胸郭の伸展はコアスタビリティーに基づいて姿勢コントロールを補償してくれる。

■ 保護伸展反応と戦略 (Protective Reactions and Strategies)

　もし立ち直りがバランスを維持するのに不適切、不適応になると、踏み直ろうとステップを出したり上肢を使うなどして落下から自身を守ろうとする。転倒を避けようとステップする際や、もし偏位が突然生じる場合では、足部が自由であったとしても先行随伴性姿勢調節が常に出現するとは限らない（MakiとMcllroy 1997年）。この状況においてステップはより反射的であり、計画や戦略の要素は一定時間の背景があった上で出現する。私たちはバランスを保とうと意識すると、その方向へ足部がセットする。しかしながら、私たちは歩行の開始のためにステップする時、先行して計画するフィードフォワード戦略を始める。この状況下では、より認知的要素が強められており、保護反応とはいえない。

　もし踏み直りによるステップが不適切、不可能であるならば上肢の保護反応が動員される可能性がある。多くの場面において、いくらかの計画的要素

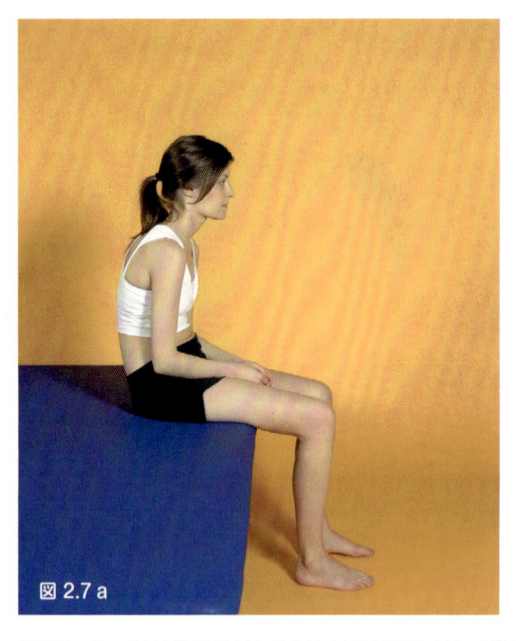

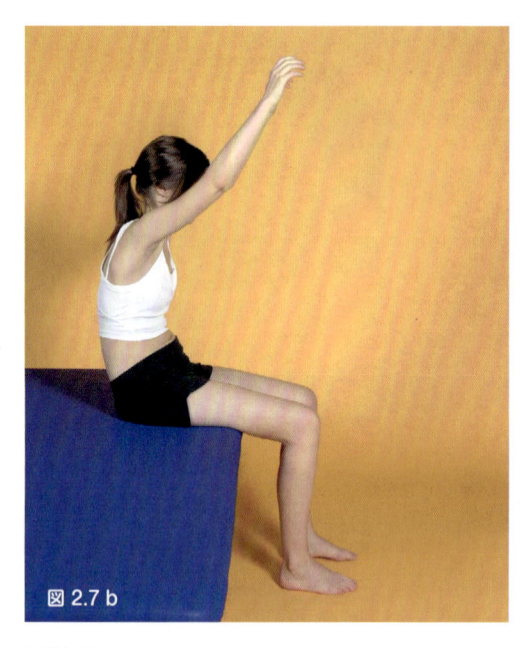

図 2.7a, b 体幹が屈曲位だと重心は支持基底面に対して後方へと崩れる。その状況から体幹の立ち直りなしで頭上に手を伸ばそうとすると、リーチはより制限されてしまう。

は出現するであろう。上肢を滞空に挙上（place）する際、落下を調整、少なくするようにして適切に自身を保護する。

> バランスは戦略と反応の両方で表出される。姿勢コントロール、立ち直り、保護伸展反応はバランスの要素となる。

正中位（midline）は臨床的にたびたび使用される用語である。その幅のある用語を定義的に明確にするのは難しい。**正中位**は身体部位間とアライメントの相互作用として言及され、身体的側面と知覚的側面の両者を含む身体図式のようなものと言及できる。私たちは環境に対して探索、適応する。行動（action）は知覚、バランス、運動を必要とする。私たちは環境に適応するため空間上で身体を知覚しなければならない。**正中位コントロール**という用語はバランス能力と経験の両方として言及される。

■ 臨床との関連

姿勢コントロールと立ち直りは明確に区別ができるように思える。なぜならそれらは異なるシステムであり、セラピストの介入で誘導することができる。姿勢コントロールは直接的な大脳皮質の支配ではなく、網様体と小脳を介して間接的につながっている。そのため姿勢コントロールは言語指示では改善できず、身体部位間の偏位と重力との相互作用が必要となる。セラピストは、例えば脊柱が分節的に動けることを患者に補償する必要性がある。一方、立ち直りは多くのシステム（大脳皮質、小脳、前庭系、網様体、脊髄）の相互作用による活動の結果であるように思える。そのため言語指示とハンドリング（ハンズオン）の両方を介すことで影響を与えることができる。姿勢コントロールと立ち直りは頭部のコントロール（head control）の基盤となる。

正常運動と
バランスコントロールからの逸脱

中枢神経系損傷の患者は異種遺伝型（hetero-geneic）と個々の特徴を持っている。障害部位が同じ大きさ、場所であったとしても症状は明確に異なる。患者は異なる性格、個性、経験を心と身体に持っている。ある患者は糖尿病や心臓など、他の問題を合併するなど、医学的な診断を下されているかもしれない。また、ある患者は様々な理由から全身状態が良くないとされるかもしれない。治療の目的として最大限患者の潜在能力を高め、異種遺伝型を考慮しておく必要がある。多くの患者は障害前と同レベルの機能にまでは達せないかもしれなし、環境に応じて機能を代償しなければならないこともある。

2006年にShumway-CookとWoollacottは、代償をすることは課題を終了するために適応される選択された行動戦略であると定義づけしている。**代償**（compensation）と**代償戦略**（compensatory strategies）という二つの用語は同意味として理解されている。

上位運動ニューロン障害後の急性期においては、たびたび重篤な麻痺を呈す患者が見受けられる。中枢神経系はこの時期不安定で、神経栄養物質の集積は新たな接続形態を促進し増加させる（第1章 中枢神経系損傷後の再編成と結果を参照）。我々は遂行する事で学習する。患者の中枢神経系は、自身にとって最適な運動方法となる新たな戦略をすぐに学習する。どれほどの患者が運動回復のために治療され、自身、環境、周囲の人達によって管理され、新たな接続形態が促進されたのか？多くの患者が適切な動作遂行のために必要となる姿勢、運動コントロールができないまま、日常生活での自立ばかりを要求される。患者がほんの数日間ベッドサイドの椅子に一人で座っている時でさえも、姿勢コントロールが不十分だと代償が加速し始める。

もし代償が目的達成に導かれると、回復へのきざしは阻害される。脳は早急な成功と報酬に向かい、目的達成までに含まれる過程を無視してしまう。代償戦略はこの急性期において、最適で関連性がある方向に学習がなされる。1987年にHeldは「代償を許容すると部分的に損傷を受けたシステムに回復のための刺激がまったく入力されない状態のまま、行動の代用が生じるであろう」と述べている。これは反応性シナプス形成（新たなシナプス構築と側芽：reactive synaptogenesis）によって、適切な接続を代償する不適切な接続形態であると説明できる。そのため代償とは障害後に貯えられている新たな神経機能の制限なのかもしれない。

臨床経験は治療（Therapy）における中枢神経後の再回復の過程に影響を与えるという見解を支持してくれる（第1章の2：可塑性、中枢神経系損傷後の再編成と結果を参照）。早期のショック後における中枢神経系の回復はとても早く、いくつかの作用が準備されている。それは浮腫、ペナンブラ領域の縮小、循環の回復などがあり、神経は機能回復、活動を再開する。これは自然回復（sponta-neous recovery）と呼ばれる。患者が急性期において代償戦略を使うことを学習すると、自然回復の必要性が今以上は必要とされなくなるかもしれない。急性期において代償戦略を学習すると、後々の時期でも変化することが難しくなるように構築されてしまう。その戦略はたびたびバランスへの要求に基づき強固になっていく。つまりバランスや運動コントロールが低下することで、転倒に対して防御反応が出現しなくなる。あるいは過剰に不安を感じるようになる場合もある。そのため、上肢の固定や握り込み、非麻痺側への重心移動時に体幹を屈曲固定する、股関節の内転や屈曲、床面へのつっぱりが生じるようになる。

この展開は以下の書籍の図に提示してある（Bryce 1989年、in Edwards 1996年 p.19 図2.8）。協調性の基盤となる相反神経支配の欠如や姿勢コントロールの減少と同様に、弱化（weakness）は患者のバランスや運動の質に悪影響を及ぼす。つまり姿勢の安定とオリエンテーションは低下し、運動コントロールも同様に低下してしまう。中枢神経系の主目的が患者の安全を最優先にし、そのため代償戦略の方法が漸動員され強固になる。ヘンネマンの漸動員の原則（Henneman's recruitment principle）と活動の感覚運動組織は、バランス障害に反応するように切り替わってしまう。末梢受容器を経由する運動遂行のための中枢神経系への

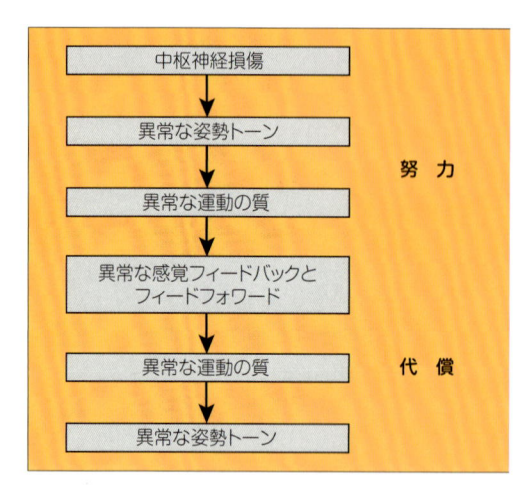

図 2.8　不適切な姿勢トーンの発展

フィードバックは、誤った運動遂行が原因で不適切となり、感覚運動活動の調整や統合が切り替わってしまう。そうなると病前の反応、健常なシステムからのフィードバック、正常な運動のレパートリーなどは障害される。また、これから行うことに対する運動遂行の基本システム（先行随伴性姿勢調節）も変化してしまう。

中枢神経損傷後の患者はバランス制御が低下し、失われてしまっているので、戦略が代償戦略に切り替わってしまう。多くの患者が体性感覚受容器からの情報の統合を無効にし、視覚と認知的戦略を強める。それにより身体情報に耳を傾けられなくなる。そうなると運動はゆっくりとなり、患者の頭部は運動方向へ突っ込み、視覚情報は下方向へと見下ろす戦略を作る（この頭部と頚部のアライメントの変化が生じると前庭系に悪影響を与える）。認知的戦略や視覚情報への依存が強まると、患者が注意散漫、あるいは注意が他人に引っ張られた際に転倒しやすくなる。1996年にMulderらはバランスの改善において3つの指標を提案した。それは認知的調整の減少、視覚依存の減少、感覚運動適応の増大である。普段われわれはバランス能力を持っていても、そのことについて意識することはない。しかしバランスに障害を受けると四六時中、バランスの低下について考えてしまう。中枢神経系障害の結果、姿勢コントロールの背景となる自律的な調整の逸脱、注意の増大、過剰な認知的バランス調整が生じてしまう。患者それぞれのバランス戦略は、体格、経験、社会性、障害状況に基づいて適応する。

> 不適切な代償戦略、代替戦略は、中枢神経損傷を伴う患者の選択的な運動コントロールやバランスの発達を遅らせたり妨げたりするかもしれない。

臨床例

バランスは重力との統合を介して発達する。立位、座位、立位からのステップ、歩行において姿勢コントロールの発展のために重力を経験しなければならない。1989年にAsbergは、早期から立位をとらせた脳卒中患者群（許可を得た後、12日間毎日実施）は、それ以外の患者群に比べて、起立性低血圧の改善、ADLの改善、機能的に重篤な障害や制限が生じにくかった、という発表をした。もし両者群に他の介入が全く行われていない条件下であれば、この結果がよりエビデンスのあるものとなる。逆に他の介入が含まれていたのであれば、早期の立位のみが改善に大きく影響するとは言えなくなる。しかし、Asbergは早期立位の治療介入を推奨している。

1985年にJacobsらは、早期に立位を実践した群が臥位の群に比べ、体幹の位置感覚が優位に改善したと報告している。

これらの調査から早期に立位を取ることが、患者の知覚や機能の改善において重要であると支持してくれる。

> 立位は体幹の位置感覚と一般的機能の両者を改善してくれる。

正常な股関節と骨盤は、反対側のスイング時の際に支持側を安定させる。この安定は動的であり、骨盤と股関節はそれぞれが体幹や支持基底面と関連し合い、動的な運動の中での重心移動を補償する。安定とは、このような運動を介して立位時の下肢を制御しながら維持される。神経筋システムの安定は、選択的な運動コントロールに必須となる。

臨床場面において、適切な安定と運動への動員が切り替わり低下した患者に出くわすであろう。

多くの患者は股関節と骨盤だけでなく両側体幹（corestability）にも不安定性が認められる。安定性の低下や体幹の屈曲活動の増大は、安定性に必要な股関節の伸展活動を妨げる。同時に股関節と骨盤上での安定性の減少は、体幹の安定性に悪影響を及ぼす。立位時の重心移動は足関節への圧を増加させ、足部の形態も変化させるかもしれない。その結果、変化した末梢のアライメントは近位部の神経筋活動の動員と折り合いをつけようとする。

患者は様々な方法で代償する（図2.9）。例えば非麻痺側に重心を乗せる、支持のために環境を利用する、上肢の保護伸展反応と支持を強める、自身の身体内部固定を強める、より中枢部の活動を動員し、足部ではなく股関節戦略へと移行する、などの多彩な代償戦略を行う。多くの患者は支持側の安定性の低下によりステップができない。そして、より中枢部から上肢へと戦略を変えて各々の方法で上肢の支持を用いる。例えば、内転を介しての固定、肩関節の内旋、体幹の屈曲の増大、屈曲と内転を増大させての固定、股関節のコンプレッションなどである。重心移動や歩行時の動揺、自由な立位姿勢を保持するためには、選択的な安定性に関する筋バランスの調整や、相互作用が必要である。臨床的には遊脚相を補償するためには支持側の股関節、骨盤、体幹を同時に働かせる必要がある。その場合、特に急性期の患者だと2～3人のセラピストの手助けを必要とするかもしれない。もし適切に利用できるならば体重をサポートできるトレッドミルを用いることもできる。それにより個人のCPGを促通するための正確なスピードを探索でき（より適切なスピードを見つける事ができ）、立脚支持と振り出しとのリズミカルな相互作用と促通が容易になる（第1章.1、脊髄、セントラルパターンジェネレーターを参照）。最適なスピードは個人によって異なる。

場合によっては装具やスプリントを用いて足関節を安定化させることも必要である。踵接地や踵離地は患者の中枢神経系に相変化のシグナルを与えるために重要であり、できる限り重量情報、体性感覚の変換、最適な入力を可能にすべきである。それゆえ、足関節の内外側を安定化させるための装具やテーピングを回復過程の移行期中においては利用できるかもしれない（図2.10）。

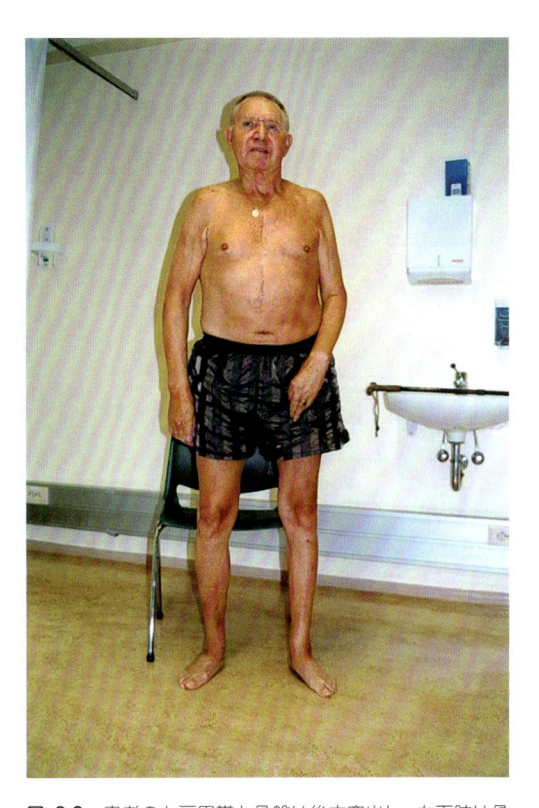

図 2.9　患者の左肩甲帯と骨盤は後方突出し、左下肢は骨盤と共に後方に引き込まれている。そのため外旋、内転位に見える。上肢は肩甲帯と共に引き込まれているが、観察上屈曲を伴う内旋、内転、前腕と肘の回内を認める。安定性と運動コントロールは両側が欠如し、特に麻痺側の欠如が大きい（図2.3を参照）。彼の重心は立位、歩行時の両方において右側に偏位している。

パーキンソン病患者は初期症状の一つとして屈曲姿勢、回旋の欠如を認める。また初期の運動症状の一つとして体幹筋活動の低下が生じ、姿勢コントロールの低下を引き起こす（BridgewaterとSharpe 1998年）。それにより患者は屈曲傾向と回復の抑制をさらに強めていく。屈曲は体幹の前方傾斜、重心の偏位が生じて転倒しやすくなる。患者は小刻み、すり足、パタパタと弾むような歩行となり、患者自身の重心を追いかけているようにも見える。ある患者は足関節底屈により床面を足部で押しつけて床反力を得ようとする。これにより重心を後方に移行する代償戦略を強めていく。1998年にBridgewaterとSharpeは多くの研究から、片麻痺患者においては背屈が減少すると言及している。足部の押しつけを伴う固縮や体幹の屈曲は、患者

84 理学療法

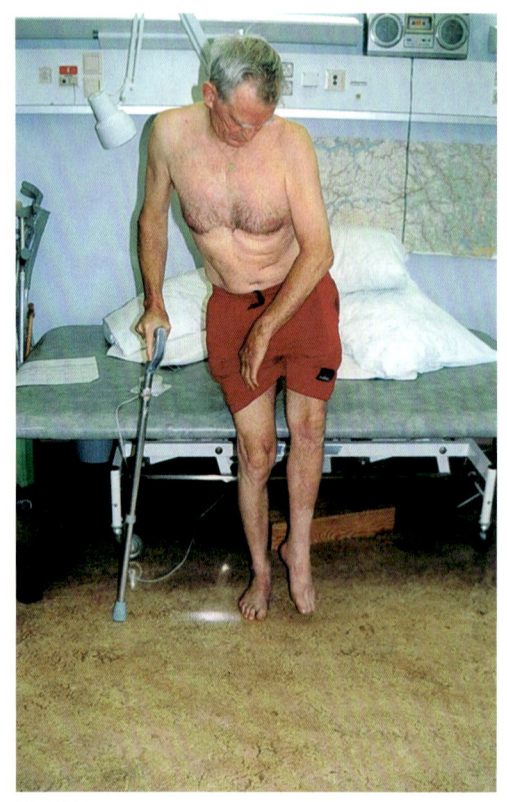

図 2.10 a

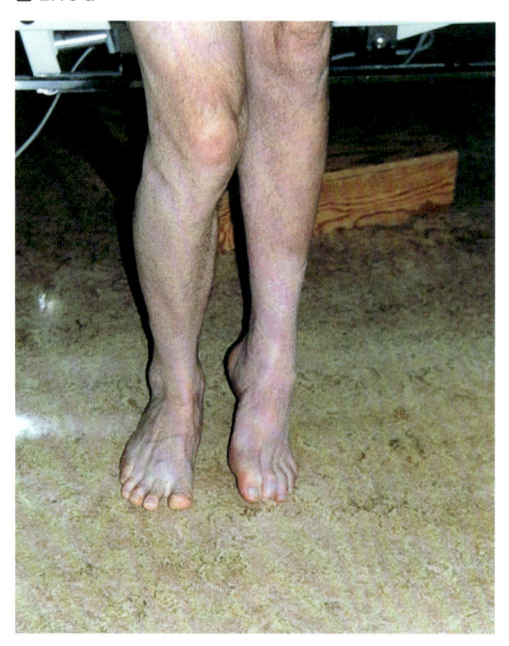

図 2.10 b

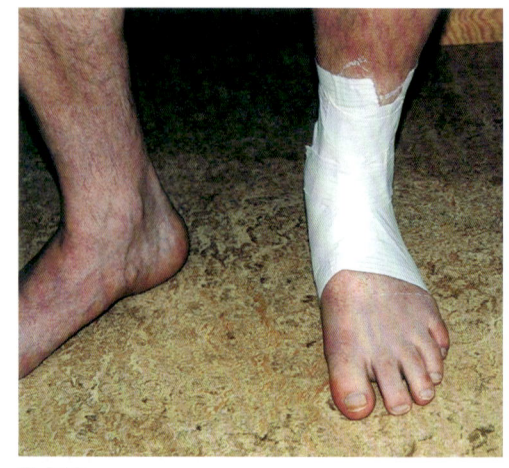

図 2.10c

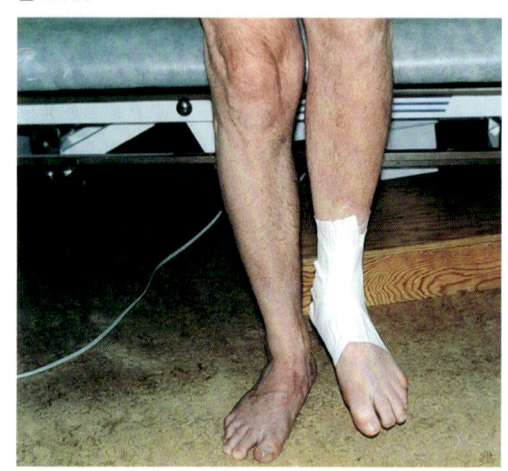

図 2.10 d

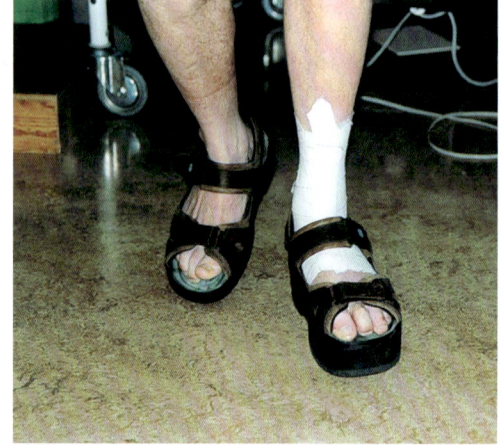

図 2.10 e

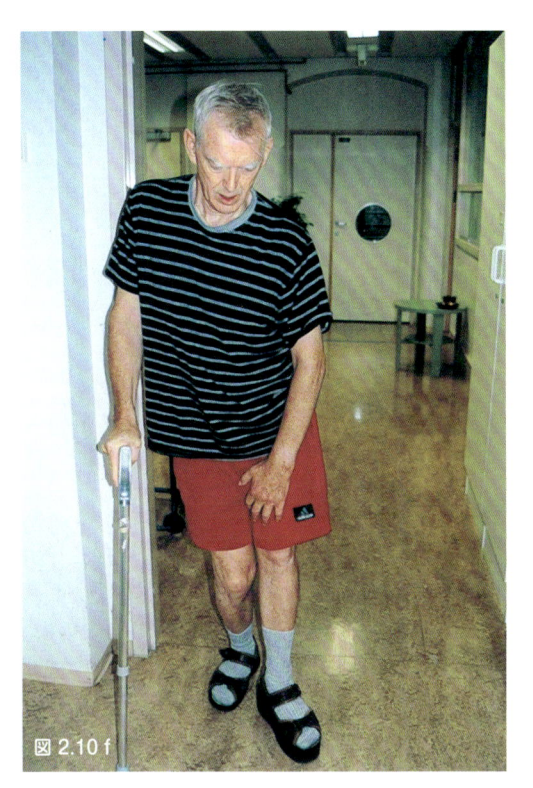

図 2.10 a〜f　この脳卒中患者は先天的に股関節疾患があり、左下肢の長さが7cm短い。彼は常に左側下肢をつま先立ちにして歩行している為、全くバランスを知覚できず運動にも問題を持つ。参加や機能においても制限がある。以前、彼は妻とたくさんダンスを踊っていた。しかし突然脳卒中に見舞われ左下肢の障害と運動失行を呈してしまった。左側に多くの不安定性を持ち、股関節、膝、足関節に安定性と随意性を全く持っていない。足関節の安定性の増加を補うためにテーピングすると、中枢部の安定性が増大する。様々なアライメントに気づけるようになり、安定性に対する神経筋活動の適切な動員ができるようになった（図2.10a〜f）。
記載：テーピングは長期的な解決ではない。なぜなら皮膚の問題を引き起こすし、患者や介助者が巻くことは難しいからである。その後、患者はスポーツバンテージを手に入れ、適切な末梢の安定性を得た。

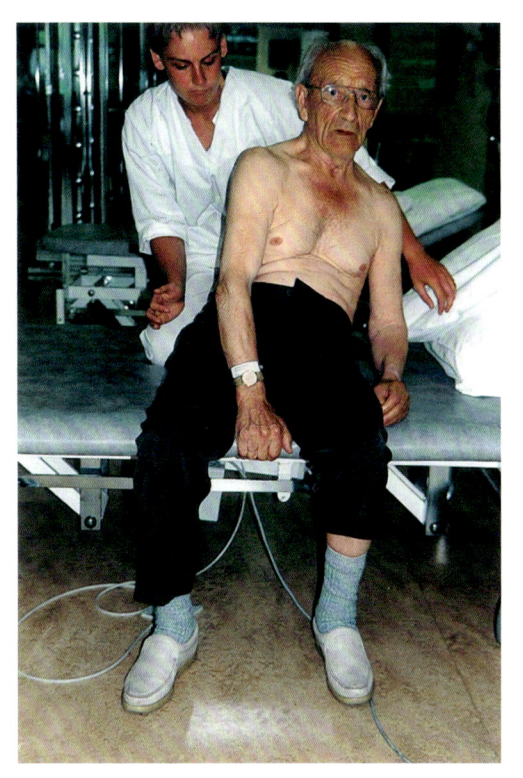

図 2.11　彼は急性期の脳卒中患者であり、バランスが欠如しているように見える。左側のトーンが低下し、前額面、矢状面、水平面において身体部位間の相互作用が欠如している。

の可動性を低下させ、全体的な運動パターンを強固にしているようにも見える。これにより底屈の拘縮は、結果として悪化してしまう可能性がある。

脊柱、肩甲帯、頸部の可動性の改善と選択的な伸展が促通されることによって、回旋が自然に得られるようになる。下腿と足部の適切な長さが可動性のために維持されるべきである。末梢の可動性が改善することで、体性感覚情報、支持面や空間に関連する身体のオリエンテーションを知覚、受容できるようになる。これらの介入は患者の姿勢やバランスを調整する能力を改善できる可能性がある。

脳卒中患者の中で、非麻痺側の四肢で押しつけを強めている患者がいる。これは複雑なシステム障害に伴う兆候であり、左片麻痺患者（右大脳半球の脳卒中）の多くに見受けられる。臨床的には急性期の短期間に認められる。多くの患者の麻痺側は完全に麻痺しているというわけではない（図2.11）。この兆候に対して、半側姿勢失認：postural hemine-glect（SchägeraとKool 2001年）、プッシャー症候群：pusher syndrome（Davies2001年）、反対側へのプッシュ：contraversive pushing（Karnathら2000年）との表現が用いられている。おそらく前庭情報は広範に散在する大脳皮質ネットワークで統合

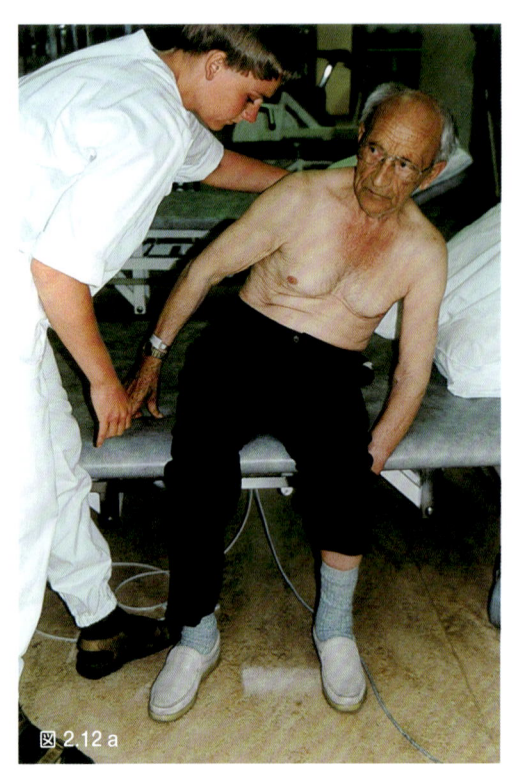

図 2.12 a, b この患者は右上下肢を押しつけている。
a 右側は重篤な屈曲であり骨盤は右側に引き上げられている。彼の支持基底面と身体部位間の相互作用は混乱している。彼の正中軸は逸脱し、マルアライメントとなっている。

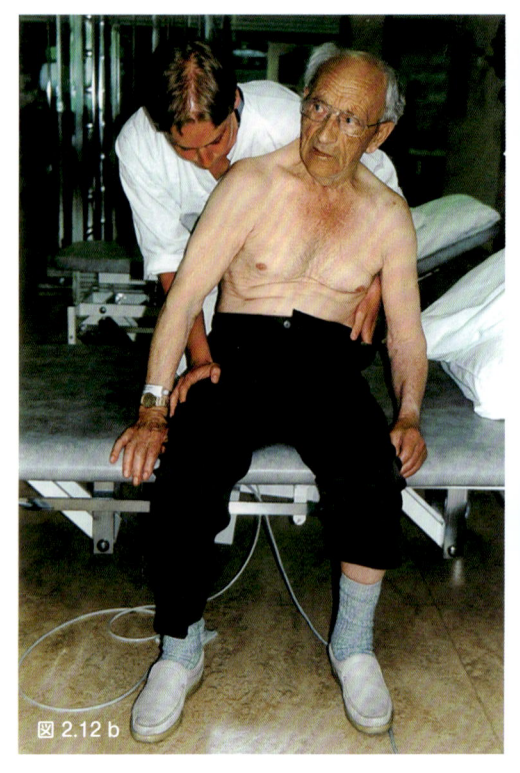

b セラピストがハンドリングを用いて骨盤のアライメントを支持基底面に対して修正する。患者の押しつけは軽減するが、上部体幹や頭部はまだ、マルアライメントが認められる。

されている(Brodal 2001年)。少なくとも脳内には垂直線の知覚制御と垂直軸に対する姿勢のオリエンテーションの獲得のための総括を担う2つのセンターが存在するとされ、詳細を述べる。
- 主観的な姿勢の垂直線(Subjective postural vertical：SPV)は、体幹内の重力システムに基づく感覚器官からの入力で形成され、前庭機能に関連し、方向特異性のオリエンテーションを知覚する。
- 視覚の主観的垂直軸(VSV)は視覚、固有感覚、前庭系からの入力に基づく視覚的な垂直位の知覚である。

もし知覚システムが混乱し、ミスマッチを起こすと患者は"プッシャー症候群"になるかもしれない(Karnathら2000, 2001年, LossleinとKolster 2001年, SchägeraとKool 2001年)。彼らの多くが左側へ崩れ、眼球は右側へと偏位した中で世界を知覚している。大脳皮質はその世界を信頼して耳を傾ける。眼球からの入力に支配され、位置情報が無効化されてしまう患者もいる。その患者の主観的な垂直線は左側へ101〜107度に傾いた位置であるが、右側に崩れていると思い込んでいる(図2.12)。右側頚部と体幹、右手首の屈曲活動を増加させ、右側の上下肢で押しつけている。それに対して左側の活動はほとんど、あるいはまったく認められない。これは主要な知覚の機能不全ではないが、空間におけるPSVやVSVからの誤った情報が入力されている。弛緩麻痺と麻痺側からの情報の欠如の組み合わせにより、知覚の問題をさらに悪化させるかもしれない。

知覚の問題はたびたび"プッシャー症候群"の患者に観察される。以下に無視の例を挙げる。
- 視覚無視(Visual neglect)：麻痺側からの大部分

の視覚情報を知覚できない。
- 聴覚無視(Auditive neglect):麻痺側の大半から聞き取れる知覚がない。
- 麻痺側の身体失認(Neglect of the most affected side of the body):麻痺側の知覚が減少して情報を統合できなくなる。しかし、前述したように、この症候群は早期の弛緩性麻痺を含み、多少の体性感覚情報を受容したり統合したりはできる。
- 空間の問題(Spatial problems):空間上における環境と自身との関連性、自身内部の関連性を作れない。
- 感覚知覚の低下(Reduced sensory perception):両側の感覚入力になると一方の感覚に気づけなくなる(消去現象)。身体の半側を個別にテストすると正常な感覚持っている可能性がある。
- 偏位した正中軸の知覚(Altered perception of the midline):患者は非麻痺側に崩れてしまうことを恐れる。
- 他の知覚や認知の問題。

プッシャー患者に生じる身体上の問題を以下に挙げる。
- 半盲(Hemianopia):患者は麻痺側の視覚領域が狭まる。
- 早期の麻痺:多くの患者が早く回復する。彼らは大部分の麻痺領域の選択的な運動が比較的良好であっても使うことができない。なぜなら、重篤な正中軸方向へのオリエンテーションの逸脱(disorientation)が生じているからである。
- 姿勢コントロールの低下
- 重心移動の減少、左右間の相互作用の減少、頭部や体幹の立ち直りの減少
- 非麻痺側で押しつけるような使用:患者が右半球の損傷ならば、彼の頭部と頚部と体幹は右側に側屈し、頭部はたびたび右に回旋する。保護伸展反応や戦略(右側に落ちる感覚を避けようと右側で押しつける戦略)を過剰にし、前額、矢状、水平面の全ての面において左右間の相互作用が抑制される可能性がある。

もしこの兆候がしっかり治療されないと、患者は麻痺側において重度な屈曲や後退する活動を強め、全ての日常活動において介助者に依存してしまう。また、非麻痺側においても不適切な使用方法を学習し、バリエーションのある運動パターンの能力が減少してしまう。たびたび介護者やセラピストがアライメントや支持基底面との関係性を修正しようと試みる際、過剰な抵抗を経験する。彼らは椅子やベッドにおけるトランスファー時や、他のバランスが要求される全ての場面において両側の問題が生じる。

治療では正中位を取り戻すよう目標をはっきりさせる。以下の要素は評価において重要である。
- 麻痺側の活動への気づき(awareness)と活動
- 前額面、矢状面、水平面の全てにおける身体部位間の運動の相互作用の獲得、特に体幹、肩甲帯、骨盤
- 末梢部位における感覚運動の統合の回復と促通
- 体幹と頭部における立ち直りと姿勢コントロールを得るための左右間の統合

治療場面において知覚は適合(match)が必要となる。垂直軸のオリエンテーションには、骨盤の適切なアライメントと腹内圧を得ることが必須である。また、視覚を除去することもある(右側を壁などで遮断したり、アイマスクを用いるなど)。さらに腹内圧を高めるためにベルトや包帯を組み合わせて、体幹や腹直筋群を刺激することも必要な場合がある。右側への側臥位、座位、立位時に右側を安定させることで、左側からの体性感覚情報の増加を促せるかもしれない。

ある患者は内反や底屈を介して床面を蹴り、異常感覚を増強させる(図2.13~2.14)。彼らは主にストレッチ、接触、前足部への重心移動の際に異常感覚を経験することがある。この反応は重力に反応する際に強まり、立位や歩行時の際は全身を固定して緩められなくなる。そうなると近位部が極端に弱化して体重移動を選択的にできなくなる。このような反応は患者や場面によって変化する。重心移動時の足部への圧、接触、ストレッチは、足部に対する脛骨の後退、底屈を引き起こす。パターンは内反と底屈を引き起こし、その結果、機械的な膝の過伸展が生じる。それは大抵、股関節屈曲と組み合わさり、股関節屈曲、内転、内旋位をとる。膝の機械的な過伸展は、重心移動時の足部の底屈と股関節の屈曲との間で板ばさみとなる。

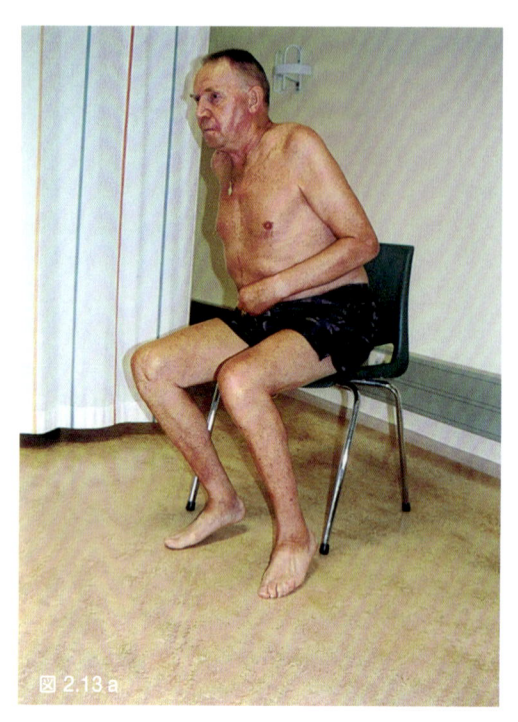

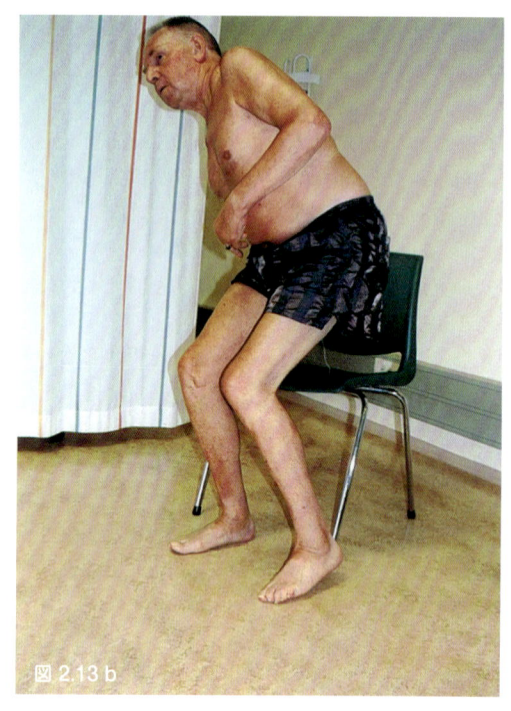

図 2.13 a, b この患者は立ち上がりの際に非常に努力的になる。写真からは表情のこわばりと上肢の連合反応がわかる。図2.9と比較すると、短時間の立位であれば連合反応の出現は少ない。立ち上がりは支持基底面と身体部位間との相互作用が要求される。一般的に患者は全体的に可動性が非常に少なく、彼の左の足部は支持基底面に適応できていない。そのため左側への重心移動は困難となり、右下肢を突っ張る事で代償している。この患者は約30年前に2回脳卒中を起こした。彼は多くの活動をなんとか一人でやり遂げ、社会参加にも積極的であった。しかし多大な努力を費やし年齢を重ねるにつれ、より疲労を強めていった。

そうなると大腿四頭筋はめったに活動しなくなる。足部、足関節、膝、股関節の協調運動障害はバランスに悪影響を及ぼし、運動のバリエーションや相互作用が減少する。

引き込む屈曲(Flexor withdrawal)は足部の異常感覚や過敏な股関節の屈曲（短縮の伸張に対する屈曲反射）のどちらかによって生じる。つまり、末梢部か中枢部のどちらか一方から問題が生じている。以下に詳細を述べる。

- 足部の重心移動は足部内の軟部組織のストレッチを引き起こす。いくらかの患者は重心移動初期時における足部内のストレッチにより、床からの足部の引き込みが生じる。そのパターンは回旋要素の度合いにより大きく変化するが、大抵は股関節と膝の屈曲と足部の内反パターンである。
- 引き込む反応は股関節屈筋群がストレッチされることで生まれ、多くは独力での立ち上がりの際に初期の反応として生じる。これは股関節の神経筋の回旋要素に基づき、外反、内反、足部の背屈が組み合わさった股関節と膝の屈曲を引き起こす。
- これらの反応は骨盤を後退させ、外観上では股関節の屈曲と外転、外旋している。外観上の外転は股関節の後退により骨盤が後方へ引き込まれた結果であり、必ずしも本当の外旋、外転活動が伴っているわけではない。

上記に述べたような状態だと正常な重心移動、バランス、トランスファーを妨げてしまう。治療では異常感覚、足部の不動、筋の長さと屈曲の改善をターゲットにする。姿勢コントロールを改善することは、特に様々な場面における安定性の要素、重心移動の段階的な調節を介す活動の全てに良い影

響を与える。様々な重心移動を伴う活動において足部の活動的な運動は変化する。例えば、座位から立位、立位から座位のコントロール、立位からのステップ、様々な方向へのステップ、片脚立位、高い場所へ降りる、片膝を組む座位、両膝を組む座位、階段などである。足部、膝、股関節の3者間のダイナミックな相互作用を生み出す修復は、バランスと運動のための患者の能力に必須となる。

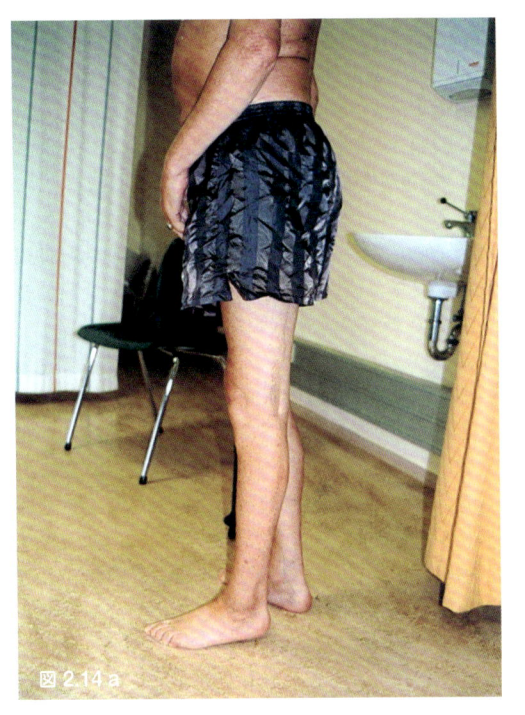

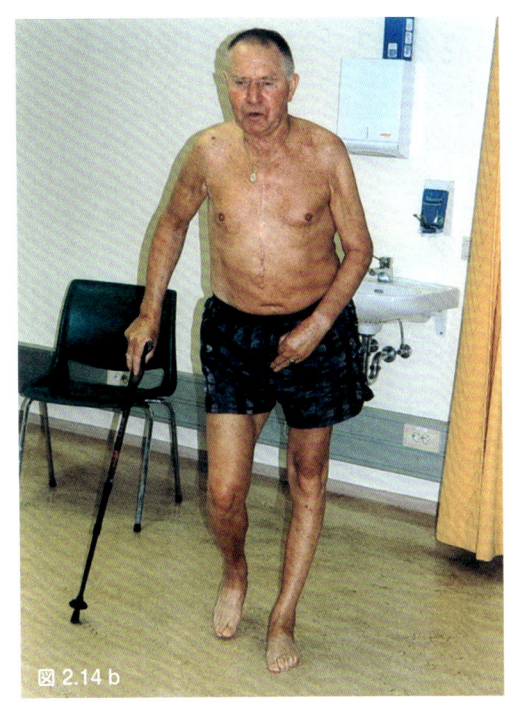

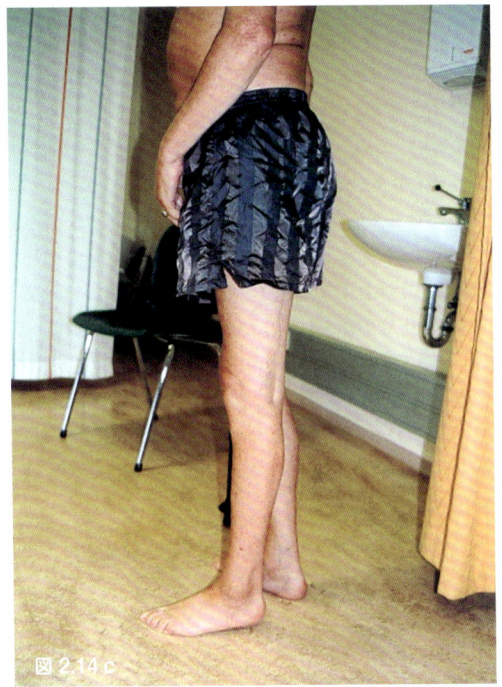

図 2.14 a〜c　立位、歩行時において足部の適応性が低下している。左膝は過伸展し股関節は屈曲している。左側の安定性は大きく減少し、バランスの不安定性に対して努力的となり、連合反応のレベルに準じて歩行中の判断（gait judging）も増大する（図2.9と比較参照）。

2.2 介入―考察と選択

　セラピストの絶え間ない臨床推論（clinical reasoning）と評価における基本は、患者が自立できるために適切だと思われる介入を選択することである。ボバース概念における治療では、解決策や方法を与えるのではない。

> 現代ボバース概念の定義：
> 中枢神経系に障害を受けたことで、姿勢コントロール、運動、機能障害を呈した患者への治療、評価のための問題解決アプローチである
> （IBITA. Theoretical Assumptions 2007年；www.ibita.org）。

　治療は個々の患者の反応に基づき適合させていく。そのため介入は個々の患者に基づき、患者の体性感覚、知覚、認知機能の問題、適応してしまった代償運動戦略、環境、目標や課題などを考慮する。全ての介入において、たとえ患者の方針が先行していようと、可能な限り機能的（functional）に治療を構築し、活動に溶け込ませていく必要がある。また、できるかぎり治療の持ち越し（carry-over）を追及していく必要がある。その際、患者のモチベーションは学習の要因として非常に重要となる。治療では以下を考慮すべきである。
- 運動コントロールの再獲得
- 運動学習
- 学習と治療の持ち越しをより向上させるための学際的アプローチ
- さらなる運動学習が見込めないと考えられる場合の代償戦略の使用（補助具や装具の利用）
- 合併症を最小限にし、予防するためのマネージメント戦略

姿勢セット

　ベルタボバースは姿勢セットを"姿勢の適応"、"意図した運動に伴い変化し、先行して出現するもの"と記載している（Bobath 1990年 p.68）。身体の各部位がバイオメカニカルな要素と神経筋の要素を関連して持ち、両者が基盤となって個人、運動、実際の環境との関係性を形成する結果へと導く。この連続する関連性は活動中に変化する。神経筋活動とバイオメカニカルな要素は互いに影響し合う。環境との関連の変化、回旋要素の変化を介すバイオメカニカルな関係性の変化、関節運動方向は、たとえ運動の目標や課題が同じ場合であっても神経筋活動への適応を必要とする。神経筋活動は運動を開始する姿位に基づく。例えば、低い座位や柔らかいクッションからの立ち上がり、高いシートから降りるなどが挙げられる。座位や立位で肘を屈曲する際、二頭筋は主動的に活動する。しかし、同じ運動を臥位において肩関節90度の屈曲位で遂行すると、腕はよりストレッチされ、座位や立位に比べ肩レベルの活動が必要となる。そうなると主動的活動が三頭筋のより遠位的なコントロールとなる。

　神経筋活動は様々な肢位における骨盤傾斜の変化の際に要求される。なぜなら支持基底面と重力との関係を、バイオメカニカルな要因が切り替えるからである。そのため神経筋活動は、座位、立ち上がり、立位時、座位から臥位、臥位時において異なる。運動分析では神経活動の動員を仮説立てることが必要であり、それぞれの活動相間での詳細な分析を必要とする。この分析は臨床考察の基本的なものとなり、同時に患者の行動の分析は知覚や認知機能の評価も含まれる。

> 姿勢セットはある瞬間における身体部位間の相互関係と定義されている。運動は姿勢セットの連続的な変化なのかもしれない。

　運動や活動時に詳細な連続写真が取られたならば、各々の写真が姿勢セットを表してくれる。姿勢セットの分析は以下の情報を教えてくれる。例えば、
- 重力の影響
- 支持基底面との関係
- アライメント
- 運動パターン
- 神経筋活動

　基本姿勢の分析には一定の形式がある。しかし、ヒトは一つ一つの姿勢間で動く。**基本姿勢**とは座位、立位、ステップ姿位、臥位、腹臥位であり、それぞれが対称性と非対称性を伴う。ステップ姿位の場合は、重心の配分も含まれてくる。姿勢セット

は姿勢間の移行と基本姿勢の中での全てにおいて、様々なバリエーションがある。姿勢コントロールと姿勢セットの間には相互関係がある。機能的活動における姿勢セットの分析は、実際の観察、アライメントの段階的な変化、運動を作り出す背景となる神経筋活動に関連する仮説立てを可能にする。選択した介入は、仮説を支持するかもしれないし、支持しないかもしれない。もし患者の運動コントロールが改善しない場合、介入もしくは仮説が間違っているかもしれないので再検討しなくてはならない。

臨床家は患者の反応と運動に対して介入を常に適応させていくべきである。姿勢セットは適応のために治療中に用いられ、患者の能力に合わせて必要条件を調整していく。姿勢セットの選択は患者のバランスコントロールと支持基底面との関係性に基づく。そのため目標活動や課題を何にするか選択をする必要がある。もし患者の姿勢コントロールが乏しく、非対称屈曲での固定、マルアライメントでトーンの配分が逸脱していたとする。そうなると患者は、環境への反応や相互作用するためのより適切な活動の動員ができない。2007年にShumway-CookとWoollacottは立位姿勢に関連する理想的なアライメント（ideal alignment）を次のように記載している。"体幹のみならず身体のあらゆる部位の筋が静止時においても狭い範囲で垂直姿勢を維持するために協調的に働いている。質量中心が理想アライメントとされる狭い範囲の外側に動くと、より筋の努力量が安定した位置へ戻すために必要とされる。" あらゆる姿勢セット内において理想的で最適なアライメントが伴うと、安定性の維持に必要とされる努力がより必要とならないよう補償してくれる。不適切なアライメント、あるいはマルアライメントは不適切な神経活動の動員パターンを持続させる可能性がある。そのため環境に反応する患者の適応能力を妨げてしまう。1992年にSahrmannは正常な神経筋活動は、筋バランス、良いアライメントを促通する筋活動の適応、正常を促通する良いアライメント、適応的な神経筋活動、と相互作用するものと定義している。

> 一つの姿勢セットにおける選択的運動は、様々な姿勢セット内の様々な神経筋活動を必要とする。バイオメカニカルなアライメントの変化はそれゆえ神経筋活動なのである。

基本姿勢と姿勢セットの分析

介入において選択した姿勢セットは、課題の達成と患者のモチベーションを高めるため、具体的な問題に適応させなければならない。有利か不利か、バリエーションはあるか、患者の内部、外部間で動いていく際の難易度、姿勢セットが患者の観点から見た運動コントロールを踏まえて考慮しなければならない。バランスと運動は多くの筋群における主動作筋、拮抗筋、共同筋の求心的、遠心的な相互作用の結果である。多くの活動場面で前額面、矢状面、水平面の全てから、全ての筋群の活動を分析することは困難である。また、教科書的な用語の中でこの運動のバリエーションを定義していくのは困難である。以下のセクションでは、立位、座位、臥位、側臥位の特徴と性質を分析している。その他の姿勢も同様に分析することができる。

■ 立 位

この基本姿勢は伸展によって特徴づけられる。つまり、体幹、頭部、頚部、下肢の伸展である。この選択的な伸展は、体幹筋組織の相互活動、コアスタビリティー、バランスのとれた下肢の筋活動に基づく。姿勢トーンは、活動的な立位で支持基底面が比較的小さいならば相対的に高まる。肩甲帯はわずかに前方突出しているが、比較的リラックスし、上肢は体側に垂れ下がっている（図2.15）。上肢の回旋は個人の神経筋活動とバイオメカニカルなアライメント、特に体幹と肩甲帯に基づく。胸郭の伸展が高まると肩甲帯がより上肢の外旋を促通する。また、活動的な前方突出と屈曲は内旋を強める。立位は一般的に伸展活動を促通してくれる。患者は重力にさらされ、アライメントが良いと姿勢トーンと姿勢コントロールを高めることができる。

図 2.15 a, b　基本的な立位姿勢

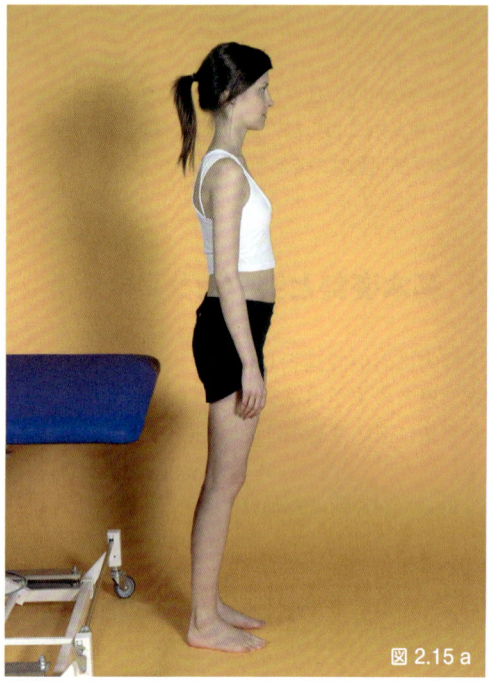

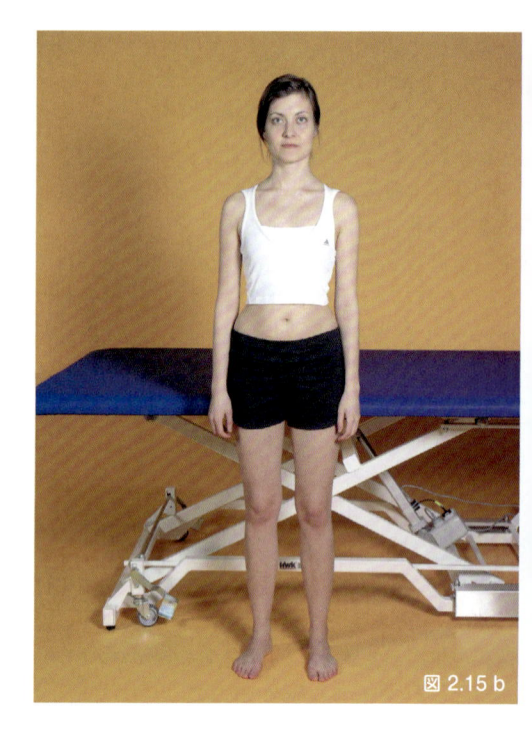

有利な点

　立位における姿勢セットは幅広く多様性があり、足部の位置が変化しても、前方、後方、側方へと安定した、もしくは動くサポートを用いる事で、患者に安全な運動コントロールを探索できることを補償してくれる。全ての変化が神経筋活動の適応を引き起こす。上肢のプレーシングは、身体内のトーンの活動に影響を与える。もし上肢が90度を越えてプレースされると、体幹の伸展がより促通される。上肢は様々な位置、高さで促通される(図2.16～2.19)。

　活動的な上肢は姿勢活動を促通する。上肢が支持として使用されている間、その使用方法によって、姿勢コントロールが変化したり、無効になったりすることがある(UekaとLackner 1994年、jeka 1997年、SlijperとLatash2000年)。立位における姿勢セットが両足をそろえている状態からステップ姿位に変化すると、重心移動が増大し様々な方向への中で、支持からスイングへと切り換わる手段になる。股関節の回旋の変化は神経筋活動の切り換えを要求し、生理的な立位時の下肢の外旋は、伸展と外転が促通され、安定性へとつながる。重力に対して緩んでいく(let go)、あるいは遠心的な股関節の伸展、外転、外旋の活動は初期のスイング相を促通する。セラピストによるハンドリングやアライメントの修正は有利な条件となる。中枢と末梢の両者が姿勢コントロールの一定レベルに達しているなら、その立位状況において患者は安心感を覚え、患者の潜在能力を探ることができる。最適なハンドリングにて膝にサポートを与えることは重要である。例えば、それにより促通を切り換えることで骨盤の運動と体幹のコントロールの発展、経験を補償できる。台座を利用して、異なる高さ、位置(側方、後方、対角線上、前面など)でセッティングすることは、座位と立位の両者の活動的な探索と変化を可能にしてくれる(図2.20)。患者の経験が促通されると、遠心性コントロールの中で変化を探索し、あらゆる方向へ運動を段階づけできる。遠心性の筋活動は筋の長さを改善し、機能的活動や多様な働きをよりキャリーオーバー(治療の持ち越し)してくれる(Pattenら2004年)。筋力トレーニングは脊髄内の運動ニューロン上の重要なシナプス形成を促通し、痙性に対して悪影響を与えるよう

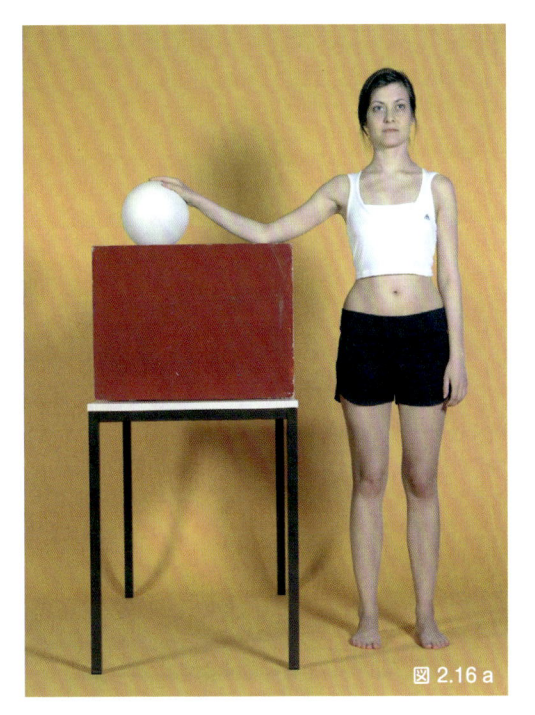

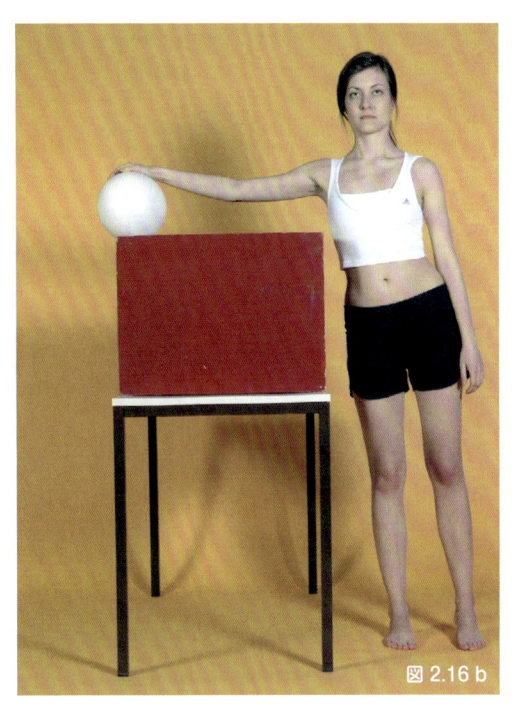

図2.16 a, b 肩への動員をメインとした運動モデル。ボールを転がす際の上肢の外転とそれに伴う側方への重心移動がわかる。モデルがボールを下に押しつけなければ、重心移動側の伸展と安定性が高められる。

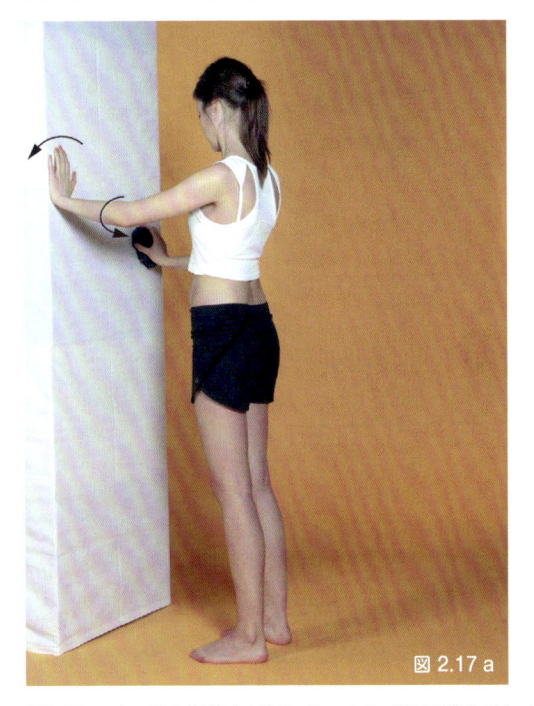

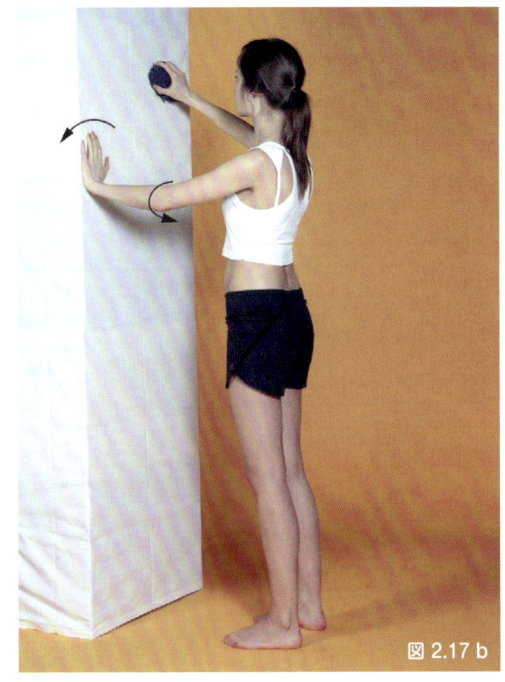

図2.17 a, b 壁の利用は上肢のプレーシングを促通できる。モデルは姿勢セットを維持するために体幹と上肢を安定させながら、同時に動かしていかなければならない。**a** 肩の前方突出や肘の伸展を組み合わせた上肢と手のより大きい外旋は、姿勢コントロールの一部となる腹筋群の活動を促通する。**b** 左上肢の安定と姿勢コントロールの改善は右上肢機能の自由な動きを促通する。

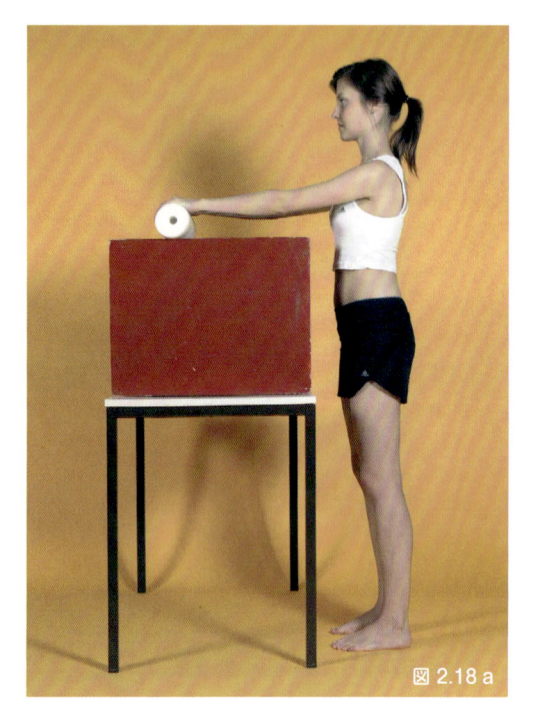

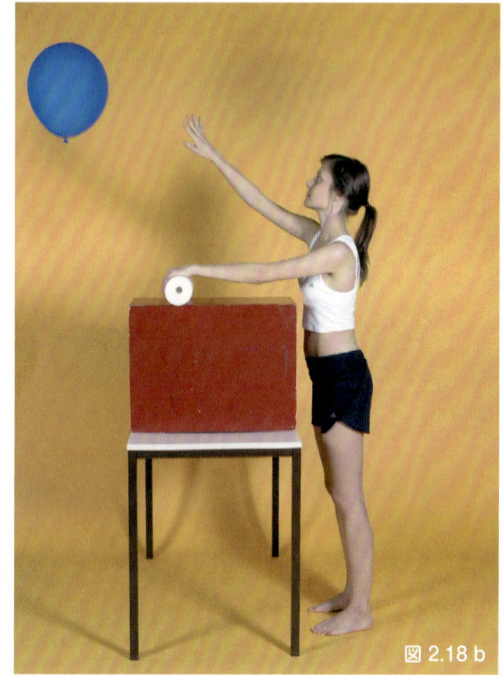

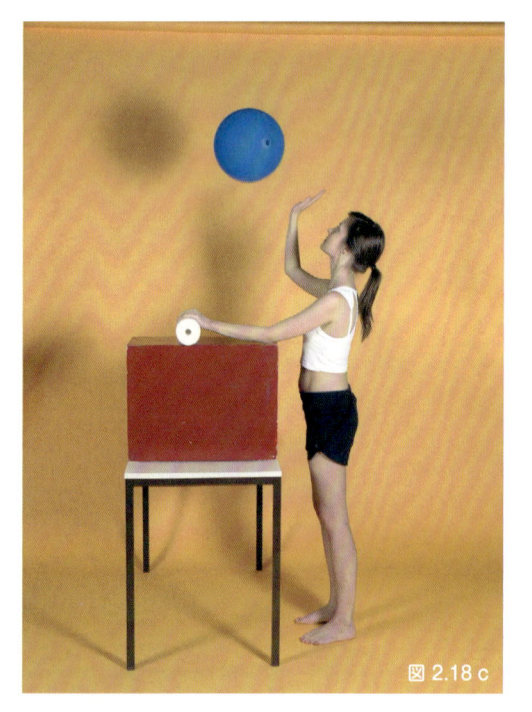

図2.18 a-c 姿勢の安定性とオリエンテーションの必要度は上肢が活動的な場面であればあるほど増大する。

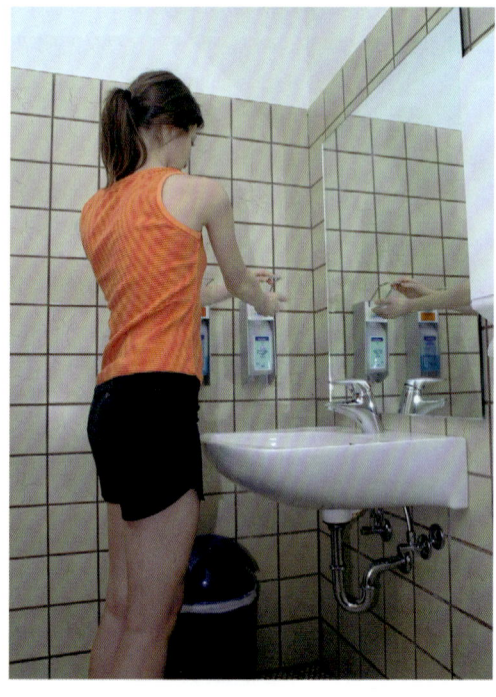

図2.19 姿勢コントロールの管理は日常生活において重要である。

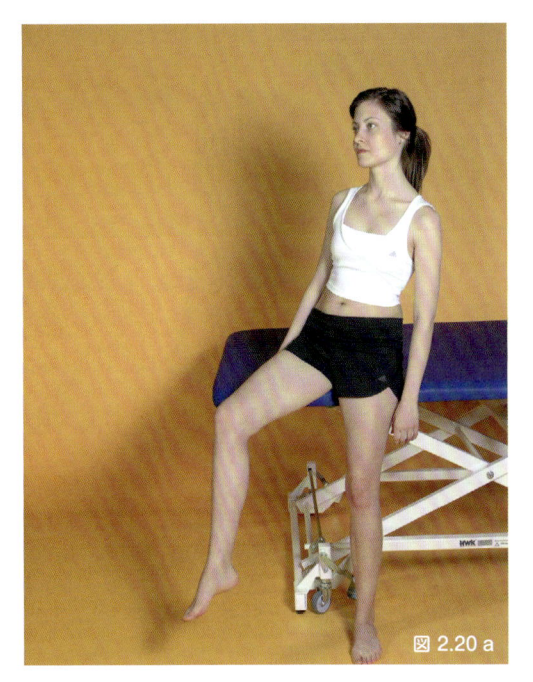

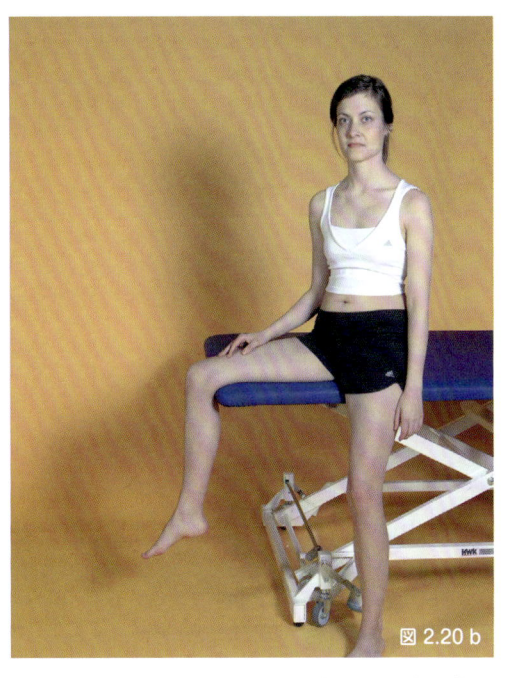

2.2 介入―考察と選択　95

図2.20 a-d aのモデルは高い治療台に座っている。この時、支持側下肢へ重心が移動し、より安定性も必要とする。また、bのように下肢を治療台にしっかり持ち上げた場合だと、骨盤も台座に引き上げられ、股関節の外旋、外転が特に必要となる。同様に、身体の各部位間が互いに立ち直っていることが分かる。

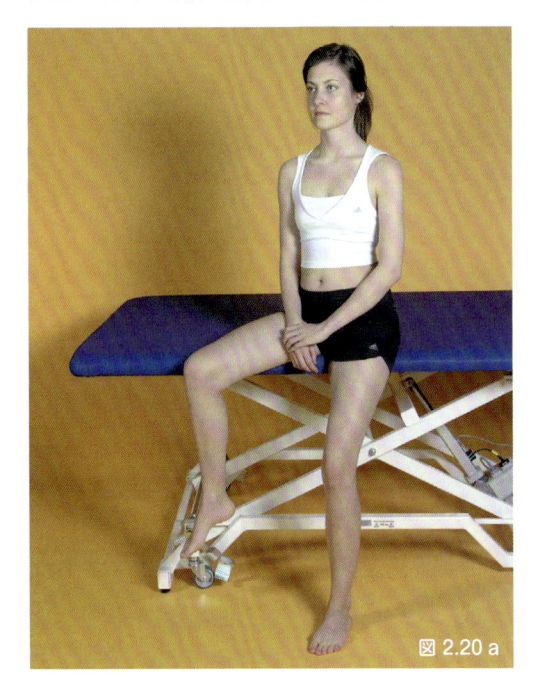

図2.20 c 立位から座位、座位から立位といった中での回旋の要素は、姿勢コントロール、バランス、運動の必要度に応じて変化するかもしれない。

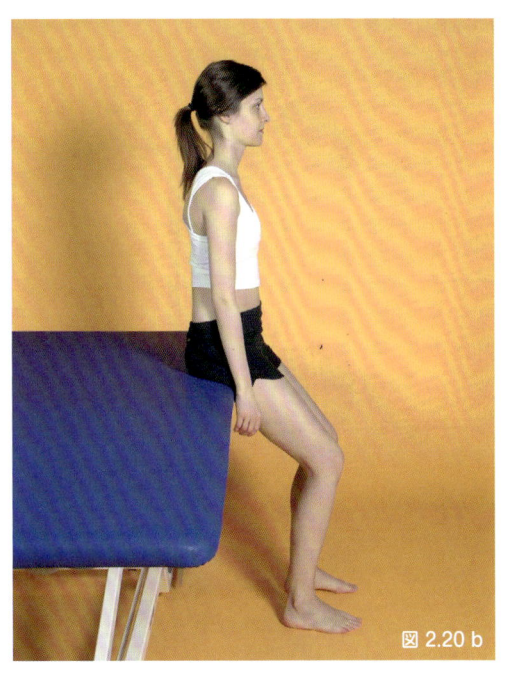

図2.20 d 高座位における姿勢セット。この写真ではより良い骨盤の可動性が引き出されていることがわかる(つまり股関節と腰椎に関連する骨盤の運動)。同様に座位から立位、立位から座位といった変化が加わることで骨盤の運動がより促通される。

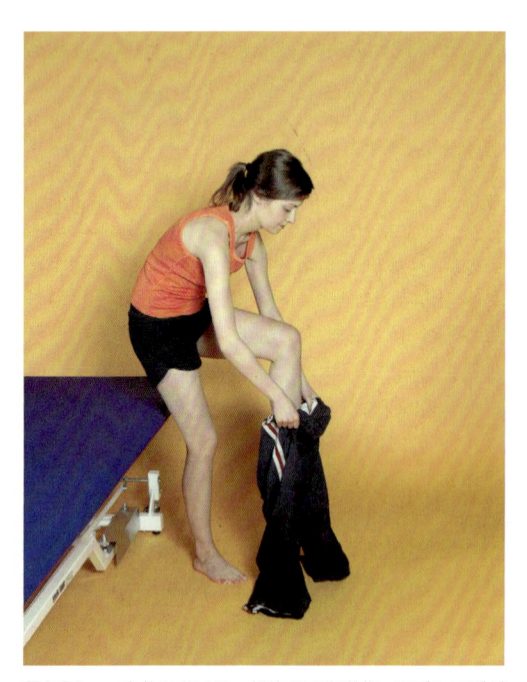

図2.21 a 立位における一般的な更衣動作。モデルはズボンに左下肢を通すのと同時に右下肢でバランスを保っている。これには複雑な知覚、認知、体性感覚活動が伴い、小さい支持基底面内での偏位に対する絶え間ない適応と問題解決能力を必要とする。

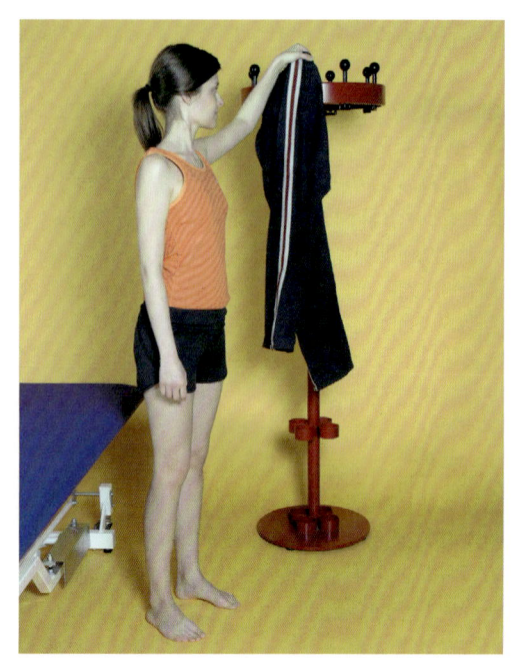

図2.21 b モデルは肩よりも高い位置のホックに上着を吊るしている。彼女はホックの位置の把握、活動における問題解決、重心移動などを行わなければならない。同時にホックの上に上着をリーチできる自由な上肢を補償する絶え間ない姿勢の安定性が必要となる。

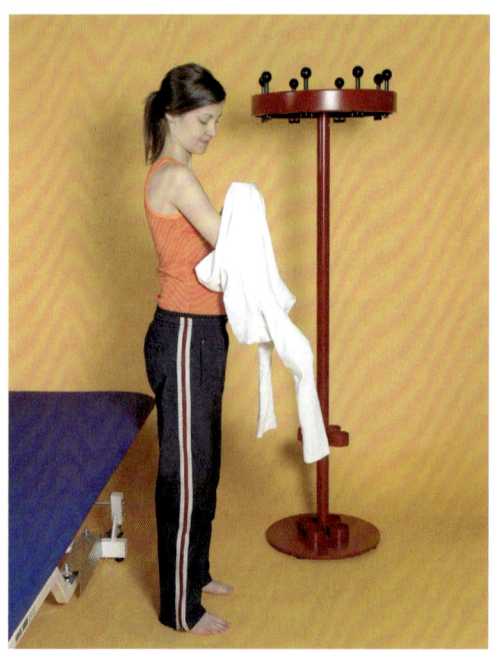

図2.21 c モデルが上着を着る際の手と上肢には、袖を通すの中で活動的な伸展運動が生じている。

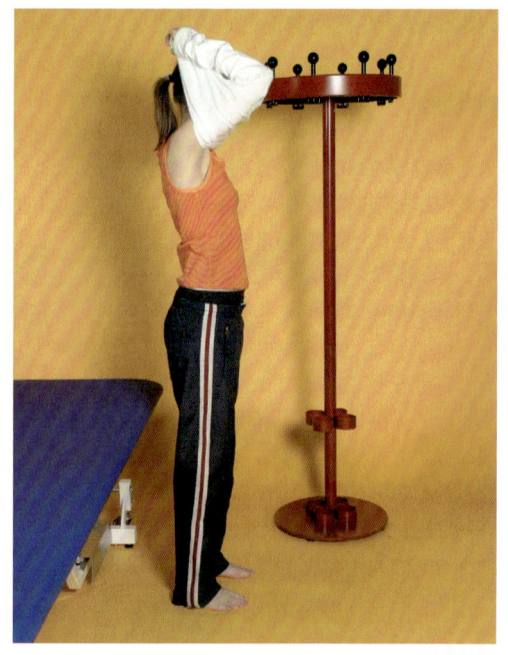

図2.21 d 手を挙げて上着に頭部を通す際、視覚は遮断されるため体性感覚入力の統合が、より姿勢コントロールにおいて比重を占めるようになる。姿勢コントロールの向上を維持するためには体性感覚の適応は必須である。各々の身体部位間で立ち直りが生じている。

には見えない(spasticity as defined by Pandyanら 2005年. 1章の3 中枢神経系障害後の再編成と結果を参照)。2004年にPattenは課題指向型訓練(task-specific training)とうまく組み合わせた技能訓練が、大脳皮質の再組織化における活動を改善すると定義づけしている。そのため治療には目的が必要であり、明確な特徴を持つ筋力トレーニング(遠心性)も含まれる。患者の機能を改善するためには、このような目的の提示が基本背景として重要である。

立位場面という姿勢セットを用いると、患者のモチベーションが高まることが多い。患者は空間と身体間の関連性がオリエンテーションされて知覚が改善する。また、立位は起立性の血圧のコントロール、循環、肺機能、腸や尿の機能を改善してくれる(図2.21)。

不利な点

姿勢トーンが重度の低緊張を伴う患者の場合、自分自身を立ち直らせるための重力との相互作用ができない。もし患者が自身を支えられなければ、傾いたり、下に押しつけるような支持となってしまう。これでは不適切で積極的な屈曲を動員し、重力への統合や姿勢コントロールの獲得を一層妨げてしまう。屈曲戦略は、もし患者が不安を感じるとさらに増大する。立位の姿勢セットの場合、患者の活動的な姿勢を促通するために、補助として二人のセラピストが必要な場合もある。起立台や類似する機器の利用は、患者によっては適切なこともある。注釈として、患者が足部の支持基底面を超えていくような活動(ステップなど)で姿勢トーンを促通できるためには、90度の垂直線上でアライメントが完全にアップライトに保持される必要性がある。

■ 座 位

基本的な座位姿勢は、体幹の伸展、コアスタビリティー、伸展を伴う頭頸部のアライメント、バランスのとれた腹筋群の活動によって特徴づけられる。股関節は生体力学的には屈曲位であるが、伸展、外転、外旋の神経筋活動を伴うバランスのとれた屈曲との相互作用に基づいている。大腿背面は座面と接点をもち、体幹の参照枠となる。股関節の回旋要素は変化するが、安定性の基盤となる最適な神経筋活動は、内旋より外旋位の方が有益である(図2.22)。

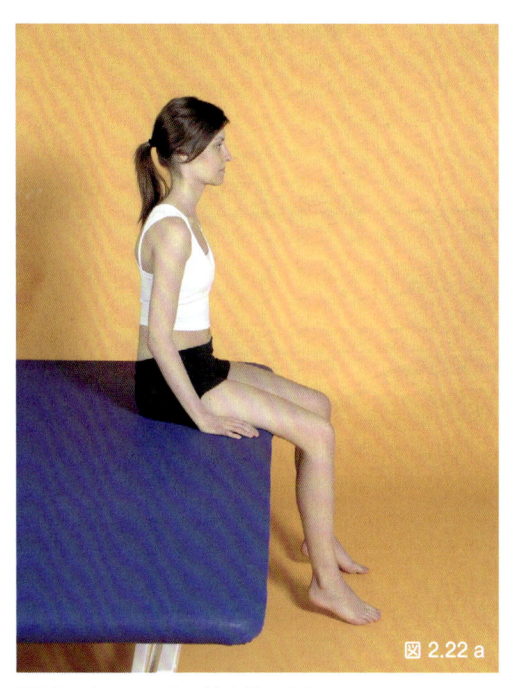

図2.2 a, b アップライトな基本座位

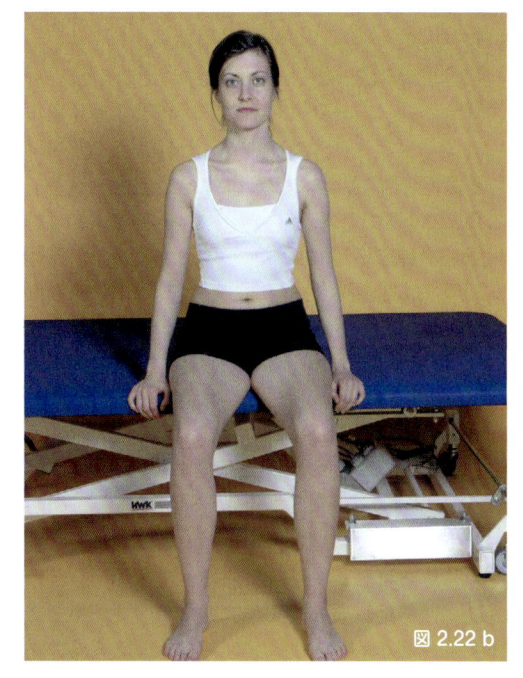

上肢の回旋は、胸椎、頭部、頚部、肩甲帯に関連する神経筋活動と生体力学的な要素に基づき、活動的でなければ内旋位となる。座位は多くの活動場面における基本的な姿勢であり、セラピストのより良いハンドリングにより、最適な機会と変化を補償できる。

有利な点

座位の姿勢セット（図2.23）は、セラピストが促通したい神経筋活動に基づき無限に変化する。例えば、背筋を伸ばして座る、斜め座り、ねじれ座位、前後にもたれかかる、高座位や低い座位、座面から離れる、角の座位、支持面の違い（ベッド、台、様々な椅子、踏み台）、異なる素材や堅さ、床面での座位、などである。座位の姿勢セットは課題に関連して変化し、場所や方向に応じて患者の次の運動は常に変わっていく。つまり課題の展開方向の随所で神経筋活動が必要とされる（図2.24-2.25）。

ポジション、姿勢、上肢の活動は体幹内の神経筋活動に影響を与える。上肢支持の場合、支持の使用方法に基づいて変化する。座位時に支持としての役目を担う大腿や殿部、立位時の足部の代用として上肢を支持的に使用すると、平衡反応への参照枠が再方向づけされてしまう。これにより患者の姿勢コントロールを低下させてしまうかもしれない（JekaとLackner 1994年, jeka 1997年）。肩関節90度を越える上肢挙上は、体幹の伸展と姿勢の活動を促通する。もし患者が上肢の重みを制御でき始めると、姿勢の安定性と筋力が体幹と上肢のあらゆる部位で高められ、それぞれが必要とされるようになる。例えば、高い位置の食器皿に手を伸ばしたり、ホックにコートを吊るそうとする場面である（図2.26）。

上肢の安定に伴う体幹の運動、体幹の安定性に

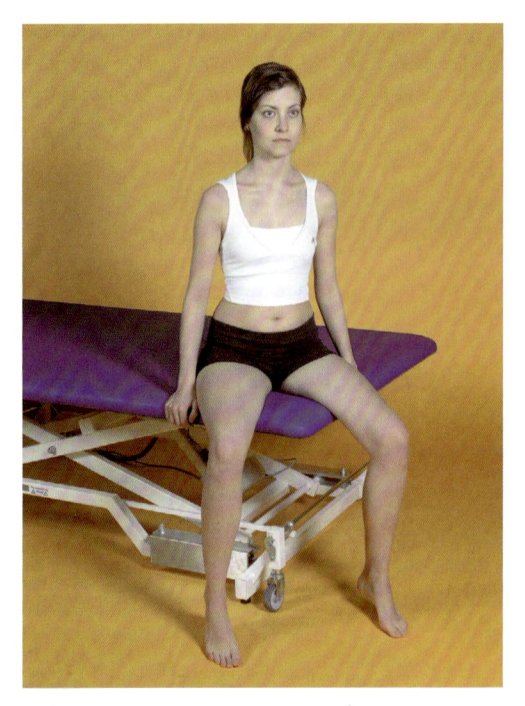

図2.23 a 股関節内転の増大は、股関節と骨盤の安定性と運動の動員においてたびたび問題となる。股関節の外転、外旋が高まると姿勢と姿勢コントロール、そして身体部位間同士の相互作用をより促通する。大きく幅広い支持面になると、より近位部の分節間運動を補償する。

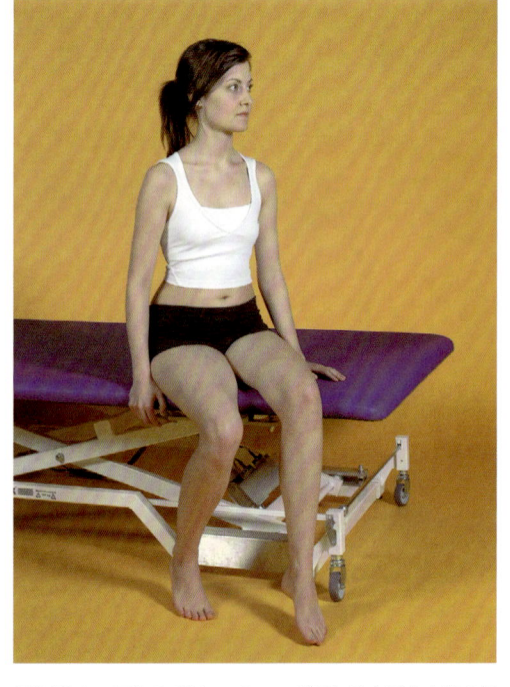

図2.23 b 回旋のバリエーションが加わると重心支持の領域が変わり、安定性を必要とする。

2.2 介入—考察と選択

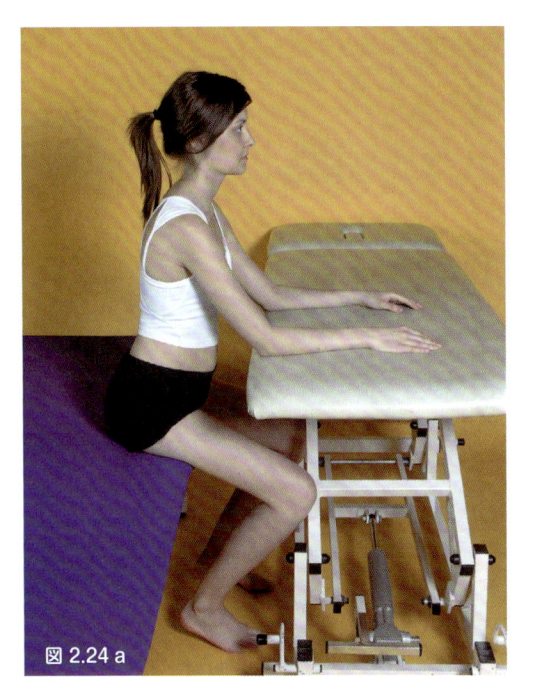

図2.24 a, b 腰椎や股関節に関連する骨盤の選択的な運動は、体幹、頭部、頸部の立ち直りを必要とする。モデルのような頭部の位置だと胸郭が屈曲していることに注意して

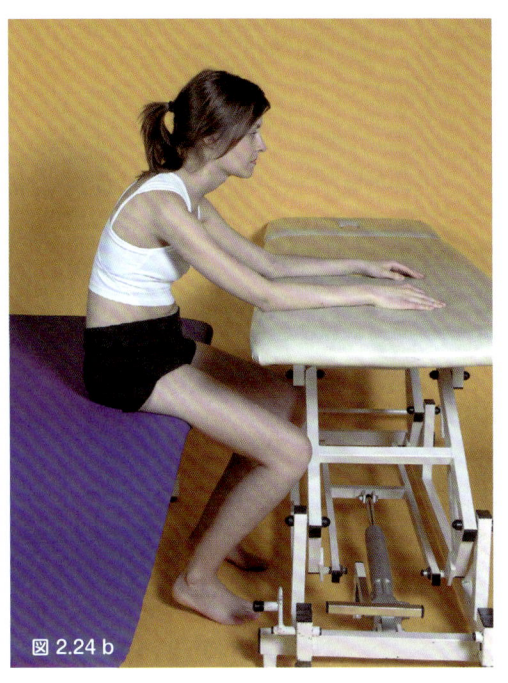

ほしい。写真では上肢が台座の上に休んでいるように見え、台座から体幹を引き離すために、より肩の運動を必要としているように見える。

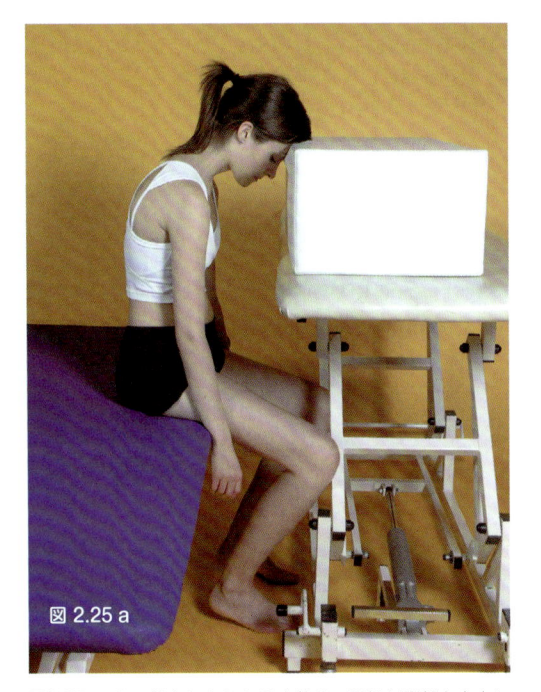

図2.25 a, b 前方にもたれる座位は、頸部と頭部を自由にするよい姿勢セットであり、立ち直りと姿勢活動への身体部位間の相互作用を促通してくれる。臨床場面において患

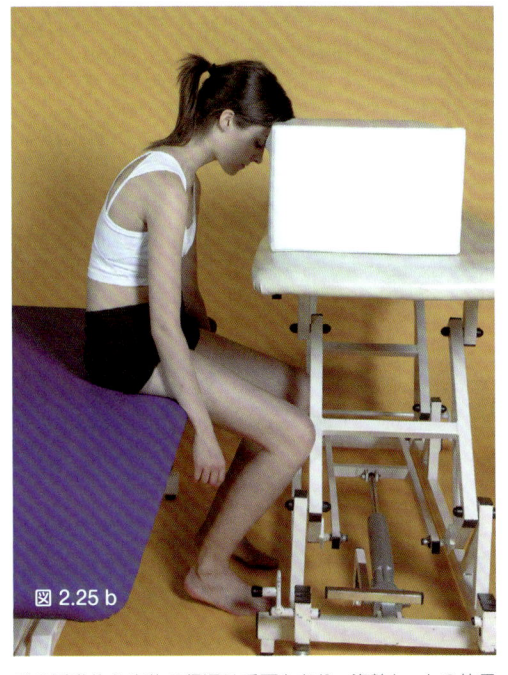

者の活動的な座位の促通は重要となり、姿勢セットの使用目的を無視するような、もたれかかる支持や低緊張を呈す患者だと治療を困難にする。

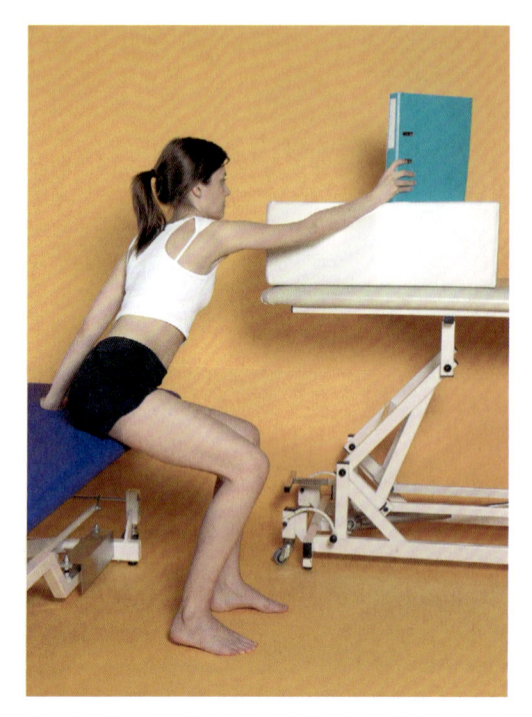

図2.26 写真のモデルは右手で左側の本に手を伸ばすために重心移動と回旋を行っており、左の上肢と手を介して安定を作っている。左上肢は支持基底面の一部として、さらに遠くの方向へ動けていくことを補償し、安定性の限度(stability limit)を超えていける。彼女は上肢と体幹に関連して立ち直り、左側を越えても安定し、左上肢に関連して動けなければならない。上肢は彼女にダイナミックなサポートを与えてくれる。つまり彼女は上肢から動けなければならないし、肩甲帯と身体部位間の協調性、より良い可動性、安定性が伴うことを必要とする。

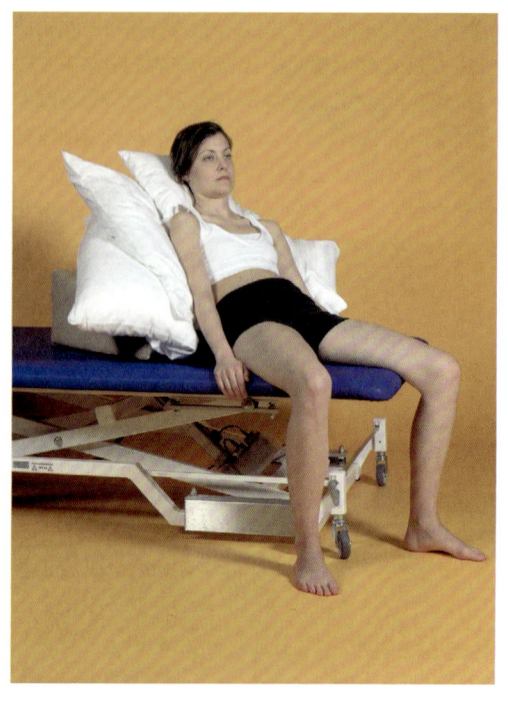

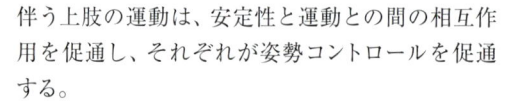

図2.27 後方にもたれる座位姿勢。支持基底面に対して良いアライメントを得る重要性を気づかせてくれる。この姿勢は患者の股関節の屈曲の適応能力に基づく。腰椎伸展の遠心的な伸張を補償する為に後方のサポートに対してある程度適応していかなくてはならない。支持面と腰部領域間の良い接触により、起き上がりや姿勢変換における腹部の活動を促通してくれる。

伴う上肢の運動は、安定性と運動との間の相互作用を促通し、それぞれが姿勢コントロールを促通する。

　座位の姿勢セットは様々な治療場面への展開が容易である。つまり、ハンドリングによる(hands on)準備的な介入から、ハンドリングをせずに(hands off)患者自身が動いていける活動を促通しやすいということである。座位の姿勢セットは、患者が遂行しようとする実際場面の機能に合わせて最適な神経筋活動が適応される。例えば高座位を用いると、伸展優位となり姿勢コントロールを促通してくれる。また、急性期における立ち上がりを容易にし、上肢や手の機能にもよりよい影響を与える。座位の姿勢セットは以下の点で用いられる。

- 体幹と支持基底面に関連する骨盤のモビライゼーション
- 腹筋群の活動と股関節の安定要素を促通するための分節的な腰椎伸展を促通。それにより活動的な姿勢コントロールと自由な上肢を補償してくれる
- 座位から臥位、座位から立位といった多様な変化と運動
- 座位の姿勢活動が維持されているなら、手のより良い運動活動への刺激と促通。また、上肢と手を利用した姿勢コントロールの促通
- 立位やトランスファー時の安定性を改善する準備としても、後方にもたれかかる座位の姿勢セットを利用できる。この姿勢セット場面で、足部の不動、過敏、股関節屈筋と内転筋の短縮に介入していける(図2.27)

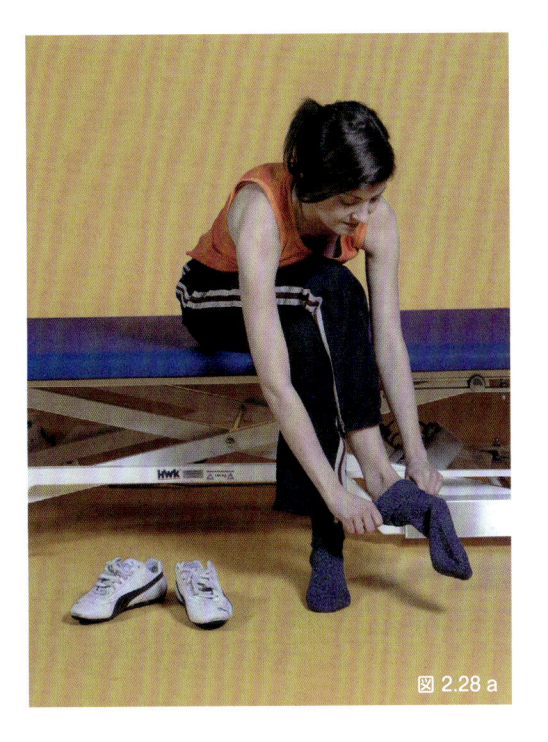

2.2 介入―考察と選択　　101

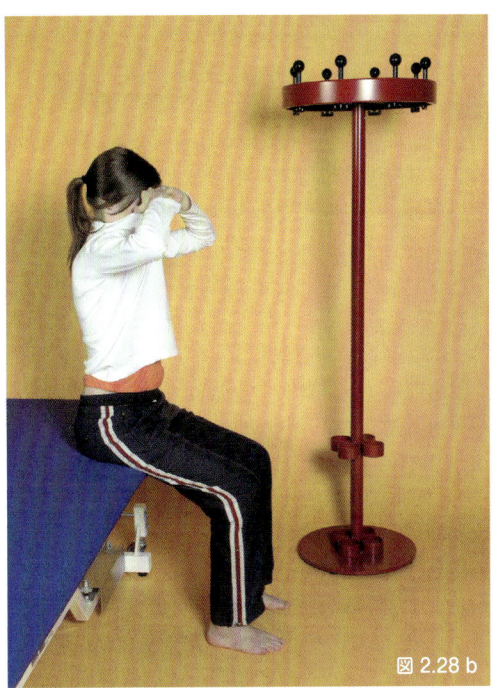

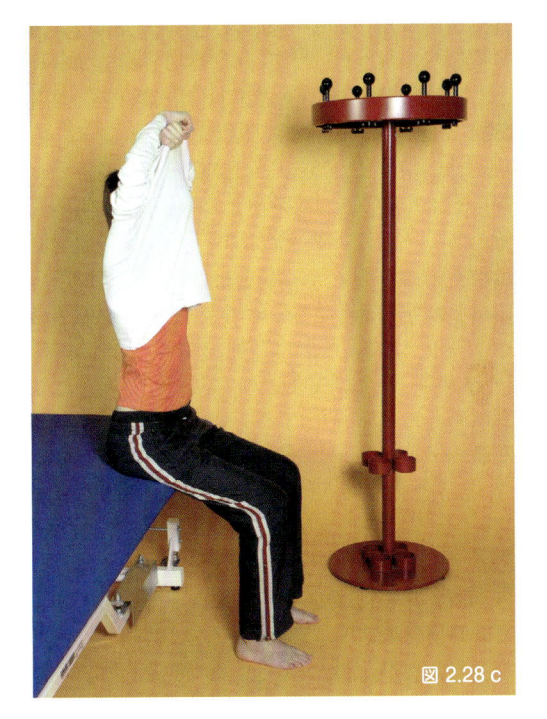

図 2.28 a

図 2.28 b

図 2.28 c

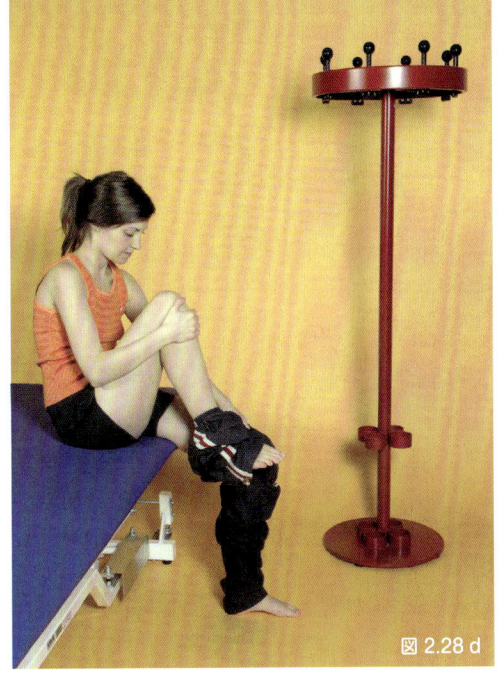

図 2.28 d

102　理学療法

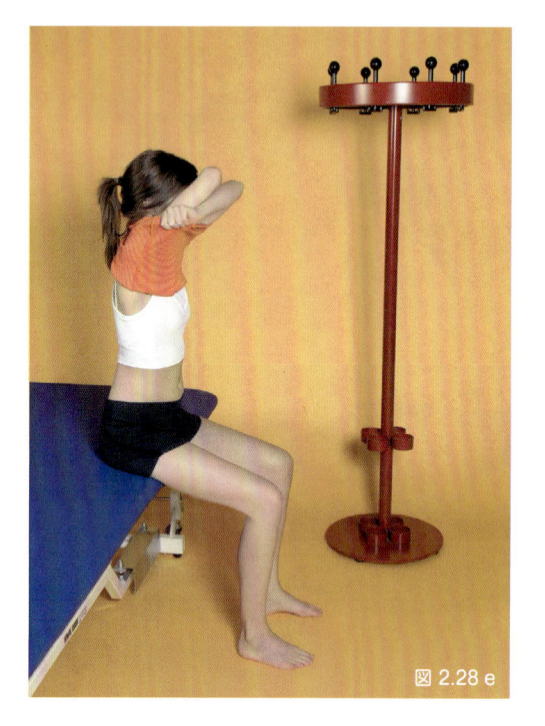

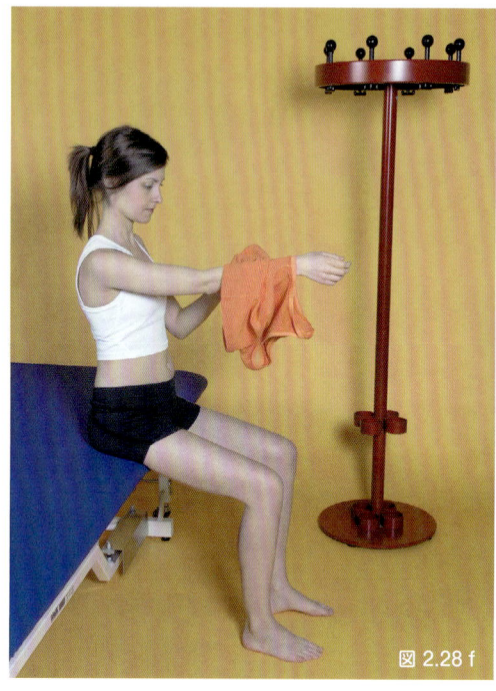

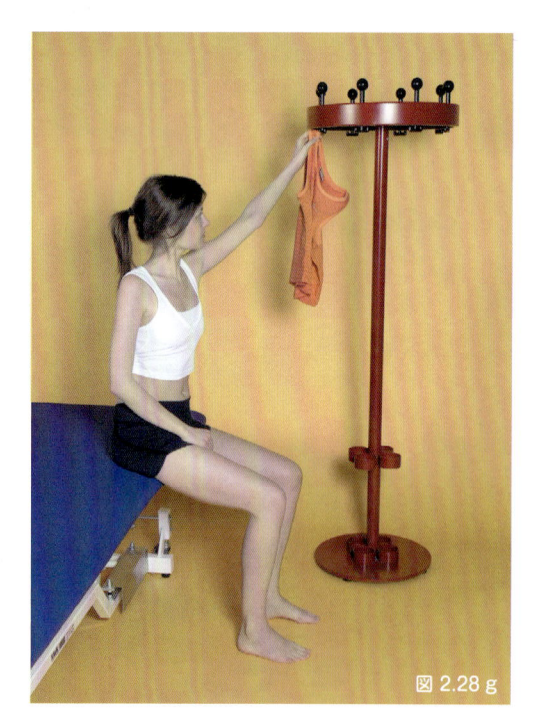

図2.28 a-g　座位姿勢における脱衣場面。バランス、運動、重心移動、回旋、立ち直り、姿勢コントロールの全ての要素が座位姿勢における着脱に必須となる。上着やTシャツを脱ぐ際の上肢の伸展を記す(図c.e.f)。体幹の安定により上肢は自由になり、衣類を容易に脱いでいくことができる。

不利な点

　座位は支持基底面が広いため、低緊張を呈する患者は容易に屈曲姿勢に陥り、固定し始める可能性がある。なぜならそれが患者にとって唯一用いることができる戦略だからである。すでに屈曲固定している患者の場合、さらに屈曲方向へと刺激され、小さい筋群の屈曲を強靭にする。

　患者の姿勢トーンに影響を与えるサポートの使用は、患者とセラピストによってどのような目的でサポートが使用されるのかに基づく。テーブル、踏み台、杖、枕、壁のようなサポートは支持面を拡大する。したがって、もし患者が支持面にもたれかかると、姿勢コントロールの動員は減少してしまう。逆に患者が支持面を押し付けてしまうと、支持基底面に固定的になったり、過剰なサポートとなり、屈曲活動が増大してしまう。しかし、患者とセラピストが運動の参照となれるサポートを用いる事ができ、上肢の重みが取り除かれれば姿勢コントロールは促通される。

　支持面の材質は神経筋活動の活性化のために重要となる。柔らかいシートの場合、適度な硬さのサポートよりも、特に股関節、骨盤、下部体幹の屈曲、内転、内旋活動を刺激する可能性がある。位置が高いサポート(壁、高い杖、高いテーブル、高い棚など)の場合、使用方法にも左右されるが、低い支持よりも伸展活動を促通してくれる。

■ 臥　位

　臥位の姿勢セットは、患者が股関節、腰椎、頚部、肩甲帯の遠心的な長さを作りだせる能力を持つ場合、伸展の特性を持つ。支持基底面は広く、重心は低く、支持面に適応できるならば筋緊張は緩み、姿勢トーンは低くなる。骨盤が前傾肢位だと、股関節屈曲の緊張が持続していることが原因の可能性がある。もし患者が股関節の屈曲と腰椎の伸展の両方の遠心的な長さを作り出せるなら、より良い支持基底面との関係性を保つ事ができ、より良いアライメントへと変化する事で、休息と活動の両方を作り出せる。

　良好なアライメントであれば四肢はわずかに外転、外旋、伸展の傾向をとる。前腕は正常な範囲内の回内位、肘は軽度屈曲位となる。私たちは手と手掌のオリエンテーションを介して環境と関わる(図2.29)。

有利な点

　臥位の姿勢セットは多様な方法の中で変化する。つまり、足部を滞空(place)していく際に、両下肢の屈曲角度に応じて足部と股関節との距離は変化する。また、股関節と膝の屈曲程度に応じて骨盤を動かすことを容易にも困難にもする。

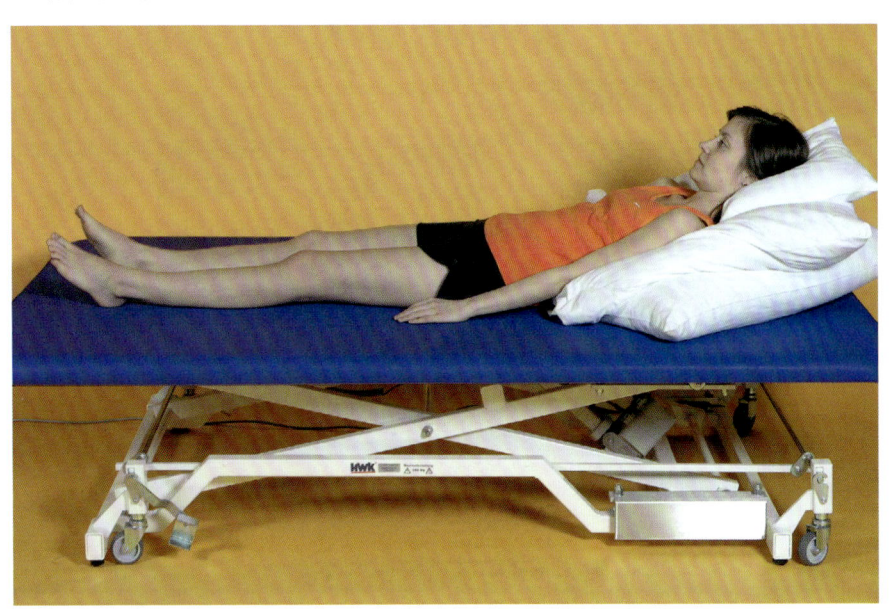

図2.29　臥位の姿勢セット

104 理学療法

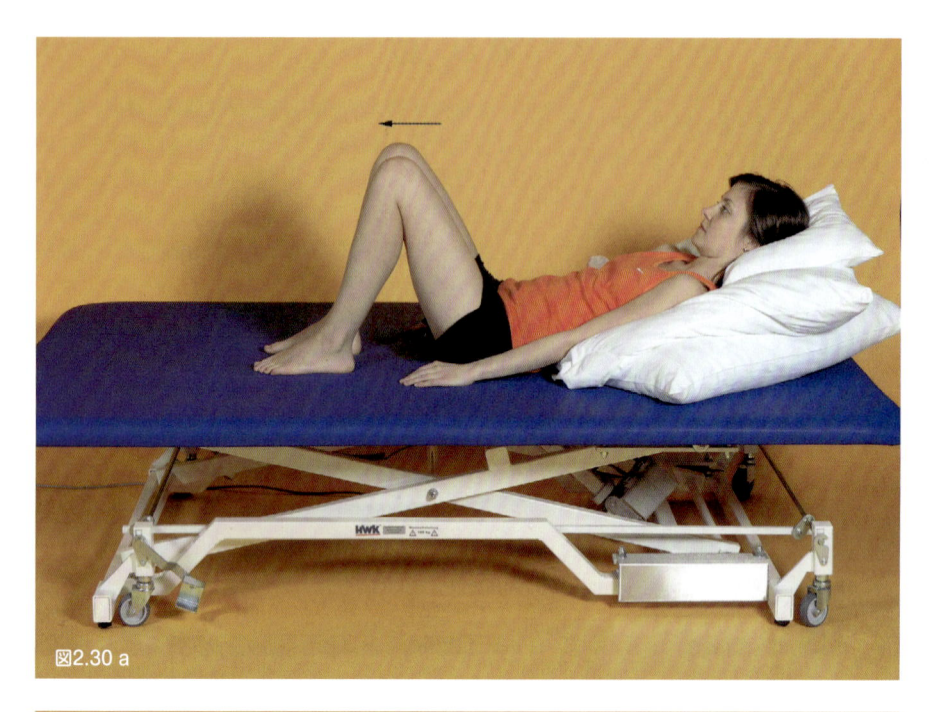

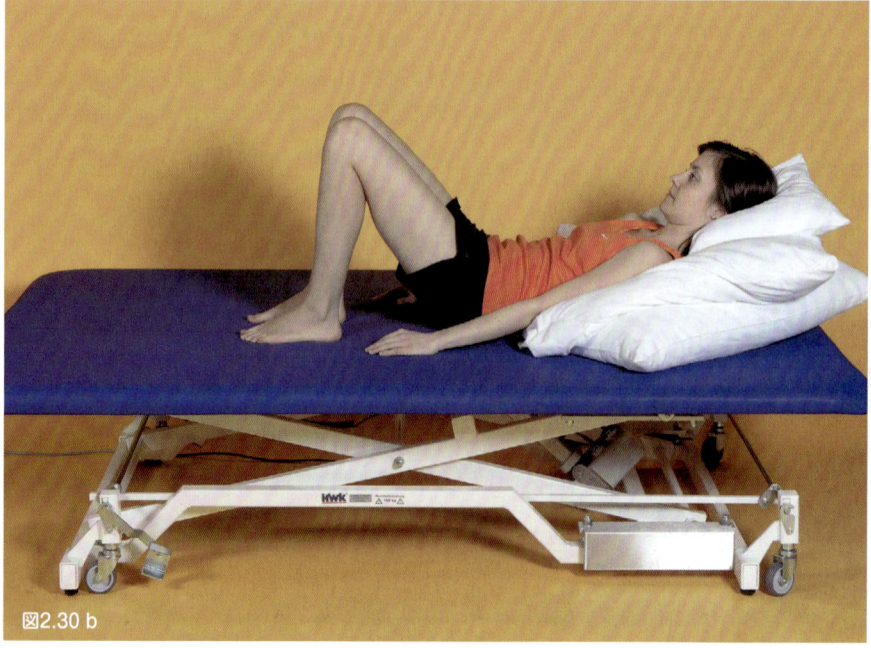

図2.30 a. b　姿勢活動を促通するためのクロック臥位と骨盤の傾斜。
二つの写真において足部に関連する膝の位置を注意して見てもらいたい。結果的に股関節の伸展と外転の活動が促通されている。

a　選択的な骨盤傾斜の促通のために足部を超えて膝が前方へ動いている。
b　選択的な骨盤傾斜は、ハムストリングスの近位部、殿筋群、腹筋群の活性化と共に、膝と足関節の安定性も得ることができる。

もし足部が股関節に接近していくよう滞空されれば、骨盤の傾斜を介す足部の方向への重心移動は、バイオメカニカルな関係により促通される（図2.30 a）。股関節の伸展と姿勢活動は、膝が足部へと末梢方向に動くことで高められる（図2.30 b）。

もし足部が股関節から離れ、さらに下方へと滞空されるならば、生体力学的なアライメントが変化し、骨盤と姿勢活動の動員がより難しくなる。体幹伸展の遠心的な働きを高めるために上部体幹は枕にサポートされ、これにより腹筋群の活動が促通される。腹筋と背筋群間の神経筋活動の相互作用は、選択的な骨盤の活動（腰椎と股関節との関係）、可動性、安定性において必須となる。臥位の姿勢セットは、患者がその姿勢に適応できるなら、短縮して不活性な筋群に対する細かいモビライゼーションに適している。

臨床的には座位から臥位、臥位から座位といったそれぞれの相で、段階的な協調運動や屈曲、伸展、外転、内転、回旋要素の相互作用を用いて、身体部位間の安定性と可動性のコントロールを促していく。

不利な点

臥位における姿勢トーンは基本的に低い。そのため重力に対抗していく初期活動が難しくなる可能性がある。つまり、臥位における幅広い接触領域は、多くの摩擦や慣性の要素に打ち勝つ必要性がある。そのため臥位の中での活動や臥位から座位への起き上がり時は、適切な姿勢活動や促通された姿勢活動が必要となる。臥位から座位への起き上がりは複雑で、自立するためには回旋、内外転、伸展、屈曲の段階的な切り換えを行える水準に達した姿勢コントロールが必要となる。

急性期における中枢神経損傷後の患者の場合、たびたび位置関係への適応（positional adaptations）を無視して動いたり、動かされてしまう。これにより他の機能的な活動において代償戦略の選択が助長される。そのため臥位は重度の低緊張を呈した患者の治療において、最初の選択肢にならない可能性がある。しかし、姿勢背景の活動を伴う患者への安定、運動、筋力といった具体的要因への治療には適切に用いることができる。

一方、臥位において緊張の増加を呈する患者もいる。彼らは支持基底面に適応する能力が低下し、不快感、不安、無防備な状態と感じている可能性がある。他にも身体部位間の可動性や相互作用が低下し、姿勢変化への重心移動や活動的に動いていく能力が低下しているかもしれない。重量や摩擦は、治療時のハンドリングにおいても運動の阻害となる。

■ 側臥位の姿勢セット

側臥位の場合、体重の荷重側はより伸展に、反対側はより屈曲を強めやすい特徴を持つ（図2.31 b）。安定性の必要度は、支持基底面との相互作用によって体重の荷重側に最も要求される。

有利な点

側臥位の姿勢セットは体幹、四肢内の回旋要素の変化、あるいは安定性に影響する枕の使用によって多様に変化する可能性がある（図2.31）。側臥位の姿勢セットは近位部位間の幅広い可動性を補償し、姿勢の安定性と力の生成を高めるための上肢帯、下肢の滞空を促通してくれる。脳卒中患者の場合、麻痺側を下にした側臥位により、触覚入力や体重の荷重を介して麻痺側を刺激できる可能性がある。また、身体の中心と近位部位間の両方の姿勢活動を促通してくれる。非麻痺側を下にした側臥位は、空間上における麻痺側上下肢の運動の背景となる安定性を改善できる。

不利な点

側臥位の姿勢セットは、臥位に比べ重心の位置がわずかに高く、支持基底面は長く狭いために非常に不安定になる。そのため治療における使用は難しい姿勢になる可能性がある。もし支持基底面への適応が不適切な場合、例えば荷重側の遠心的な伸展を行う能力が減少していると、肩甲帯が非常に不安定となる。肩甲骨の安定する位置は、体幹筋群や肋間筋群の活動に基づいて決定される。これらの筋が他動的にストレッチ肢位や不活性となると、肩甲骨は体幹上を上方に滑り、上肢の選択的な滞空に不適切なアライメントとなる。側臥位の安定性は堅いロールタオルを隙間にセッティングすることや、体幹の前方、後方、大腿部へ枕を正

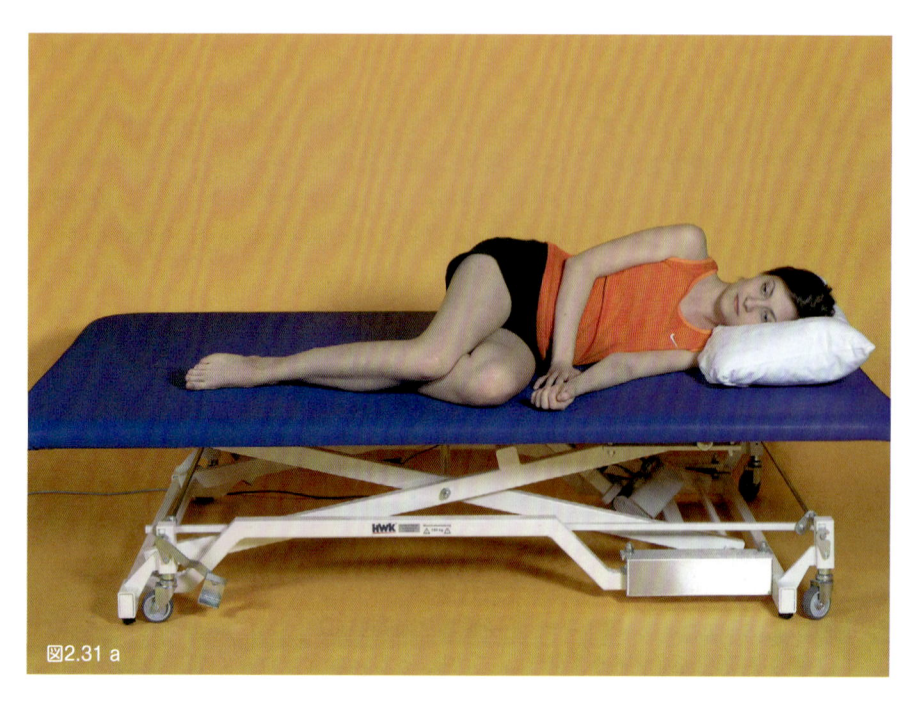

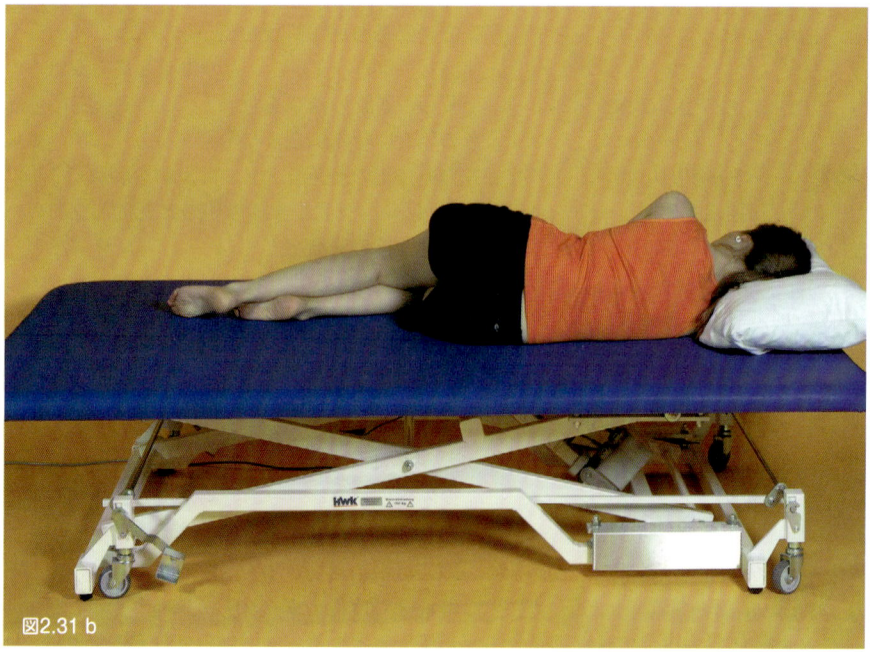

図2.31 a

図2.31 b

図2.31 a-e 様々なサポートを活用した側臥位

2.2 介入—考察と選択 107

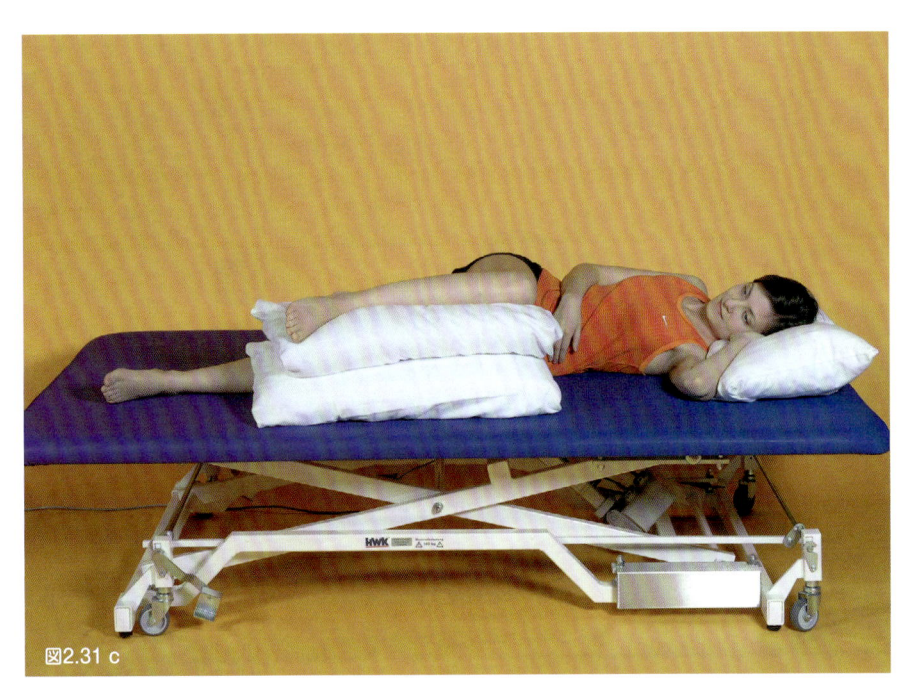

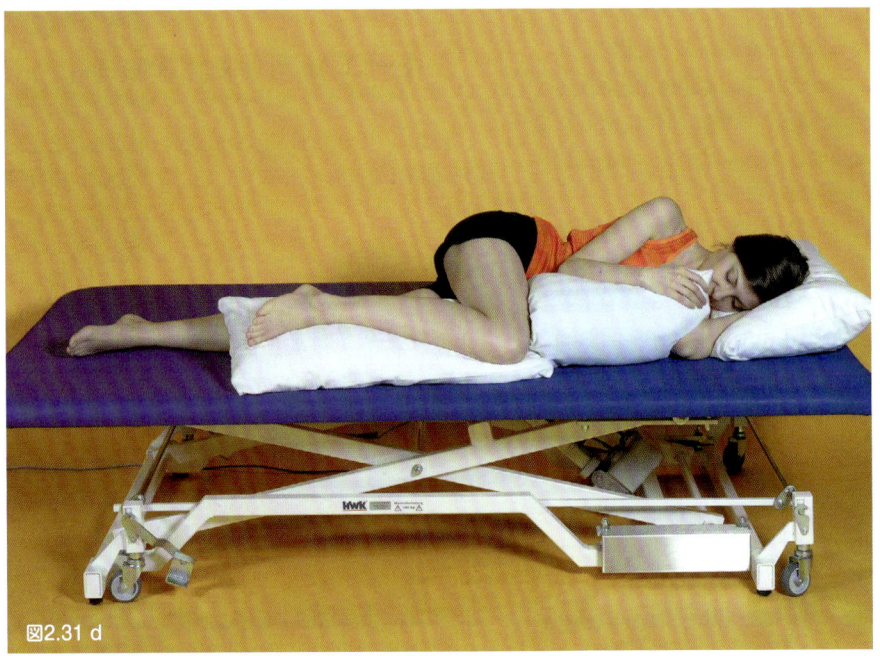

図2.31 c

図2.31 d

図2.31 e

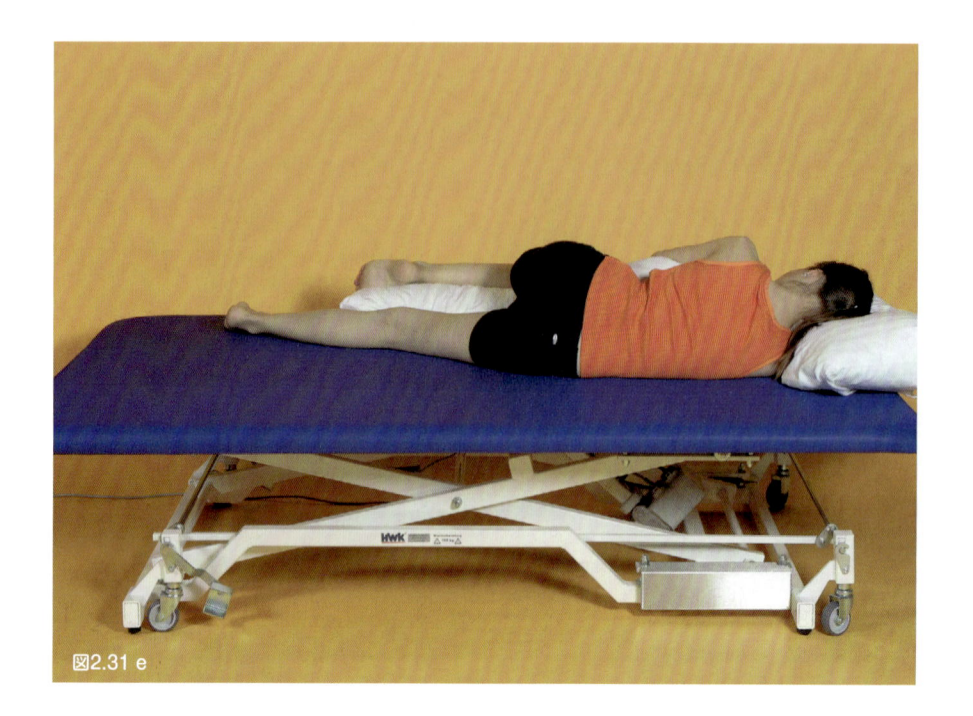

中につめることでも同様に高められる(図2.31 c)。
　治療時においてセラピストは具体的、決定的、選択的になる必要があり、患者の問題に適した姿勢セットを用いる必要性がある。姿勢セットの選択において重要な事項を以下に記す。
- 神経活動の適切な動員が伴う姿勢変化の難易度はどの程度か?
- 一つの姿勢から他の姿勢へと段階的に移行しながら変化する姿勢セットの難易度はどの程度か?
- どの程度の努力を要するか?
- 何の運動戦略が促通されるのか?
- 最初の姿勢から次の姿勢に移行していく際に得られるコントロールが高まるのか、弱まるのか?

　私達は日常生活の中で一つの姿勢から別の姿勢へと連続的に動いている。何かする際に一つの姿勢でとどまることは少なく、治療ではこれを反映しなければならない。つまり、運動コントロールを再獲得するよう促通することが重要であり、静的な活動であってはならない。治療の機能的意味は学習に不可欠である。

キーエリア(key areas)

　運動は、互いに関連し合う身体部位間の絶え間ない偏位、内部分節間のアライメント偏位、神経筋活動を介すトーンの分布が生じる。これらは観察とハンドリングを介して分析できる(Taylorら1995年)。
　次の人物ら(Bobath 1990年、Bader-Johansson 1991年、Kiddら1992年、Edwards 1996年)は、身体部位の中のいくつかを**キーポイント(オブコントロール)** と称している。この用語は誤解を生みやすく、領域、分節、部位として言及でき、決してポイントではない。**キーエリア、機能単位(functional unit)** がより適した用語と言える。なぜなら、これらの領域の活動と同時に他の身体部位と相互作用するからである。キーエリアには中枢(central)、(近位部) proximal、(遠位部) distalがある。

■ セントラルキーエリア (central key area)

　セントラルキーエリアは頭頚部、肩甲帯、骨盤に付着する胸郭の関節や筋群である。特に重要な領

域は胸郭領域の中央部であり、胸骨に付着する肋骨や、この領域の筋群である。セントラルキーエリアは、初期のバランスや姿勢コントロールに携わり、四肢の機能の土台となる安定した参照としての機能を持つ。前額、矢状、水平面の運動は、重心移動における左右間の相互作用や四肢の正中交叉への活動を補償する。

セラピストによっては頭頚部をセントラルキーエリアの延長、あるいはそれ自体が近位部キーエリア（proximal key area）として区別している。頭頚部の機能（食事やコミュニケーションを除く）は多くの運動に組み合わさる。重要な側面は、われわれを取り囲む外界へとオリエンテーションをし、眼球の安定した参照となり、情報を取り込みやすくなるよう眼球の水平運動を保持することが挙げられる。これによりできる限りの正確な情報を把握でき、バランスを高められる。

■ 近位部キーエリア（Proximal Key Areas）：肩甲帯と骨盤帯

- **肩甲帯**：1980年にCailletは、肩甲帯には7つの構成要素が含まれると定義している。それは肩甲上腕関節、上腕骨上の連結（烏口肩峰靱帯：烏口突起と肩峰の両者による烏口肩峰アーチそれぞれが上腕骨頭を支える）、肩鎖関節、胸鎖関節、胸肋関節、肋椎関節、肩甲胸郭関節である。肩甲帯は他の身体分節間から独立して見ることができない。体幹の筋群を介す脊柱や骨盤に連結する肩甲帯は、四肢、頭頚部、体幹、骨盤帯の神経筋活動とアライメントによって影響を受けるし、影響を与える。肩甲帯の機能は可動性のある安定した参照となり、上肢と手の機能を安定させ、同時にバランスの一部となる機能を持つ。
- **骨盤帯**：骨盤は脊柱、体幹、股関節に関連して動く。骨盤は二つの腸骨と仙骨から構成され、その可動領域は仙腸関節と恥骨結合の領域となる。これらの関節の動きは微細だが、トランスファー時の圧迫や伸張の際に小さな回旋要素を補償してくれる。骨盤は腰椎と股関節の間で動く。つまりキーエリアとしての骨盤は、骨盤のみではなくその近位部や遠位部との関連で動く。機能的に腰椎や股関節と関連する骨盤は、主に重心移動や安定性と可動性（動的安定性：mobile stability）、体幹を安定する上方への力、支持基底面との下方への力を移行する役目を持つ。

■ 遠位部キーエリア（Distal Key Areas）

手と足部は身体と環境との相互作用を補償する為に多くの特殊感覚受容器が含まれ適応と可動している。

- **手**：人間の手は母指とその他の指が対立し合う特徴的な能力を持つ。その結果、強力で力のある把持のための段階的な運動や繊細な筋トーンの調整といった幅のある運動を補償する。細かい手内筋群の重なり合う層により、運動の順応や変化のために必要な回旋要素の変換を可能にしてくれる。手は機能に基づいて一部の領域はより安定の役目を果たし、一部の領域はより可動性のある役目を担っている。手関節の背屈に基づく虫様筋握りは、リーチや把持の基本となり、それによりピンチや力強い把持が生み出される。手の機能は接触、感触、情報入力により環境を探索できる。これらにより、意味づけ（身振り）や表現、物品操作や持ち運び、何かを持ち上げて動かす、一輪車のように手で押し上げて体幹を伸展させる、といった洗練された運動スキルも可能となる。また、手は上肢と組み合わさり、状況に応じて環境サポートを探求するようなバランスとしての役割も担う。
- **足部**：環境と身体との接点に生じる力を伝達してくれる。例えば、険しい環境を歩く、階段を昇る、走る、方向変換する際に、弾力性を生み出し、立ち直りを素早くする。また、つま先の力（踏ん張り）によって上肢のリーチをより遠くへと伸ばす。足趾は方向転換や周囲を見渡す際にも重要となる。足部の機能は環境に関する情報を探索し、重心移動やバランスのための支持基底面への適応を担う。肘と膝は近位部と遠位部キーエリアの連結を担う。そして上下肢間の回旋の変化を介して運動パターンの変化を補償してくれる。

これらのエリアの各要素の組み合わせにより、多様な課題からの要求に対して幅広いバリエー

ションを作り出せる。キーエリア同士の相互作用は、バランスや重心移動と同時に運動も補償してくれる。単独で機能するエリアは存在しない。

多くの筋や関節がキーエリアに密集している。例えば手には19本、手首と前腕は合わせて29本の骨が存在する。また、手内在筋は20、前腕には19の筋が存在し、これらの筋により上腕は関与せずに手を動かしている。セントラルキーエリアは肋骨、胸骨、脊柱、浅層と深層筋から構成される。筋、腱、関節、皮膚の特殊受容器が活動時のあらゆる変化を拾い上げ、中枢神経系に伝達する。これにより無限でバラエティーに富む運動を安定させ、調節することを補償する。著者の臨床経験では、一つのキーエリアのハンドリングが他の身体部位間のトーンや活動に影響を与えると言える。これには2つの観点がある。(1) 直接、間接的な皮膚、関節、筋連結 (2) おそらくハンドリングが多くの特殊受容器に影響し、中枢神経系へと情報が伝達される。末梢受容器からの全ての情報が脊髄に収斂（converges）し、多くの介在ニューロンが脊髄内の多くのレベルで情報伝達し合う。これにより多くの関連領域へと情報が広がり、脳内においても同様の事が言える。

> 多くの筋や関節がキーエリアには密集している。そのため固有受容感覚情報、皮膚情報は中枢神経系に多大な影響を与える。キーエリアのコントロールと相互作用は、バランス、選択的運動、環境や課題への適応、つまり機能にとって特に重要となる。

キーエリア間の可動性、アライメント、筋の相互作用を改善することを目的とした治療は、安定性と運動との関連性、協調性を改善できる可能性がある。その結果、患者はバランスや選択性が改善し、自身の身体のより幅広いコントロールを経験できる。

セラピストの治療場面においては、各々のキーエリアにおける多くの機能不全を評価しなければならない。最初に分離性（isolation）を捉え、活動時のキーエリア間の相互作用があるならば、よりコントロールを得ることができる。この焦点は治療時において常に変化する。その選択は直接患者の運動プログラムに関連している必要があり、最初に

獲得すべき機能である。

選択的運動と機能的活動

機能的課題は短期ゴールや構成要素（components）に分類される。それは、ゴールの達成（過程）に必要となる運動課題、運動戦略やパターン、選択的運動、神経筋活動などで構成される。それぞれが遂行される中で環境に関連しなければならない。

機能的ゴール	例えば、更衣、整容、本を取る、コーヒーを沸かす、お風呂に入る、電話に出る、ドアを開けるなどが挙げられる。ゴールの延長にはショッピングのようなIADLも含まれてくる。
↑	
運動活動	例えば、方向転換、重心移動、ステッピング、着席する、臥位になるなど。
↑	
運動パターン	一つ以上のセグメント、関節から連なる運動、立ち直り、リーチ、把持、スタンスやスイング時などにおける連続的な選択的運動。
↑	
選択的制御	他の部位の安定に基づく一つの関節あるいはキーエリアでの分離運動。
↑	
神経筋活動	課題に選択された姿勢セットに基づく。ゴール達成に向かって動くために必要となる神経筋活動の動員と関連する。

いくつかの研究では、心身機能・身体構造、活動、参加、における関連性に焦点を当てている（WHO2006年）。2004年にNormannは、セラピストが患者の活動における神経筋活動の動員へのコントロールを改善するよう治療時間を費やすと、活動は目に見える形で変化し、自然に社会参加レベル

も改善することを示した。2006年にSmedaiらは、多発性硬化症を呈した二人の患者の治療において、心身機能・身体構造に焦点を当てたトレーニングにより、活動の可能な限りの再獲得ができることを実際に示した。また、効果の継続も見られた。

臨床例

骨盤の前後側方への重心移動は、全ての重心移動や移動のために必須であり、全ての機能的な活動にも統合される。骨盤の傾斜は様々な姿勢セットの中で様々な神経筋活動を要求する。例えば、座っていく、ベッド上での姿勢の変換、椅子から立っていく、浴槽の底を拭くなど、一つの姿勢から別の姿勢へと運動を切り換えていく際などである（図2.32）。

臥位での骨盤傾斜のコントロールは、座位から立位、歩行といったトランスファーにおいて必ずしも自動的に繰り越される（効果が継続する）わけではない。もし臨床推論に基づくならば、臥位での骨盤の傾斜に介入する必要性はある。例えば運動の可動域を広げていくことや、身体部位(awareness)、身体イメージ(body image)に気づくための固有感覚情報を高めていく際に必要だからである。その次に臥位から座位といった移行時も常に骨盤の傾斜を促通していく。座位での治療の繰越しを得るためには、このような機能の中で様々な姿勢アライメントをコントロールして、運動していくことが重要である。同様に立位から座位、その逆にも骨盤傾斜を適用していく。安定性と運動との関係性はトランスファーを介して変化するし、運動実行中に、促通、コントロール、再獲得される必要性がある。様々な場面での繰越しは、様々なアライメントの組織化、回旋要素、遠心的活動のコントロールに対する具体的学習を交え、治療を多様に変化させていくことで高められる可能性がある。

股関節の外転は歩行時の骨盤の安定において重要な要素となる(Whittle 1996年, Shumway-Cook

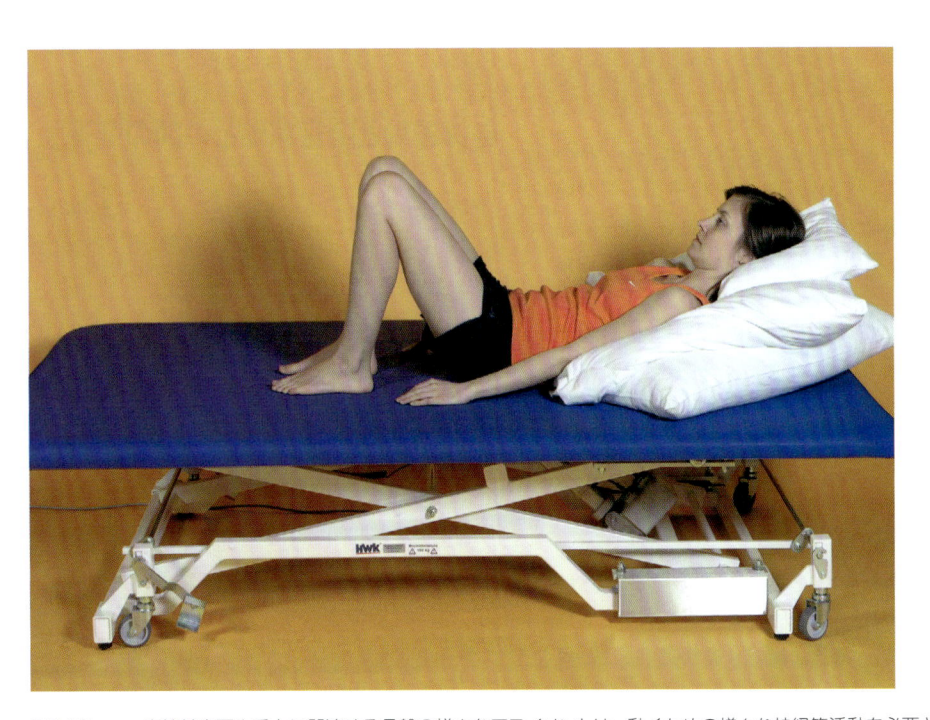

図2.32 a-c 支持基底面や重力に関連する骨盤の様々なアライメントは、動くための様々な神経筋活動を必要とする。
a 臥位時の骨盤の傾斜

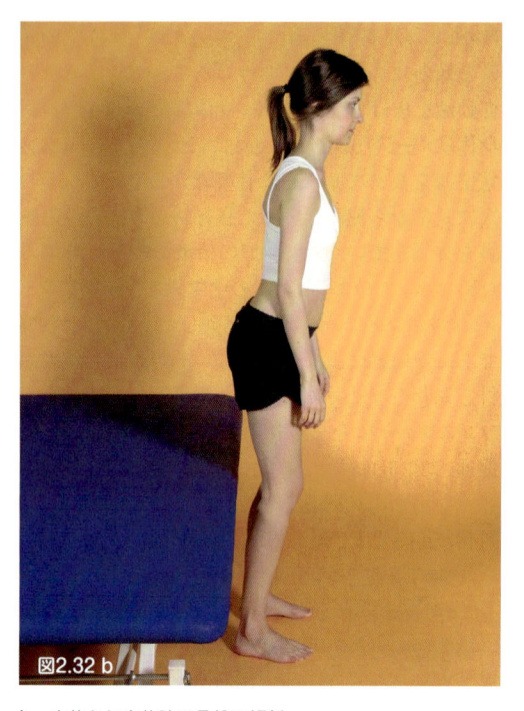

b 座位から立位時の骨盤の傾斜

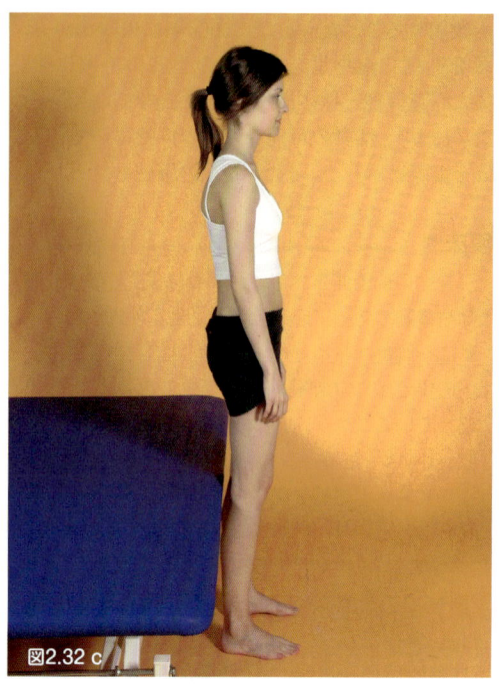

c 立位時の骨盤のアライメント

とWoollacott 2006年)。

　立脚時の股関節外転は、反対側のスイング時の骨盤の下垂を防いでくれる。これはすなわち機能的(生理学的)な骨盤の側方傾斜である。多くの患者がステップの際中に、この活動の動員が減少してしまい、トランスファーや歩行が不安定となる。股関節の外転は様々な方法の中で促通と動員を促せる。例えば側方へのステップ、高座位での非対称な座位(図2.20)、ステップ姿位からの歩行、側臥位での局所的な筋力の改善などである。

　高い場所から降りるとき、支持側の股関節外転の動員を必要とする。アライメントが適切ならば、歩行時の最初のステップを促通できる可能性がある。歩行は多様な姿勢セットから開始される。単に並行位にセッティングされた立位やステップ姿位だけでなく、前方、後方、側方、振り向くなどの歩行もある。これらのバリエーション全てが治療時において組み込まれる必要性がある。

自律運動と随意運動との間の関連性

　情報、知覚、認知の全てが行動にとって重要である。1991年にumphredは、日々の運動実行中において、モチベーションやチャレンジ、成功体験といった感覚に意識的に気づいていなかったとしても、それらは認知要素であると定義している。彼女は視覚や前庭系のシステムが認知解析や過去の経験の想起において主要部分を果たすと定義づけている。また、これらは半自律運動(semi-automated movement)と学習につながるとしている。1993年にWhitingとVereijkenは、中枢神経系は認知的な注意(cognitive attention)がなくても、今現在の運動課題を解決し、環境の要求に反応できる自己編成機能を持つとの見解を示している。1998年にLuriaは、認知は思考と同じものであるとし、この過程におけるいくつかの段階を言及している。
● 課題への直面
● 問題の構成要素と期間の評価

- 多くの解決可能な策からの選択
- 問題解決への適切な方法の選択
- 望ましい選択の使用
- 活動段階
- 結果と新たな課題の期間との比較

　運動において**認知機能**の役割は疑いの余地も無く重要である。しかし運動に関連し合うそれぞれの認知レベルが、課題からの要求によって変化する。LuriaとUmphredは、運動に注意を向ける際、運動戦略プランニングにおける意識的思考が重要であると強調している。一方Whitingは、認知とは意識レベルに到達せず、中枢神経系内における運動への気づきであると考えている。

　運動学習は健常、損傷を呈した中枢神経系に関わらず同じであり、中枢神経系の過程を必要とするように思える（第1章2　可塑性を参照）。しかし、患者の中枢神経系内において、情報入力、情報の処理、適切な動員活動のための能力は健常人と比べて差がある。2001年にBrodalは、随意、不随意という用語よりも、より自律性が少ない（least automatic）あるいは、より自律性が多い（most automatic）という表現が適切であると述べている。また、全ての活動において認知要因が含まれると説明している。意識的思考（少ない自律性）と気づき（より自律性が多い）との間の違いは、たとえ両者の解釈が認知要因を持っているとしても臨床的に類似する部分が多い。

　私たちは精度の改善を補償するバランスや姿勢コントロールといった背景活動よりも、新しく複雑な課題を学習する際により意識をする。私たちがテニスのやり方を学ぶ時、ラケットのハンドグリップに意識的に注意を向け、方向付けと回旋はストロークの要素となり、時間的、空間的にもボールの跳動から視覚情報をフィードバックする。私たちの意識的思考は身体の全ての背景活動を含んでいない。現実的で早急な適応と調整が、同時に熟練した運動を遂行するためのバランスとなる必要性がある。

　われわれは達成するために必要となる過程よりも、目標到達により意識してしまう。基本的なスキルが学ばれるとき、経験を想起するために記憶を展開させていく。例えば、どのように運動を感じるか（feel）である。この感覚は予測性能（以前の経験）と実際の遂行との比較に基づく。これがすなわち知覚となり、成功への意識に密接に関連するように思える。

　中枢神経系は同時活動、二重課題を行える能力を持つ。つまり二つ以上の課題を同時に施行できるということである。人通りの多い道を歩く、山の中で石から別の場所へジャンプする、ショッピングなどは、同時に多くの異なるタイプの情報処理、入力を必要とし、適切に行動しながら動いていかなければならない。私たちは目的、周辺の人々、多様な環境、突然のハプニングなどを意識しつつバランスを維持している。普通は歩きながら会話をしたり、買い物リストを読みながら棚から物を取って歩き回りながら買い物ができ、立ったまま上着や下着を着脱でき、石鹸で身体を洗いながらシャワーで流すことができ、計算をしながら歩くこともできる。われわれの注意は同時遂行機能において歩行に焦点が当たることはない。これらは**同時活動**（simultaneous activity）、**二重課題**（dual task）と呼ばれている（Mulderら1996年）。多くの日課、より自律的な活動においても意識的な気づき、注意の焦点の制御、集中が伴っており、必要だと考える時に力が注がれる。状況に応じて多様な方法で中枢神経系は課題への問題解決を行う。

　例えば神経学的の損傷後や、下肢切断後では、同時活動の処理能力が損なわれる。バランスが崩れそうになる時、注意の焦点が課題から引き離され、転倒を避けるためにどうにかしてバランス維持しようとする。多くの患者はバランスを維持しようと意識的な努力を費やす。もし彼らの注意が、やかんの沸騰、鳴り響く電話、近くの人々の動きに向いてしまうと転倒や怪我のリスクが高まる。

　姿勢コントロールは正常な中枢神経系において特に自動化された機能の一つである（Mulder 1991年, Dietz 1992年, Massion 1992年, 1994年, Mulderら1996年, Horakら1997年, Shumway-CookとWoollacott 2007年, Brodal 2004年）。姿勢コントロールは四肢の選択的活動のための基盤となり、姿勢の安定は運動コントロールのための必要条件となり、多彩な運動のための能力となる。運動と姿勢コントロールは密接に重なり合う。四肢の運動には、姿勢メカニズムの調節、事前の準備（先行随伴性姿勢調節）、実行中における姿勢調節、

運動への反応（フィードバック）を必要とする。

体幹の調節は四肢よりも自律的で幼少期に学習され、重心の位置と運動が同時にコントロールされなければならない(Massion1994年)。手と足部は環境へより直接的に相互作用し、正常な運動コントロールにおいては自律性が少ない要素として分類される。個々の指の巧緻運動は、自律性は少なくほとんどが随意性である。しかし、腕や体幹の姿勢コントロールに伴う手や手関節の姿勢は、ほとんどが自律性で随意性は少ない。運動は随意性が少ないものから多いものまで幅広い。

例として、書字、キャッチーボール、サイクリング、車の運転、これら全てのスキルにおいて適切な姿勢背景(appropriate postural background)が基盤となる。それらのスキルが学習されるにつれてより自律性になり、注意の必要性も次第に少なくなっていく。バランス、ADL、歩行、リーチといった多くの学習された習慣的な基礎課題は、意識的思考や注意が全く無いか、わずかに必要となる程度である。これらは1996年にMulderらによって、熟練学習(overlearned)という用語で使用されている。

> バランスや歩行、リーチ、食事のような毎日の活動はほとんどが自律的機能で、通常注意や努力の必要性は少ない。

(熟練)学習された活動やバランスは、中枢神経系の中で構造的な相互関係を持つ(第1章2.　可塑性を参照)。活動を介しながらの発達は、あらゆる場面で環境との相互関係がある。**構造(Structural)** は不変で固定化されるものではない。中枢神経系は定型的、固定的ではない。中枢神経系が変化する能力は莫大で、運動活動が遂行される各々の状況に影響される。考え方によっては、熟練学習された行動は原型的表象(prototypical representations)のように構造化される(Mulder 1991年、第1章の1. 脊髄と脳幹、小脳を参照)。新たなスキルの習得は、最初の試み(意思、注意、要求)から初期のコントロール(半自律)、習得されたスキル(自律)へと構造的な可塑性と機能との間で展望していく。

> 日々の活動は中枢神経系内で、経験に基づく構造的相関を持つ。活動表出は個人、目的、状況に基づいて変化する。

場面状況に応じて中枢神経系による調節の必要性は増大する。例えば、支持基底面の変化、動いていく場面、人が邪魔をしてくる時、シャツのボタンが小さい時、ボタンの穴がとても小さい時、履いている靴下がねじれている時、我々の注意は課題の問題が解決するまでに焦点が増大する。解決するとすぐに活動は発展し、より自律的になる。認知制御、視覚情報(目と手の協調)、感覚運動の適応は、全てが新たなスキルを獲得する際に重要となり、特に手の機能は上記の役割が大きい。自律性の幅は運動に密接に統合し、ヒトはこれらの幅のコントロールを、簡単か難しいか、既に知っているのか、新たなスキルなのか、などでスイッチを切り換えることができる。

> 運動における自律性と随意性のコントロールは密接に統合し合い、機能スキル、バランスに基づいて組織化される。

歩行は認知と自律的要素の両方を含んでいる。歩行の開始時、速度の切り換え、方向転換、障害物への注意、床面の凸凹は、より認知的要素が増える。認知的要素は実際の運動戦略に集中しないが、運動開始時、目標、環境における問題解決に関連して用いられる。歩行の場合、不変の環境化においてはほとんどが自律的である(第1章.1、脊髄、セントラルパターンジェネレーター)。初期のステップ以降はより自律的になり、支持基底面の外側に重心線が逸脱しないようコントロールされ、バランスを得るために個々のステップが振り出される。体幹は前方、上方へ動いて下肢がついてくる。つまり、頭蓋から尾骨まで活動が動員される。

歩行は我々が望めば意識的なコントロールが可能である。文書を読み続ける前に以下の指示を遂行してもらいたい。
- 立つ
- 両足が並行になる位置をとる
- 右股関節と膝を曲げ、下肢を持ち上げてから膝

を伸ばす
- 床に踵を降ろしていく
- 右下肢への重心移動と右膝をまっすぐに伸ばす
- 左股関節と膝を曲げ、下肢を持ち上げて伸ばす
- 床に踵を降ろしていく
- 左下肢への重心移動と右膝を真っすぐに伸ばす
- 右股関節と膝を曲げ、右下肢を振り出す
- 床に踵をつけていく
- あなたの席に戻ってください

　それでは質問、あなたは先ほどの指示通りの運動戦略で歩行ができ、席に戻れるか。普通の人達にとっては非常に難しい体験となる。今回、普段の日常で用いられる努力の少ない方法ではなく、言語指示による異なる運動戦略を実施した。最初のステップはほとんどが随意性であり、注意は目標と同様に現実の運動に焦点が向く。セラピストによる内部的、外部的に細分化された指示は、本来随意的にコントロールしない運動要素にも意識的注意を高めることができる。歩行時において運動を指示する場合、運動を構成する要素の連続性は反対になる（初期ステップ後）ように思える。つまり、下肢は体幹に関連して動き、重心線は動いた下肢の後方を通る（通常、体幹は下肢に関連して動く）。随意的な下肢のスイングにおける運動パターンは、通常歩行時よりもスイングのための股関節屈曲が早い段階で開始し、可動性も大きくなる特徴を持つ。先ほどの例では、体幹は下肢の後に動き、尾骨から頭蓋への動員となる。動員の連続性は屈曲活動の増大と再組織化され、効率性は乏しくなり、時間を要してしまう。つまり身体と認知面の努力性は増大する。言語指示を用いた際の個々の筋、筋群、単一要素の活動の動員は、自律性が無効になり、正常機能と比較して動員の連続性が様変わりする可能性がある。

　姿勢コントロールは前庭系、体性感覚、視覚情報が基本となる。情報源の総体的重要性の比重は実際の状況に基づく。中枢神経系に障害を呈した患者は、たびたび感覚情報が減少し、適応性が低下し、先行随伴性姿勢調節（フィードフォワード）が制限される（Baykousheva-MatevaとMandaliev 1994年, Dicksteinら 2004年）。1996年にMulderらはオランダのナイメーヘン地方において5年にわたって中枢神経系損傷後の回復を調査し、3つの回復原則を抜き出し定義した。(a)認知制御の減弱(b)視覚への依存(c)感覚運動の適応性の改善である。

　バランスが低下した人達は歩行のような自律性が高い機能でさえ、視覚への依存や注意が増大する。もし視覚情報が優位になった場合、バランスに重要な体性感覚や前庭システムのチャンネルを介する情報が、中枢神経系によって無視される危険性が生じてくる。視覚は注意の集中や調整を介す認知コントロールに密接に関わる（第1章1、体性感覚、視覚、バランスを参照）。患者の中枢神経系は身体からの信号に耳を傾けることを止め、速度やバランス反応が低下し、神経筋活動の順序性を伴った連続的な動員が再編成してしまう。

　臨床的にMulderらによって言及された要因は治療介入において用いることができるかもしれない。もし患者がバランスコントロールをいくらか持っていても、過剰な認知による抑制がかかっている場合、それを外していく必要がある。例として以下のような治療場面を挙げる。

- 患者に与える認知課題によって気をそらす、空間構成要素を含むメンタル課題の展開。例えば、家のインテリアを平面図に詳細に描いてもらうなど。
- 患者に周りが見えないような眼鏡を用いたり、閉眼する事で"盲目"状態にする。その状況下で身体部位などの判断をさせて知覚の改善を促していく。
- 患者の感覚運動適応の改善をする。例えば、足部の構造に対するモビライゼーション、柔軟性や筋の長さの改善、アライメントの改善、二重課題との相互作用へと応用する機能的課題の中での段階的な重心移動の導入。

　評価の際中、セラピストは観察とハンドリングを介して情報を収集し、なぜ患者がそのように動くのかについて仮説の立案をしなくてはならない。セラピストの理由づけの過程において患者の主要問題を決定していく。つまり安定性や姿勢コントロールの低下の問題なのか、あるいはより可動性の問題なのか。焦点は治療が展開するにつれて変化する可能性がある。もし姿勢コントロールがより影響を受けているならば、論理的に自律的プロセスを介して促通し、再構築していく。つまり、バランス維持を促す際に具体的な言語指示を用いてはならない。適切な介入として、特定の姿勢セットを選択し、非言語の中で二重課題（dual task）、上肢が自由になっていく課題を導入して姿勢コントロールを

促していく（例えば、バルーンボールを投げる、ボールを転がす、水の入ったグラスを移動する）。特に肩関節挙上90度以上での上肢サポート、あるいは促通、立位活動、立位から座位へ移行した中での座位活動などの場面を利用する。これらの場面の中で、同時にアライメントと筋機能を最適化していくことが重要である(第4章を参照)。

もし患者が姿勢コントロールや正常な認知機能を伴うバランスメカニズム、問題解決能力を持っていたとする。しかし、選択的運動の開始、動員の問題が解決されてない場合なら、その他の適切な介入方法を検討した方が良い場合がある。例えば関連性のある機能的課題の中で、より最適なアライメントと促通を組み合わせながら言語指示を用いていく。いくつかの場面では、身体の細部、刺激、筋の促通部位に対する限定した注意の集中が、患者の身体イメージや気づきを改善できる可能性がある。これは結果的に課題達成のための準備となる最適な運動コントロールの獲得につながる。

中枢神経系障害を呈す多くの患者は認知機能、知覚機能が低下している。治療介入は患者が何に対しても最適に反応できるように能力を適切に引き出していかなければならない。例えば不注意、無視に悩む患者の身体部位に視線を合わせてもらいながら動かす、動いてもらう、刺激を入れていくなどが考えられる。治療介入は患者の気づきを高め、身体部位からの情報統合を発展させ、身体イメージを改善できる。

臨床家が患者の認知レベルがどの程度なのかということを決定していく為には、個々の患者の治療時において重点的に評価し、取り組むことが重要である。意識レベルへの問題解決を評価する言語指示が常に正しいとは限らない。正常人がより自律的に行える運動や活動の中で、患者がどれくらい意識できるのか？セラピストの指導が必要なのか、必要でないのか？セラピストはいつ言語指示を用いるのか？これらの質問は臨床推論と関係性が深い。

> 臨床でのチャレンジは、バランスが自発的意思計画(conscious voluntary planning)を介して改善できるかを決定づけることである。筋トーン、筋動力(muscle dynamics)、アライメント、一連の動員は、計画に向けて最適化されなければならない。

ハンドリング

ハンドリングは治療場面における患者とセラピスト間の身体的接触と言及でき、セラピストの手の活用法において制限はない。セラピストのハンドリングは、運動やバランスの発展に影響を与える可能性がある。ある専門家は、ハンドリングは外部的サポートによる行為のため、患者自身の運動戦略の発展を妨げる可能性があると主張している。矯正機器、スプリント、歩行補助具、介助者などは、重力との関係性を患者が探索することを止める可能性がある。1987年にGentileは、セラピストは患者の環境への適応、探索を補償できる指導者にならなければならないと述べている(姿勢セットと自律運動と随意運動間の関係性を参照)。

著者は自身の臨床経験から、最適なハンドリングの重要性を強調したい。重要な質問は、何故、どのようにハンドリングが患者の自立のための再構築と再学習の過程に活用できるかということである。1997年にJekaらは患者の姿勢コントロールにおける外部的サポートの影響を調査した。研究から臨床的結論を描写することは難しいと定義づけした。しかしながらハンドリングに関連するこれらの研究結果は議論へと関心が向かう。その研究者達は被験者が指先で環境面へ接触する際に、姿勢活動が変化するということを発見した。これらの試験は、立位で鉄の棒に指先を接触する際に2種類の方法が施行された。(a)棒へ寄りかかる、重心移動する(b)棒を軽く指先で接触する　サポートへの寄りかかり、重心移動を施行した設定は、被験者の姿勢活動が減少した。外部サポートの活用は、一連の筋活動の変化といった活動における感覚運動の再組織化を生む。もし患者が軽く接触しているだけならば、指先からの情報を受け取り、姿勢活動を向上させることができる。軽い指先の接触は中枢神経系に単独的な視覚情報を上回る情報を追加する。環境への接触は身体を方向付けし、身体と空間上との間の知覚を改善する。姿勢活動は被験者ができるだけ外部サポートを活用しない場面で最も活性化するとされている(UekaとLackner 1994年)。

運動における末梢部刺激の影響は、脊髄損傷の人々と動物の両方で研究され続けている(Muirと

Steeves 1997年)。その刺激の間、可能な限りの運動と特定課題における脊髄回路の修正が重要となる。この論文は、手動と電気刺激の技術を介した末梢部刺激の増大により、脊髄損傷後の四肢の運動改善を促すことを証明している。1997年にSchultzは、外傷性脊髄損傷患者(この論文には完全麻痺なのか不全麻痺なのかについて具体的な記載はない)と健常人に対してマッサージを実施した結果、脊髄反射弓の興奮が減少するという研究結果を発表した。これらのマッサージにおける神経生理的影響と同様に、筋、腱、結合組織にも良好な効果をもたらす。1989年にLeivseth, TorstenssonとReikerasらは変形性膝関節症により運動の可動域低下、萎縮に悩まされる人々を調査した。患者は靱帯や関節に影響を与えない筋の特定のストレッチを受けた。研究結果では、特定のストレッチは筋線維の直径、線維長を増大し、運動の可動域を改善するような変化を引き起こすという事実が発表された。

他に多くの研究で、立位のコントロール(Mayerら2004年)、ロコモーション、リーチ、把握(MacKay-Lyons 2002年)、姿勢コントロール(Magnussonら1994年, Morningstarら2005年)における体性感覚情報の重要性を強調している論文がある。2002年のMacKay-Lyonsの発表は、求心性のフィードバックには3つの潜在的役割があると定義づけしている。3つ全てが内部、外部環境に適応して動いていくために重要である。(a) CPG(セントラルパターンジェネレーター)活動の増大。特に姿勢筋群への荷重に関与する(b)タイミング機能。これにより、運動方向、身体位置の動き、筋力といった生体力学における最適な運動出力を高める感覚フィードバック情報を生成する。(c)運動の一部の相を確実にする為に、リズミカルな運動の中で相の変化を促通する。これは、運動している身体部位の適切な生体力学的状態が達成されるまで開始されない。ハンドリングは患者へ体性感覚情報を与え、活用方法により姿勢や運動コントロールの発展を、促通、抑制、向上させる可能性がある。

皮膚はわれわれの重要な感覚器官である。皮膚、筋骨格、腱、結合組織は特殊受容器を豊かに含み、身体状況を中枢神経系に絶え間なく送っている。ハンドリング時、セラピストの手や他の身体部位(肩、膝、殿部など)を介して、患者とセラピスト間の情報の流れを循環させていく。皮膚や骨格筋を介す身体接触は、誤解が生じていなければ両者間で最適なコミュニケーションが生まれる。セラピストもハンドリングを介して情報を与え、受け取ることができる。患者が自ら動く、動けるよう促通する際にセラピストは、患者の反応、始動、動き、どのように動くかなど、局所的、全体的な活動の動員を評価できる。例えば、座位で支持基底面に適切に動けるために骨盤を修正していく局所的な介入の中でも、全体的な患者の反応をハンドリングで評価できる。

セラピストにとって、評価における二つの重要なツールは眼と手である。ハンドリングにおいて重要なことは、患者の反応に"耳を傾ける"ことである。比喩的に例えると、われわれの手は曲がり角をのぞくようなものかもしれない。立体認知感覚は物体に触れるだけで、質感、温度、堅さなどを以前の経験と比較しながら抽出し、何なのかを特定できる感覚である(1章1, 体性感覚システム、視覚、バランス、立体認知感覚を参照)。つまり手は、見る、聴く、の両方の能力を持つ。セラピストは患者との相互作用のためにハンドリングスキルを発展、上達させていく必要性がある。セラピストはハンドリングを介して以下の情報を評価していく。

● 局所的側面
  * 重心の配分
  * アライメント
  * 筋の質:この情報は、緊張、柔軟性、粘弾性、活動、適応性などへの仮説を高めてくれる。つまり活動について考えていく基盤となる。
  * 領域内におけるその他の結合組織の質
  * 皮膚の質感、温度

これらの情報は局所的な接触により直接的に評価できる。

● 全体的側面
  * 筋緊張の配分
  * 相反神経支配
  * 運動パターン

セラピストの手は患者の支持基底面の一部を形成する。患者が座位の場合、セラピストは骨盤領域の骨格筋に手を適応できる可能性がある。手を活用することで、セラピストは患者を側方、前方、後方、回旋へと丁寧に誘導でき、支持面(手)の変化に反応する立ち直り能力、身体部位間の運動を

評価できる。また、観察、反応に耳を傾ける、評価、を通じてキーエリア間の相互作用、キーエリアの特徴に関する仮説を立案できる。

接触は患者にとって身体的、心理的、情動的にも強固に直結する情報の一部になるかもしれない。セラピストはどのように患者にハンドリングを導入し、何の情報を与えているのかについて細心の注意を払っていく必要がある。患者が効率的に動けるためにはハンドリングを快適に受け取れなければならない。そのためハンドリングと身振りを介して、共感、関心、ケアを与えていく必要がある。ハンドリングの活用は臨床推論、問題分析、仮説構築、目標に基づき、目標達成のために患者を手助けするツールとなる。

中枢神経損傷に悩まされる多くの患者が、麻痺、弱化、体性感覚入力や知覚、協調性、巧緻性の低下を呈し、課題達成に必要な良いアライメントの中での最適な活動動員ができなくなっている。マルアライメントは、支持基底面との関係性、身体分節間と身体部位との関係性、身体分節内、近位部と遠位部との間の関係性により生じている可能性がある。もし患者が適切な筋活動の生成、適切な筋力の活性化に必要となるアライメントを作り出せないならば、ハンドリングにて促通していく方法もある。より良いアライメントの中での体性感覚入力を組み合わせた筋や結合組織に対するモビライゼーションは、運動課題への遂行動作を改善できる可能性がある。

また、ハンドリングは患者の運動の知覚、運動経験といった情報を与えることができる。病前の患者の動きへの疑似目的に用いることも可能で、"どのように感じるのか？"というフィーリングを活用しながら、以前の感覚を呼び起こしていける。治療的ハンドリングは、ダイナミックで、具体的で、多彩であり、筋や関節をモビライズしたり、安定させたり、促通することも可能である。治療においてハンドリングは決して静的で定型的であってはならず、マッサージやストレッチと同じであってもいけない。しかし両者の要素を含む可能性もある。作業療法士であるChristine NelsonはBerta Bobathに関して以下のように述べている。"私は全ての組織をモビライズできる彼女のハンドリングスキルを目の当たりにした。それは現代においても特殊性を持った技術となっている。"（Schleichkornからの引用 1992年）。

ハンドリングは、修正、サポート、情報提供、誘導、刺激、運動要求といった役割がある。手は身体の中で最もモバイルな（動かしやすい）部位である。先天的に動的安定性を持ち、課題に対する運動変化のための安定した参照領域となる。例えば母指球と親指間の中手骨、手内において虫様筋把持に関わる中手指節関節、母指と示指で正確につまんだり、協調する際に重要となる示指と小指球などの神経筋活動が挙げられる。指は手の中でモバイルな（最も動かしやすい）部位であり、手掌はより姿勢的な役割を持つ。手掌における姿勢活動と調整は指の動きにバリエーションを与える。セラピストは患者の神経筋システムをより適切に活性化できるよう招いて（invite）いくために、これらの特徴を探求し、発展させていく必要性がある。手は接触領域に対して手自体を形状づけしていかなければならないし、快適かつ良い刺激となる情報を提供できなければならない。

ハンドリングはセラピストの手のみを通じて獲得されるものではない。セラピストは一つのキーエリア内の安定性や他のエリアの運動を高めるために他の身体部位を用いることもある。これは安定性と運動との間の関係性や姿勢コントロール、運動自体を高めていく。手の機能は動力学的サポート（dynamic support）や、姿勢の活性化を必要とする姿勢セットの安定性を動員する。手は促通される領域内の機能を再現できるべきである。つまり、もし患者の股関節の安定性が低下しているならば、ハンドリングは外転と伸展の活動を提供できなければならない。

> セラピストの手は、接触、摩擦の生成、ストレッチ、圧迫、筋の長さや張力に関する情報提供、方向付け、スピード、可動域といった情報を与えることができる。それらは牽引、圧迫や回旋、安定性、機能的目標や問題に基づく可動性を生成できる可能性がある。これらの情報が期待される活動へとつながっていく。

治療ツールとしてのハンドリング活用の目的は、機能的状況の中で神経筋活動を動員することである。臨床経験は、運動コントロールと同様に姿勢活動と姿勢コントロールが、ハンドリングを通して改善されるという理論を支持している。

ハンドリングを受け入れない患者も中には存在する。知覚の問題により与える情報に対して理解できず、関連付けができない場合もある。あるいは、パーソナルスペースを侵害されるという感じを受け、身体的接触を好まない患者も存在する。ハンドリングはもちろん安全上問題ない情報レベルで、かつ最小限でなければならない。例えば、最適に関連性のあるハンドリングが何なのかということを考えていないと、トーンや張力の増大が目的に対して逆効果になることもある。これはめったに起こらないことではあるが、考慮しておく必要性がある。セラピストが専門家であるならば、共感し、全てを説明し、注意深くなるべきである。多くの患者は、評価と治療ツールの役割を持つハンドリングに対する理解力がある。

■ 促 通

ベルタボバースは促通を"メイキングイージー（making easy）"、治療の中では"メイキングポッシブル（making possible）、実際は、あらゆる出来事に動いていける必要条件を作ること、と定義づけしている（未発表資料1988年，Schleichkornからの引用1992年）。

> 促通は"メイキングイージー（making easy）"を意味する。セラピストの目的は、患者が動くことに対して楽だと感じるようハンドリングしていくことである。なぜなら自身の活動が動員されるからである。つまり促通は他動的な運動、筋のタッピング、アイシングのような他動的技術と解釈してはいけない。

ハンドリングは以下の原則を基本とする。

- 「可能」となるようにする（Make possible）：
  （アライメント修正、感覚情報入力）
  ↓
- 「必要」となるようにする
  （Make necessary）：（要求）
  ↓
- 「起こる」ようにする
  （Let it happen）：（活動）

｝促通

運動と活動を「可能」となるようにする

これを達成するために神経筋活動と構造面との関連性が、可能な限り実際の運動に最適な状態でなければならない。この過程の中でセラピストは根本的な機能障害を改善することに取り組む必要がある。促通のための準備的な介入段階においては、この章の最初に言及した全ての要素を含んでいる。つまり、姿勢セットの選択、キーエリア、機能活動のための選択的な要素、自律性と随意活動との間の関係性、ハンドリングの中の項目である。

中枢神経系に障害を持つ患者は、二次的に筋や構造面の変化を強め、バランス、トランスファー能力、ロコモーション、機能的活動、自由な上肢などへ悪影響を及ぼす。筋組織は使用方法に基づいて可塑的で適応性がある（第1章1、神経筋システムを参照）。多くの要因が筋機能に影響を及ぼす。例えば、

- トーン
- 位置
- 中枢神経系や末梢システムからの筋への情報
- 使用方法の変容、不使用
- アライメントの変容
- 循環
- 結合組織の適応性（拘縮、弾性の増大／過剰な可動性）

1992年にSahrmannは"短縮位の筋は伸張位の共同筋よりも直ちに動員され、結果的に強固さを強める"としている。短縮した筋は、粘弾的特性、慣性、トーヌス、活性化、位置、拘縮、遠心的な長さを作りだす能力の低下などの理由から、活動初期に動員されやすくなるように思える。ハンドリングはこれらの要因を改善できるよう探求していく必要がある。

痙性の抑制／連合反応／トーンの増大は、多くの理学療法士によって用いられる用語である。抑制とは神経生理学過程で言及され（第1章1、システムコントロールを参照）、運動コントロールや運動観点で用いない方がよい。治療目的としては筋活動の協調性を改善するために、中枢神経系内の興奮と抑制作用の安定性を得ることである。抑制とは活動的な神経生理学過程であり、抑制性神経伝達物質を解放するための興奮を必要とする。低緊張を呈する筋は遠心的な長さを作り出す能力が減少してしまう。臨床経験から筋に対するハンドリングは、柔軟性、収縮、遠心的活動、可動性を高め、影響を与え

られる可能性が考えられる。ハンドリングは筋を許容量限界まで伸ばすような古典的ストレッチではなく、神経活動を高める促通をストレッチに組み合わせ、筋の内在機能へ働きかけることを目的とすべきである。

遠心性コントロールはこの要素において必須となり、患者に活動的な筋の長さを与える。このモビライゼーション手法は常に運動と組み合わさり、筋への特異的モビライゼーション（specific mobilization of muscle）と呼ばれている。アライメント修正と組み合わされる治療は、機能的運動へと導いてくれる。

臨床例

神経障害に苦しむ多くの患者は、車椅子上で長い時間を過ごす。座位は、内旋、内転方向へ大腿が転がり込むことを生み出し、股関節の屈曲、内旋、内転への短縮を強める危険性がある（図2.33）。この事が原因となり、トランスファー、立位、歩行時に骨盤を安定させる股関節の伸展と外転の動員が制限されてしまうかもしれない。

治療ではアライメントを改善するために短縮した構造へのモビライゼーションや、筋バランスと安定性を得るために筋活動の促通が必要となるかもしれない。

運動の可動域、アライメント、筋の長さの改善は、**同じ治療セッション場面で**次の展開へと持続できるよう構築させていく。

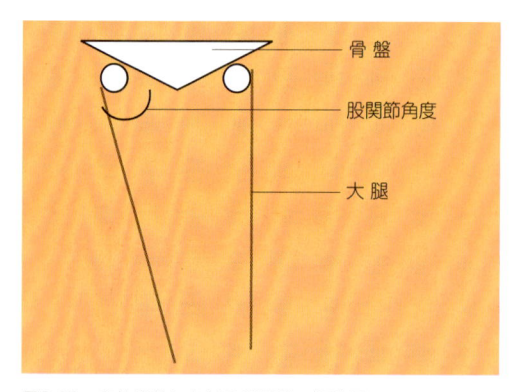

図2.33　座位姿勢における股関節の概略図

運動を「必要」となるようにする

活動場面へと移行していく治療は、活動的な遂行が患者に提供されることを示唆する。つまり筋のコントロールが必然となる姿勢セットの中で、活動的な促通やモビライズがなされていく。中枢神経系は活動の中で変化していく。セラピストの手は反応を得るために活発な動作を促し、キーエリアを促通していく。治療場面のセッティングは患者が転倒を恐れないようにし、安心して反応、動けるよう構築する。目的は、患者が課題を乗り越え始めるにつれ、セラピストが徐々に離れていくことである。しかし、セラピストは、神経生理過程における時間的、空間的な加重（summation）を促通し、適切な活動レベルへの反応を増大できるよう繰り返し入力する必要がある。

運動を成し遂げる際、患者は実行中に達成のために必要となる要素の探求に向けてチャレンジしていかなければならない。例えば立位でのステップに必要となる重心移動を介す偏位がある。セラピストは反対側の下肢が自由にスイングできるよう、支持側の股関節筋に対して招き入れる（invite）ハンドリングを行っていく。筋機能とアライメントはキーエリアと相互作用しながら促通される。患者が容易に動いていけるよう活動を高めていくために、ハンドリングは適切な位置、タイミング、情報伝達が必要となる。治療的ハンドリングは、安定性、可動性、回旋要素への促通を含み、圧迫、牽引、接触、あるいは動的刺激なども活用していく。セラピストの両手は異なる入力を与えられる事が重要である。

促通は、患者自身で活動を生み出し、達成できる能力、活動を動員させていくために、補助と刺激を組み合わせていくものである。滞空は促通への反応である。それは患者自身の活動によって、あらゆる運動をサポートし、課された運動に対して自律的に適応するための能力である。滞空は、圧迫、牽引、回旋、運動、接触を介して刺激され、身体図式の中の四肢の位置に関する固有受容的な知識を改善してくれる。結果的に患者はより活動的に動けるようになる。もしセラピストが患者に空間上で四肢を保持するよう要求するならば、大脳皮質によるフィードフォワードの結果生じる反応を要求していることになる。これはつまり随意運動のことである。滞空は運動のあらゆる場面において自律的で活動

的なコントロールである(Bobath 1990年)。

「起こる」ようにする

これは患者自身の活動を介してチャレンジしていく反応をセラピストが補償する時である(例えばステップをとるような場面)。もし患者の不活性により足が動かなければ、他のセラピストが末梢部の活動を促通したり補助する必要性がある。重要な要因として、リズム、テンポ、活動の漸増が挙げられる。

促通は重要な入力を減らす、または手を移行していく際に起こる(筋の弱化がまだ存在しているかもしれない)。手を離していくために正しい運動を認識することが重要である。これは治療の中でとてもチャレンジングな事である。目的は**ハンズオフ**であり、患者自身がコントロールを引き継いでいく事である。患者は自立を得るために、治療介入がなくても運動を開始できなければならない。時には手を活用することで情報を断続的に与えていく場合もある。例えば安定性を促通するために、軽い圧迫を断続的に与えるなどである。患者がいつ、コントロールを引き継いでいけそうなのか、セラピストの観察と感覚が重要となる。必要である場合は、**ハンズオン**、**ハンズオフ**を連続しながら組み合わせていく。患者がコントロールを継続できそうな時、セラピストは手を離していくか、もしくは手で入力を与えていく。そして、患者がコントロールを取り戻せるよう試みていくことを促進していく。セラピストは患者がコントロールのサポートを必要とする部位、あるいは反応の強化、増大させる部位に断続的に刺激を与えていく。過剰なハンズオン、静的なハンズオンは患者を受動的にさせる恐れがある。

> 治療は、活動の促通と機能障害への働きかけの絶え間ない相互作用を必要とする。可能な限りの運動構築、コントロールの要求、行動への後押し。つまり、「可能」となるようにする(Make possible)→「必要」となるようにする(Make necessary)→「起こる」ようにする(Let it happen)の流れとなる。

「可能」となるようにする→「必要」となるようにする→「起こる」ようにするの3つのステージは治療の中では密接に統合される。セラピストは患者が活性化やコントロールを行っていく前に、正常な筋機能、アライメントを要求してはならない。患者があるコントロールレベルに達したらすぐに、新たな可能性を目指し、機能における運動活動のより適切な動員を介していかなければならない。そのために、患者自身の経験を促通する機能状況を活用していかなければならない。

> ハンドリングの目的は、セラピストの手から離れ、より活動的になれる可能性を提供することである。

セラピストは患者がコントロールを得る方向へ援助するために、様々な機器を活用する必要性があるかもしれない。様々な機器、環境がある中でBerta Bobathは、大きいボールを用いて患者の促通を試みている。これはボバースボールとしてすぐに知れ渡ったが、ベルタボバースはこの事を好まなかった。彼女はこの事について次のようなことを話した「かつて日本の医者が出版書の中で"ボバースボール"の活用許可を私に依頼してきた。しかし、ボバースボールとはただのビーチボールであり、"ボバースボール"という特殊なものはないと説明した。すると医者は、この特殊なボバースボールとは何で作られているのか?と尋ねてきた。私は、逆にそのボールを使用して何がしたいのか?と聞き返した。」(Schleichkorn 1992年)。後に彼女はどのようにボールが活用されるのかについて述べた。「ボールが誤用、過用されることにとても心配している。特別な目的達成のための道具というよりも、治療に密接にボールが結び付いていくものである」と述べている(Schleichkorn 1992年)。

臨床例：ステップの促通

ロコモーションの最中は、支持からスイング、スイングから支持といった絶え間ない活動相の変化が生じる。神経筋活動は特に骨盤、股関節と関連し、より下肢の支持に必要となる安定性から、同側下肢のスイングを促す活動に切り換わるような連続的な変化がある(図2.34)。

平坦な床での前方への歩行の際、いくつかの要因に基づいてスイングが開始する。以下に例を挙げる。
- 姿勢コントロール、この多くが反対側の下肢の安定性に基づく。

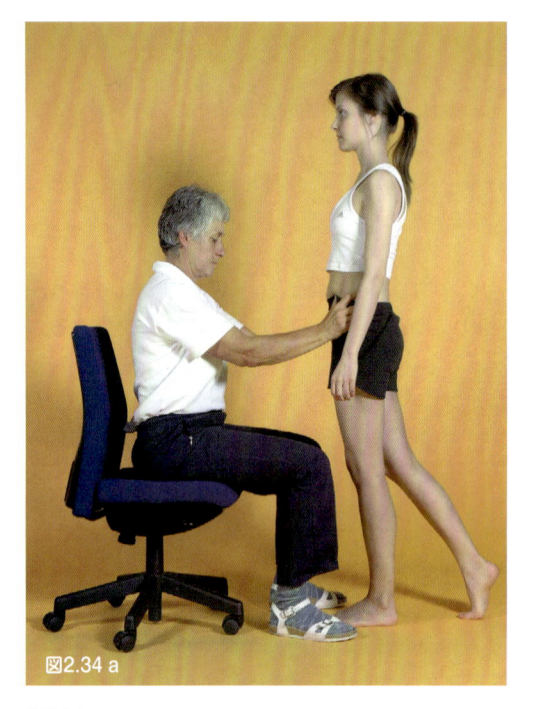

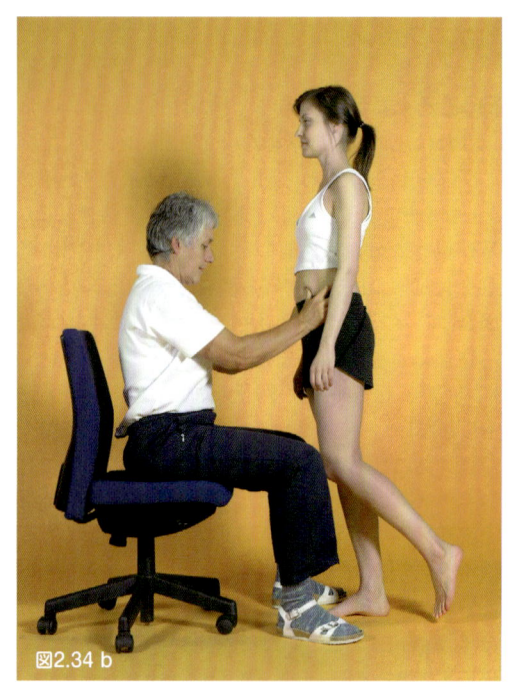

図2.34 a-e

a セラピストはステップの促通の間、モデルや患者の方法にならないような方法を補償しなければならない。プロキシマル、セントラルキーエリアの運動は小さく、適応と変化を絶え間なく繰り返している。

b 骨盤と股関節の促通。セラピストの手は筋活動を再現しなければならない。この場面では通常は支持側の骨盤を安定させる。支持相で骨盤は、股関節に関連して伸展を介しながら動く。セラピストは高さを得るために軽く持ち上げて入力するのと同時に、筋組織を軽く圧迫して安定性を促通する。支持側へ重心移動が生じるように、骨盤のモーメントに関連して股関節の動きを促通する。セラピストは自由なスイングを生み出すために重要となる支持側の姿勢コントロールと安定性に注意を向ける。その中でセラピストの手を絶え間なく変化させていく。スイング側の下肢に対しては、股関節伸筋の遠心的な長さを作り出せるよう促通していく。同時に、必然的にステップが伴うような運動方向へと患者の重心をわずかに偏位させる。

- 同側のスイングに先行する立脚の質
- スピード、推進力、運動モーメントの方向
- 慣性に打ち勝つ能力
- 伸筋や支持側の他の筋が遠心的な長さを作り出せる能力
- 下肢のスイングの際に動揺しない体幹の安定性
- 選択的運動、加速、減速

重力と前方へのモーメントは下肢のスイングを補助する。通常スイング相における下肢の主な神経筋活動は遠心性である。下肢が歩行の際に求心的な屈曲を介して持ち上げられることは意識されない。重要な認知的役割は、ステップの開始と歩行に対する意思である。つまりステップは大部分が自律的である。1996年にBusselらは、対麻痺患者の歩行とステップに着手して研究した。外見上から、屈曲反射がセントラルパターンジェネレーター（CPG）を抑制することが分かった。その他にも中枢神経損傷患者（多発性硬化症、脳梗塞）に対する臨床経験を当てはめて考えると、支持側の不安定性により、すぐにスイングを始めようとする患者が思い出される。これはいくつかの要因によって生じている。

- 多くの中枢神経系損傷患者は、毎日何時間も車椅子などに座っており、股関節の屈筋群が短縮していたり、ストレッチに対して過敏であったり、立脚後期において筋の遠心的長さを作り出していく能力が低下している。開始が早すぎるスイングは、反射、反応の要因が強いのかもしれない。
- 歩行時のスイングにおいて、下肢を持ち上げることに頭がいっぱいになり、歩行が困難になる患者

2.2 介入―考察と選択　123

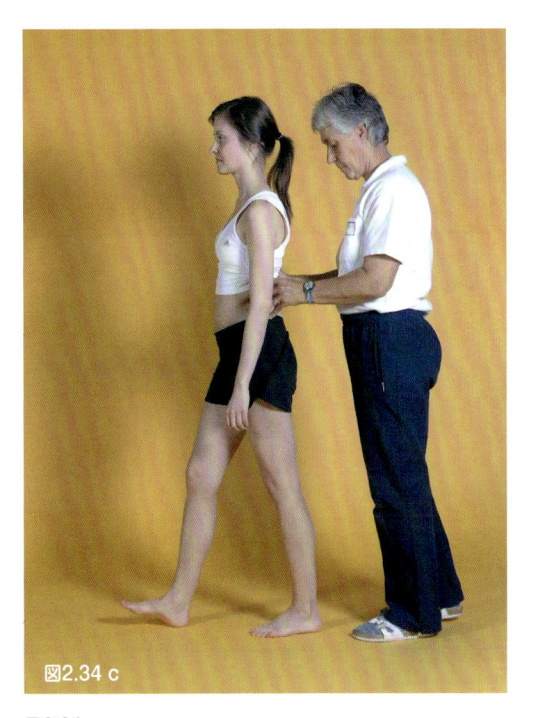

図2.34 c

図2.34 d

図2.34 e

図2.34 c-e
c, d セントラルキーエリアからのステップの促通。セラピストは重心移動側の伸展を促通するのと同時に、自由なスイングを補償できるように胸郭を両側から安定させる。パターン生成を促通するために運動方向へ重心を移動させる。促通は、モデルのリズムやテンポを再現することが必要である。
e 骨盤や股関節を介して方向転換を促通。筋組織へのほんのわずかな圧迫による伸展、わずかな上方への入力、方向転換を促通するためスイング側の骨盤の回旋と一緒に支持側へ高さを加える。スイングが支持側の足を通過して踵接地へ達するとすぐに、セラピストは踵接地を補償するために支持側の促通を止めスイング側の足を床へと移行させていく。スイング側はそれゆえ支持側にいつでも切り換われる状態となる。

もいる。この戦略は、歩行における認知的側面が増大しており、動員の順序付けが逆になってしまっている。通常、中枢神経系はスイングの開始よりも支持を維持することに多くの関心を持っている。われわれは歩行能力に必要となる正当な根拠を持っていなければならない。

治療展開は上記二例で非常に異なってくる。最初に挙げた例に対してセラピストは、短縮（こわばって、収縮した状態）した組織へのモビライズ、屈筋の脱感作（desensitize）、遠心性活動コントロールの促通を行う。

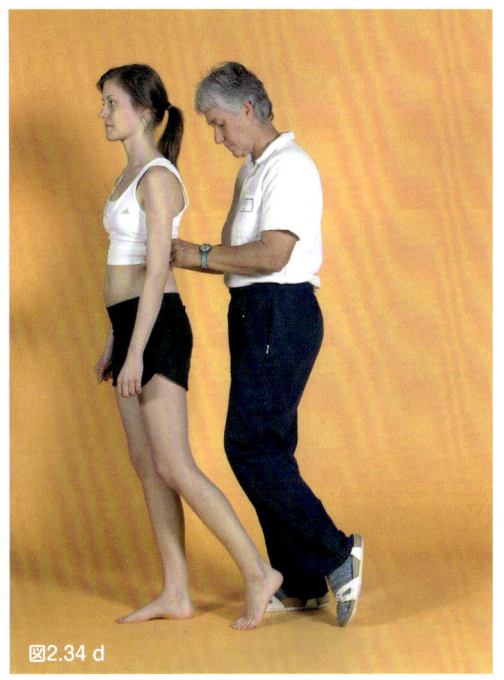

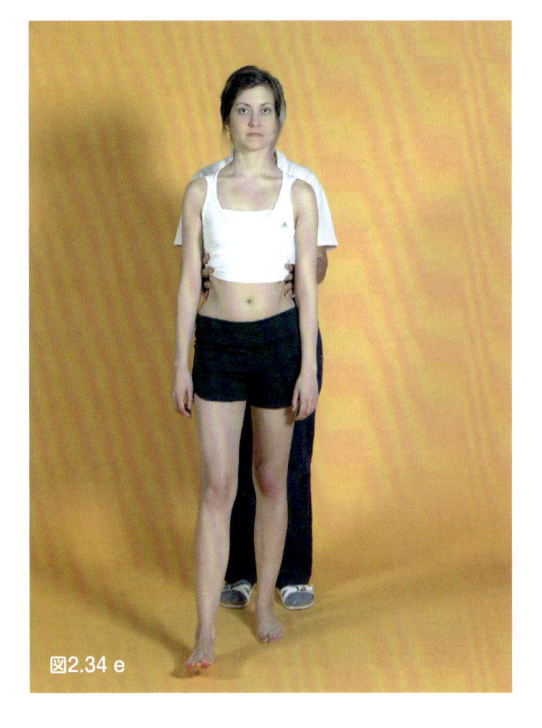

この介入の後に、ロコモーションの要素、パターンの再学習を促通していく。2番目の例に挙げた患者の場合、非常に早い段階で下肢を持ち上げるよ

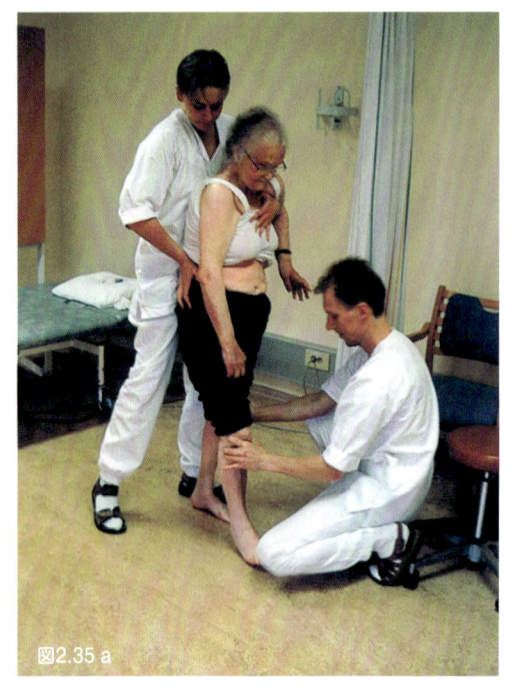

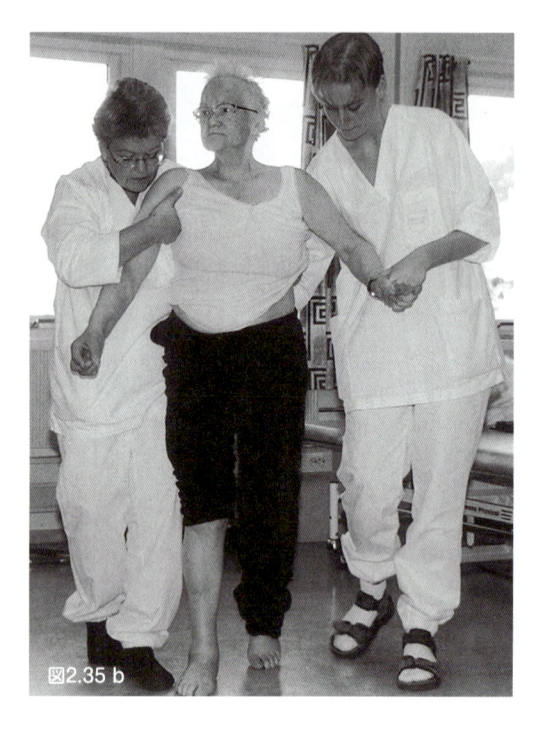

図2.35 a, b

a　患者は姿勢の活性化を得るために手助けされている。セラピストはセントラルキーエリアからのハンドリングを介して直立位に保持している。彼女はこの場面で麻痺側の選択性と安定性が欠如し、最初の支持相をアシストする必要がある。その後スイングへと移行していく。チャレンジとしてセントラルパターンジェネレーター（CPG）を促通するために、リズミカルな活性化と相の変化を3人のセラピストによってタイミングよく協調していく。

b　患者は右下肢の安定性と選択性をいくらか得ることができたが、姿勢トーンとコアスタビリティーは低下している。セラピストは体幹の協調性を高めるために、両上肢の外旋により、肩甲骨から胸郭への自由な伸展を促している。彼女は右側を手助けされ、セントラルとプロキシマルキーエリアを介して姿勢活動を獲得する。両手の不適切な把持に気づくと思うが、これは姿勢コントロールの低下と近位部の不安定性から来る代償なのかもしれない。

うな習慣を変更しなければならない。つまり、スイングの準備となる両下肢（一側ずつ）のより良い支持の獲得に注目して学習を促していく。そして、足底—足趾を離地するような末梢活動の学習を促し、スイングへと展開していく。その後、CPGの活性化を得るため個々のリズムを介して促通していく。トレッドミルトレーニングは比較的スピードが早いので、認知制御が増大している患者に対して、認知の関与を減らしていく際に役に立つ可能性がある。

経験として、重度の神経損傷患者や随意性が全くないか、わずかなレベルの急性期患者の麻痺側であっても、ステップを促通できる可能性があると示唆できる（図2.35）。急性期からのステップの促通は、歩行記憶やCPG活動の維持、姿勢コントロールと運動パターンの促通をするために、神経損傷患者にとっては大変意味がある。患者は良いアライ

メントと初期のスタンスに重点的に取り組みながら促通されていかなければならない。早期患者のリズミカルなステップは反対側のスイングに対する反応を促通でき、早期患者に対するリズミカルなステップは、反対側のスイングへの反応を促通できる。また、様々な場面におけるより意識的なコントロールや麻痺側の身体イメージ、知覚の強化のための基盤をもたらす。このようなリズミカルな歩行の必須条件として以下の事項が必要となる。

- 患者が重力に対抗していくためのアップライトな姿勢維持の促通、手助けが必要となる（「可能」となるようにする）
- 重心移動を補償するための可動性のある足部（「可能」となるようにする）
- 適切な筋活動を高めることができるアライメントの最適化（「可能」となるようにする）

- 不安定性に先行して早急に下肢が支持できるよう股関節の選択的な安定性の促通
- 運動方向に合わせた重心の安定性の解放（「必要」となるようにする→「起こる」ようにする）
- ステップの補償
- あたかも患者自身がリズムをとるような、大脳皮質優位にならないリズミカルな相互間の促通（「起こる」ようにする）。もしステップが過度にゆっくりであったり、あるいは早すぎる場合はCPG活動が促通されていない可能性がある。

脳梗塞後、身体の左右間の相互作用は低下し、姿勢コントロールや非麻痺側下肢の支持活動に対して悪影響が及んでしまう。患者は重心移動において問題があり、非麻痺側においても安定性やバランスに問題を呈す。そのため、麻痺側でのスイングの獲得に影響してしまうように思える。もし下肢の支持活動が低下してしまうと、両側で重心を持ち上げる必要性があり、スイングのリリースは難しくなる。患者が独立したCPG活動の安定、姿勢コントロールの獲得のために、両側の支持相への働きかけを必要とする。

能動運動、不使用学習、無視、他動運動

「運動活動は感覚のツールである」(Brodal 私見1998年)。二つの側面が運動コントロールに特に重要となる。①運動あるいは行為の遂行をどのように感じたか。②結果をどのように感じたか。この2つの記憶である。「課題は調節によって実行と修正がなされ、この調節とは"どのように感じたのか"という運動と感覚記憶の一致ができるようにすること」である (Brooks 1986年)。1990年 Berta Bobathは、「片麻痺患者は正常人と同様であり、運動を学ぶのではなく、運動をどのように感じるのか？という"センセーション"を持つ」と述べた。

末梢神経システム (peripheral nervous system：PNS) は脊髄損傷、脳損傷後もまだ無傷である。中枢神経系は体性感覚情報を全て受け取り、脊髄内のレベルで統合される。そのため中枢神経系は、患者が重度な知覚低下を呈していたとしても、まだ"感じる(feel)"ことができる。感覚の欠如は、上行性システムの障害、知覚障害、不使用学習によるものかもしれない。

■ 能動運動（Active movement）

運動は身体から中枢神経系へフィードバックを生み出す。それは特殊受容器や視覚、運動結果からのフィードバックとなる。能動運動は、中枢神経系内で多様性のある情報が生じる。筋の長さや張力の変化、皮膚、結合組織、関節受容器は、中枢神経系への情報伝達を活性化する（第1章の1体性感覚システム、視覚、バランスを参照）。この情報は我々に重要な感覚、すなわち知覚を提供する。探索行動において、例えば環境や自身の身体に接触するために手を活用していくことは、環境や自身に関連して身体の知覚を容易にする役割を持つ。2007年にShumway-CookとWoollacottは「知覚は行為にとって必須であるのと同時に、行為は知覚のために必須となる」と定義づけしている。これらの著者は、心理的に意味のある情報へと感覚的印象 (sensory impressions) を統合すること、として知覚を定義づけている。もし患者が動けなければ、自身の身体から情報を受け取ることがほとんど、あるいは全くできない。また、自身の身体を介する環境の探索もできず、結果的に知覚は混乱をきたす可能性がある。運動の改善は知覚を改善するかもしれないし、知覚の改善は運動コントロールにより良い影響を与えるかもしれない。

1993年にYekuitielとGuttmanは発症後2年経過した脳卒中患者の知覚が減弱している麻痺側手に対して、組織化された訓練プログラムを行う実験を記載している。患者には1回の45分の治療を週3回、これが6週間実施された。患者は、自身の上肢への接触を識別する、麻痺側の親指を見つける、麻痺側の手に異なる物品をおいて識別する、補助具（文書化のアシスト）を用いて描画をする等の内容を行った。対照群と比較して、患者らは全ての感覚テストにおいて有意に改善がみられた。ある患者は、日常生活において使用を勧められなかった上肢の機能的改善を経験した。この研究は感覚刺激への経験、感覚知覚、運動機能との間で密接な関係性があるということを提示している。

■ 不使用学習（Learned Nonnse）

不使用、廃用性（nonuse or disuse）学習は運動コントロールが低下してしまった部位の状態と関係性がある。手を例に挙げると、患者は手を使用しなくなった結果、不使用学習が導かれてしまう。患者は自身で動員できる部位を用いようとし、結果的に機能的ではない運動、あるいは感覚の低下に伴う代償が生じてしまう可能性がある。脳卒中患者は非麻痺側上肢の活用を増大するような代償をすぐに学習してしまう。もし麻痺側手が使用されなければ、刺激は入力されなくなり、ほとんど、あるいは全くない刺激が中枢神経系に伝達される。結果的に上肢は刺激されず、次第に不活性となる。これは軟部組織が二次的に変容していく前段階であり、上肢が刺激を経験できない状況は不使用学習へと導かれる（AdaとCanning 1990年）。不使用学習は中枢神経損傷後の脳内地図の変化にも影響する可能性がある（1章2、可塑性を参照）。

1996年にNudoらはリハビリテーション訓練が損傷後になければ、麻痺側の身体の機能的な表象に関連する領域が失われてしまうことを助長する可能性があると定義している。また、YekuitielとGuttmanは1993年に「主要な運動欠如に加え、感覚抑制メカニズムが脳卒中患者の麻痺側手の不使用に変化していくことと幾分関連している。これは中枢神経系による無視か不使用学習のどちらかである」と述べている。

> 能動運動は中枢神経系へ多様な情報をもたらす。
> 能動運動は知覚のために必須である。

■ 無 視（Neglect）

無視は、身体部位、空間に対する不注意として記載されている。半側無視に悩む患者の多くが麻痺側への出来事に反応できない。無視は高い頻度で右半球を損傷した脳卒中患者に認められる。以下の文献では、左側を最も影響を受けている側（most affected side）として表現している。1993年にRobertsonらは無視の治療における最も重要な観点は、無視側の領域で影響を受けている四肢の能動運動を取り戻すこと、と定義している。無視（Linらが1996年）、感覚（YekuitielとGuttman 1993年）、運動機能（Sunderlandら1992年，Feys 1998年）におけるいくつかの研究では、能動運動が無視を改善すると実証している。感覚刺激と積極的治療は、無視、感覚、運動機能を改善する。運動活動や気づきの高まりは、肯定的なフィードバックを介して強化される。空間内の左側の一部（無視されている領域）で左上肢が活性化されると、空間的表象、半側への気づきが変化するように思える（Robertsonら1998年）。

このことを後押しする経験として、無視を呈した患者の治療の中で、左側の刺激、注意を向けるような介入を行った結果、無視領域への集中、気づき、つまり知覚を向上できた経験がある。特定のモビライゼーション、筋や軟部組織への刺激、アライメントの修正、顔や体幹、物品へ手を接触させていく刺激などで患者の興味を引くことや、患者の姿勢コントロールを促通すると、無視側への知覚や集中を強化できる可能性がある。臨床的に、積極的な固有感覚、触覚への刺激が良い影響を与えるように思える。

治療の中での発展としては、左右間の相互作用や共有の増大が望まれる。おぼんを運ぶような両手課題、一方の手をサポートとして活用するような課題（ペットボトルを開ける、パンを切る、ブドウの一房を持って一粒をつまむ）は、左右間で注意の移行を誘導できる可能性がある。もし患者が両側活動において左上肢を"忘れている"ならば、再度注意を左側へと戻さなければならない。セラピストは両側における刺激の処理を促進するために、患者の注意を保つよう努めなければならない。左右間でのリズミカルな相互作用も肯定的な影響を及ぼすかもしれない。そのため、ある患者においては歩行の促通が左右身体間の相互作用を高め、これにより知覚も高まる可能性がある。

セラピストは絶えず患者の反応を評価し、患者の気づきがうまくいっていなければ戦略を変える必要がある。

> 積極的な感覚刺激を介する能動運動の促通は、無視を改善すると思われる。患者の気づきは能動運動の中で増加する。

臨床場面において、重度の運動感覚障害を呈した患者の場合、体性感覚の存在、程度の評価を検

査することは難しい。治療介入のみが、感覚、知覚に重点的に取り組むことができ、運動の促通時や様々な状況下、一定時間をおいた後での患者の状況を観察することができる。これにより系統だった正確な仮説を立てることができる。

■ 他動運動（Passive Movement）

もし患者があらゆる運動を開始できなければ、患者に感覚を提供することや、運動をセラピストが誘導しながら経験してもらうことが重要である。その目的を以下に挙げる。
- 不使用のさらなる悪化を避ける
- 動かしていくことによって身体部位への刺激を介し、その部位への気づきを構築する。これは中枢神経系へと刺激の伝達をいくらか促せる
- 運動感覚を患者に提供し相互作用を促せる
- 動き、可動域、循環の維持

セラピストは患者の身体部位を他動的に動かさなければならなかったとしても、活動的な刺激、促通することを目的とする。そのために、患者の注意を引き出し、自然回復しない部位へと集中してもらう。患者に運動のメンタルイメージをしてもらうことも良い場合がある。運動や活動がどのように問題解決されるのか、あるいは、感じていくことにも慣れてもらう。メンタルイメージは中枢神経内における結合の維持、強化がなされる可能性がある。もし患者が傾眠状態であれば、言語情報は入力を強化できる可能性があるが、多くの情報は固有感覚や触覚システムを介して伝達される必要がある。末梢神経系や脊髄は中枢神経系損傷の場合、無傷である。ハンドリングは中枢神経系が耳を傾ける（listen）こと、できる限り反応を引き出すことを目的とし、完全な他動であってはならない。

他動運動は環境、筋の長さ、運動の可動域などに重要であり、患者自身の活動促進を可能にするかもしれない。

> 他動運動は患者が自身で運動を開始できない場合に重要となる。他動運動は活動を刺激することを模索し、患者の注意を必要とする。他動運動を介すハンドリングは、中枢神経系が耳を傾ける（listen）こと、できる限り反応を引き出すことを目的とし、完全な他動であってはならない。

臨床例

かつて患者が私に、「運動とは魂の表出である」と言っていた。患者はALSを患い、完全麻痺の状態であった。自身で動けない時、身体の知覚は変容し、損なわれてしまう。彼女の手は不活性で硬化し、むくんだ状況であり、感覚入力を識別するような能力は低下していた。手に関する情報は、不活性な重量と、時折痛みを受容しているだけであった。古典的な感覚テストに対しては肯定的に反応できても、手を全く感じることができず、無感覚の状態であった。セラピストとしては、以前の動いていた頃の手のように、可動性と運動を感じることができるように再構築する必要がある。筋や関節への特定のモビライゼーション、触覚刺激、身体部位や様々な物品へ手を形状づけさせて接触させる事などは、身体の一部としての手の知覚を高める可能性がある。さらなる能動運動が獲得されるために、このようないくつかの方法は必要条件となる（「可能」となるようにする）。

■ 連合反応のコントロール

連合反応と連合運動は第1章の3、中枢神経損傷後の再編成と結果の中で論じた。連合反応は中枢神経系の病変において良く知られている現象である。連合反応は学習過程に基づく活動の結果として考えられている。そのため連合反応の活用に基づいて、中枢神経系は新たな結合や強化、あるいは結合の弱化を構築する。個人と環境との相互作用は、行動、中枢神経系過程、機能に情報を提供する。連合反応は、安定性や運動の欠損、刺激への過敏性に関連して強化される可能性がある。そうなると次第に、時間と共に因果関係のあるコンビネーションとなっていく。

評価と臨床推論は、主要問題と連合反応の誘因の両者への系統だった仮説立案を可能にする。治療は主要問題である陰性兆候に介入することを目的とし、最初に連合反応に対して焦点を当ててはいけない。陽性兆候と呼ばれる一側面のみへの介入は、根本にある運動の問題を改善することはできず、機能の再獲得を促通できない。もし主要問題点が対象であれば、患者は運動コントロールを改善でき、連合反応は徐々に自身によって減退されていく。なぜなら、もはや全く必要とされなくな

るからである。時々、連合反応が不安定性あるいは動揺を導く可能性があり、主要問題に近づけない場合がある。その場合は直接的に連合反応に介入する必要がある。この場合、連合反応が変化、あるいは変化のために感化される必要があり、これにより不安定性といった患者の主要な運動の問題へと近づくことができる。

> 連合反応を引き起こす問題の分析や治療は必須であり、ただ単に反応を弱めるような介入であってはならない。

■ セラピストの役割

セラピストは以下を実施すべきである。
- 患者の主要問題(弱化、不安定性、知覚、その他)と連合反応との間の因果関係を、ハンドリングや観察を通じて仮説立案する
- 目標を達成するための適切で関連のある課題の選択
- 欠けている運動要素の認識をし、できる限り最適なコントロールを伴っての目標達成へと可能な限りつなげていく(入力、アライメント、筋機能の重要性を言及する)
- 患者自身のコントロールに貢献する環境を作る
- 患者自身で連合反応や逸脱した運動行動をコントロールできるよう、チャレンジできる正確なレベルを発見して実現する
- アライメントを修正するため患者に手を触れ、可能な限り、必要な運動コントロールを作り出せる筋活動を促通する
- 連合反応との因果関係に関連する自身の気づき、知識を増やすために、情報を患者に提供する

■ 患者の役割

患者は以下を実施できるべきである
- できる限り注意を集中することで、連合反応の引き金をコントロールすることを学ぶ。そして連合反応の発現を止めていく。患者は現在の症状と、なぜ生じるのかについての気づきを構築していく必要がある。連合反応を自身でコントロールできることが、選択的な運動コントロールや幅広い運動レパートリーを獲得することへの最初のステップとなる。つまり、様々な状況に適応できる能力が求められる。
- 力、タイミング、反応に関与する全てのコントロールを学習する。

患者によっては軽度の連合反応であれば、ある程度は効率的に動ける。臨床的にこれらの反応は全てが自律的で不変であるように思える。また、適当な行動変容(感覚運動)に関連して形成される発現なのかもしれない。それらは患者にとって邪魔で、外見的にも困らせる存在である。もし患者が連合反応を最小限にしたいのならば、大変なモチベーションと集中が必要であり、治療だけであってはならない。まして、患者が動くときはなおさらである。学習の段階中はゆっくりと動く必要があり、どのように動くと生じるのか、について気づかなければならず、テンポと効率性の減弱を必要とする。セラピストは患者が効率性を高めていくために変化できるのか、変化するための潜在性を持っているのかに関して見定めなければならない。

フィードバック

フィードバックは患者の運動に関連する情報を与え、多くの異なる形態がある。
- **内在的フィードバック(Intrinsic feedback)**は、動き、視覚、体性感覚の刺激の結果を自身のシステムを介し受容する情報である。つまり、
  * 運動経験とコントロールレベルを介す。
  * 目標に到達できるか、できないか？といった成功レベルに対する自身の評価、感覚を介す。
  * セラピストからのハンドリングを介す。これは内在、外在両方であり、ハンドリング自体は外側から患者へ情報と運動を課す。同時にハンドリングは、患者の内在的フィードバックへ情報伝達するために適応と反応をしていく。
- **外在的フィードバック(Extrinsic feedback)**は内在形態に補足されるものである。言語指示や視覚(例えばセラピストの身振り、表現)は異なる目的を持つ。
  * 動機づけや勇気づけ
  * 運動過程に関する知識、つまり、パフォーマン

ス自体に関する知識（KP）
＊運動の結果に関する知識（KR）

フィードバックのタイミング、形式においては意見の一致がない。以下の何人かの著者が議論を続けている（Gentile 1987年，Schmidt 1991年，Shumway-CookとWoollacott 2007年）。多くの研究が健常人で実施されている。そのため臨床場面や神経系患者への結論を推定することが難しい。

■ 内在的フィードバック

中枢神経系損傷に悩まされる個々は、身体的、心理的に様々な欠如を持つ。体性感覚情報に対する知覚や運動の変容は、内在的フィードバックに影響を与える。患者の場合、上向性システムの欠如、筋トーンの変容、順序立ち連続する動員、感覚運動組織の変容、アライメントの変容、知覚の問題を呈している可能性がある。知覚や認知の問題は、患者のプランニング、運動への感覚、運動経験に影響を与える。これにより、フィードバックを統合する能力、統合した能力を前向きで適切な理解へと用いる能力、運動の問題に対する最適な解決能力は障害を受けていると思われる。多くの患者の場合、運動をどのように達成するのかについて評価することはでき、言語指示による補足を必要としないかもしれない。"これが正しいのか"あるいは"これが以前に感じていた何らかの感覚"などと感じる際に、患者はフィーリングを得ることができ、言語情報よりも強固なものになる可能性がある。

治療的ハンドリングは運動の促通や接触を通じて患者にフィードバックを提供する。筋への特定のモビライゼーションやアライメントの修正は、運動コントロールのためのより良い開始点を補償する。治療的ハンドリングを通じて、体節間、環境と身体の相互作用における規格化された情報を受容できる。以前の感じ方を思い出してもらうことや、患者自身のパフォーマンスの強化のために記憶を用いることは、目標を達成するためのより良い基盤を提供できる。

■ 外在的フィードバック

セラピストは内在、外在的フィードバックの組み合わせを頻繁に用いる。フィードバックのタイプは患者の問題、モチベーション、認知能力に基づく。パフォーマンスの知識（[KP]Schmidt 1991年）や結果の知識（[KR]Schmidt 1991年，Shumway-CookとWoollacott 2007年）の両者はフィードバックに基づく新たな戦略の展開、情報の統合、知覚を患者に要求する。多くの患者は知覚や認知の問題により、この能力が欠如している。この問題を呈した患者はKPあるいはKRを用いることができない。言語によるフィードバックは、言語情報や指示を通じて患者が様々な活動を遂行できることが前提である。神経系に障害を呈した多くの患者が、運動調整や切り換えといった運動機能を十分に適切に行えないため、戦略を変更できない。内在的フィードバックにより病前と異なる中枢神経系へ情報を提供することは、病前と比較する運動生成の基盤を与えることができる。運動を動員する能力が変容するということは、運動の問題解決能力が難しくなることである。病前の運動経験が現在の能力に比べてあまりにも差がある場合や、身体イメージや知覚が変容する場合は、このような問題が生じてしまう。詳細すぎたり長々とした説明は、患者をたびたび困惑させ、活動を感じていくことに邪魔になる可能性がある。

外在的フィードバックを通じ、運動プランや生成を認知的な注意のレベルにまで上昇させていくことは、活動において通常行うべきではない。短い単語や文を介して要点に対し動機づけていくフィードバックがより適切かもしない。例えば、「はい、止めて、違う、良い、素晴らしい、などに類似する表現は、患者に必要なフィードバックを提供し、十分な知覚の強化となる。肯定的なフィードバックはやる気を高め、正直で目的が定まっているものである。KPは実際のパフォーマンス、運動の過程に関して与えられる。感覚や知覚に問題を呈す患者において問題解決や情報統合、理解する能力を持っていれば、KPが役立つように思える。これは認知的な問題がほとんど無いか、全く無ければ患者に要求できる。KRは運動を終えた結果の知識である。多くの患者は自身の成果に評価をすることができる。彼らは自身の行動結果を感じ、評価できるため、言語的な補足を必要としない。いくつかの神経生理学的な欠如は、患者の分析能力や成果レベルへの理解を崩壊させてしまう。このような患者においては結果に関連する情報を提供する必要がある。

> フィードバックは患者の運動能力、知覚、認知機能、目的活動の種類（自律的要素が多い、あるいは随意的要素が多い）に基づき変化する。

■ 効果の継続（carry over）

課題の転移（transfer of task）や**効果の継続（carry over）**は臨床場面や自宅、病棟での課題におけるトレーニング効果を示す際に用いられる用語である。文献では、効率的学習は場面状況に関連するとされている。活動とは目的が方向づけられたもので、日常生活の中の様々な状況下で活用される。1992年にSchmidtは変化に富むトレーニングの重要性を述べ、様々な場面、状況の中で同じスキルを遂行できる能力に関して論じている。効果の継続は様々なレベルで分析できる。

- **汎化（Generalization）**：異なる運動、機能活動への運動要素の転移
- **パフォーマンス**：1回の治療セッションの開始時から終了時まで改善したコントロールを維持できる能力
- **学習あるいは保持（Learning or retention）**：治療セッション間での改善したコントロールの維持
- **転移あるいは効果の継続**：治療場面から自宅でのADL、病棟場面への効果の継続

■ 汎化（Generalization）

運動は個人、課題、環境に関連して組織化されている（ShumwayCookとWoollacott 2007年）。行為は環境へ適応するために時間的、空間的側面の中で組織化されている。そのためトレーニングはバリエーションに焦点を当てる必要がある。例えば、様々な状況、環境の中で運動要素を変化させ、効果の継続を補償するために運動の展開を介してコントロールを要求していくことが挙げられる。

トレーニングは、ドリル（drill）や変化に富む反復（varied repetition）を通じて遂行される。ドリルとは、同じ要素、運動、活動が同じ方法で多くの時間繰り返される場合である。

例

患者は同じ椅子から同じ方法で繰り返し立ち上がる練習をするかもしれない。しかし、人間は決して正確に同じ方法で同じ課題を遂行しない。その活動は様々な運動要素が非常に少ないバリエーションで実施されることを意味する。もし問題解決能力が非常に少なければ、学習能力は減少し、ドリルが必要になるかもしれない。私の経験した患者の中に重症の脳卒中に悩む一人の患者がいた。彼は、全失語、重度の失行、記憶、問題解決能力、重度の運動障害を呈していた。彼は何ヵ月間のトレーニング後、車椅子から立つことができ、介助者の援助があれば歩くこともできるようになった。しかし、自宅の浴室から立ち上がってトランスファーする能力は無く、動作の獲得のために、自身で浴室から移るドリルを行った。同じ課題の中でさえ、過度なバリエーションは患者を過度に困惑されるかもしれない。汎化はドリルを介すのみでは成し遂げられない。患者のパフォーマンスは、最適な状況場面での実践でのみ改善する。

変化に富む繰り返し（Varied repetition）を伴う運動、姿勢セット、活動であれば、神経筋活動がより良い方向へ変化する場合がある。

例

股関節の安定性が臥位の中で訓練される際に、機器を活用した様々な方法、様々な臥位の姿勢セットは、様々なアライメントが組み合わさる立ち上がり時の活動、様々なサポート、様々な高さ、立位場面、ステップ肢位、片脚立位、高い座面から降りる、様々なトランスファー場面やADL、日常生活での介護などへとつながる。股関節の安定性を促通することは重要であるが、幅広いレパートリーを持つ運動経験を作り出すために、発揮する場面を変化させていくことが重要である。これが患者の学習の能力を強化してくれる可能性がある。バリエーションを通じて活動の原型（prototype）、あるいは要素が学習され、課題間の移行が強化される（第1章の1小脳を参照）。

> 治療の中で変化に富む繰り返しは、患者の幅広いレパートリーを持つ運動、運動経験の発展を補償し、様々な機能的状況の中で運動を活用できる可能性が生まれる。

■ パフォーマンス：1回の治療セッションの開始時から終了時までのコントロールの転移

　治療は患者の運動コントロールを改善する方向へと目標づけられる。セラピストは同セッション内で臨床推論と治療を実施していく。もし患者がセッションの開始時から終了時まで活動レベルや要素の改善（つまりパフォーマンスの改善）が見られるならば、このレベルでの効果の継続が獲得されていることになる。もし効果の継続ができていなければ、セラピストは臨床推論、仮説、介入を再度見直さなければならない。

■ 学習あるいは保持（Learning or retention）：治療セッション間での改善したコントロールの維持

　もし患者の運動コントロールが1回の治療セッション後、次のセッション時に元の状態に戻っていれば、患者が学習したことを保持できていないということになる。その際、セラピストは以下の要素を考慮しなければならない。
- 臨床推論と介入の選択
- 治療での促進、補償が十分であったのか？　一定レベルの繰り返しが必要なのか？
- 患者が治療と矛盾する要求に遭遇していないか？　つまり、一つの治療セッションの中で行ったことと別の事が日常生活で要求されていないか？
- 医療従事者が矛盾する要素を強要していないか？
- 患者が従順か？　つまりアドバイスを理解し、情報を統合できるか？
Bobathは以下の規定を発表している
- もし患者が変わらないならば、治療を変えましょう　それは全く効果が無いからです
- もし患者が悪くなるならば、治療を変えましょう　そうしないと不適応になる可能性があるからです
- もし患者が改善したならば、治療を変えましょう　患者はいつも同じではないからです
　変化は適切になる必要があり、単に変化を求めるだけではない。

> 患者は同じ治療セッション内で特異的な治療（specific Treatment）が機能改善を導いていると常に感じるはずである。患者が必要としないトレーニングを感じさせるべきではない。

■ 転移あるいは効果の継続：治療場面から自宅でのADL、病棟場面への治療効果の継続

　1988年にBerta Bobathは「私達の治療は数多くのエクササイズだけでは成り立たない。私達は子供に対する治療において日々の生活のために準備し、機能的場面の中で実践している。例えば、食事中に自身で食べ物を取る場面や、更衣時の着脱場面などでも治療をする。子供が遊んでいる間でも治療をし、立ったり、歩いたりする場面でも同様である。これは日常生活での治療の直接的な効果の継続を獲得するために必須である」と述べている（Schleichkornでの引用1992年）。同じ原則が成人のリハビリテーションにおいても適応できる。

　われわれの社会では緊急な中枢神経系の損傷を呈した多くの人々が、病院へ入院している事実がある。短期間後、多くの患者がリハビリテーション病棟、センターへと転院していく。レイアウト、家具、物品、大きさ、部屋を共有し合う人々などの環境は、自宅の状況とは著しく異なる。バリエーションと汎化に注意を払えば、患者の自宅での効果の継続が得られる可能性があるかもしれない。患者の利益のためには設備も活用する。例えば、ジム、病棟、病室、階段、その他の病院内外の環境などである。患者によっては一定期間、施設の中にとどまることがモチベーションになる人もいる。なぜなら彼らは類似する環境の中で他の人達と顔を交わし、動機づけ、アドバイス、互い同士の手助けをし合うからである。治療は機能活動の中で患者が運動をコントロールすることを目的としている。更衣の着脱、トランスファー、歩行、上肢の使用時中などで直接的に失敗している要因の改善を図っていく。バリエーションは以下の最中に高められる。
- 様々なサポートの活用：椅子、治療台、スツール、マット、壁、物品、テーブルなど
- 様々な姿勢セットを介しての運動探索

● 様々な屋内、屋外の環境における様々な活動

特定の治療方法は、日々患者に接する介護者やヘルパーにもトレーニングを明確に伝えていく必要性がある。様々な医療従事者間での多くの専門分野にわたるコミュニケーションと協力が必要である。

シナプス結合の変化、損傷を受けたシステムにおける再組織化、新規学習、不適切な事を忘れるためには時間を要す。臨床的に重要な変化は、治療内（機能的可塑性）での変化かもしれないが、必ずしも患者の日常生活（構造的可塑性）に転移できるとは限らない。もし転移できない状態が繰り返し生じるならば、セラピストは分析とアプローチを再評価しなければならない。治療は一定レベルの強度に到達すべきであり、治療の働きかけがなくなる可能性のある明確な時期（12週間）に向けて実施される（ヨーロッパの基準）。脳卒中の急性期は神経栄養因子の増大により、後の段階よりも新たな機能がすぐに学習されやすい（第1章の2 可塑性）。もし患者が戦略を学ぶなら、急性期が最も適切なのかもしれない。しかし、新たな事の学習と、学んだ知識を捨て去る事（unlearn）には時間を要すかもしれない。神経生理学的に学習と知識を捨てることは同じ過程である。なぜなら両者ともシナプスの変化を伴うので、両者とも学習なのである。重要な要因は、どれくらいの量、頻度で、シナプスがある特定方向へと刺激されるかである。

> 学習と効果の継続の構築には時間がかかる。

2.3 他の介入（いくつかの要点）

筋力トレーニング

年齢を重ねると私たちは体力の衰えを感じるようになる。70歳の大腿四頭筋は、20歳代の60％しか強さを持っていない。これは男女とも同じである（MacalusoとDe Vito 2003年）。これらの著者は、体力低下が筋肉質量の減少（サルコペニア）に起因すると考えている。そして脊髄における進行性の運動ニューロンの損失が速筋線維の初期の脱神経を引き起こし、それに起因してタイプⅡ線維の選択的な萎縮が生じるという体力低下の過程を述べている。これらの線維はタイプⅠの運動単位の側芽から再支配を受ける。高齢者における筋力トレーニングは筋力と機能を改善する。

上位運動ニューロン障害は弱化を引き起こす（第1章1、弱化、上位運動ニューロン、中枢神経系障害後の再編成と結果を参照）。中枢神経系に障害を受けた多くの患者は高齢であり、少なからず病前から弱化を呈する経験をしている可能性がある。近年のエビデンスは脳卒中後の患者において、全体的に陽性徴候よりも、陰性徴候である弱化や巧緻性の欠如、疲労などが機能回復を制限すると提示されている（Canningら2004年）。Canningらの長期的な研究では、初めて脳卒中を患った22名の患者を対象にしている。筋力と巧緻性は総合的に機能へ有意に関与し、筋力は全ての試験期間において部分的に関与した。筋力と巧緻性のどちらか一つよりも、両方の組み合わせの方が機能に寄与する事がわかった。

歴史的に筋力は、上位運動ニューロン障害患者との関連がないと考えられていた。Bobathは1990年に「筋の弱化は本当には起こっておらず、対側の拮抗筋の痙性に関連する」そして、「筋の弱化は表在感覚・固有受容感覚どちらか、または両方の損失によって引き起こされている可能性がある」と述べた。この定義は弱化の一つの理由として現在も適応されている。Berta Bobathは抵抗を与える筋力トレーニングを自身の治療の中で行わなかった。しかし、彼女は患者自身の体重を重力に対して活用し、降りる、座る、片脚立位などを行い、患者の筋力を増強した。

調査によると、弱化は中枢神経系疾患にとって重大な問題であり、実際の機能に関連する運動単位の適切な動員能力の減少と、神経伝達の弱化を引き起こす可能性があると言われている。それゆえに、治療の中では弱化の問題に取り組む必要がある。

多くの患者が全身的パターンで強く筋を活性化させ、動員する事は出来るかもしれない。しかし、機能的な安定性を増強する為に、座位からの立ち上がりや、立位姿勢、移動のなかで選択的な筋の活性化を動員させる事が出来ない。その為筋力トレーニングは、選択的かつ機能的なパターンで行われる必要がある。踵接地は選択的な立脚相を活性化する

ため、中枢神経系へ最も重要な信号を送っていると認識されている。抜重（unloading）、踵接地（heel-strike）、重心移動（weight transfer）の情報はステップのコントロールに重要である（MakiとMcllloy 1997年）。踵接地のためには、床に接地した踵へ荷重していく時のハムストリングス近位部の選択的な活性化、姿勢コントロールとコアスタビィリティー、選択的な膝の伸展、ハムストリングス遠位と下腿の後面部分が遠心性に伸展する活動、活発な足関節背屈と足趾の伸展が重要な要素である。身体が足関節を超えて前方へ動く時、軸を中心に旋回するような動き（pivot）に合わせて、筋活動パターンが変化する。しかし、立脚中の多様な角度や、様々な筋の協調的な連結が行われている間、膝・股関節伸展は保持される。筋力トレーニングは、患者の身体の一部に注意と焦点を当てる事を要求する為、その部位の気づきと知覚を増強するかもしれない。

> 筋力トレーニングは選択的に、そして機能的パターンで行われる必要がある。筋力トレーニングは、患者の身体の一部に注意に焦点を当てる事を要求する為、その部位の気づきと知覚を増強するかもしれない。

臨床例

臨床的に、いくつかの筋は特に強化する必要があると思われる。例として以下のものが挙げられる。

- 三角筋の促通による上肢外転は、体幹と上肢を分離する（コアスタビリティーと機能的に自由な上肢の動き）
- 上腕二頭筋に対して選択的な拮抗筋として働く上腕三頭筋は、上肢と手の機能の協調性に関係する。
- 手関節背屈に関係する母指外転筋群
- 踵接地に関係する足趾伸展筋群
- 踵接地に関係する足関節外転筋群
- 足尖離地に関係するヒラメ筋と腓腹筋
- 立脚相の様々な段階に関係するハムストリングス近位部と大腿四頭筋遠位群
- 遊脚相における選択的な膝伸展のために、ハムストリングス近位部は安定に働き、同様に立脚中の伸展を保持する為に大腿四頭筋とともに作用する。
- 立脚中に股関節を安定させる股関節伸展筋群や外転筋群、外旋筋群
- 筋力はコアスタビリティーに基づいていなければならない

下肢筋の弱化は、網様体経路からの興奮性信号が途絶した事に起因して、CPG（セントラルパターンジェネレーター）が不活性化した結果、引き起こされている可能性も考えられる。脳の網様体経路からは約1800万の線維が走っており、脳の中で最大の経路である。この経路はすべてのCPG活動に強度とコントロールをもたらす。これらの経路の障害はCPG活動の弱化を引き起こす。

前庭の増強は大抵不足しているように思える。それゆえにセラピストは、立脚と遊脚に関係する下肢筋の強化を前庭システムに基づいて行い、足部から上方への強化に焦点を合わせた運動を行なう必要がある（Mary Lynch-Ellerington女史の私見、2005年）。

トレッドミルトレーニング

トレッドミルトレーニングは二つの基本原則に基づいて、多くの様々な神経学的状態の患者に使用される。（1）CPG活動の促通 （2）新規学習を強固にするための反復練習。トレッドミルトレーニングは大々的に研究されてきた。特に脳卒中や脊髄損傷で行われたが、健常人も同様に研究されてきた（MudgeとRochester 2001年、Moseleyら2005年）。そして、その効果に関する結果が議論された。セラピストがトレッドミルトレーニングを個別の患者に行おうと思ったとき、いくつかの必須要素を取り入れるように考慮する必要がある。

Aaslundは2006年に28名の健常人の地上歩行とトレッドミル歩行を体重サポートあり・なしで研究した。そして、トレッドミルを使用して約30%の体重サポートを行った場合に有意な影響がある事を発見した。

- トレッドミルトレーニング単独
  * ケイデンスの増加
  * 体幹の前傾傾斜の増加
  * 垂直加速度の増加
  * 体幹の前後方向における加速度の変動性増加
- 体重サポート装置を使用したトレッドミル
  * 全方向における平均加速度の制限
  * 体幹の前後・垂直方向加速度の変動性増加
  * 内外側方方向への定型的な体幹加速を引き起こす

Aaslundはこれらの結果に基づいて、課題特殊性（task-specificity）のトレッドミルトレーニングに問題が多いという結論を出した。いくつかの研究においては、独歩に関する能力が回復するには、座位からの立ち上がりが自立して行えている必要がある事を提示している（Leeら1997年、Chenら1998年、Chengら2004年）。立ち上がる為に、踵が床へ降りていく事がこの機能の本質的要素である。踵接地は移動中における位相シフトの促通に関して重要である。

　臨床的に、トレッドミルトレーニングはいくらかの患者に効果的に思える。もし患者が以前スポーツスタジアムでトレッドミルを使ったことがあれば、中枢神経障害後も簡単に適応するように思える。患者がすでに独歩できる能力を持ち社会的にスピードとリズムが改善しているように見えても、トレッドミルに慣れるまで時間を要する。いくらかの患者は軽度の共同運動作用不全パターンという問題を持っているが、患者自身の内的スピード（CPGリズム）の段階まで近づけば、運動パターンを正常化するように思える。一方で、重度の無視や低緊張の障害を受けた患者は、体重サポートをするトレッドミルを使用する事が不利益に思える。しかし、幾分は不活性や振り出しの促通として装置を使用する事には適している。積極的な反応を引き出す事によって地上歩行を促通できる。患者個人の問題に関連した具体的適応を解明するために、トレッドミルトレーニングのさらなる研究は必要とされる。

■ 麻痺側上肢集中訓練プログラムとロボットトレーニング

　麻痺側上肢集中訓練プログラム（CIMTもしくはCIT）は、脳卒中患者における不使用学習の克服を目的とした集中治療プログラムである。Taubら（1999年）によって最初に紹介されたこの治療アプローチは慢性期脳卒中患者に対する治療であり、Nudoら（1996年）の研究に続くものである。

　そのプログラムの仮説は、これまで不活性連結とされてきた大脳皮質に見られる神経メカニズム機構の適応変化を基礎にしている。「障害が生じて12日という短期間の経過の中では、軸索成長のような主要メカニズムによる新たな機築が生じるという明確な証拠が今のところ明らかになっていない。なぜなら、軸索成長は障害後、数ヶ月しないと発見されていないからである。」つまり、可能性のあるメカニズムとして、局所の抑制性介在ニューロンの活動を減少させるため、以前から存在している興奮性連結が姿を現すことが考えられる。この補完代替メカニズムは、生存するシナプス連結のシナプス強度を増強すると思われる（Liepertら2000年）。

　本治療プログラムの厳格な試験対象患者基準として、患者は以下のものを持っていなければならない（Kimら2004年）。

- 非麻痺側上肢に依存しないでも、ある程度のバランスが保てる
- 手関節背屈の自動可動域が20°あり、2本の指と母趾における中手指節関節の自動可動域が少なくとも10°あること
- 重度の痙性や痛みがないこと
- 認知機能が良好であること
- 治療に意欲的であること

　注目すべきは、このプログラム基準に適応する脳卒中患者は4-6%であり、約95%の脳卒中患者は適さないという事である。

　このプログラムは、硬いプラスチックプレートが手掌まで延長された特別なグローブを取り付け、患者の非麻痺側手を不活性化させる。どんな巧緻課題であっても患者の手の使用を防ぐが、両手活動の支持としての使用は許される。患者は、自身の起床時間の90%に合わせて、1日少なくとも6時間グローブを装着し、脳卒中後早期に短期間使用される。非麻痺側下肢への空気注入式装具や背部スプリント使用により、麻痺側下肢への体重移動（weight transfer）が促進されるかもしれない。早期リハビリテーション場面への麻痺側上肢集中訓練プログラムの使用注意点として、梗塞領域周辺のペナンブラ領域の脆弱性を考慮し、最低でも発症後1～2週間経つまでは治療へ参加させるべきではない事が挙げられる（第1章の2 可塑性を参照）。トレーニングは1日の中で他の治療時間外の6-7時間に、粗大運動と微細運動、全般的なADL練習を行うスケジュールに基づいて構成されている。患者は毎時間、10分間の休憩を許可される。同様に入浴やシャワーなどの衛生的活動中も休憩を許可される。

本トレーニングによる一定の強度は、多くの入院患者のリハビリテーション環境に与えられる治療時間の総量とは著しく対照的である。多くても1日に1〜1.5時間の標準的な治療時間（理学療法と作業療法の両方）と、CITの少なくとも1日に6時間を比較すると、患者の潜在能力を増強させる治療強度の重要性を示している。Kwakkelら（2004年）による拡大されたエクササイズ時間のメタ分析において、強度を増大した多くの治療によって、歩行とADLsに関連したアウトカムの改善を見せた。

また、両上肢のロボットトレーニング（Lumら2002年、Casadioら2006年）と、歩行のロボットトレーニング（Bharadwaj2005年）は、運動パフォーマンスと機能の促進を目的とした繰り返しやリズム、筋に関係する促通によって、関節におけるROMの増大や維持が可能であった事も興味深い。神経リハビリテーションにおけるロボットの潜在的な役割を明示しており、今後さらに吟味していく必要がある。

多職種とのチーム医療

患者が入院している間、ADLの中でいくらかの身体的援助を受ける。バランスを必要とした時、重心移動の時、回旋要素が修正される時、安定と運動要素が変化した時、参照エリアが変化した時、運動戦略が変動した時、問題解決の時など、これら全ての活動場面において身体的へ複雑に関与してくる。最も複雑な活動は背臥位から座位への活動で、加えてこの移動は多くの介護者が患者に早くから自立して欲しいと望むパフォーマンスでもある。

患者の運動コントロールを回復させるためには、すべての職員が同じ治療プランを理解しているのが望ましい。そして治療プランは、患者の同意を得るべきである。チームワークの土台は、それぞれの専門家の一般的・特定の知識、技能、多職種によるチーム医療の役割や、すべての当事者のチャレンジであり、これを達成する事は容易な事ではない。個々の専門家はお互いを理解し、尊重して、患者に誠実に向き合い、ゴールへ向かって介入し、お互いの役割を強化し、各々の専門家の治療を可能な限り綿密に理解する必要がある。同時に、異なる専門家は他の専門家には置き換えられない自身の具体的な役割を持っている必要がある。患者は異なる専門家による具体的介入に触れ、多職種によるチーム医療が力を合わせた具体的介入を受ける。これは患者が新たに学習する環境である。リハビリテーションの手順については3章で話題にする。

例

24時間コンセプトは多職種によるチーム医療が実践に移り、日常生活における治療方針を完遂する為に具体的な関わりを持つ事である。患者の日常生活における様々な活動中の強化や反復、促通を行う為に運動要素は最も重要であり、多職種によるチームの同意が必要である。24時間コンセプトは患者の学習課程を強化する。以下にその理由を述べる。

- 活動は昼夜問わず（浴室でも）多様に繰り返される
- 変化に富んだ繰り返しがある
- 活動は患者が既に知っている動作に狙いを定めている
- 活動は患者個人の必要性と、運動の問題に適合するように構成される。
- 治療効果の継続（carry-over）の影響は、治療介入が日々の状況に移された時に増大する。
- チームワークには公式、非公式問わず良好な多職種間のコミュニケーションをとれること、最後までやり通すこと、患者や目標に忠実であることなど、共通の理解力と能力が必要である。

治療が最後まで確実に成し遂げられる事は、関係する専門家の責務である。しばしば、これは専門家が実際場面で一緒に患者を見る事により容易になる。看護師、作業療法士、理学療法士は、朝の整容やベッドからの移乗、更衣や食事時間を一緒に見る事で、介助方法や可能であれば患者が自力で出来る事に互いの同意を得られるかもしれない。患者と介護者間の協力については、実際場面の写真を使う事で手順の助けになるかもしれない。そして医療従事者は学習を促す必要がある。良好な多職種によるチーム医療は、チーム全体で患者に意欲と学習を与える。

補装具

中枢神経系の障害後の多くの患者において、完全には回復しない。感覚運動障害は、わずかにバランスと巧緻性を減少させるかもしれないし、重度の機能障害を引き起こし、日常生活の全てに介助が必要になるかもしれない。その為、代償的な補装具を使用するにあたっての一般的なガイドラインの提案はしない。評価に必要となるいくつかの見方を記す。
- 補装具が与えられるタイミング
- 同じ分類だが、異なる補助具の正と負の側面（例えば歩行器と車椅子）
- 時間とともに患者の機能に影響を与える補装具の活用、患者の進行に伴い、必要に応じてどのように補装具を適応もしくは変化させていくのか、などを評価する。

■ タイミング

セラピストは補装具を決定する必要があるかもしれない。補装具が必要かどうかを考える事は重要である。
- 補装具の活用により患者の努力が減少し、環境の探索が可能となるのか？
- 補装具の活用により患者の長期にわたる運動の問題を改善するのか？

どのような方法で患者は動き、どの程度の連合反応を呈するか、その時の明確な運動能力は障害範囲を必ずしも反映してはいない。患者の運動の問題は、認知、知覚、感覚運動障害、即時的回復過程、中枢神経系における使用依存性（use-dependent）の可塑的変化、筋の変化と代償的運動戦略の両方など、障害によって引き起こされたものである。目標は、患者が出来るだけ少ない代償で活発に参加出来る事である。患者の運動能力は経時的に変化する為、補装具は回復段階に合わせて変更、適応させていく必要がある。脳卒中早期、多発性硬化症、頭部外傷、不全型脊髄損傷の患者への車椅子の使用は適しているかもしれない。また、車椅子の使用は自身の環境を探索し、自立する為に考慮する必要があるかもしれない。歩行器は様々な段階と状況にある様々な患者に適しているかもしれないが、別の患者にはかえって不都合となるかもしれない。異なる補装具のタイプは次項で論じる。

■ 同じ分類における種々の補装具の正と負の側面

- 車椅子
- 歩行器
- 装具
- その他

いくらかの患者には車椅子が一時的に、もしくは長距離の移動や買い物の外出などの異なる役割として必要かもしれない。一方、日常的に車椅子を使う必要があるかもしれない。重要な側面として、車椅子の適合性をよく考える必要がある。
- 座位姿勢と快適性：患者は姿勢活動を改善する為適切なアライメントで座る必要がある。
- 用途：車椅子は患者と介護者のニードに適している必要がある。
  * 患者と介護者各々が車椅子の移乗動作を楽にできる
  * 一時的、周期的、もしくは常に使う
  * 活動的、もしくは補助的（快適に休める）、もしくはその両方が組み合わさったもの
  * 環境（屋内、屋外など。地域も含まれるか？）
  * 手動型か、電動型か？ 患者はどんなタイプのものを必要としているのか？ 例えば活動的な手動車椅子がいいのか、立ち上がり機能を持つ車椅子が必要なのか、屋内外を走れる電動車椅子が必要としているのかなど。
  * 介護者が車椅子を押すのか、自分で操作するのか？ ある患者は自身の運動障害や認知・知覚機能障害によって、自分の車椅子を操作できない。一般的に、重度の無視や注意障害、失行、問題解決能力の減少、判断能力の低下などによって手動型車椅子の使用が妨げられるかもしれない。一方で、臨床的には無視や注意障害を持つ患者でも自力で車椅子の操作方法を学習できるかもしれない。時々、問題と相対したら別な認知的方法を用いるという、知識的な代償が引き起こされるように思える。それゆえに、これらの患者は適切な場合、管理された環境内で車椅子を自走して探索するべきである。
  * 運搬用（屋内、屋外など）

手動車椅子

　もし、患者が車椅子を手動で駆動するならば、出来るだけ軽快である必要がある。運動軸に関連する中心線／重心線の位置は重要で、患者自身の安定性やバランス能力に左右される。駆動軸に患者の重心が近づくと、車椅子を操縦する事が簡単にできるが、より不安定になる。

　脳卒中患者は、非麻痺側上肢と下肢を使用して車椅子を駆動する必要があるかもしれない。AshburnとLynch(1988年)とCornall(1991年)は、非対称的で一側身体の固定的な使用が連合反応を増悪させ、治療と回復に支障となる事を指摘している。片手操作の車椅子は、患者の非麻痺側に対して使用依存性の可塑性変化を強化する可能性がある。これは、さらなる麻痺側の不使用学習を強化させる。それゆえに、患者の車椅子の使い方や、長く使う可能性があるかを評価する事は非常に重要である。セラピストは段差や傾斜面の環境で、両手操作や片側上下肢操作で手動車椅子を操作し、その影響を自分自身で経験すべきである。

電動車椅子

　電動車椅子は、いくらかの患者におけるリハビリテーション場面や永続的に使用するのに適した手段かもしれない。患者はより多くの様々な社会活動に参加する事ができ、約束の場所や店に必要以上の努力なしに、しかも介護者、杖や松葉杖、歩行器、高歩行器、または他の補装具などの歩行装具がなくても、自分を移動できる。

　どんな歩行装具でも支持基底面と患者自身との関連性を変化させるため、支持面を増やし、重心線を変化させる。患者は今まで歩行装具を使用したことがない場合、姿勢と運動戦略を新たに学習する必要がある。種類や高さ、方法などは、患者の姿勢活動に影響を与える(姿勢セットを参照)。歩行装具を患者に選択するならば、セラピストは患者に適切な使い方を教える必要がある。

　治療は可能な限り患者が自立できる事に焦点を当てるべきである。歩行装具は支持としてよりも参照(reference)として使う事で、安全に動き回る事を補償し、重力に患者自身をさらすことで、姿勢活動を高めるのに適しているかもしれない。多くの患者は、リハビリテーションの中でバランス問題の代償として早期から歩行装具を提供される。歩行装具への重心移動の増大は体幹・骨盤帯・股関節・上肢の屈曲活動を増強させる。屈曲活動の増加はバランスに基づいた安定性を発達させるのに阻害因子となるかもしれない。それゆえに、治療では患者の姿勢コントロールと運動を改善する目的で行い、患者が姿勢コントロールを探索できる前に歩行装具を与えるべきではない。

　モチベーションは回復に重要である。もしバランスや運動の必要条件が十分発達しておらず安全に歩けなくても、すぐに歩き回る能力があるいくらかの患者は大変原動力がある。課題は情報を与える事や動機づけをすると同時に、患者の姿勢コントロールや運動パターンを改善し、歩行装具のよりよい使い方を教える事である。患者は可能な限り早くに治療的促通を通してステップを獲得する必要がある。ステップはCPGの活性化を通してバランスとリズムを増強し、認知コントロールの増強によって中枢神経系が歩行を"忘れる"事を許可しないようにする。再び歩けるようになるという目的は、患者を動機づけるように思える。患者が商品売り場で誰かの監視で歩けるようになるかならないかは、患者の安全性や運動コントロール、介護者の能力に左右される。

両手補装具

　両手補装具(杖、松葉杖、歩行器、ジーマーフレーム、高歩行器)は、特に患者が低緊張であった場合、体重を寄りかからせるかもしれない。歩行器や、ジーマーフレーム、高歩行器は回旋を必要としないため、変化や柔軟性が乏しくなるかもしれない。失調症のように安定性がひどく阻害されている場合、両手補装具は適しているかもしれない。

片手装具

　片手装具(杖や片松葉)は、患者の重心線を使用している装具方向へ移動させる。もし患者が体重支持や体重を寄り掛ける為でなく、バランスや運動の参照に使用する事が出来れば姿勢コントロールを促通できるかもしれない(JekaとLackner1994年、Jeka1997年)。患者が杖によりかかり非対称が増強すると、バランスコントロールの発達は妨げられる。高い杖を押し付けずに使用し、バランスを取れれば、伸展や身体部位間の連結を増強させる可能性がある。

また、杖は屋内では使用しないが、バランス活動に努力を必要とする屋外の買い物や他の状況で使用するのは適しているかもしれない。

■ 装　具

Mulderら（1996年）とGeurtsら（1992年）の研究は、補装具靴が支持基底面の広さや感覚フィードバックに影響を及ぼすことを立証している。

靴

足関節の支持を補助する靴は、足関節と下腿からの固有感覚フィードバックを減少させ、姿勢コントロールに影響を与える。そしてバランスにおける自律的活動の幅を減少させるかもしれない（Geurtsら1992年）。彼らの研究はニューロパチーと切断の患者を含んでいるが、いくらかの結果は中枢神経系の障害まで及んでいる。踵接地は移動や歩行に重要な現象である。良好な踵サポートや、ファームソール（firm sole）、ファームヒール（firm heel）が付けられた靴は、荷重と除荷重におけるフィードバックを促進する。

足関節／足部装具

足関節／足部装具は移乗や立位、歩行時にこの領域を安定させ、遊脚相で足部を持ち上げやすくするのに使用される。不安定性の原因に対して、私たちは評価と治療を行うべきである。足関節と下腿を取り囲む装具は患者に末梢の安定性を与え、患者自身の姿勢コントロールを探索させる。一方で、外固定は可動域制限や運動の柔軟性低下を引き起こす。筋と関節への圧力は、感覚運動の再編成を引き起こし、バランスと運動の新たな戦略を発達させてしまう。足部と足関節の不安定性が中枢神経系障害に単独で出現することはまれであり、全身のアライメントや筋緊張の分布、パターンの動員、筋活性化の順序などを観察する必要がある。

多くの装具は足関節を若干背屈位に保つ目的で使用される。変化したアライメントによって股関節

図2.36 a

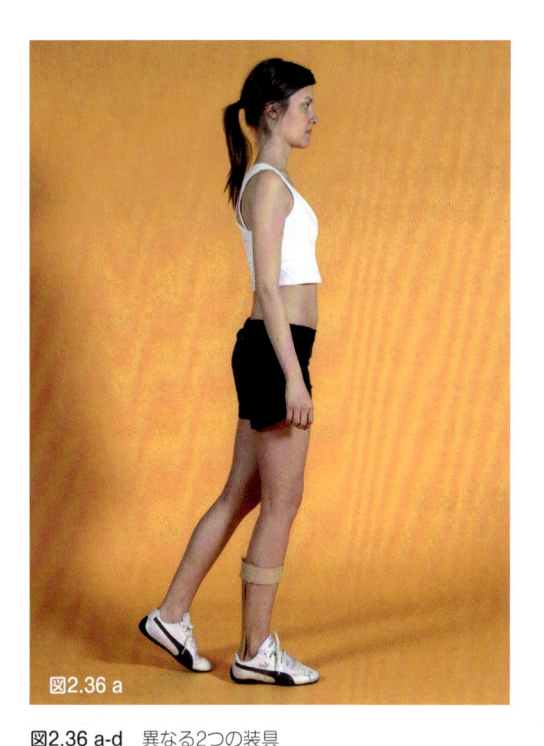

図2.36 b

図2.36 a-d　異なる2つの装具
a, b　写真のモデルはポリプロピレンのスプリントを履いている。2つの写真の変化に注目。

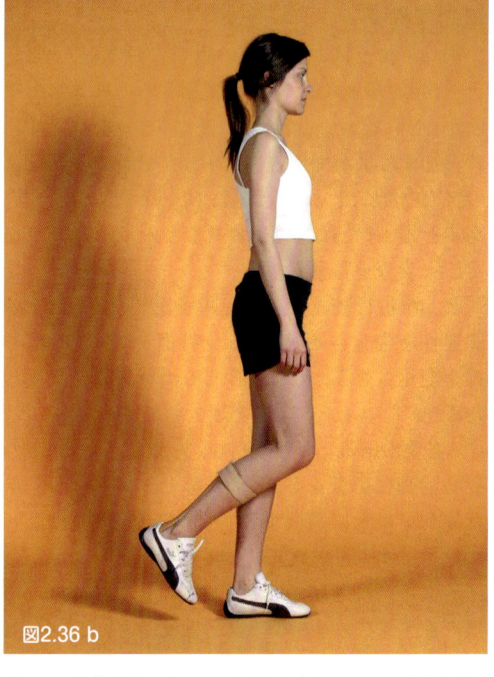

図bでは屈曲優位であり、図aと比較すると、左股関節がより不活性に見える。

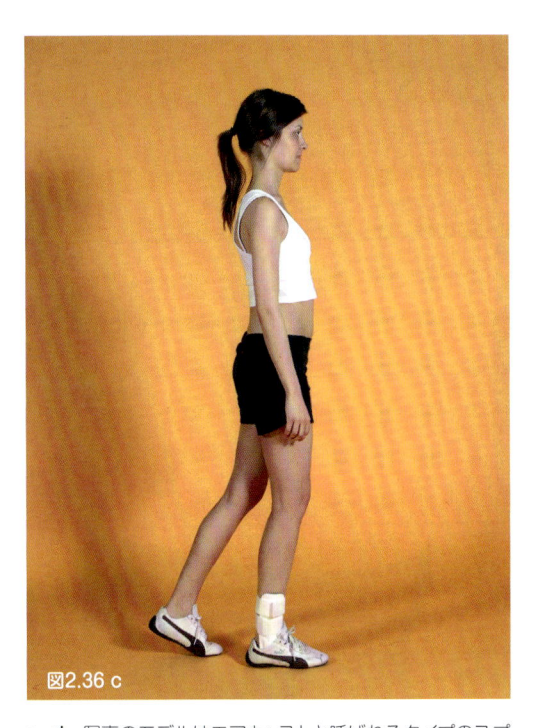

図2.36 c

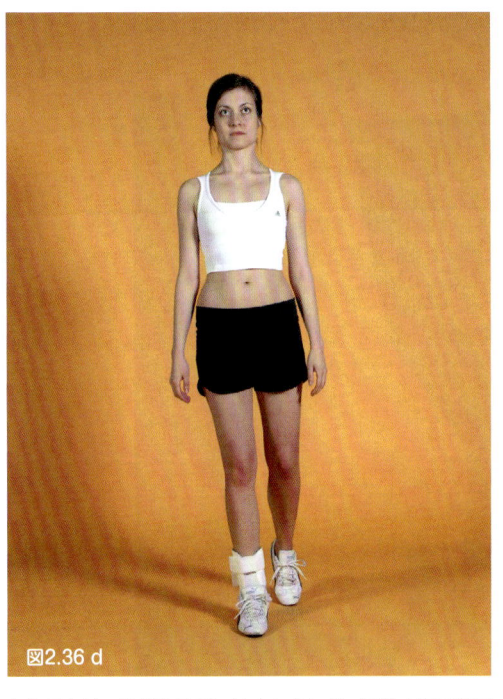

図2.36 d

c, d 写真のモデルはエアキャストと呼ばれるタイプのスプリントを履いている。このスプリントは足関節の底背屈ではなく内外側を安定させる。靴の中で使用すると大きく幅を取るため、連続的使用には向かないが、早期中枢神経系障害後患者が立位を取るときに良好なアライメントで姿勢の安定性を促通する事が出来る。

と膝が屈曲するかもしれない（図2.36）。この屈曲活動の増加は股関節の安定性に負の作用を与える可能性があり、患者の移乗や歩行能力に影響を与える。スプリントを使用する事の大きな不利点は足部が不動になることである。そして足部の不動により適応や柔軟性、フィードバックの損失を招く。柔らかい床面や安定した床面に対して足部や足関節を使う能力は障害されるかもしれない。

下肢の装具は様々な種類があり、以前よりも変化してきている。患者は様々なタイプのものを率先して試し、常に評価していく必要がある。下腿後面を覆う様々なプラスチック装具と、足底板（図2.36 aとb）、異なる材質の足尖部がないタイプ、ベルクロの締め具がついた柔らかい素材の足関節サポーター（多くは整形外科疾患に使用される）、足関節内外側を支持する足関節装具（図2.36 cとb）と、Tストラップを付け外しして固定をアレンジできる靴（例としてクレンザックスプリント）。これらの装具は様々な度合で、足関節のアライメントと支持に影響を与える。いい影響か悪い影響かは経過とともに最適な評価を行うことで決定されるかもしれない。

足部に常用すべきか、それとも特定の場面で使用すべきかを決定する事は重要である。足部は屋外や人の群衆、でこぼこの地面、通行などのバランス場面でひねりやすい傾向があり危険である。もしスプリントが少しの時間にのみ使用されていれば、足部と足関節の適応性は保たれ、伸展を通して荷重する経験を得られる可能性がある。患者は多様な情報を受け取るために、裸足で立って動くと良いと思われる。

膝装具

いくらかの患者は膝の不安定性により過伸展に悩む。正常歩行の立脚相では、股関節や膝は足部よりも前方へ動く。歩行中の膝は立脚中期と足尖離地の少し前で最大に伸展する為、完全伸展することは稀である。足部と足関節背屈による可動性の減少により下腿の前方への運動が制動され、膝は

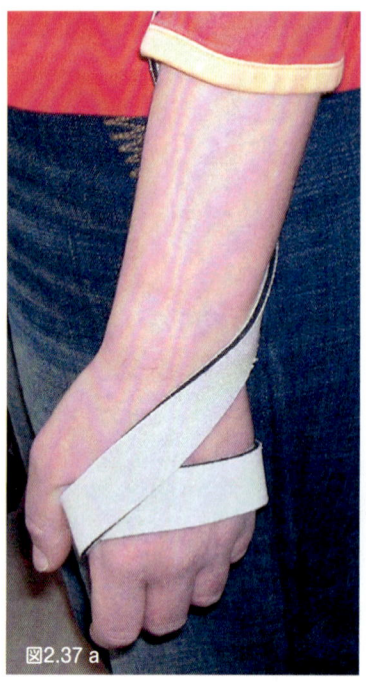

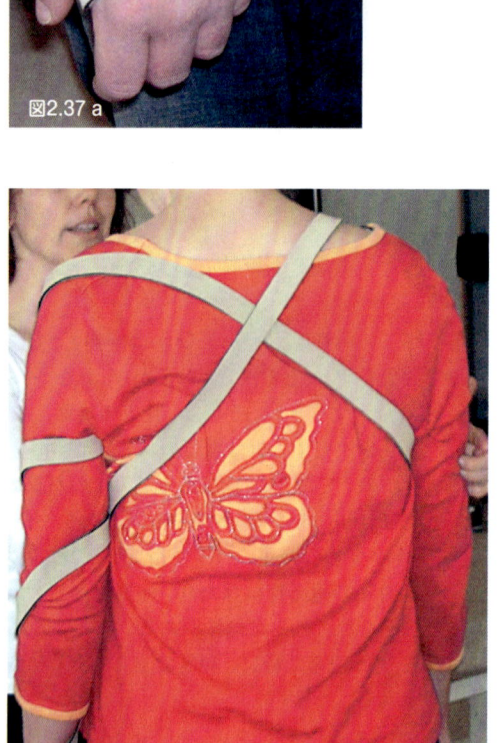

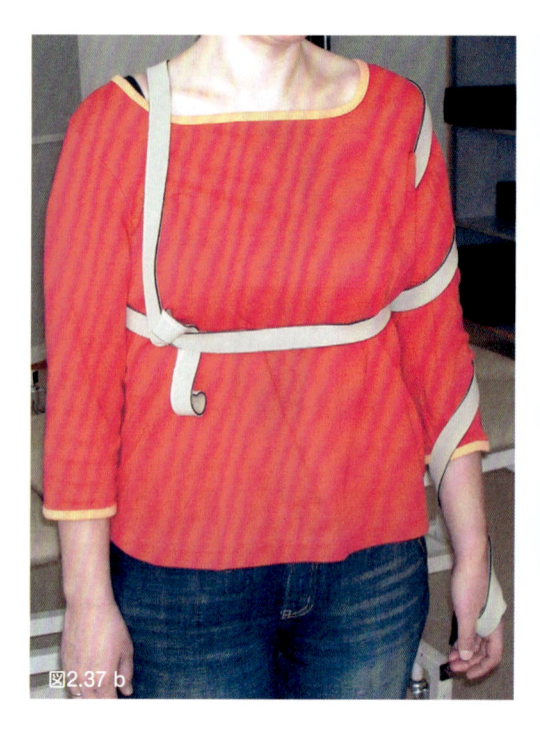

図2.37 a-c
シングルストラップのアームスリング。

(**a**) 手の写真。アームスリングは近位から中手指関節に向かって2〜3回巻かれ、手関節の背屈を保つ。

(**b**) 肩と上腕内外旋を中間位にする巻き上げ方を提示している。肩を交差してスリングを正確に位置する事は、肩関節のアライメントに影響を与えるため重要である。もし前方や下方へ亜脱臼する傾向があれば、上腕骨頭が関節窩に保持するようにストラップを位置すべきである。スリングは肩から対側肩の背部へと交差する。ここで肩の下方へ行き、ストラップは胸郭を回っていくらか姿勢を促通し、麻痺側肩方向へ対角線上に後方を交差し非麻痺側肩までいく。そこでしっかりと留まる。ストラップは血行を阻害する可能性があるため、決してきつく締めたり、限界まで引き延ばしたりすべきではない。適切に装着出来たら、いくらか姿勢が安定し、胸郭の伸展や、外旋による上肢の中間位を経験する事が出来るかもしれない。

(**c**) 後方から見たスリングの状態である。

過伸展となり、体が持続的に前方向に運ばれてしまう。これは、後下腿筋群のトーンの増大、内側ハムストリングス群や股関節内転筋群、腓腹筋とヒラメ筋、下腿の深部後方筋群などの遠心性のコントロールの減少、下肢・骨盤帯・体幹の様々な体節間の回旋要素のマルアライメントなどによって引き起こされる。もし立脚中に股関節が屈曲するならば、膝の過伸展が続いて生じる。股関節／骨盤帯、足関節／足部、体幹における運動性と安定性は、動的な膝機能の本質的要素である。股関節固定化作用の減弱と、足関節／足部の運動性によって膝は中間位を保つ。それゆえに、膝の過伸展を減弱するスプリントは、根本にある原因が治療されれば、ほぼ必要なくなる。

肩装具

　肩関節亜脱臼は脳卒中後にしばしば生じる問題であり、痛みや更なる機能障害を引き起こす原因になる可能性がある。アームスリングの使用は賛否両論を呼んでいるが、いくらかの症例では亜脱臼を軽減するように思われる。アームスリングは多くのタイプがあり、アライメントに様々な程度の影響を与える。不利点として、上肢が屈曲固定パターンに保持される事や、肩の運動を阻害する事、スリングを装着するために手助けをする必要がある事などが挙げられる。多くのスリングは近位部に安定性を与える。ある患者においては、痛みが少ない位置で上肢をサポートしたアームスリングを装着すると、バランスが改善していることに気づいてくれる。YavuzerとErginは、2002年に31名の症例でシングルストラップのスリングが姿勢コントロールと歩行パラメーターに与える影響を研究し、三次元歩行解析装置とビデオ撮影の評価によって、歩行が改善する事を示した（図2.37）。
　症例達は無視や不注意、認知障害によって、腕を気にかける事が出来ず、肩に重度の亜脱臼があり、痛みも生じていた。その為、肩装具を使用する事でいい影響があったと思われる。肩装具には様々なタイプがあり、安全で適切な使用方法を患者と介護者で統一していく必要がある。確実に肩の亜脱臼が軽減しているように見えない場合や、肩関節の亜脱臼が違う要因によって引き起こされている場合がある。例えば姿勢コントロールの減弱、肩関節複合体の不安定性、胸郭に対する肩甲骨のアライメントの変容、麻痺などが挙げられる。一方では、装具によって重たく落ちた麻痺側上肢によって生じる外傷から患者を守ってくれるかもしれない。そして、介助者は肩や腕のハンドリングを行う必要がある。

■ 他の補助

　自宅や職場における日々の活動を補助する装具は、個別的な評価に基づいて選択される必要がある。患者や介護者とともに自宅訪問や職場訪問を行えば、どの場面で補助具が必要になるかを明らかにする事が出来る。仕事に適合した特殊な椅子、台所用品の工夫などが例として挙がる。理学療法士と作業療法士が協力し、患者の機能的ニードの達成と、バランスと運動の最適化を図っていく必要があるかもしれない。

■ 評価と適応

　全ての補装具がどのように使うか、そして装具が患者の機能・姿勢コントロール・運動に与える正と負の影響などの点で評価されるべきである。機能を改善するか、もしくは悪化させるかなど、患者の状態変化に合わせて装具を常に修正していく必要がある。患者の適合や、補助具のタイプの判定、利点などを継続して何回か評価し、必要に応じて装具を変化させていく。

痙性に対する内科的治療

　痙性に対する内科的治療は次第に増えてきているように見える。一方で、痙性についての定義づけは少なく、本書の中でも議論されている。その為、いくらかの著者らの意味づけと治療は不明確である。文献の多くは痙性に関連する運動の問題を言及しているが、二次的な軟部組織の問題も含まれているように思われる（章1.3中枢神経系障害後の再編成と結果を参照）。
　痙性の治療には、内科的・外科的両方の様々な種類の治療がある。この項では二つの介入について議論していく。
- ボツリヌス毒素A
- バクロフェン

■ ボツリヌス毒素A

これは**ボツリヌス菌**に生成された毒素である。毒素は最も影響を与えやすい筋内組織に直接注入され、運動終板におけるシナプス前終末に結合する。脱神経の正確なメカニズムは議論されている。脱神経はアセチルコリンの放出を抑制する事に関連しており、それゆえに運動単位の筋活性化は、毒素によって影響を受ける(Gjerstadら1991)。繰り返しの注入を行う事で、患者は毒素への抗体生成を引き起こし、効果時間の短縮を経験するかもしれない(Bahheitら2004)。ボツリヌス毒素は結果として神経筋の妨害の役割を果たす。効果は注入後の24〜72時間の間で現れ、毒素を注入された筋線維に機能的脱神経を引き起こす。KertyとStien(1997年)は、おそらく脱神経は損傷を受けていない神経線維からの軸索枝を刺激し、そして3〜4ヵ月以内で注入の影響は無効になるため、注入は多くの症例で繰り返し行う必要がある事を提示した。痙性はその後、元に戻るかもしれない。

ボツリヌス毒素は斜頸などの限局性のジストニア(Gjerstadら1991年, Borgmann 1997年)や痙性(Childersら1996年, CromwellとPaquette 1996年, KertyとStien 1997年, O'Brian 1997, Smedalら2001年, Bakheitら2004年)に用いられる。患者は大抵以下の機能改善が見られる(O'Brian 1997年)。

- いくらかの主動筋/拮抗筋機能
- 急性または亜急性の痙性
- 患者の機能を阻害している、簡単に識別可能な限局性の痙性領域
- 治療の明確な短期目標または長期目標

CromwellとPaquette(1996年)はボツリヌス毒素注入後に、2週間にわたる集中的な理学療法と作業療法を合わせて行った症例研究を詳しく記述している。患者は脳幹梗塞後に四肢麻痺を呈し、移乗動作や歩行に重度な障害をもっていた。著者らは治療後6週間継続して経過を追い、患者の移乗動作と歩行が共同治療によって改善される事を発見した。研究では長期的な経過観察は行なわれていない。

Smedalらは2001年に10名の様々な神経疾患と機能障害を持つ患者に対して、ボツリヌス毒素と理学療法を併用する研究を行った。9名の患者に機能的改善と痛みの緩和が見られた。1名の患者は手の知覚に改善が見られ、もう1名の患者は2回の注入で悪循環がなくなった。効果は患者によって様々であった。患者は麻痺側上下肢にいくらかの運動コントロールが残存しており、適切な運動戦略を学習できたと思われる。著者らは医師と理学療法士が共同して注入のターゲットとなる筋群を特定し、治療効果を評価し、理学療法と併用してボツリヌス毒素を注入する事を薦める。ボツリヌス毒素の効果は注入された筋トーンと動員を低下させ、機能を変化させるかもしれない。移乗動作や姿勢保持を安定させる筋にボツリヌス毒素が注入されると、患者は活性化が阻害されて機能的悪化を引き起こす可能性がある。運動の特異的な分析は、ボツリヌス毒素をどこに注入する必要があるのか決定するのに必須である。注入前に、関連する筋の筋電図分析を行う事が推奨される。

Albanyは1995年に、より正常な運動のパターンを促通する為の理学療法の目的を提示した。

- 拮抗筋と共同筋群の活動を促通
- 筋の長さと柔軟性の改善
- 患者の姿勢変換時における最適なアライメントの促通と保持
- 固有受容感覚の刺激
- バランスと安定性の増加

ボツリヌス毒素は痛みを持つ患者に良い影響を与えると思われる。臨床経験上、痙性には姿勢における四肢の固定や、循環の減少、痛み、衛生意識不良、関節と軟部組織の圧迫、痛みに関連する他の問題などが見られる。これらの要素の改善は、いくらか患者の痛みに良い影響を与える。単一注入された筋における、ボツリヌス毒素の長期的な負の効果はまだ報告されていない。

■ バクロフェン

バクロフェンは注入ポンプが連結したプログラム可能な埋め込み式の脊髄カテーテルによって脊髄に注入され、バクロフェンを脊髄へ持続的に供給する。バクロフェンは脊髄後角の抑制性介在ニューロンに結合し(GABA受容器)、シナプス前抑制の効果を引き起こす(Berg-Johnsenら1998年)。バクロフェンは筋トーンにおける全体的効果をもっており、

様々な中枢神経系障害患者の筋トーンの問題を減少させるだろう。バクロフェンは脊髄損傷や多発性硬化症、脳性麻痺などに最も使用される。

Berg-Johnsenら(1998年)は活動において重度の問題を抱えている多発性硬化症、脊髄損傷、脳性麻痺に対して研究し、言及している。患者達はバクロフェンの髄腔内の注入を了承し、その60～70%には移乗動作能力と独立度の改善が見られた。一方で、患者の何人かは筋力低下と歩行の悪化を呈した。バクロフェンの髄腔内注入は痛みを持つ患者にいくらか良い影響があると思われる。一方で、感染や、カテーテルの問題、ポンプの故障などの合併症を伴うかもしれない。

考 察

バクロフェンの髄腔内注入は、遠位筋と部分的に近位筋から注入した領域まで全身的なトーンの低下をもたらす。全ての筋における筋トーンや筋肉組織の減弱が起こる為、患者は極限の状態で機能的活動を行う必要があるかもしれない。それゆえに、治療によって何人かの患者は機能の悪化を経験する。仮説的に、内科的治療によって脊髄レベルでのシナプス前抑制が引き起こされる事を通じて可塑性が影響を受けると、より最適な運動戦略は負の影響を受ける。これらの要素を踏まえ、痛みを除去、衛生状態、または他の要素は、患者と介護者にとって重要なことである為、よく考慮する必要がある。

■ 他の治療薬の種類

バクロフェン(リオレサール)、バリウム(精神安定剤)と他の薬物などの錠剤は、いくらかの患者の不随意レベルの筋活動を減弱させる(CromwellとPaquette 1996年)。これらの薬剤が中枢神経系に発揮する一般的効果は、疲労、認知機能の変化、四肢筋の全体的な弱化を生じさせる事などである。CromwellとPaquetteは姿勢筋への影響について言及していないが、おそらく同様の影響があると思われる。Berg-Johnsenら(1998年)もまた、吐き気、幻暈、不眠、精神錯乱、胃腸障害の問題について述べている。それゆえに、これらの著者らは痙性に関連する問題の治療にボツリヌス毒素(CromwellとPaquette 1996年)と、バクロフェンの

髄腔内注入(Berg-Johnsenら1998年)を推奨している。臨床的に、抗炎症薬、抗生物質、抗うつ薬などの種類の薬物はいくらかの患者に負の影響を与えるように思える。

要 約

- 正常運動は多様で、個人、課題、環境との間の相互作用によって生じる。それは不適切な過剰努力にならずに効率的で実用的であり、かつ正確な運動である。p.69を参照。
- 標準状態、状況下の場面では、神経系は姿勢コントロールにおいて視覚や前庭系の入力よりも体性感覚情報により重きをおいている。p.71を参照。
- 回復は、大半が環境変化に適応する中枢神経系の能力に基づく。p.74を参照。
- 機能的な状況下における身体と支持基底面との間の感覚運動、知覚の相互作用は、支持基底面の大きさよりも姿勢トーンのレベルがより重要となる。p.74を参照。
- 運動は安定性とって必須であり、同様に安定性は運動にとって必須である。p.76を参照。
- バランスは戦略と反応の両方で表出される。姿勢コントロール、立ち直り、保護伸展反応はバランスの要素となる。p.80を参照。
- 不適切な代償戦略、代替戦略は中枢神経損傷を伴う患者の選択的な運動コントロールやバランスの発達を遅らせたり妨げたりするかもしれない。p.82を参照。
- 立位は体幹の位置感覚と一般的機能(ovorall function)の両者を改善してくれる。p.82を参照。
- ボバース概念は中枢神経系に障害を受けたことで、姿勢コントロール、運動、機能障害を呈した患者への治療、評価のための問題解決アプローチである。p.90を参照
- 姿勢セットはある瞬間における身体部位間の相互関係と定義されている。p.90を参照
- 運動は姿勢セットの連続的な変化なのかもしれない。p.90を参照
- 一つの姿勢セットにおける選択的運動は、様々な姿勢セット内の様々な神経筋活動を必要とする。バイオメカニカルなアライメントの変化はそれゆえ神経筋活動なのである。p.91を参照

- 多くの筋や関節がキーエリアには密集している。そのため固有受容感覚情報、皮膚情報は中枢神経系に多大な影響を与える。p.110を参照
- キーエリアのコントロールと相互作用は、バランス、選択的運動、環境や課題への適応、つまり機能にとって特に重要となる。p.110を参照
- バランスや歩行、リーチ、食事のような毎日の活動はほとんどが自律的機能で、通常注意や努力の必要性は少ない。p.114を参照。
- 日々の活動は中枢神経系内で、経験に基づく構造的相関を持つ。p.114を参照。
- 活動表出は個人、目的、状況に基づいて変化する。p.114を参照。
- 運動における自律性と随意性のコントロールは密接に統合し合い、機能スキル、バランスに基づいて組織化される。p.114を参照。
- 臨床でのチャレンジは、バランスが自発的意思計画(conscious voluntary planning)を介して改善できるかを決定づけることである。筋緊張、筋動力(muscle dynamics)、アライメント、一連の動員は、計画に向けて最適化されなければならない。p.116を参照。
- セラピストの手は、接触、摩擦の生成、ストレッチ、圧迫、筋の長さや張力に関する情報提供、方向付け、スピード、可動域といった情報を与えることができる。それらは(牽引)、圧迫や回旋、安定性、機能的目標や問題に基づく可動性を生成できる可能性がある。これらの情報が期待される活動へとつながっていく。p.118を参照。
- 促通は"メイキングイージー(making easy)"を意味する。セラピストの目的は、患者が動くことに対して楽だと感じるようハンドリングしていくことである。なぜなら自身の活動が動員されるからである。
- つまり促通は他動的な運動、筋のタッピング、アイシングのような他動的技術と解釈してはいけない。p.119を参照。
- 治療は、活動の促通と機能障害への働きかけの絶え間ない相互作用を必要とする。可能な限りの運動構築、コントロールの要求、行動への後押し。つまり、「可能」となるようにする(Make possible)→「必要」となるようにする(Make necessary)→「起こる」ようにする(Let it happen)の流れとなる。p.121を参照

- ハンドリングの目的は、セラピストの手から離れ、より活動的になれる可能性を提供することである。p.121を参照
- 能動運動は中枢神経系へ多様な情報をもたらす。p.126を参照。
- 能動運動は知覚のために必須である。p.126を参照。
- 積極的な感覚刺激を介する能動運動の促通は、無視を改善すると思われる。患者の気づきは能動運動の中で増加する。p.127を参照。
- 他動運動は患者が自身で運動を開始できない場合に重要となる。p.127を参照。
- 他動運動は活動を刺激することを模索し、患者の注意を必要とする。p.127を参照。
- 他動運動を介するハンドリングは、中枢神経系が耳を傾ける(listen)こと、できる限り反応を引き出すことを目的とし、完全な他動であってはならない。p.127を参照。
- 連合反応を引き起こす問題の分析治療は必須であり、ただ単に反応を弱めるような介入であってはならない。p.128を参照。
- フィードバックは患者の運動能力、知覚、認知機能、目的活動の種類(自律的要素が多い、あるいは随意的要素が多い)に基づき変化する。p.130を参照。
- 治療の中で変化に富む繰り返しは、患者の幅広いレパートリーを持つ運動、運動経験の発展を補償し、様々な機能的状況の中で運動を活用できる可能性が生まれる。p.130を参照。
- 患者は同じ治療セッション内で特異的な治療(specific Treatment)が機能改善を導いてくれていると常に感じるはずである。患者が必要としないトレーニングを感じさせるべきではない。p.131を参照。
- 学習と効果の継続の構築には時間がかかる。p.132を参照。
- 筋力トレーニングは選択的に、かつ機能的パターンで行われる必要がある。p.133を参照。
- 筋力トレーニングは、患者の身体の一部に注意に焦点を当てる事を要求する為、その部位の気づきと知覚を増強するかもしれない。p.133を参照。

第3章 評価

患者のリハビリテーションには様々な段階相があり、医療従事者は患者に必要とされる時期に合わせて、それぞれが様々な役割を担うかもしれない（同僚、上司、指導者、情報提供者、専門職業、助手、介護者など）。医療従事者の役割は、患者の現在のニーズやリハビリテーション段階などに応じて決定される。医療従事者は診断、治療を行い、情報を与え、共同して患者に適切なリハビリテーションを計画し、患者の潜在性と限界の見通しについて話し合うべきである。

多職種間のチームワークにより、専門家それぞれの全体的・個別的な能力や役割、患者自身の能力などが統合される。同時にこれらは患者個人のリハビリテーション過程内で挑戦や、洞察を提供する。もしかすると、医療従事者の最も重要な課題は可能性と潜在性を発見する事なのかもしれない。患者と介護者間の連携に良好な関係形成があれば、回復を強化できるかもしれない。患者のニーズは治療介入の選択において中核となる。

この章では以下のものを検討する。
- 国際生活機能分類（ICF）
- 理学療法評価
- 効果測定

3.1 国際生活機能分類（ICF）

ICFは様々な見方と因子を分類するために使う一つのツールであり、人々の生活や、どのような健康状態で過ごすかに影響される。ICFは健康の分類と健康に関連する領域の分類であり、心身機能と身体構造、活動、参加で分類される。領域は身体や個人の社会的展望から分類される。個人の機能や障害は特有の状況で生じる為、ICFは環境因子も含んでいる。

ICFは健康状態の評価と理解に役立つ。それは臨床場面や公共医療サービス、個人や集団レベルの調査で活用することが出来る。ゆえに、疾病および関連保険問題の国際統計分類10版（ICD-10）を補足する。ICFを使用することにより、医療従事者が同じ用語を使用して連携出来ることが望ましい。

最新版のICFは2001年に公表され、「障害による結果（consequences of disease）」の分類（1980版）を変え、「健康の要素（component of health）」という分類になった（WHO2001年の序文P4）。ICFは心身機能、身体構造、活動と参加、環境因子など、様々な区分に分類される（ICF2006年、オンライン版）（表3.1）。

- **心身機能**（Body function）は身体の生理学的・心理学的システムの分類である
- **身体構造**（Body structure）は器官や四肢とそれらの要素など、身体の解剖学的部分の分類である
- **機能・構造障害**は心身機能と身体構造の問題である
- **活動と参加**（Activity and participation）は個人に関連する全ての活動パフォーマンスの範囲

にわたる分類である
- **活動制限**（limitation）は個人がおそらく経験する活動のパフォーマンスの問題である
- **参加**（participation）は個人の健康に関連する生活場面を含み、心身機能と身体構造、活動などに関連するものに分類される
- **参加制約**（Restrictions）は個人が日ごろの生活における参加レベルで遭遇する問題である
- **環境因子**（Environmental factors）は身体的、社会的、そして個人の生活と環境によって構成される。

以上の区分と同様に、ICFは以下の因子のような他の分類されていない領域を含む。

- **個人因子**（Personal factors）は個人の人生と生活を背景とした、年齢、性別、経験、個人の信仰、宗教、ライフスタイルなど、個人の全体的な健康状態の特徴から構成される

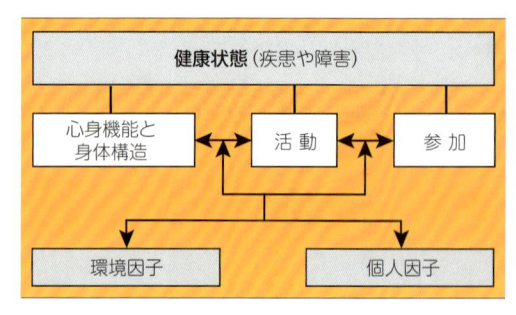

図 3.1 ICFにおける様々な要素間の相互関係（WHO2006年を改編）

これらの因子間における相互作用は図3.1に図解する（ICIDH-2、1999より）。これらの因子間における相互作用は動的である。一部分の介入でも他の関連する因子を変える可能性がある。ICFは患者のリハビリテーション過程に基づいて評価された患者個人の状況の多面性を、明確にする為に使用できる。

表 3.1 ICF区分

心身機能
1. 精神機能
2. 感覚機能と疼痛
3. 音声と発話の機能
4. 心血管系・血液系・免疫系・呼吸器系の機能
5. 消化器系・代謝系・内分泌系の機能
6. 尿路・性・生殖の機能
7. 神経筋骨格と運動に関連する機能
8. 皮膚および関連する構造の機能

身体構造
1. 神経系の構造
2. 目、耳および関連部位の構造
3. 音声と発話に関わる構造
4. 心血管系・免疫系・呼吸器系の構造
5. 消化器系・代謝系・内分泌系に関連した構造
6. 尿路性器系および生殖系に関連した構造
7. 運動に関連した構造
8. 皮膚および関連部位の構造

活動と参加
1. 学習と知識の応用
2. 一般的な課題（仕事）と要求
3. コミュニケーション
4. 運動・移動
5. セルフケア
6. 家庭生活
7. 対人関係
8. 主要な生活領域
9. コミュニティライフ、社会生活、市民生活

環境因子
1. 生産品と用具
2. 自然環境と人工的環境
3. サポートと関係
4. 態度
5. 雇用、システム、信念

3.2 理学療法評価

　運動・感覚・認知・知覚機能の全ての側面は活動に重要と考えられ、Shumway-CookとWoollacottにより最初のモデルが発表され、図解された（2001年）（図3.2）。理学療法士は回復、学習、機能維持において明確で重要な役目を担っている。

　評価の目的は患者個人の状況を理解することにある。セラピストは患者がどのような性格か、どのように生活をしているか、交友関係、家族関係、仕事状況、資源などを見ながら、同時に患者の心身機能を評価するよう取り組む必要がある。それゆえに評価は資源と課題指向の両方に重要である。理学療法の目的は、患者の潜在能力を最大限に引き出し、活動に積極的に参加することを可能にし、再び生活できるように心身機能の改善を行うことである。評価は、患者が損傷または障害された結果として生じた活動や姿勢コントロール、運動などの回復と学習に関して、何の機能が使われなくなっているのかを示唆すべきである。評価は患者の問題による影響と原因に関する仮説をセラピストに考察させるよう導く。中枢神経系においてどんなシステムが機能として働き、どんなシステムが機能不全を引き起こしているように見えるか、などの評価は治療介入の基盤として使用される。運動要素の知識はバランスや最大機能に重要であり、評価と治療の基盤となる。評価と治療の目標は、患者の潜在能力を明らかにする事、制約のある利用可能な資源の中でどのように最適な機能を獲得できるかを明確にする事である。

> 患者の潜在能力の探求は、評価の目標設定に重要である。

　これまで、多くの脳卒中患者に見られる神経心理学的な機能障害と感覚損失を呈した患者のリハビリテーションにおける潜在性は、急性期の段階で既に決定されていた。それらのような初期症状は、患者の真実の症状ではない。知覚と認知の機能障害を抱える患者の大部分は改善し、環境に対してより適応できる機能を持つ。従って、単純に感覚や知覚、認知の問題などの病巣に焦点を当てる事は、患者の潜在能力に対してさらに負の見方を引き起こす恐れがある。予後の機能レベルを決定する前に、患者のニードと要求に関する熟考には時間をかけるべきである。理学療法士の役割は、患者がどのような活動を行うことが出来、目標に向かってどのように運動課題を行っているか、そして、何故そのような運動を行っているかを評価することである。この評価形式は理学療法介入の基盤となる。

　作業療法士のChristine NilsonはBerta Bobath（1991年）について次のように述べた。「彼女は、私の創造性に自信を与え、患者それぞれを個々として見る事を教えてくれた。彼女は問題解決能力が理論的な治療と介入によって導かれる事を提示してくれた。」（Schleichkorn 1992年 p.98）。活動中の運動観察分析は、最も重要な評価方法であり、患者への最適なハンドリングに先行して実施され、続いて臨床的考察と治療介入がおこなわれるべきである。

　ハンドリングは評価ツールと介入の両方を担い、患者からの反応に通じる。

　ハンドリング施行中の目的は、動いていく為の能力、動かされた時の反応に影響を与える事である。患者の反応は、反応レベルと学習能力を決定するのに重要であり、反応を見定める事は評価にとって重要である。このように評価と治療は流れの中で互いに関連しており、区別することが出来ない。評価中セラピストは情報を収集し、何故患者はそのように動くのか？といった、患者の活動と機能についての**主要問題点**を仮説構築し、臨床推論（Clinical reasoning）を展開していく必要がある。

　治療介入が始まると結果的に連続した評価が行わ

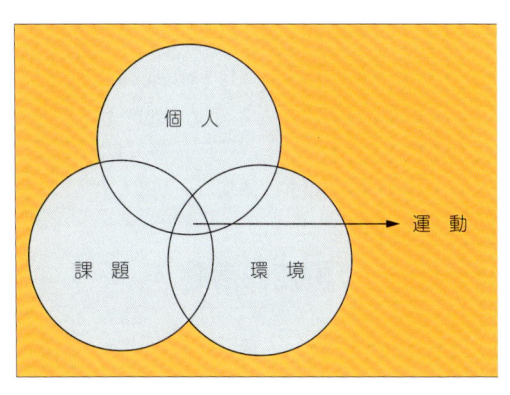

図 3.2　患者自身の環境や活動の目的など、患者個人内の要素によって、運動がどのように影響を受けるのかを説明した図表。

れる事となる。もし治療によって患者の運動コントロールが改善していなければその仮説は不要となり、新たな仮説を立てて治療を進めていく必要がある。

　一般に、評価は以下のプロセスを踏む。
- 現病歴
- 機能的活動
- 心身機能と身体構造
- 臨床的根拠
- 効果判定
- 評価と文章化(書類作成)

現病歴

　評価プロセスにおける本項の狙いは、患者を知ること、そして長期間に渡るリハビリテーションの経過を把握することである。患者はICFの規定(参加、活動、心身機能と身体構造)に基づき、以前の機能と現在の機能の両方が評価される。セラピストは患者の潜在能力、資源、問題が予測される領域などを考慮する必要がある。尊敬や信頼を持って患者との関係を築き、個人的側面や患者自身の役割、病歴、現状、ニード、希望などの情報を得る事は本質的に重要な事である。チーム各々のメンバーは、患者や介護者から、合同にもしくは個別的に面談を希望するのか聞いて、チーム各種の役割を決定する必要がある。患者が何度も同じ質問を聞かれることがないように、チームの中で面接の区分化がなされるべきである。

■ 社会状況

- 配偶者状況、家族、親しい社会的ネットワーク
- 社会的役割、ニードと希望
- 住居
- 趣味と余暇活動
- 仕事状況
  * 職種や地位／仕事、職務
  * 失業中か？年金受給者か？その理由は？

■ 病　歴

- 病前の機能レベル
  * 内科的に視覚、聴覚、問題部位、補助具の使用状況(歩行器、車椅子、装具靴、装具、類似用具)、活動レベル
  * 精神機能
  * 他疾患
  * 内服
- 病前の治療歴
  * 理学療法(理由は？治療の効果は？)
  * その他
- 病前の公共医療サービスとの接点
- 障害や病気の影響
- 医療的な検査やテストからの結果(CT、MRI、X線レントゲン、神経生理学的テストの結果)
- 禁忌や社会的に注意すべき治療の特徴
- 患者の運動コントロールを改善、悪化させる可能性がある要素、また、どうして患者はそのように見えるのか？患者はストレスや緊張などが変化した経験を言葉で表現できるのか？
- 患者自身の状況に対する知覚(フラストレーション、希望、ニード、目標)

　もし患者がコミュニケーションを取る事ができなければ、この情報は介護者から収集する必要がある。多くの場合介護者が良い情報や見識を提供してくれる可能性がある。

　急性発症や損傷を呈した患者は、人生における悲惨な変化を経験している。その状況は短期的、長期的、もしくは永続的なものになるかもしれない。

　セラピストは、患者がリハビリテーション経過においてどの段階にいるのかを理解しておく必要がある(患者はショックを受けているか、もしくは患者や介助者は再帰過程の段階にあるのか？など)。時期や情報収集は最も重要な介入であり、具体的治療や共感の本質になるかもしれない。患者が自分の身に何が起こったかを自覚し理解するには時間がかかる。そして、すぐには障害の程度や結果を把握して概観する事は出来ないかもしれない。

機能的活動

　本項の評価は、面談や観察分析、ハンドリングによる評価に基づいている。

　目的は、患者が何を出来るのか、どのくらい自立しているか、患者の協力と相互作用の能力などを

明確化することである。

　患者は面談の際、ADL（日常生活活動）や、個人の衛生、IADL（手段的日常生活活動：例えば店に買い物に行くなど）、現状で行える余暇活動などが何かを答えてもらう。

　セラピストは患者から以下の活動能力情報を得る必要がある。
- 全般的な体調、運動の全般的レベルと能力
- コミュニケーション機能
- 機能的活動
  - *量：患者は何が出来るのか
  - *質：患者がどのように動くか
  - *臨床推論の過程：何故そのような方法で動くのか？
- 補助具の使用

　もし患者が中枢神経系障害後の急性期であれば、活動レベルと運動コントロールの両方が自然回復と潜在的な学習能力の増大に伴い、素早く変化していく。セラピストは患者のコンディションと絶え間ない適応能力を評価する必要がある。そして患者の回復を向上させる為に、適切に介入を変化させていく事が大切である。

全般的なコンディション

　患者の全般的なコンディションの観察は、患者の状況やどのように感じているか、最初の印象を教えてくれる。
- 全般的コンディションと呼吸
- スタミナ
- 快適性、安全面への気づき
- 努力
- リラックスする能力
- 一般的な自律神経機能

コミュニケーション

　問診や全体的な状態を観察している間、セラピストは患者の言語的・誹謗的な理解がどれくらいできるのか？の印象を構築する必要がある。言語を理解しているか？ジェスチャーなどの非言語指示（nonverbal instructions）を与えれば、理解するか？

■ 機能的活動：
　何が？どのように？何故？

　Berta Bobathは1992年に「あなたが何かを見るとき、考えずには見れない」と述べている（Schleichkorn 1992、p.48を参照）。患者の活動の観察は、初めて見たときから既に開始されているべきである。例えば治療介入前の治療台からの移乗動作や、衣服を脱ぐか患者が尋ねてくる前のような場面で、もう既に観察しているという事である。患者の運動レパートリーは、機能的活動を通して分析されると良い（表3.2）。もし患者が立ったり、歩いたり、移乗したり、服の着脱を座位や立位の中で行ったりする能力を持っていれば、これらの機能は初めに評価されるべきである。患者は自身の機能レベルに適合している。例えばもし患者が上記で触れた活動がほとんど出来なくても、BOSを知覚する能力や、その中で運動や姿勢保持能力を見ることで、患者の滞空（placing）できる能力を評価する事が可能である。セラピストによる全般的観察の情報には以下のものがある。
- 安全面への気づき
- 努力
- 時間、効率、妥当性
- 姿勢
- バランス（姿勢コントロール、立ち直り、保護反応）
- 運動のパターン、活動の順序とアライメント
- 四肢の選択的活動、変化する能力
- トーン
- 代償
- 連合反応
- 感覚
- 知覚（環境との関連における自身の身体への注意と経験）
- 認知（記名力、理解、焦点、問題解決能力、記憶、集中、病識）
- 機能的活動として何ができるのか？椅子に座らされているのか、もしくはベッドに動けずに寝ているのか？介助や促通にどの程度反応出来ているのか？歩行や立位、もしくはトランスファーできるのか、どの様な安全性のもとでならできるのか？

　分析は、資源や問題志向の両方を評価する。分析は現実的に患者が自力で可能な事は何か？いつ

表 3.2　ICF項目

- **環境との相互作用（環境と相互作用する患者の能力）**
  * 患者は環境と関わりながら動く
  * 環境、周囲の人々、物体は患者に関連して動き、患者の知覚と二重課題能力、自律的なバランスに影響を及ぼす。

- **トランスファー**
  例えば車椅子が必要となるか歩行が可能かは、座位や立位などの様々な姿勢セットにおける重心移動や立位—座位間の移乗、椅子—ベッド間の移乗、ベッド内での移動における患者自身のコントロールと、運動を変化できる能力に左右される。
  キーワードは姿勢の安定性とオリエンテーション、遠心性・求心性コントロールである。
  患者は一人で何が出来るのか？どんな介助が必要か？またそれはなぜか？
  座位から背臥位への移乗（逆もまた同じ）は、考え方によってはとても複雑であり、毎日患者自身に要求される厳しい課題でもある。
  この移乗を可能にする為、私たちは座位から背臥位へと起きあがる際、支持基底面の絶え間ない変化に対して、下部体幹を遠心性に活動させ、回旋要素を含みながら身体位置を調整していく事が要求されている。
  背臥位からベッド端座位への起き上がりは、回旋しながら身体調整する事を通して選択的かつ段階的な多くの運動活動が求められる。
  これら両方の動作は、屈曲伸展の組み合わせと回旋の要素を必要としており、姿勢コントロールに基づいた選択的な遠心性・求心性の活性化と、その運動単位の動員がコントロールされている必要がある。
  重力と支持基底面の関係は、座位と臥位の姿勢セットを比べると非常に異なり、それゆえに姿勢の保持には異なる筋活動の動員が起こる。課題の複雑さと医療従事者からの予測との間には不一致があり、患者は自立のために出来るだけ早くトランスファーの能力を獲得出来るべきである。多くの患者が、立ち上がり、立位保持、歩行の方が、ベッドからの起き上がりよりも容易である。

- **更衣（着脱）**
  更衣動作は姿勢コントロールと立ち直りの両方が必要とされる。患者は座位や立位の中での重心移動と同時に機能的に両上肢を自由に使える必要がある（第2章、図2.40-43と2.54-60を参照）。多くの患者の更衣動作には学習も要求され、新しい戦略を見つけ出す必要があり、他の種類の洋服を着る際も別の戦略を見つけ出さなければならない。

- **個人衛生**
  一人で風呂に行くことが出来るか？風呂に入るのを我慢していないか？朝に風呂に入るのか？多く使うのはシャワーか、浴槽か？その事を行えるか？ベッドから起きて、座り、立ち上がれるか？もし出来なければどんな介助が必要か？なぜ必要か？

- **飲　食**
  飲食しているか？食べこぼしや飲みこぼしはあるか？あったら何故か？おそらく、その顔面の知覚は乏しく、彼の口腔周囲の運動コントロールは低下しており、知覚や認知の障害を持っている可能性がある。もし飲食時に咳をしていれば嚥下障害があるかもしれない。これは問題が小さいとしばしば見落とされるが、栄養の合併症や重要な社会的要因である肺機能障害を引き起こす。

表3.2　続き

- **知覚と認知（心身機能と身体構造も含めて）**
  患者はどのように自身の身体や環境に相互作用しているか？障害を回避しているか？（人や家具、対象物に注意を向けているか？）部屋や、その他の状況でも運動レパートリーを駆使し、対応する事が出来るか？車椅子に座っている場合、どのように適応しているのか？自分で駆動できるのか？どうやって？フットプレートやブレーキ、テーブルに対して問題解決できているか？もし着脱が出来ていたり、更衣に参加できているのなら、袖を通していない側へ交差できるか？腕や足を見つけられるか？どのように課題を解決しているのか？どこをみて、どこに集中しているのか？その度合いは？はじめたことを終わらせられるか？もし脳卒中によって障害を受けていたら、これらの動作中に麻痺側へ気を配っていられるか？患者は問題を理解し、反応しているか？または言語情報や新たな状況で解決できるか？患者は認知障害を呈する場合もある。セラピストは患者の器官障害（視覚や聴覚）や認知障害を見つけ出す必要がある。患者の問題解決能力は実際場面で評価することが出来る（トランスファーや他の関連する活動を行う最中や、車椅子もしくは歩行器の使用場面など）。
  もし知覚や認知の障害があるように思えれば、多職種による複合的な評価はとても重要となる。毎日の違った状況のなかで、看護師や助手、介護者は患者がどのように問題解決しているかや、患者が集中していること、注意、心的状況、見識、自身への関心や、環境への関心などの情報を把握している可能性がある。神経生理学者と作業療法士はより詳細な評価をするかもしれないし、患者がADL（日常生活活動）のなかでどのような知覚や認知機能の助けが必要なのかをアドバイスしてくれるかもしれない。患者の知覚と認知機能は、適切な治療の中で生活と機能に関連して長期的に評価と再評価が行われるべきである。

介助が必要なのか？どのように動いて課題を解決しているのか？などを理解することは、分析において手助けとなる。多職種チームと介護者間で、患者に気づかれないよう配慮しながら多面的に観察し、話し合うことが重要である。

補装具の使用

患者に補装具は必要か？（車椅子、歩行器、他の専門的器具もしくは装具？何故必要なのか？）

患者と一緒に歩いている他の医療者からの情報は、患者の長所や短所などの全体像をさらに明確にしてくれる。

心身機能と身体構造

本項は観察、ハンドリング、分析を含む評価である。重要な要素として以下の事がある。
- 運動の質、運動パターン、安定性と可動性
- 感覚、知覚、不使用学習
- 疼痛
- 自律神経機能

■ 観　察

観察は、目に見えるものと見えないものの両側面で全体的機能の情報を提供してくれる（空間的関係、その人自身の身体知覚と環境との関係性、他の知覚と問題解決能力、集中力、注意力、モチベーション、心的状態、適応、感覚や運動能力など）。セラピストは患者の各々の姿勢の中で評価する傾向がある。なぜなら我々は通常違う姿勢に移行していく間の動きを見るからであり、患者は動的な活動との関連を評価される。背臥位での評価は付加的に筋緊張やアライメント、ROMなどの情報を知らせてくれる。もし患者が夜間や朝に起き上がった後に過緊張が増悪する問題を経験しているのなら、睡眠パターンと姿勢を具体的に評価する

必要がある。

■ ハンドリング

　ハンドリングの間、セラピストは患者がどのように動いているかを評価する必要がある(開始、動員、連続性、アライメント、筋活動の情報の受け取り、安定性、キーエリア間の動きなど)。その後、セラピストはどのキーエリアが最も影響を受け、固定しているかという仮説立てる必要がある。ハンドリングと促通を介して動きを招き入れ(invitation)ながら、運動の質、筋活動、運動の範囲などを詳細に評価していく。評価は決して他動的であってはならない。患者の動員活動と動く能力は両方とも非常に重要である。逸脱もしくはマルアライメントに対して、セラピストはハンドリングを通して要素の修正を行い患者を何度も招いていく。何か変化があれば、それは良くなったのか、悪くなったのか？評価する。セラピストはこのような方法によって筋緊張分布や安定性、姿勢コントロールやバランス、速度と選択性、適応能力などを感じとることが重要である。

■ 分　析

　運動は、筋活動、相互作用、アライメント、運動パターンを通して分析される。それらは患者の回復や運動学習能力の結果生じている可能性がある。観察とハンドリングは、患者が十分に服を脱いでいる状態でなければ満足に実施できない。出来れば短いズボン(女性ではブラジャーや水着)が好ましい。もし患者の気が進まないのであれば、患者が望むように周囲に他人がいないように配慮し、治療中の運動分析を適切に行えるよう、薄着になる重要性を説明する必要がある。

　心身機能と身体構造の評価は、セラピストの正常運動に対する十分な知識と、具体的な運動の相互作用を分析できる力量が必要である。本項の評価は、質、資源、問題志向である。セラピストは、患者が**どのように**動くのか、**何が出来るのか**、**どのように**運動が始まるのかなどの、考察を得る必要がある。そして心身機能と構造、活動の範囲を分析する必要性がある(ICF)。ハンドリングは**神経筋相互作用**が患者のどこに生じているのかに対する仮説構築を可能にしてくれる。筋系は重力の影響下において、アライメントや関節運動を変化させる。要素分析はすなわち神経筋活動の評価である。正常運動、バランスの必要条件、正常な状況で生じる運動などに関連する知識は、正常運動から逸脱している要素の分析を可能にする。患者の運動方法は、障害以前にどのように動いていたのかという仮説との関連によって分析される。

■ 運動の質

　セラピストは患者が以前どのように動いていたのかを頭の中に描いて、その観点から逸脱を見つけ出せる必要がある。患者がどのように動き、どのような基礎的な神経筋の結合があり、その結果どのような機能に至るのかを同時に分析する事はとても複雑なことである。それは場面によりより詳細に分けられる(患者はどの神経筋システムを用いて姿勢を保ち、動いているか？)(図3.3)。

　下記の特性は姿勢セットと活動に関連して評価される。

- 正中位指向(Midline orientation)：患者は自身の身体や環境との関係を知覚しながら矢状面、水平面、前額面で動いているか？
- 身体の支持基底面から動いていける能力は観察とハンドリングを通して評価される。患者はトーンや神経筋活動の適応ができているか？自分がどこに位置しているのか？姿勢を保持し、重心移動を通して他の姿勢セットに立ち直って動いているか？例えば、患者が座っている場面で、セラピストが手を患者の大転子の上に滞空(place)すると、股関節や骨盤帯、坐骨結節やその周囲の筋活動を感じる事が出来る。患者は様々な方向への運動によって促通され、セラピストは様々な運動に対するキーエリア間の重心移動の関係と運動への適応、知覚などを評価する必要がある。また、セラピストは観察やハンドリングで足部や手部の適応能力を評価する。つまり足部への重心移動や、様々な課題に対する手のシェイピング、例としてリーチ、把握(grasp)、緩める(let go)などの能力である。
- 様々なキーエリアの相互作用(interplay)と、両者それぞれの相互関係(inter relationship)。キー

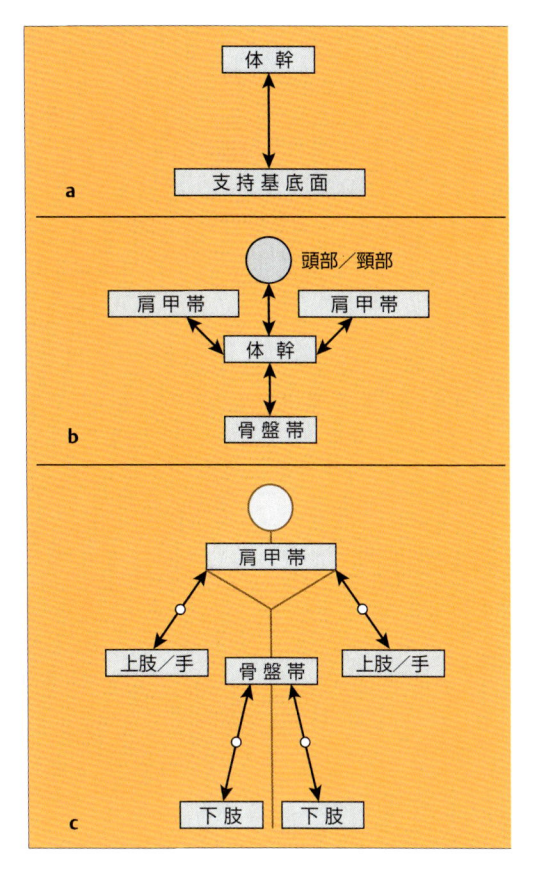

図 3.3 a-c

a) 支持基底面に関連する重心線の観察と分析。どこが減少しているのか、どこの神経筋活動を患者が動員するべきか？どこから動くか？三次元における体幹・頭頚部・バランスの中心、協調した運動の動員。
関連性の分析は以下の情報を与えてくれる。
＊全体的機能とバランス
＊正中線：対称性／非対称性
＊重心の逸脱：自発的／他動的（荷重）

b) 連結の分析と中心と末梢のキーエリア間の相互関係
＊相互関係
＊選択性
＊バリエーションと変化
＊相互の影響

c) 四肢や末梢・近位部の関連性に伴う運動パターンの分析
＊環境適応
＊パターン
＊選択性
＊相互の影響

エリア間の関連性を評価し、運動を通してどのように互いに適応しているかを見る。神経筋活動は、重力や支持基底面に関連して患者が選択した固有の姿勢セットや動きの中で評価される。

＊体幹・頭頚部・骨盤帯・肩甲帯、これらの間にある相互作用は、患者の姿勢コントロール、特にコアスタビリティーと立ち直りの能力を提供してくれる。
＊患者は四肢の運動を行う際、姿勢を安定させることが可能か？（安定させるよう、要求できるか？）もしくは、患者はバランス保持の為に偏位し、上・下肢の固定化に依存しているか？
＊手や足部、末梢のキーエリア間の関連性は、姿勢コントロール、選択性、運動パターン、目標（課題）に関連して変化する能力を提供してくれる。
＊患者は四肢で自身を保護できるか？また、四肢に関連して体幹を動かすことができるか？

● 運動パターン、活動の順序（sequence of activation）、生体力学的要素：関節の位置・角度・回旋要素・アライメントは、患者がどの神経筋活動を活用していたのか、最近はどのように活用しているか？の情報を教えてくれる。患者は運動の際、姿勢を安定させる予測的姿勢活動の動員は見られるか？異なる課題に応じて、変化できる背景的活動はあるか？選択性は全ての部位で認められるか、もしくは不適応であったり消失していないか？

● 運動の選択的コントロール（キーエリアにおける、個々の運動と神経筋活動）。三次元で自由な運動と活動はあるか？**選択性**（selectivity）は他部位の安定に基づき、一つの身体部位がコントロールされた活動である。上肢の運動の最中に、体幹の回旋は、より早期に、より小さく回旋しているか？頭部は自由に環境を捉えているか？肩甲骨はもう一方の肩甲帯が課題に対して運動する間、早期から自由に安定し、滑走できているか？

● 筋の質（柔軟性、長さ、弾力性など）。筋組織は求心性・遠心性活動の相互作用に必要な性質を示しているか？区分化（compartmentalization）は保たれているか？（第1章1部システムコントロール、神経筋システムを参照）

- 筋トーン
    * 正常で順応性のある筋トーンは、異なる姿勢セットと活動により変化する。
    * 低緊張(hypotonia)は活動のために期待される緊張よりも乏しい緊張である。運動中や、ハンドリング中に感覚加重(sense of weight)の増加があるか？ぐったりとしているか(limpness)、弛緩なのか(flaccidity)、不活性なのか(inactivity)、弱化なのか(weakness)。
    * 過緊張(Hypertonia)は活動に際して、予想されるよりも増大している緊張のことである。一方向の運動において、増大している抵抗(resistance)や過剰なアシストが見られるか？どこに？どんな質で表出しているのか？
    * 連合反応の有無(どんな状況や、どんなときに現れるか？姿勢コントロールや運動によって減少するのか？)
    * 痙性もしくは二次的問題である軟部組織の変性があるか？
- 代償戦略。患者は課題遂行の為にどの戦略を用いているか？適切か？もしくは不適切か？患者に見られる余分な戦略は促通できるか？
- 患者は促通に反応しているか？患者は促通効果を持ち、自身で運動を生成することが出来るか(滞空、placing)？もし不可能であるなら、何故出来ないのか？動きのどこに抵抗があるのか？そこにはわずかな筋活動があるのか、全くないのか？十分な刺激をしても？何から来る結果なのか？患者が反応したら、どこから始まるのか？パターンはどうか？患者にハンドリングしているときの反応は、患者がどのように促通されているかを知らせる重要な情報を教えてくれる。もし患者がセラピストを許容し、親密であれば、セラピストのハンドリングを読み取って情報や要求を解釈してくれる。この様な状況に至ると、ハンドリングや促通の中でセラピストと患者は一体化する。

■ 感覚、知覚、不使用学習 (Learned nonuse)

観察による分析は、患者が持っている中枢神経系の情報統合能力や運動能力をセラピストに教えてくれる。感覚テストは、患者の感覚刺激に対する意識的な気づき(conscious awareness)を評価するものであり、特に立体認知や手の巧緻動作に重要である(第1章：システムコントロール、立体認知感覚を参照)。テストは中枢神経系内でどのように感覚情報が伝達、処理されているのかを表している。感覚の低下は、上行性システムや連合野における知覚(sensory perception)の障害を直接的に引き起こす可能性がある。

もし知覚が障害を受けたら、中枢神経系は情報を読み取ることが出来なくなる。そして感覚統合に問題を残し、情報を受容できなくなる。それゆえに、感覚テストの結果だけで、患者のリハビリテーションにおける潜在性を決定するべきではない。

もしできれば、麻痺側への集中的な感覚刺激を行う前後で、感覚テストが実施されるべきである。感覚刺激の意義は、患者の身体部位に関連する病巣と、伝達の両方が改善することである。改善した病巣は、しばしば患者の中枢神経系が感覚情報を解釈、統合し始めたという意味を含む。セラピストは、感覚の問題が感覚器官(感覚路)の問題か、知覚の問題なのかを判別すべきであり、それは治療介入にとって重要なことである。

■ 上行性システムの障害

識別課題の為に、糸通し針のような、より良い知覚を活用する事が必要である。針のような強い刺激は、感覚テストの場合、適切となるかもしれない。識別には感覚入力の局在化が必要となる。

開始肢位

患者は、座位の状態で両手掌を上にし、手を背部へ回してもらう(自力で背部へ回せない場合は手助けをして、セッティングする)。このような方法で、試験者が何をしているか見ることができないようにする。しばしば上肢の屈曲と内転、内旋、手関節の屈曲などの筋緊張の影響によってテストが無効化してしまうことがある。セラピストは初めに全体像を得るため患者の両手に触れて、表在感覚の違いを見る必要がある。

指の識別（Finger Discrimination）

　指の感知（Finger gnosis）のためのテストは、セラピストが一つの指を触れたときに患者にどの指なのかを尋ねる。個々の指の認識（Recognition）は識別に重要であり、患者の指における皮質表象（cortical representation）が保たれているのかをセラピストに教えてくれる。

- もし患者に失語があるならば、触れた指と反対側の同じ指を本人が動かしてくれる可能性がある。
- もし認識が乏しくても、大まかに正しいのであればいくらか皮質との連結がある可能性がある。
- 認識がない場合、手指失認（finger agnosia）を呈している。つまり個々の指における皮質表象（cortical representation）が呼び起こされていない事を意味する。
- 患者の中には指示が分からず、理解困難な方がいるかもしれない。その場合テストは不適応である。

　感覚刺激により一定レベルまでの改善が見込まれるかもしれないが、手の識別や指の機能的予後は一般的に良くないとされている。

触覚の局在性

　二点識別は、正確に刺激を特定する能力をテストする為に実施される。セラピストは2つの等しく、鋭い物体（針、または似たもの）を使用し、患者の人差し指からテストを開始する。なぜなら人差し指は最も感覚受容器が密集しているからである。セラピストは患者に二本の針などを同時に刺す。セラピストは指のなかで、2本の間が異なる距離感になるようにし、その点を患者が見つけられるかどうかをテストする必要がある。

　今後の参照として計測する際には、2点の最小の距離の識別を記録しておく。

関節位置覚

　セラピストは人差し指や母指の関節を動かし、患者が反対の手でその位置を真似できるか、あるいは言葉で表現できるか尋ねる。もし当てられなければ、セラピストは徐々に近位関節である手関節や上腕へとテストしていく。このテストは有名な方法であるが、とても限定的である。以下に理由を述べる。

- 関節位置覚は関節受容器のみではなく、筋活動や皮膚の圧、ストレッチからの求心情報により左右される。
- 患者の意識的な気づきをテストしただけでは、中枢神経系がどのように受容し、実際の情報解釈と情報統合を行っているかが分からない。その為、もし患者が逸脱していたとしても確固たる結論を出すべきではない。

　感覚情報への意識的な気づきは、歩行よりも手の機能により重要である。中枢神経系障害を呈した患者の中には、脊髄レベルの上行システムが主要に障害されていない患者もいる。

　感覚刺激は脊髄で受容され、ある程度統合される。そして感覚刺激は小脳や他の高位中枢へ運ばれる。この情報は小脳を介して、パターンジェネレーターや四肢間の調整に使われるかもしれない。もし足底や足部のレベルで感覚情報が減少していれば、患者のバランス微調整能力は障害される（Kavounoudiasら1998年、Meyerら2004年）。

知覚機能

　中枢神経系障害を呈した患者における麻痺側の知覚障害は、注意力の低下や無視により引き起こされる可能性がある。無視があれば患者は明らかに麻痺側へ注意を向けれなくなる。麻痺側上下肢の着衣、歩行時における麻痺側の物体や人、ドアの枠、家具などにも注意が向けられない。

　ある患者では、非麻痺側、麻痺側から同時に情報を受け取ったときに統合できない。セラピストは、麻痺側上肢がいくらか動かせるのに動かそうとしない患者をみた時、この無関心な姿に対して疑いを持つかもしれない。

　無視は**両側同時接触**（simultaneous bilateral touch）によって評価できる。

　このテストを行う必要条件は、患者が麻痺側を感覚できている事である。

両側同時の統合 (simultaneous integration)

　テストは可能であれば同じ姿勢で行う。セラピストが患者の後方に立ち、一側上肢に触れたときにどちらの腕に触れたのかを尋ねる。間をとり、セラピストは両上肢の同じ場所を同時に触る。もし

患者が麻痺側を分からないと述べた場合、麻痺側からの情報刺激は抑制されており統合されていない。これは日常生活に置き換えれば人混みの状況など、両側に同時的な刺激の統合を求められる場面における危険性を示唆する。

不使用学習

患者は不使用による不活性（inactivity）により、感覚の問題を呈する可能性がある。それは大抵、手関節よりも手や足部などの末梢部に生じる。学習された不使用は、刺激やモーバライジング（柔軟性を与える）や患者の活動を促通することで改善する。もし患者が治療後に手や足部を感じられると表現すれば、不使用学習の指標となる（第2章 理学療法を参照）。

疼　痛

疼痛は、患者の回復と学習過程を制限し、抑鬱やモチベーションの消失、社会からの孤立を導く。患者が更衣動作や洗体時に腕を動かされる場面で疼痛を伴っていた場合、日々の活動や治療のなかで引き込み（withdrawal）を学習しているかもしれない。これは機能的活動の低下につながる。

■ 考えられる原因

- トーンの増加：不自然な姿勢によって関節のマルアライメントや固定が生じている可能性があり、静的な筋活動、循環不全、突然の発作（腹痛や、スパズム）が見られる。
- 外傷、心的トラウマ（trauma）：下手なハンドリング、転倒、関節の不安定性などによる原因が考えられる。
- 感覚の気づき/知覚の変容
- 他の原因（長期廃用、腫脹、炎症、変性状態など）

理学療法士は疼痛の原因を評価すべきである。どこに疼痛があるのか？どんな状況で悪化し、どんな状況で良くなるのか？いつ疼痛が悪化するのか？（日中、夜間、活動中、休息中）そして原因となる要素と重症度を把握すべきである。病歴と運動の分析（観察とハンドリング）、他の検査（レントゲン、超音波、他）、介護者からの情報、VASなど

も活用できるかもしれない。疼痛は治療を行うなかで常に優先度が高い。

■ 自律神経機能

中枢神経系障害は自律神経機能の局所的もしくは全体的な変容を引き起こす可能性がある。

中枢神経系の機能障害を持つ多くの患者で、局所的な変化が見られる。これらは、中枢性コントロールの機能障害や不活性、不動の結果として引き起こされている可能性がある。それはしばしば手部や足部などの、末梢の問題として出現してくる。

- 循環系の変容：肌の色は青みがかっているか、赤みがかっているか、蒼白か？
- 循環の変化に次いで生じる温度の変化：四肢は触ると冷たいか？もし患者が血管炎のような感染を呈していれば、その部位は熱く赤くなる。
- 腫脹は脳卒中や多発性硬化症の患者の手部や足部において極めて頻繁に、共通に観察、もしくは触診される。もし慢性的に腫張があれば、さらなる循環系、運動、疼痛などの問題が関連して生じる。もし、全身的な硬さ、下腿の腫張、大腿の疼痛、圧痛、足部背屈時や母趾の伸長時に疼痛の増大が見られた場合（ホーマンズ徴候）、深部静脈血栓症を患っている可能性がある。

皮膚の質

不活性、不動、循環不全などにより、皮膚が変化する可能性がある。不活性は厚く硬い皮膚を生じさせ、さらなる不動の原因となる。手が使用されないと皮膚の剥がれ落ちがない為、乾燥して皮膚が厚くなる。

全身症状

全身症状は一般的に脊髄損傷（spinal cord injury：SCI）、特に完全脊髄損傷で起こる。症状には以下のように強度や特徴が異なる。

- 障害レベルより上位の発汗
- 心拍数の増加
- 頭痛
- 血圧の上昇
- 皮膚の紅潮

■ 臨床との関連

　脳卒中患者はしばしば肩や手関節、もしくはその両方の疼痛に苦しむ。

　Geurtsらの系統的レビューの中で、**肩手症候群**（shoulder-hand syndrome: SHS）と、脳卒中後の手の浮腫は下記のように記載されている。

- 肩の疼痛があるケースの半分には手関節と手の疼痛と腫脹があり、**手関節―手症候群**（wrist-hand syndrome）を呈する。
- 手の浮腫はリンパ浮腫ではない。
- 肩手症候群はたいてい同時的に動脈血流の増加を伴う。
- 外傷は肩手症候群における関節の無菌性炎症を引き起こす。
- 手の浮腫を減少させる治療法よりも有効な具体的治療は無い。
- 経口の副腎皮質ステロイド剤は最も肩手症候群に効果がある。

　注意を要する事だが著者の経験上、正しいアライメントと感覚刺激を組み合わせた持続的なモビライゼーションが問題を解決するように思える。

> 「何が？どのように？何故？」これらは患者の継続的評価に最も重要な疑問となる。

臨床推論（Clinical reasoning）

　現病歴、観察、ハンドリングは、他からの情報やセラピストによる全体的、具体的能力の評価と同様に、臨床推論の為の基盤を形成する。患者の活動や参加は、課題や環境に関連した問題解決能力と運動行動の組み合わせによって評価される。

- 参加における資源と制約
- 活動の資源と制限
- 直接的な神経障害や二次的障害は、心身機能や身体構造の逸脱もしくは欠如を引き起こす。直接的な神経障害によって早期に代償を学習してしまうと、二次的障害を切り離して考える事が難しくなる可能性がある。そして代償はさらなる逸脱を引き起こす可能性がある。この状況の場合、心身機能と身体構造の逸脱は、正常運動コントロールの為の必要条件が変化する問題と関連している。
- トーンの変化は患者の伸展位を保つ能力や重力との相互作用に影響を与え、筋の長さ、筋活動、運動の幅、組織の非収縮性の変化を引き起こす。また、遠心性・求心性活動を切り換える能力、マルアライメントも引き起こす。
- 相反神経支配の変化は、主動作筋、拮抗筋間、共同筋の相互作用を混乱させ、運動単位の動員の変化や運動における安定性と可動性の混乱を招くかもしれない。
- 運動パターンや、目標に合わせて多様に調整する能力の変化により、順序立った筋活動は混乱し、アライメントの変容とそれに伴う筋連結の働きが変容する。

　心身構造と機能の問題は、バランスと運動の低下を引き起こし、患者のトランスファーや日常活動の能力に影響を与える（図3.4）。それゆえに、**セラピスト特有の運動に関する知識と分析**（therapist's specific knowledge of movement and analysis）は、治療と評価の中で重要なツールとなる。また、患者の行動能力と相互作用の改善における推論過程のための重要なツールとなる。

　臨床推論はセラピストの専門的・個人的両方の経験や、一般的、専門的知識に基づいている。セラピストは問診や観察、ハンドリングから患者個人の全体像を見つけて評価する必要がある。臨床推論は、問題解決の過程によって収集した情報、因果関係、何が患者の主要問題点か、に基づき主要問題点や仮説を構築していくことである。これは目標設定や介入、そして介入の評価を導く。臨床推論は様々なICFの側面との関連から分析する能力を必要とする。以下にセラピストに必要な要素を提示する。

- 患者のニーズと希望を理解する
- 三次元的に患者の資源と制限の印象を得る
- 最も重要と考えられる要因や、患者の活動レベル、運動能力、運動方法などへの制限に対する仮説構築を行う
- 目標設定：短期目標、長期目標などは出来れば患者とともに設定する
- 治療介入の設定を行う：道具など
- 治療介入の評価と仮説のさらなる発展。仮説は

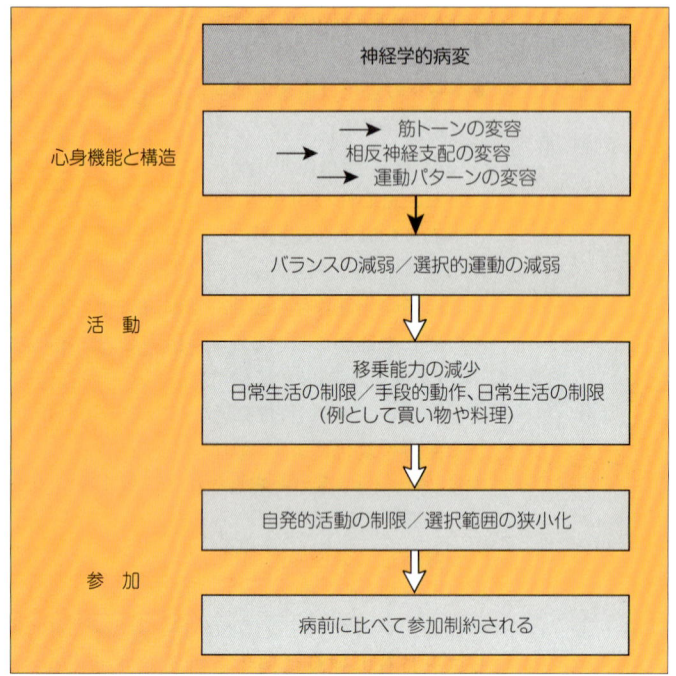

図 3.4 中枢神経系障害に伴う結果

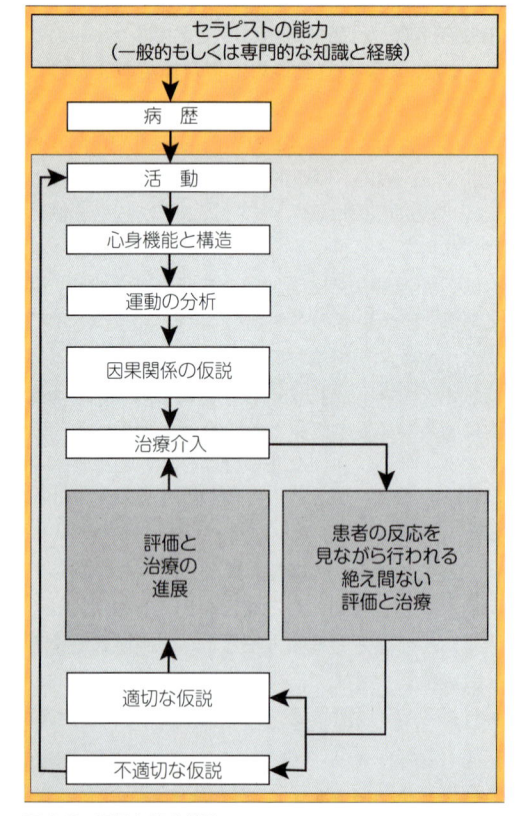

図 3.5 評価と臨床推論

適切か？時間が許す限り、今その場で判断していく必要がある。

■ 評価の意義

評価の意義は以下の2つである。
- 患者の潜在能力について仮説を構築する事。
- 患者が何故そのように動くかについて仮説を構築する事。

患者は何が出来るのか？どんな資源を持っているのか？もし不足している機能があれば、疑問が生じる。何故なのか？何故出来ないのか？
- バランスや運動の問題が原因なのか？
- 体性感覚や知覚障害が原因なのか？
- 認知的な問題が原因なのか？

■ バランスや運動の問題に基づく原因

- 神経筋活動は異なる状況で動員されたり、動員されなかったりするのか？
- 活動が欠落しているのか、それとも変化していないのか、通常様々な活動間において、それぞれ変化するべきものなのか？

- 低緊張の原因が他の代償戦略による固定な働きによって生じており、筋活動には効率的動員が生じていないか？
- 主要な感覚運動の問題があるのか、もしくはそれに連結して起る不適切な代償が生じているのか？
- 患者は姿勢コントロールとバランスの減少を呈しているか？

一般に姿勢コントロールとオリエンテーションには、体性感覚、前庭、視覚システムが重要な役割を持つ。これらのシステムが、いくらか直接・間接的な機能障害を受けているのか？ 脳卒中の患者では前庭核が直接影響を受けることはほとんどなく、梗塞や出血は、脳幹などの下位レベルではめったに起こらない。また、前庭核は直接大脳皮質のコントロール下にはおかれてはいない。もし患者の運動能力が減少しているのなら、前庭システムへ情報を送る体性感覚が変容したことで、前庭核の機能不全が引き起こされている可能性がある。視覚の問題は、多くの神経的状態で頻繁に起こり、眼振、半盲、他の視野の欠如、無視や不注意などは全て患者の姿勢コントロールに影響を与える。

- 患者は姿勢コントロールやバランスの低下により、連合反応の領域や姿勢トーンの低下が見られるか？

もしそうであれば、皮質―網様体脊髄路と皮質-赤核脊髄路の機能障害があるかもしれない。これらのシステムは姿勢トーンや近位部を安定させる働きを一部担っている。臨床経験上、バランス障害は筋トーンの変化（正常よりも高いか低い）や、身体分節間の相互作用や運動コントロールの減弱、変容、あるいは知覚の障害によって生じている可能性がある。ヒトの運動において、バランスは一つの自律的な機能である。もしバランス機能が低下していたら、セラピストは介入を選択する必要がある（機能、活動、姿勢セット、ハンドリングなど）。そして、バランスや運動を自律的なレベルまで改善する必要がある。

- 患者は上肢や下肢の中に、いくらか選択的コントロールを持っているか？

選択的コントロール（Selective control）は、姿勢の安定に基づいて身体の一部分や一関節がコントロールされ、調整されている運動であると理解されている。いくらか指や足趾に運動の徴候があるか？もしなければ、なぜないのか？もしかして姿勢の要素が活性化せず、キーエリア間の選択的な相互作用や安定性が補償されないのか？それらは本当に障害自体によって引き起こされる麻痺や重度の神経活動の低下によるものなのか？本当に麻痺が末梢にあれば、皮質-脊髄システム（corticospinal system）は部分的に障害を受けている。皮質システム（cortical system）はヒトの運動コントロールにおいて、最も随意性が活性化された（自律性が非常に少ない）システムである。随意活動を組み合わせて選択的に局所に対して治療する方法は、選択的運動が最も障害を受けている場合に適しているだろう。

例

　ある患者は、麻痺側の膝が荷重時に過伸展してしまう問題を抱えている。これを引き起こす要因には以下のものが挙げられる。

1. 障害の結果による膝周囲の主動作筋と拮抗筋の協調障害や、股関節/骨盤帯、足関節/足部との相互作用の低下（心身機能と身体構造）。
2. 足部が床面に接地し、重心が移る時（心身機能と身体構造）の感覚や固有受容感覚入力（ストレッチや、除神経による過敏性）に対する過敏、過剰反応（over reaction）（図2.10、2.11a、2.13～14を参照）
3. 結果として患者は、立位や歩行をする為に代償戦略として膝を"固定"する（活動相：activity dimension）

　股関節部位における神経筋活動は、立脚期や遊脚期などの異なる相の中で変化する。患者の神経筋活動は適切な時点で変化しているか？伸展活動は、踵接地や立脚期を通して適切に動員されているか？股関節屈筋群や内転筋群は安定性を補償する為に遠心性に伸びていけるか？

- もし、股関節伸展が適切に動員されなかったら、セラピストはこの活動を促通する必要がある。Lennon（2001年）は、二人の脳卒中後の患者の理学療法において、より正常運動パターンの治療により、歩行と機能的能力において、良い結果が

得られたという事を発表した。Hasseら（1998年）は治療介入中、ボバースコンセプトによるバランスのとれた歩行パターン治療を発表した。促通は、機能的活動中（活動相）のより最良の動員（心身機能と身体構造）を高める。

- もし屈曲筋に股関節伸展をするだけの遠心的な長さが不足していれば、セラピストは遠心性コントロールを促通し、モーバライズ（柔軟性を増す）する必要がある（心身機能と身体構造）。そして、活動の中で股関節伸展筋群の滞空を求める（メイクネセサリー、レットイットハップン）（第2章、理学療法ハンドリングを参照）

肩甲帯周囲の活動は、全ての移動（活動場面）に重要な要素である。肩甲帯、上腕、体幹間の相互作用における神経筋活動は、遂行される活動に基づいて変化すべきである（心身機能と身体構造）。例えば、肩甲帯が挙上位で固定している時の同側体幹は伸張位状態を保ち、重心移動や安定の為に縮むことはない。セラピストは何故、肩甲帯が挙上位で保たれているのか？という仮説立てる必要がある。以下に例を挙げる。

- 胸郭や肩甲胸郭間における安定性は減少していないか？それは何故減少しているのか？
- 肋間活動の減少により不安定になっていないか？（心身機能と身体構造）
- 筋トーンは低すぎたり高すぎることで、マルアライメントを引き起こし、調整がうまくいっていないのか？（心身機能と身体構造）
- 課題指向（task oriented）の際、肩の活動から腕の運動が企画されてしまい、末梢の活動が減少させられていないか？（心身機能と身体構造）

原因や影響に対して仮説を立てる事は治療介入の為の目的につながる。

治療は評価に関連した仮説によって、おそらくもっとも違いが出る。

- どの方法で患者は代償しているのか？何故？
- 運動要素の何が彼を失敗させ、代償させているのか？
- 患者は恐れや不安を感じているように見えるか？患者は少ない代償戦略の基、自分の運動能力を探索するために安全性を感じとれる必要がある。

患者の代償戦略は様々な活動に伴って変化するが、主要問題が機能障害の要因（もしくは一つ以上の）となっている間は、患者は代償戦略を試み続ける。

もし介入後、患者が少ない代償で適切に運動できているのなら仮説は強化される。

- どこに？何故、連合反応が起っているのか？

患者がバランスをとるよう試みた際、もしくは手や足を動かそうと試みたとき、どちらの状況で連合反応は起こるのか？患者の姿勢コントロールはどうか？患者がどこかに保持するようにした時にどの程度努力を要しているのか？患者にみられる連合反応の評価と治療において特に重要と思われる二つの見方を挙げる。

1. 連合反応が起こる原因の分析と仮説構築。
   * 連合反応はバランスに強いられて反応しているように思えるか？その原因が安定性と平衡（姿勢）コントロール（equilibrium control）の減弱によるものなのかもしれない（キーエリア間の安定性と可動性の相互作用の減弱。より細かい股関節/骨盤帯や体幹との関連における安定性の減弱。末梢における平衡維持と安定性の減弱は、非効率的な足関節戦略（ankle strategy）を引き起こす）。
   * 連合反応は四肢の運動に関連して生じているように思えるか？患者の運動能力の質や、一連の動員、選択性、バリエーションの何が関連しているか？テンポ、始動、強さは減弱しているか？
   * 連合反応は努力に伴って増強するか？正常ではそれほど努力を要しない事でも、患者は何故その状況で努力を要するのか？
2. 患者は連合反応をいくらかコントロールできるのか？患者は連合反応に気づき、何故生じてしまうのかを自身で仮説立てできるか？

多くの患者は良好な身体への気づきと知覚能力を持っており、因果関係を言葉で表現できるかもしれない。患者の仮説はしばしば正しく、セラピストは評価や治療中において、患者の表現を注意深く探求する必要がある。

■ 体性感覚や知覚障害に基づく原因

脊髄に届く感覚情報は、すでにこのレベルで確

実に修正され統合される。脳卒中患者が体験する感覚障害の中で、脊髄レベルの影響は小さい。脊髄はたとえ患者が認知できなくても「感じれる(senses)」。脳卒中障害によって引き起こされる感覚障害は、感覚伝導路や機構の障害である(内包、視床、皮質など)。また、不使用学習や麻痺側への不注意や無視を引き起こす知覚システムの障害によって、感覚の減少が引き起こされるかもしれない。

多発性硬化症では脊髄レベルだけでなく、他の中枢神経系部位に情報の途絶が生じる。

感覚消失と感覚知覚の減少を識別することは難しいかもしれない。治療の目的は、可動性の改善を通して患者の注意や感じとれる能力を引き出すことで、答えを明らかに出来る可能性がある。もし患者の身体部位の感覚において治療中に改善が見られたら、真の感覚消失というよりも感覚知覚の減少の可能性がある。不使用学習は、全ての機能的背景の中で四肢を活性化する方法だけでなく、緻密な治療介入によっても改善するかもしれない。知覚障害は日常生活に多く見られる。患者は自己身体や環境に対して注意の低下を呈するかもしれない。他の医療従事者と機能障害を評価し、様々な分野にわたる介入を計画する事は、職場関係を発展させていく上でも重要な事である。患者の注意は全ての活動に求められ、刺激を受けるに違いない。

バランスと運動には、様々な身体部位のどこが他の部位や環境と関連しているのかを知覚する能力が必要とされる。もし患者が知覚障害を呈していれば、正中軸の知覚(perception of midline)や、相互関係、バランスなどはおそらく影響を受ける。治療の意義は、患者自身の身体分節における相互作用や調整を改善するようにし、環境における患者自身の適応をより改善するよう導くことである。

■ 認知障害に基づく原因

患者はしている事や尋ねられている事を理解しているのか？聴力はどうか？失語があるか？抑鬱状態か？判断力がないのか？洞察し、新たな環境で問題解決できるか？集中し、焦点を当てられるか？それぞれの結果として機能的能力を持っているのか？

患者の運動の問題に関連する治療選択と介入によって主要な仮設が導きだされる。

> 治療選択は臨床推論に付随するものである。活動の観察と運動分析は、どのシステムがより障害され、どのシステムが障害を受けていないかという仮説に基づき構築される。

臨床例1

患者の名前はシセルで、車椅子のフットプレートを解除できるか尋ねられている(図3.6)。

観　察

- シセルは右側(麻痺側)を見ている。右側へ重心を移し、フットプレートを外せる構造を見つけようと右下方へ手を伸ばしている。彼女はグリップを持ったり調整する事ができ、右下肢を持ってフットプレートから離す為に、左上肢の少しの助けが必要である事を話している。その後、右のフットプレートを解除する事が出来た。

臨床推論(Clinical Reasoning)

- **認知機能**　シセルは指示を覚えている。右側に注意を向け、フットプレートを解除するメカニズムがどこかにあるか気がつき、情報を統合している。そして、フットプレートを解除する為の問題解決が出来た。彼女はこの課題に集中して取り組んだ。このように理解や記憶、課題解決を示してくれた。認知能力はこの状況の中では良好である。
- **知覚機能**　彼女は知覚的な機能障害が全くないことを麻痺側への注意の向け方で示している。この状況で正確に麻痺側身体部位からの情報を受け取り、知覚し統合している。
- **感覚**　おそらく彼女の感覚は良好である。なぜなら、かつてそれほど傾かずにフットプレートの解除構造までしっかり見ながら手を伸ばすことが出来たからである。
- **バランス**　シセルのバランスはおそらく減弱している。なぜなら彼女は左腕を右大腿の上に支持として使用し、十分に体幹を回旋せずに解除の構造に目を向けたからである。

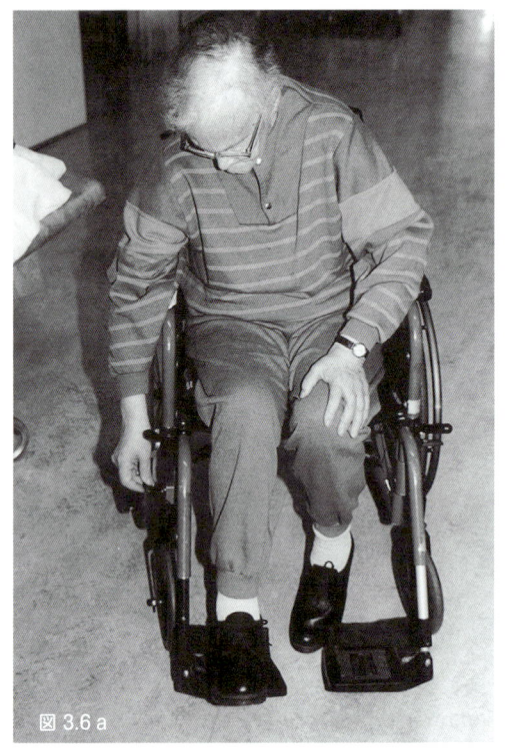

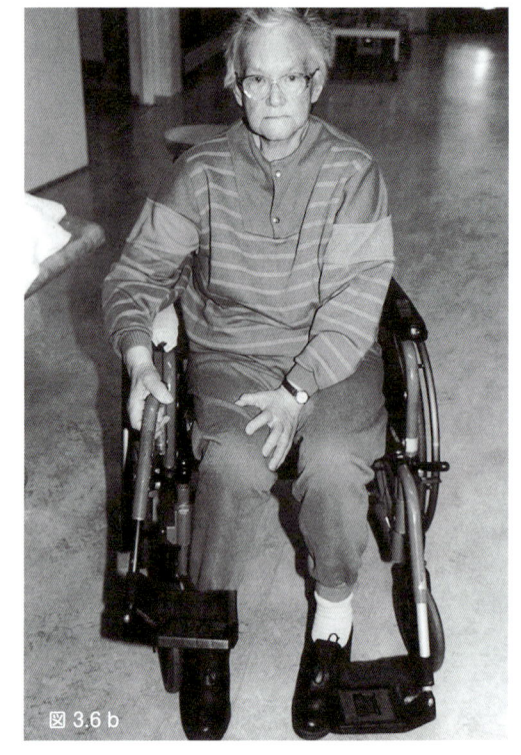

図3.6 a, b 臨床例1

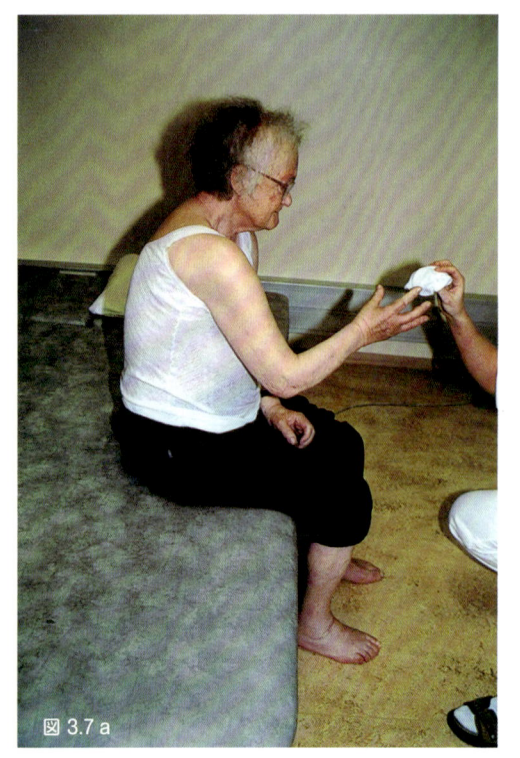

図3.7 a, b 臨床例2

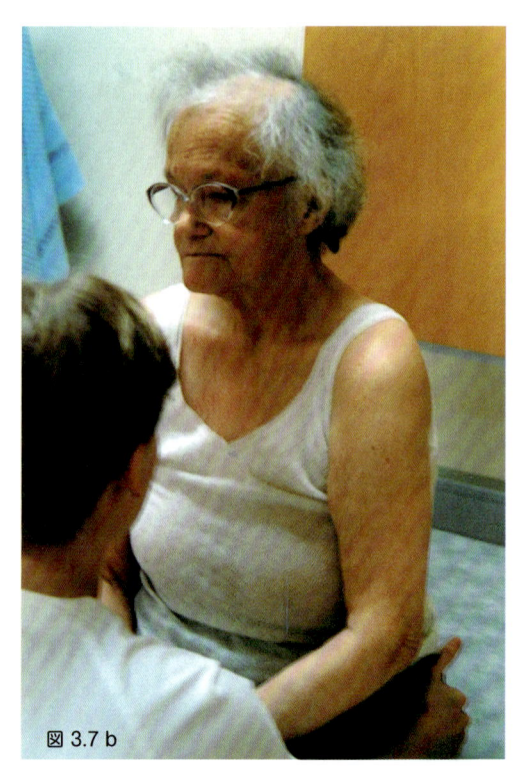

臨床例2

シセルはティッシュに手を伸ばしている（図3.7）。

観察
- シセルは自身で自然には右側にあるティッシュに手を伸ばせてはいない。姿勢は屈曲し、体幹・頭頚部の両方は腕の運動によって引き下げられているように見える。骨盤帯の促通によって立ち直れることを示している。

臨床推論
- 何故彼女は前方へ手を伸ばす前に立ち直れないのか？（活動的側面？）、予測的な体幹の安定と上肢機能との相互作用が減少しているように見える。（心身機能と身体構造）
- 彼女は屈曲傾向である。早期の運動において胸筋の動員が過剰なのか？代償戦略は、より適した活動の動員により防ぐことが出来るのか？
- セラピストは運動の質の違いを感じ、理解する必要がある。そして因果関係に関する仮説により、何故これらの違いが起こるのかを評価する必要がある。臨床推論はセラピストの治療を通して起こる連続した評価である。
- セラピストは身体的側面と、神経学的側面の問題を評価し、お互いがどのように影響しているのかを決定する必要がある。しばしばそれらは機能障害と重複している。セラピストは評価した情報とデータを解明する必要があり、担当医師や、OT、ST、神経心理学者やその他の職種に対し必要に応じて治療や補助的検査を依頼する。

> 評価と治療は連続した過程の中で統合される。

3.3 効果測定

　神経リハビリテーションにおける文献の効果測定において、公式に有効で信頼性のあるものが増えてきている。大部分は患者の活動を評価するもので、2～3つは機能障害の評価や、どのように患者の機能に影響を与えているのかを評価している。多くのリハビリテーションセンターや病院は、職場状況にあわせて選択したいくつかの効果測定をもっている。この本では詳細な効果測定は記載しておらず2～3の測定方法を抽出し述べる。

身体構造と機能測定

- 体幹機能障害スケール（[TIS：Trunk Impairaent Scale] Verheydenら2004年、2005年）。このスケールの目的は、座位における体幹の安定性、運動の質、量の測定である。スケールは脳卒中患者にとても有効である。患者を三つの主な範囲に分類して評価する。
① 三つの項目における静的座位バランス
② 10の項目における動的座位バランス
③ 4つの項目の調整
総得点は23点であり、正常な体幹のコントロールを持っているという事を意味する。
Verheydenら（2005年）は、研究の中で脳卒中患者が体幹の筋活動の機能障害を呈していると示しており、麻痺した体幹と日常における活動の制限との間の相互関係を証明している。別の研究では脳卒中後の運動と機能の回復や、姿勢コントロールの重大な予測判断材料を示している（Hsieh 2002年）。体幹機能（コアスタビリティー）は姿勢コントロールに必要不可欠な部分である。TISは脳卒中患者と健常人との間を判別するスケールである。Verheydenら（2005年）は最大スコア以下である健常人の45％（多くは平均69歳の高齢者）は、低得点の人でも、まだ正常な体幹機能を持ち合わせており、日常生活の全てに参加できている事を示唆している。

- リバーメッド視覚的歩行評価（[RVGA：Rirermead Visval Gait Assesment] Lordら1998年）。このテストは歩行時の腕の振りと支持

期という2つの観察や、体幹と下肢の18の観察（歩行時の支持期における11の観察と遊脚期の7つの観察）で構成される。4点スケールはそれぞれの要素項目における異常の度合いを定量化して測る際に用いられる。全体的得点はスコア全体の合計である0（正常歩行）から59（極めて異常な歩行）の範囲によって予測される。RVGAは神経疾患の患者の測定に適応でき、歩行障害を高い精度で測定できる（Lordら1998年）。それらは正当な信頼性、妥当性を示している。（Lordら1998年）。我々の臨床経験として、セラピストにはこのテストを学ぶ為の時間が必要である。そして、テストする為の妥当性や、テスト者間や同業者間の信頼性を確実にする為に、採点時に異なる項目を評価する方法を統一する事が必要である。テスト中に患者は10分歩く必要があるが、少し休憩をとってもよい。

- GAITRiteは持ち運べる5mのマット型ソフトウェアツールである。最高速度、歩幅、単脚支持期や二相支持期などの、異なる歩行の変数を測れる自動化した計測器を備えており、ヒトがマット上を歩く時に記録していく。患者の歩行能力の長期的変化を比較して信頼性を得る為に、様々なスピードで歩行する事（可能な限り遅く、少し早く、正常に歩く、正常より早く、可能な限り早くなど）が望ましい。途中、被験者それぞれの標準化されたスピード値の可変的推定値を算出する事が出来る。従って、テスト間の比較は歩行スピードへの影響を混乱させる要素を除外して行う事が可能で（Moe‐Nilssen1998年）、GAITRiteからの結果は、健康な成人にも共通の妥当性や高い信頼性を示している（Bilneyら2003年）。

活動測定

- 脳卒中患者のための姿勢評価スケール（［The Postural Assessment Scale for stroke patients：PASS］Benaimら1999年）。PASSはかつて脳卒中患者に有効なものであった。それは二つの主な領域から構成される：①サポート有り、無しでの座位姿勢の維持、サポート無しでの立位、麻痺側支持での立位、非麻痺側支持での立位　②寝返りや、臥位から座位への起き上がり、座位から立位への立ち上がり、可動性のある立位を含める7つの移乗を介した姿勢の変化。これらの異なる項目は4つのポイントスケール（0～3）で測定される。Benaimらの研究において、脳卒中後90病日の患者評価の40％近くの点数は36／36であった。それゆえに、今後より複雑な項目を付け加えていく事が推奨されている。

- ベルグバランススケール（［Berg Balance Scale：BBS］Bergら1992年、Finch2002年）14の基本的な補助テストの点数と、5つのポイントスケール（0～4）、56の最大スコア（Bergら1992年）よりなる。信頼性と妥当性は高齢者によって示されている（Bergら1989年、1992年、1995年）。そして、点数が45以下の高齢者であれば転倒の危険がある事を示唆している（ThorbanとNewton1996年）。

- 片脚立位テスト（［Single Leg Stance：SLS］Bergland 1999年a）は転倒しないで患者が片脚立位できる能力を測定しており、秒数で計測される。正常値はまだ決定されていないが、テストは片脚支持が必然である階段昇降や、立位で方向転換するときの活動における問題提示に関連しているように思える。様々な方法が文献に記載されているが、標準化はされていない。（靴は履くか？目は開けるか、閉じるか？など）。それゆえに個々の臨床場面で使用する場合、これらの標準化が必要となる。

- ファンクショナルリーチテスト（［Functional Reach Test：FR］Bergland 1999年b）。これはADL（日常生活活動）に強く関連しているバランステストのように思える。このテストでは人が立って、支持面を変化させずに一側の肩を90度挙上して前方へ手を伸ばす。患者の指の先端で印を壁に付ける。患者はその際に壁に触れずに前方に手を伸ばす。新たな印と既存のものとの2つの間がインチで計測される。テストは3回繰り返されるべきであり、平均を算出する。測られた距離は転倒のリスクに関連していることを示す。
  - ＊試行困難：28倍以上の転倒の危険がある。
  - ＊1～6インチ：4倍以上の転倒の危険がある。
  - ＊6～10インチ：2倍以上の転倒の危険がある
  - ＊10インチ以上：おそらく転倒の危険はとても少

ない。
- タイムドアップアンドゴー（[Timed Up and Go : TUG] PodsiadloとRichardson 1991 Finch 2002）。患者が肘掛椅子から立ち上がって3m歩き、方向転換して椅子まで戻り、再び座るまでの時間を計測する。患者が20秒以下の時間で行えれば、自力で自由に動けることが予測できる。テストは信頼性や妥当性があり、高齢者などでは時間が延長する傾向がある。
- 6分間歩行テスト（[six-minute walking test : 6MWT] Enright2003年）。テストは出来るだけ早く歩くように指導された対象者が、6分間歩いた距離を計測する課題である（Lord and Menz2002年）。患者は一人で歩く必要があり、他の患者とは一緒に歩く事が出来ない。患者に話しかける時の注意点として、激励や熱中させるような影響を与えるものは、最大で30％もの違いを与えてしまう為、避けなければならない（Enright 2003年）。高齢者における、6分間歩行テストは、心肺のフィットネスのような細かい測定よりも全般的な運動性と身体的機能の情報を提示してくれるように思える（LordとMenz2002年）。6分間歩行は他の短い歩行テストよりもADL（日常生活活動）への反映が良いと考えられている（solwayら2001年）。6分間歩行における前後比較の最小の臨床的重要な差（MCID）は、Lacasseらによって50mと定義づけられている。また、Guyattら（1987年）は30mと定義づけている。

自己報告測定

- 努力指数のボルグ評価スケール（[Borg's Rating Scale of Perceived Exertion : RPE] borg1970年、Finch2002年）。患者はどのぐらいの努力を必要としているかを、6（努力しない）〜20（最大努力）の15段階で尋ねられる。ボルグの範囲原則に従い、最大努力の50％に分類されたものは2人が同じ感覚を感じているという意味である。それは、たとえそれぞれ違う運動強度でも、同じ意味を持つ。（BuckworthとDishman2001年）。スケールの有用性は、変化しやすいエクササイズ強度である心拍数や、呼吸、最大酸素摂取量、仕事量に多く関連している（ACRM1988）。
- ヴィジュアルアナログスケール（[Visual Analogue Scale : VAS] KaasaとLobe2002年）は前述の患者が経験してきた歩行の問題や、ADL（日常生活活動）の問題だけではなく、経験してきた疼痛を測る際に使い慣れた検査かもしれない。患者は0（疼痛なし）〜100mm（最も痛い時を想像して）のスケールのなかで彼らが感じている程度を答えなくてはならない。

客観的な目標設定

- 客観的な活動的目標は、具体的（specific）で、測定でき（measurable）、達成でき（achievable）、現実的で（realistic）、臨床場面で使用されているタイムフレーム（time framed may be used in the clinical setting）[頭文字でSMART]によって決められる。（Monaghanら2005年）。SMARTは有用で、患者や積極的な介助者を含む多職種間にわたるツールである。理学療法の施行場面でセラピストは短期目標を患者とともに決定し、評価と臨床推論を行っていく。この目標は、課題や患者の問題、資源、必要性などに関係し、2〜3日で達成されるべきである。セラピストは目標達成の為の必要条件を決定する。つまり必要に応じて、質、環境要素、日々の活動への関連性、どんな種類の支援か?を決定する。出来れば、患者は自立して目標を達成するべきであるが常に実現できる事ではない。

評 価 図 表

筋緊張の配分や、選択性、具体的な問題（疼痛、変化した感覚、浮腫、筋の短縮）や身体分節間の相互関係の身体図表を書くことは、臨床推論過程の手助けになるかもしれない。身体図表は感覚運動の問題や全体像を早く把握する事を手助けし、臨床推論過程を後押しする。図表は因果関係や、患者の全体的状態を**知らせてくれない**かもしれないが、評価したことをまとめることが出来る。それは2つや3つの図を使用する事で有益になるかもしれない。つまり、後方からの図、前方からの図、側

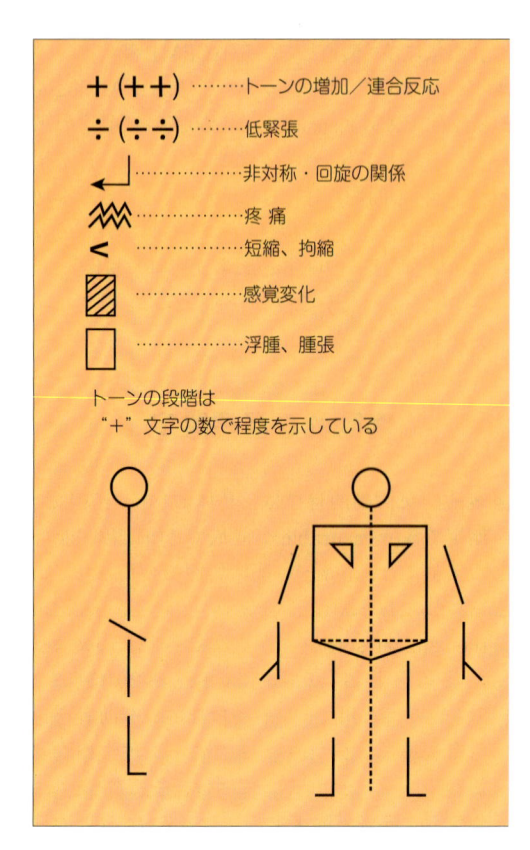

```
＋（＋＋）……トーンの増加／連合反応
÷（÷÷）……低緊張
↵ ……非対称・回旋の関係
〰〰 ……疼痛
＜ ……短縮、拘縮
▨ ……感覚変化
□ ……浮腫、腫張

トーンの段階は
"＋"文字の数で程度を示している
```

図3.8 以下の症状についての図解例。

方からの図（図3.8）を用いるという事である。連合反応は図の麻痺側に記され、印は代償活動の度合いや固定として表されるかもしれない。患者が随意コントロールで代償できている身体部位は、両側であるかもしれない。随意的な活性化と病状との間を、違う色で記すことが適切である。連合反応と代償戦略との間には段階的移行がある可能性があり、どちらがどう違うのかを決定し、記載する事が難しいかもしれないが、"＋"表示は麻痺側身体部位の筋緊張の増加度合である。

- ＋ 軽度の活動性の増加
  それは活動に依存して出現する変化である。患者は何を試みているかもしくは、何の遂行を質問されたのか？それは休憩すると消失する。
- ＋＋ 中等度の活動性の増加
  バランスや運動を求められた時に、患者のコントロールの域を超えて、すばやく出現する。連合反応としては、定型的パターンで始まる。代償戦略は遂行される活動に伴って変化する。
- ＋＋＋ 強度の活動性の増加
  連合反応や代償戦略は患者がそれほど活動していなくても、ほぼ定型的に出現する。
  ÷ と記されたものは身体の部分的な筋緊張の減弱を表している。
- ÷ 軽度のトーヌスや安定の減弱
- ÷÷ 中等度の麻痺
- ÷÷÷ 麻痺、前述の筋緊張の活動性がないもの
  図表は患者の感覚運動問題に視覚的な結果を示し、一つの状況や姿勢を反映してはいない。自由記載欄には患者の最も重要な特徴を付け加える。以下に例を挙げる。
- 主要問題（一次的に生じている神経学的な問題／陰性徴候）
- 代償（二次的に生じる）
- 連合反応／痙性（二次的に生じる／陽性徴候）
- 臨床推論

評価と記述

評価は文章化し、多く用途で使われるべきである。評価と治療で得られた情報を文章化する事で、専門家間でコミュニケーションを可能にし、互いの業務評価の為に使用したり、患者への情報提供として使用する。文章化は以下のものを含める必要がある。

- 評価
- 臨床推論
- 目標設定
  ＊患者自身の目標（短期、長期）
  ＊多職種間の目標（短期、長期）
  ＊理学療法の具体的目標
- ICF（心身機能と身体構造と活動）の様々な分野の測定を含んだ効果測定。参加のための一般的目標は、病院内やリハビリテーション病棟の場合、設定が困難な可能性がある。
- 理学療法固有の治療介入と、多職種による治療介入の両方
- 治療の進行具合
- 選択した効果測定のテスト結果を含む評価
- より推奨される治療やコントロール

まとめ

　理学療法士は多職種チーム内において運動に関する知識を最も多く持ち、活動における具体的な運動を評価することが出来る専門家である。それゆえに、理学療法士は患者の活動パフォーマンスだけでなく、どのように活動が行われているか、何故そのようにしなければならないのか、について焦点を当てる専門家としての責任を担っている。この仮説は、すべてのICF項目の見識や臨床推論に基づいた評価を行った結果として出来るものである。また、理学療法は患者の機能的コントロールや、姿勢コントロール、運動を改善するという特有の目的がある。臨床推論は評価や目標設定、介入などに関連している連続的なプロセスである。

要　約

- 患者の潜在能力の探究は、評価の目標設定に重要である。p.147を参照
- 「何が？どのように？何故？」これらは患者の継続的評価に最も重要な疑問となる。p.157を参照
- 治療選択は臨床推論に付随するものである。活動の観察と運動分析は、どのシステムがより障害され、どのシステムが障害を受けていないかという仮説に基づき構築される。p.161を参照
- 評価と治療は連続した過程の中で統合される。p.163参照

第4章
症例報告

　この章ではシセルとリサの2人の女性の症例報告をする。二人はそれぞれ違う診断を受けており、年齢も異なる。シセルとリサは仮名であるが、写真を本に載せる事に対しての承諾は得ている。彼女たちは著者による監督の基で同僚に治療されている。以下の文において著者の事は"私"と表現されている。症例検討では臨床推論によって導かれた評価と治療の指針に関連する具体的な議題に焦点を当てている。症例報告の目的は、文章と写真を用いて2つの治療経過を紹介する事であり、全体を読まずには理解できない。症例検討においては具体的治療方法を提示してないが、概念的思考に基づいて使用したテクニック図やボバース概念に一致した臨床推論を記述している。

　この章で我々はシセルの3ヵ月間を追った。我々は彼女と病院の脳卒中ユニットではじめて出会い、その後、短期リハビリテーションプログラムを老人ホームで行い、自宅へ退院した。項目4.2はリサが病院でのリハビリテーションユニットにおける、3週間の内の2回の治療セッションを記載したものである。

4.1　症例報告：シセル

既往歴、社会歴、活動と参加

　シセルは81歳の未亡人である。以前彼女は病院に入院し、脳卒中急性期治療を受けていたが、元気で、健康で、活動的であった。病前、彼女は床が平らなアパートに一人暮らししていた。彼女は一人で十分に暮らせており、人の助けや、地域の社会サービスを必要としていなかった。

　アパートは一階だが、そこに行くまでにコンクリートの段差を登る必要がある。彼女の娘は同じ近隣に暮らしている。社会的に活発であり、高齢者クラブの友人がいる。以前友人達は彼女の自宅に急な階段があった為、あまり訪ねていなかった。それよりもむしろ、彼女の方が友人宅に訪れるほうが多かった。趣味は編み物・カギ編みであり、正確に踵がある靴下を編んだり、大変緻密なテーブルクロスを作ることが出来る。

現病歴

　ある日、シセルは自宅の椅子で意識不明で倒れているところを発見された。彼女は地域の救急診療部に運ばれ、脳卒中病棟に緊急入院となった。シセルは発症直後から最初の2～3日間の出来事を何も覚えていない。入院時彼女には失語があり、過敏性や右指のわずかな運動を除いた随意運動は見られなかった。CT画像では左前頭葉に梗塞が見られた。

　シセルは理学療法、作業療法、言語聴覚療法を受けた。目標は、出来れば階段を除いた平地を一人で歩けるようになり、自宅退院する事とした。また、可能であれば、趣味を続けたいと望んでいた。理学療法は入院後5日目で開始された。私は倫理的な理由により、状態が落ち着くまでシセルを本に載せるのは望ましくないと考えたので、本書の写真は状態が落ち着いた入院3週間後のものである（図4.1）。彼女はセラピー中の写真が本に掲載される事を理解しており、とても積極的であった。

■ 言語・認知機能

シセルは「はい」ということが出来、表情で「はい」か「いいえ」を表現できた。言語の理解がよかったが、右側のものを見たり使ったりすることは出来なかった。認知や知覚の障害は少しも見られなかった。

■ 心身機能と構造

観察とハンドリング（図4.2-4.11）

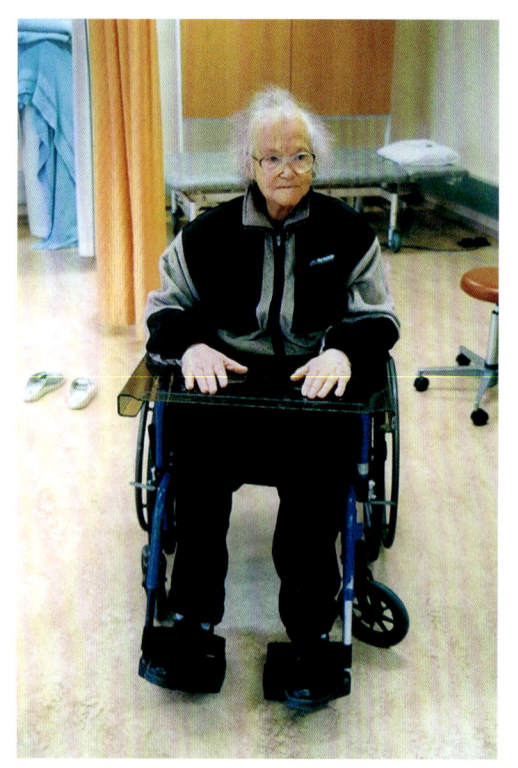

図 4.1　入院3週間後のシセル

評　価

■ 機能的活動

シセルは車椅子座位になっているが、自分では動けない。着替えやトランスファー時に介護や介助を要する。食事が配られた状況であれば自力で食べることが出来た。そして排便、排尿を抑制する事が出来た。しかし入浴に介助を要していた。

介助なしで端座位姿勢を保持できたが、端座位で右側へは動けなかった。右上肢はいくらか活動性が見られた（機能的には使えないが、前方に動かすことができ、いくらか指に選択的な運動を認めた）。

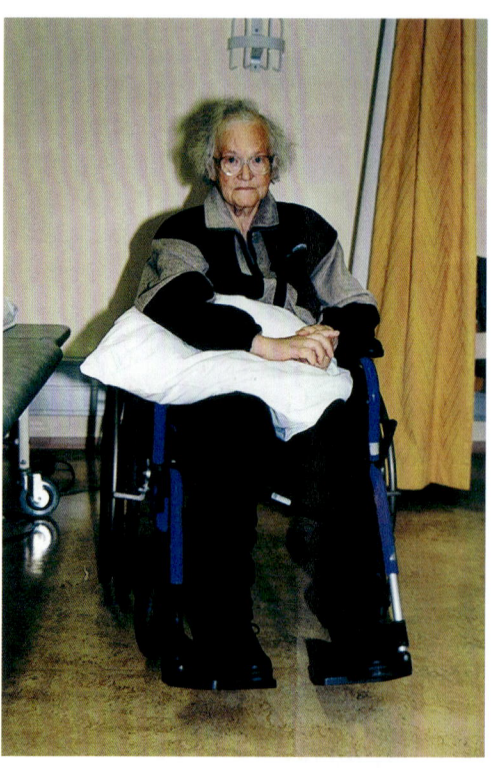

図 4.2　シセルは車椅子に座っている。姿勢は若干屈曲しており、特に左側の手と足部で固定し過活動になっているように見える。右手は内旋・内転・屈曲した状態で膝にあるクッションの上で休んでいる。彼女はこの姿勢で活発には動かない。手はむくみ、手関節のアライメントは輪郭がはっきりしない。よく見ると手根骨が橈骨と尺骨に対して手掌方向へ亜脱臼している。両下肢は少し内旋しているように見える。

4.1 症例報告：シセル 171

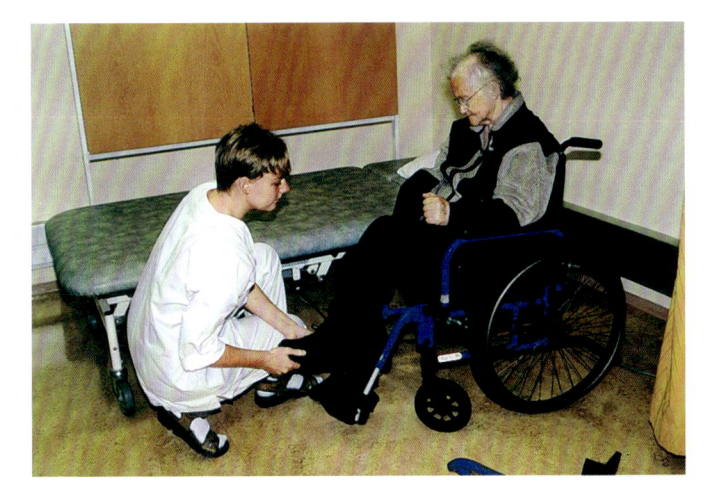

図 4.3 フットレストが取り除かれている場面。シセルは左下肢に重心移動をして右下肢を持ち上げることが出来ない。左手を固く握り、腕でアームレストを下方向へ押し付けている。右下肢の踵は重く、内旋位での保持や股関節を内転する以外の活動は見られない。彼女は運動に参加できない。

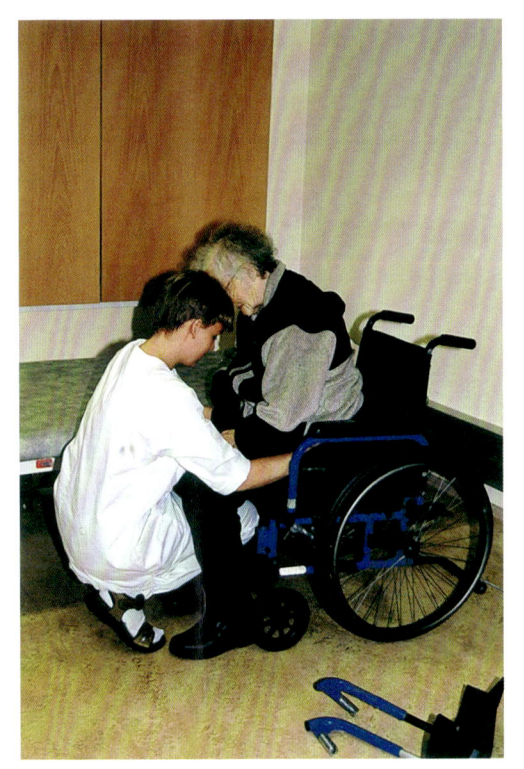

図 4.4 シセルは車椅子の前方へ動けない。理学療法士はリズミカルに臀部が前方へ動くように促通している。骨盤や体幹の自然な立ち直りは見られず、頭頚部、体幹を屈曲して保持している。彼女は促通に反応して簡単に動くことが難しい。左側へ重心移動して右骨盤と股関節を車椅子の前方へ動かす際に逆方向への抵抗がある。左の股関節が前方へ動く時、右側へ崩れているように見える。股関節と骨盤帯周囲のアライメントは次の運動場面に、より活動的になるため準備的に適応する必要がある。

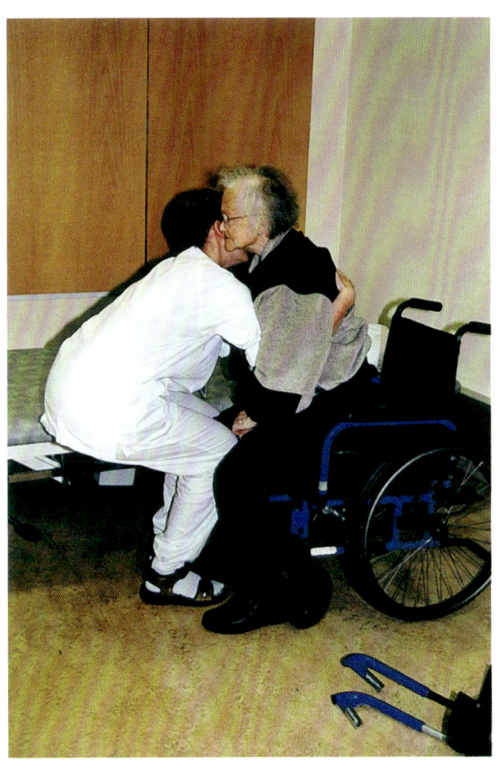

図 4.5 シセルは介助なしに立つことが出来ない。明らかに左下肢は下方を押し付けている。その力は骨盤を後方に止めており、足部の中心に重心を移動させなくしている。それゆえに、彼女は上部体幹が前方へ動く為の骨盤のわずかな前傾や、いくらか胸腰部が伸展できるような促通やハンドリングを要する。この動作時、右手で左手を把持しており、おそらく右上肢と右肩甲帯は運動の中で一塊となっている。これにより、体幹の屈曲がさらに増強している。自然な筋活動の動員が下肢に起こらない為、いくらかの入力と補助を右股関節と膝に与えられる。この準備は立位になることを補助している。

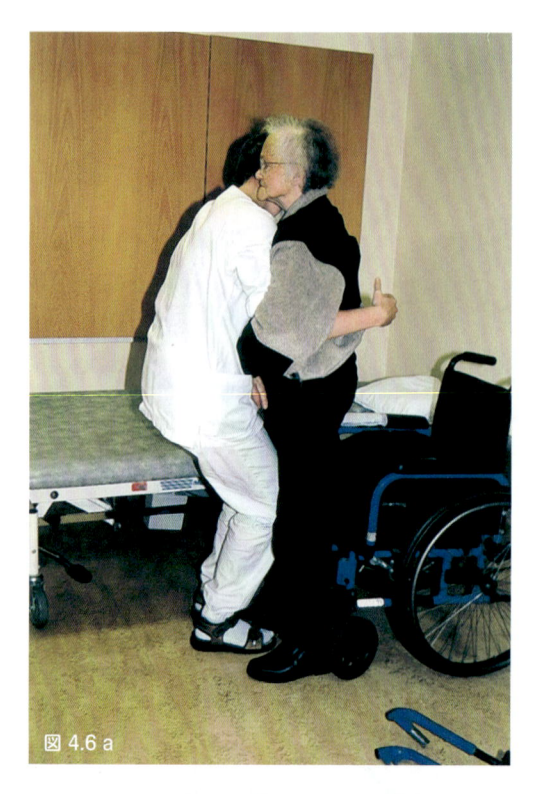

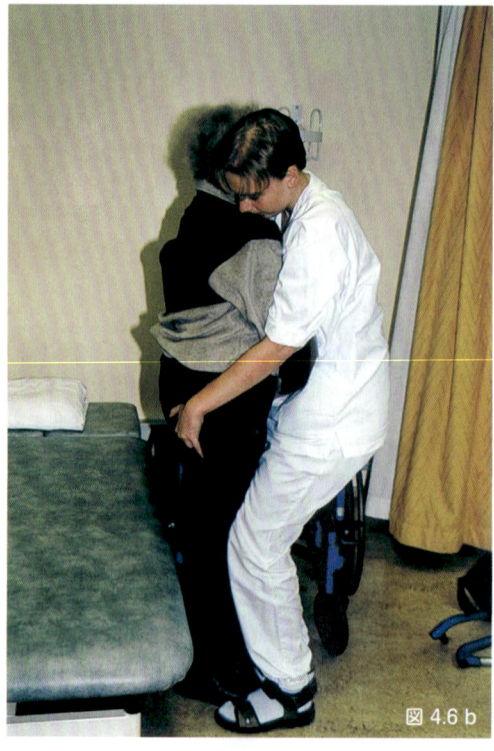

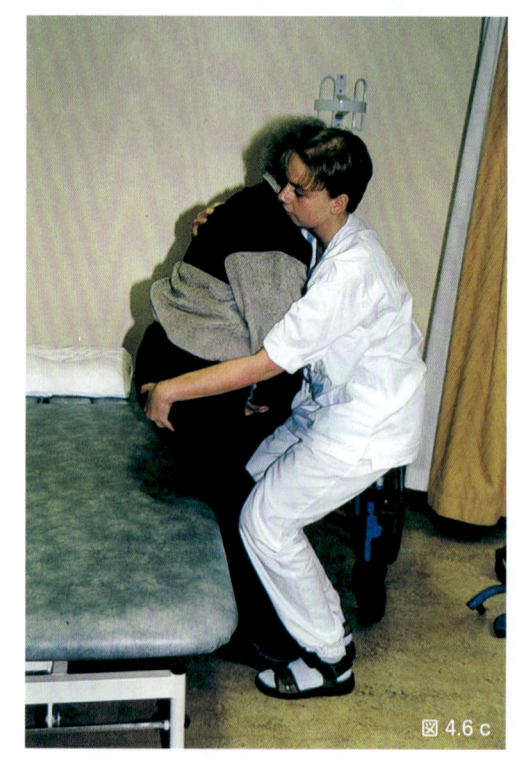

図 4.6 a-c　シセルが立ちあがる時、右股関節と膝には活動が見られず全介助を要している。左下肢で押しつけ、左肩と上肢はセラピストにしっかり掴まっている。少し立位を保持すると徐々に調節され抗重力伸展活動が起こる。これにより左下肢で押しつける傾向は減少し、体幹はさらに起こせる。この時左側への重心移動はまだ困難である。

4.1 症例報告：シセル　173

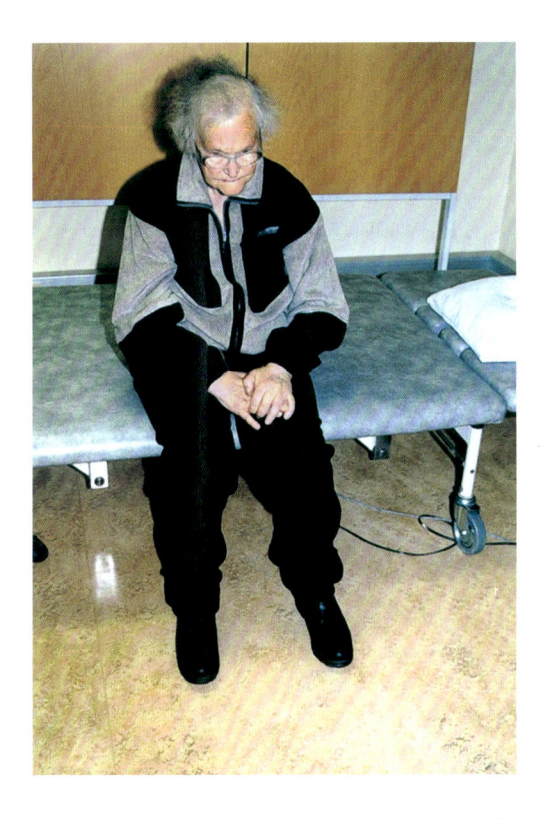

図 4.7 治療台での座位。シセルは頭頚部の屈曲させる活動を通して姿勢を保っている。体幹は左側屈し、腕と股関節は屈曲している。股関節内転と内旋活動はこの姿勢でさらに明瞭になる。ジャケットを脱ぐのに介助を必要とする。活動を試みた時、上肢を自由にできず、右後方に倒れてしまう。

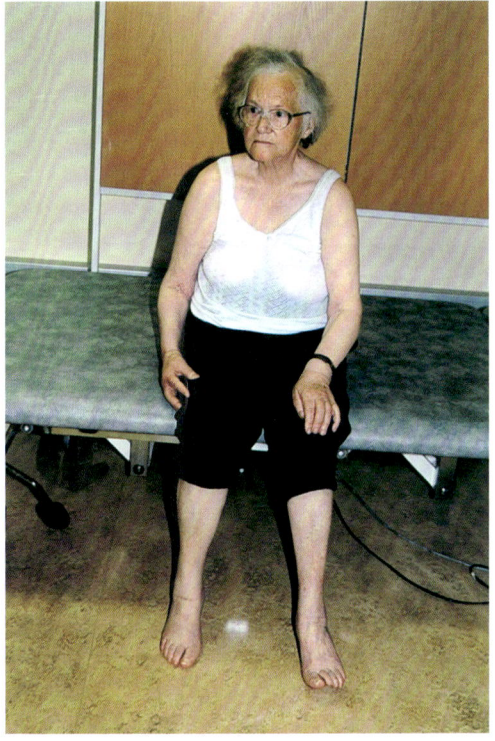

図 4.8 シセルの左側は前方へ回旋し、屈曲している（鎖骨を観察すると左側がより前方突出している）。左上肢と下肢は屈曲に活動し、下肢は床を押し付けている。右股関節は明らかに内旋している（床との関係のなかで、大腿／膝のアライメントがわかる）。

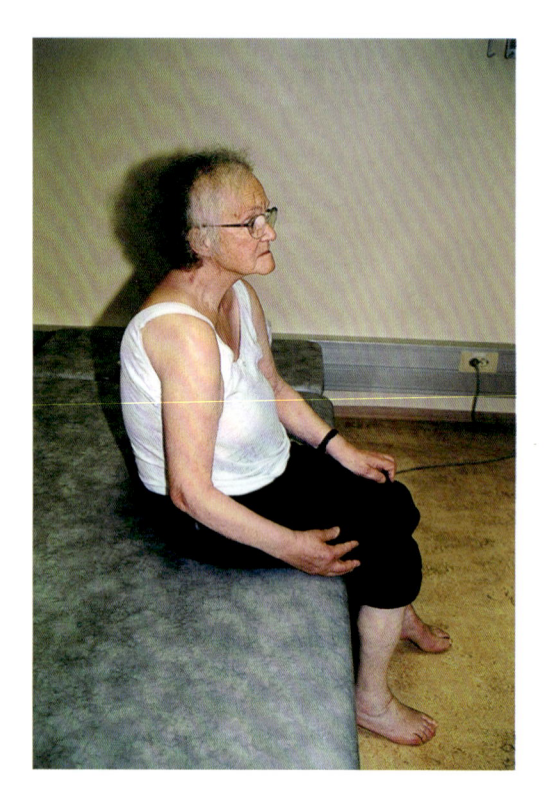

図 4.9 右側から観察したシセル。この写真では右側後方へ転倒する傾向がみられる。彼女の左足部は床に逆らって押し、さらに後方へ偏位する。彼女は左肩の前方回旋と屈曲、右肩のプロトラクション、頭部の前方突出で代償しようと試みている。シセルの右上肢は内旋・内転に働き、肩甲帯周囲・肘・手関節・手部における屈筋の活動を増加させる。右手は大腿を押しつけているように見える。

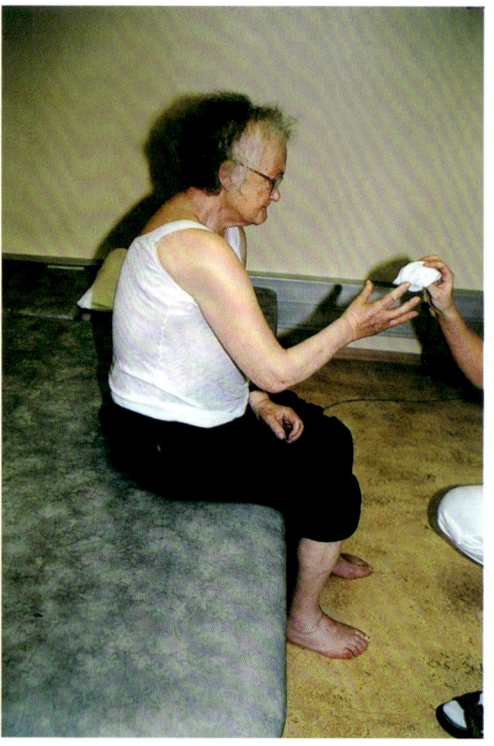

図 4.10 自身のハンカチまで右手でリーチしている場面。彼女は手を開き前方へ動かしている。彼女の前方へのリーチは肩関節における伸筋の活動（おそらく三頭筋近位部・大円筋・広背筋）や、共同している右肩甲帯の挙上とプロトラクション、屈曲と内旋の動員増加により制限されている。彼女は先行随伴性姿勢調節の動員が見られず、自力で右上肢を前に動かせない。この調整がないと、前方の遠くのものを取ろうとしたとき前方へ転倒する。右肩におきている伸展活動がそれを表している。例え彼女が手を何度か前方に動かせても彼女の左体幹は前方に回旋し、姿勢を固定してしまう。

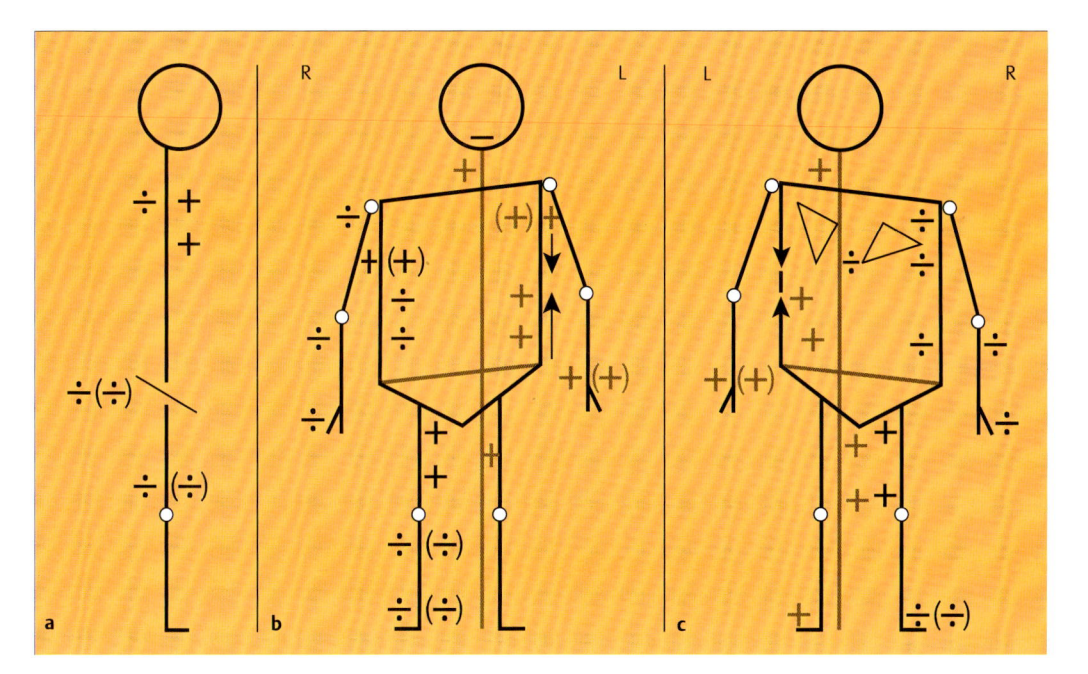

図 4.11 a-c 図表は評価を表している。右側（R）は麻痺側で、左側（L）は非麻痺側である。両側のトーンの関係や運動戦略は同年代の健常女性に必要とされるものと比較すると異なる。

a) 右側から見たシセル
「÷」は伸展活動の減少を表しており、「＋」は頭頸部と上部体幹の屈曲活動の増加を表している。股関節と右下肢に軽度から中等度の麻痺を呈している。

b) 前方から見たシセル
右側に内転・内旋・屈曲の活動増加を認め、両側肩と股関節に伸展・外転の活動の麻痺を軽度から中等度認める。左側は全体的に活動の増加を認める。肩に軽度から中等度の押し下げる圧があり（矢印）、それと同時に左側の重心を引いており、その結果肩が挙上したように見える。左骨盤の上に記された矢印は骨盤が持ち上げられていることを示し、左側体幹の短縮を表している。

c) 後方から見たシセル
肩甲帯の回旋要素を示しており、左側は活動的で右側は麻痺を表している。同様に両側股関節内転筋、内側ハムストリングスの活動の増大を表している。

臨床推論と仮説

■ システムコントロール

1. 右上肢と指にはいくらか随意運動を認める。これは皮質脊髄システムが部分的に正常である事を示唆している。そして潜在性として、右上下肢の選択性が回復は良いかもしれない。
2. バランスは重度の障害を受けているが、感覚（Sensation）や視覚は正常であるように見える。彼女は転倒せずにバランスを保持するよう注意しなければならない事に気づいている。これは基本的なバランスメカニズムである視覚、前庭、体性感覚が正常である事に基づいていることを示している。しかしながら右側の皮膚や筋、腱、関節の特殊受容器が低緊張と運動コントロールの減少によって正常に働きにくくなっていることを示している。これは間接的に前庭システムに影響し、バランス障害の原因となっている可能性がある。
3. 右側の筋構造は全般的に低緊張である。その多

くは体幹、骨盤帯、右下肢であり、近位部の安定性は減少している。これは皮質-網様体脊髄路と、皮質-赤核脊髄路の障害に影響されている。
4. 姿勢コントロールの動員のタイミングは障害されているように見える。彼女は先行随伴性姿勢調節が、随意的な上肢の運動に対する姿勢コントロールの背景として動員されていない。
5. 2～4における問題は彼女の姿勢コントロールに大きく影響を受けており、とりわけ、重心移動と選択的機能の為に必要な、姿勢安定の基本となる抗重力活動の動員である。身体部位間の関係は重度に低下し、これは、トランスファーや活動的な動きと自立のためのバランス能力を低下させる。
6. 失語を除いて認知、知覚機能障害を持っていないように見える。彼女は彼女自身や環境に注意を向けており、トレーニングにも積極的である。

■ 代 償 戦 略

シセルがフットレストから右下肢を持ち上げるように補助された際に、それを助けようと試みている（図4.3）。車椅子のアームレスト上にある左上肢を下方に押し付けており、考えようによっては左側で反対側の下肢を自由にするように安定させている。この戦略は不適切であり、固定をとおして左側は重心移動を妨げられている。それゆえに右下肢を自由に動かすことが出来ない。右股関節と骨盤帯周囲の活性化と安定性が減少している。車椅子からトランスファーする場面で、前方に動くように試みた時、左の骨盤を前方に動かす為に右側へ重心移動すると、大抵右後方へ倒れる。そして自身の左側体幹、上肢の屈曲を増強させ、引っ張ることで代償している（図4.4）。

立ち上がるとき、身体部位間の立ち直り活動が起こらない（図4.5）。両手を組み、自身を持ち上げる為にセラピストを引き込むようにしている為、全体的に屈曲活動が増加している。バランスは脅かされており、身体部位の近位部と中心部との関係は、右下肢の不活性とともに減少している。それゆえに戦略はセラピストに固定し、屈曲活動で引っ張りながら自身を持ち上げようとする戦略で重力に逆らった活動を試みている。座位での転倒を防ぐため、非麻痺側の活動をとおして右側の不安定

性を代償する（図4.7-4.10）。彼女は左側の短縮を介して、右側の伸張（elongation）を引き起こしており、それは、さらに右側を働かせにくくしている（バイオメカニカルな不利点）。

先行随伴性姿勢調整の欠如と身体の中央と近位部間の持続した屈曲活動により、結果として、前方へ手を伸ばし、ハンカチを取るための能力が減少している（図4.11）。

■ 仮 説

シセルの主要問題点は、姿勢活動が活性化するタイミングの不適応と、近位部の安定性の減少、右側におけるトーンと活性化の減少により姿勢コントロールが減少している事である。それゆえに非麻痺側の活動を増加させ、反対側へ倒れる傾向がある。彼女は左側へ屈曲、側屈し、左上肢を屈曲させて左下肢で押している。

非麻痺側の活動増加は左右間でのバランスの低下と三次元でのアライメント不良を引き起こす。結果として、右側の活動が動員される機会は減少し、さらに姿勢コントロールが失われる。これは姿勢コントロールと体幹の相互作用の減弱を引き起こす。それゆえに安定性や重心移動、バランス、運動などの姿勢背景（postural background）が減弱する。

理学療法と臨床推論

上記の仮説に基づき、特別に四肢の選択的な運動コントロールの練習を行う必要性はないと思われる。姿勢コントロールは、随意運動のための基盤であり、すでに選択性の回復を示している事を念頭に置いておくべきである（右手と指に見られる能動的運動）。しかし、肩と股関節周囲における筋の長さやアライメント、運動の可動域を保つ必要がある。シセルは胸筋や股関節屈筋、内転筋などを短縮位で活動させ、屈曲活動を増加させるようにして代償している。もし、皮質網様体脊髄路や皮質赤核脊髄システムが最も障害されていると想定すれば、痙性や二次的な非神経原性の問題を発達させる恐れがある。短縮した筋はこれらの変化に最も影響を受ける可能性がある。もし短縮して遠心性の活動が失われれば、他の筋群（例として伸

筋群）はバイオメカニカル的に不利になる。結果として安定性や相互作用、重心移動などはさらなる障害を受ける。

■ 治療の目的

主要な目的
- 参加：自宅アパートか、もしくは公営アパートに退院する。公営アパートであれば申請する。
- 参加と活動：一人暮らしできるレベルにまで回復することが予測される。買い物にはいくらかの補助が必要になるかもしれない。

活動と心身機能と構造、バランスの改善
- 活動：独歩可能
- 活動：ADL自立

短期目標
- 姿勢コントロールの改善（心身機能と構造）
- 選択的で機能的な四肢（心身機能と構造）

■ 介 入

心身機能と構造──活動
- 身体各部におけるアライメントの改善、特に頭頸部、体幹（第2章のメイクポッシブルを参照）
  * 支持基底面との関連性と適応性を改善
  * 胸郭の伸展と肩甲帯と股関節における外旋・外転・伸展を改善
- 改善された伸筋／回旋筋コントロールに基づいた身体各部間の関連性を促通
- バランスや運動、移乗に必要とされる右側を自由にする為の左側への重心移動と安定性を促通
- 座位、立位、立位から座位への座り込みなど、3次元への重心移動を治療
- 姿勢コントロールの改善に基づいた上肢機能の回復を探求

理学療法
（評価と治療の連続的過程）

シセルは理学療法を毎日受けた。写真は治療開始後4日目～7日目の期間で取られたものである。それゆえに、写真はシセルが受けた理学療法全体の一部である。残念なことに写真は統一化されたものではなく、写真同士を比較するのは困難である。

■ 初回の写真期間（図4.12-4.17）

一方で、シセルの肩甲帯は未だに屈曲の活動がみられた為、姿勢活動に必要とされる体幹前後の筋群との関連性の中で、再び肩甲骨が胸部に対して後方へ下制して安定するように促通していく必要があった。そうする事で、体幹と上肢機能間の関連性は促通された。

この状況で、回旋を伴う重心移動と伸展に重点を置いた抗重力活動は改善される。その中で、右下肢の振り出しの準備のために、左側の安定性が促通されるべきである。

> 重心移動（weight transference）は重心シフト（weight shift）とは異なる。

重心移動はダイナミックな活動であり、質量中心は安定性と相互作用を通して荷重側へ動く。重心シフトは重心の移動を伴わない、より他動的な体重の移動である。それは筋の不活性が原因となり、関節に負担をかけるかもしれない。重心シフトは姿勢の安定性を活性化しない。そのためにシセルは運動コントロールが出来ないかもしれない。

歩行は一つの活動であり、脊髄レベルにおけるパターンジェネレーターによって駆動されている単純な構造と思われる。独歩は姿勢コントロールや、安定性、身体各部の相互作用を必要とする。伸展と回旋のコントロールはこの相互作用の中心的要素である。

もしシセルのパターンジェネレーターが促通されれば、運動とバランスコントロールは改善するかもしれない。これが起こる必要条件は、最適なアラ

イメントや、連続的な筋活動の動員の促通、踵接地、股関節伸展などである。それゆえに、シセルは2つの領域を同時に促通される必要がある。①体幹の姿勢安定性を増強する事（回旋や、下肢と関連している体幹のアライメント）②踵接地や股関節伸展、立脚相から遊脚相への転換など。セラピスト2人で促通のタイミングを調整する事は挑戦である。

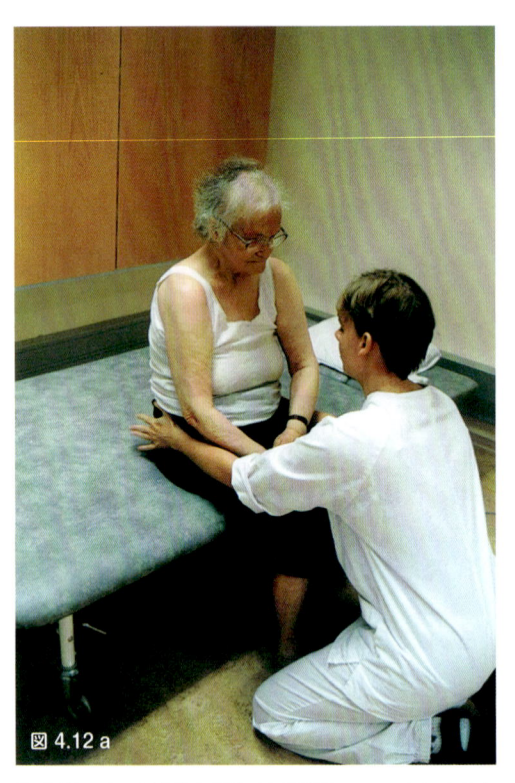

図 4.12 a, b 骨盤帯に関連する股関節のアライメントは内旋、内転方向に対して遠心性の長さを与えられて修正される。シセルは座位の中でセラピストによる骨盤帯へのハンドリングを通して体幹を起こす事をサポートされている。

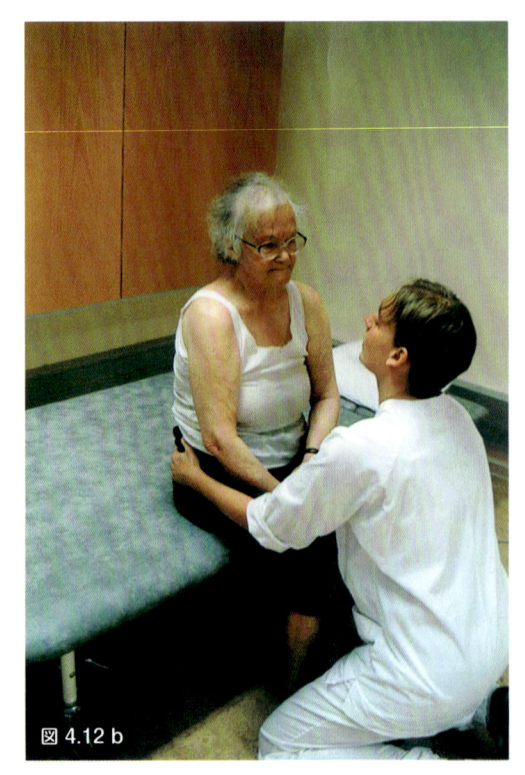

シセルの手は膝の上に置いてある。肩と腕には内転、屈曲、内旋の代償活動が少し見られる。この代償活動は彼女の体幹を起こす能力が限界である事を示している。それゆえに、さらなる伸展活動を得るため、別の姿勢セットを選択した。

4.1 症例報告：シセル

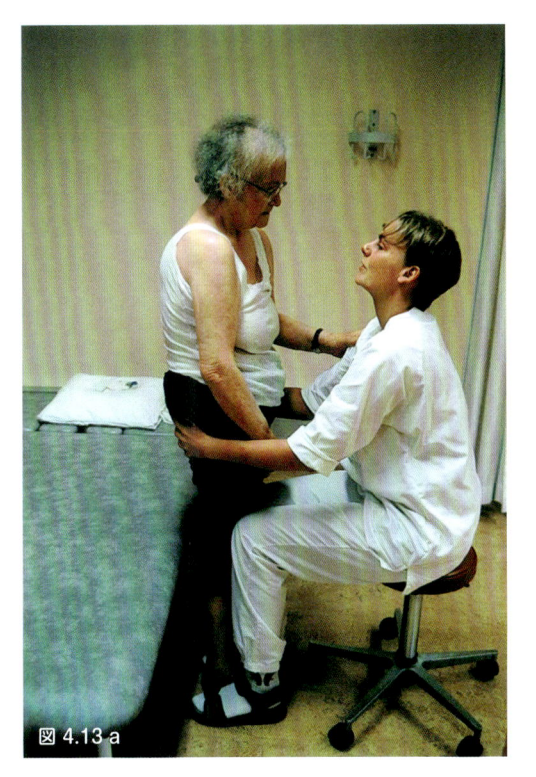

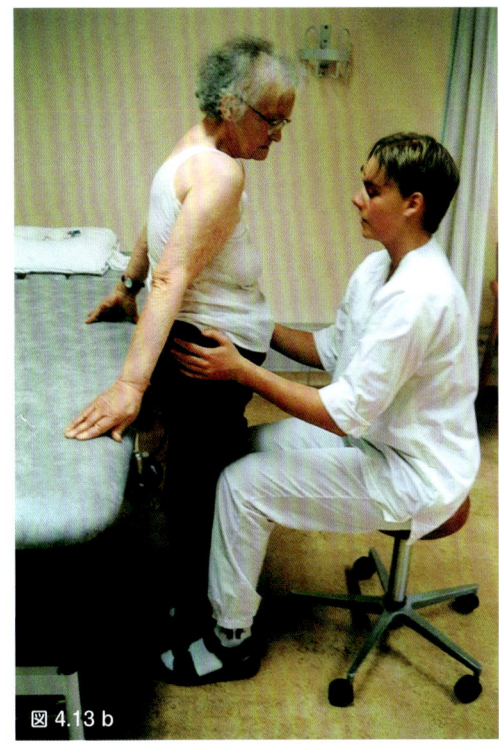

図 4.13 a, b 立位はアライメントを考慮していれば、姿勢トーンや伸展、姿勢コントロールを高められる姿勢セットかもしれない。シセルは骨盤帯と股関節、膝をハンドリングによって立位を介助されている。肩甲帯や上腕、前腕、手部は伸展を得るためにモーバライズ(柔軟性を増す)や、促通がなされた。後方の高くなった治療台の上にアライメントが改善した上肢を置く事で、シセルは安定化できるようになった。上部体幹と上肢の伸展が高まるように、上肢は外旋した肢位で置かれた。

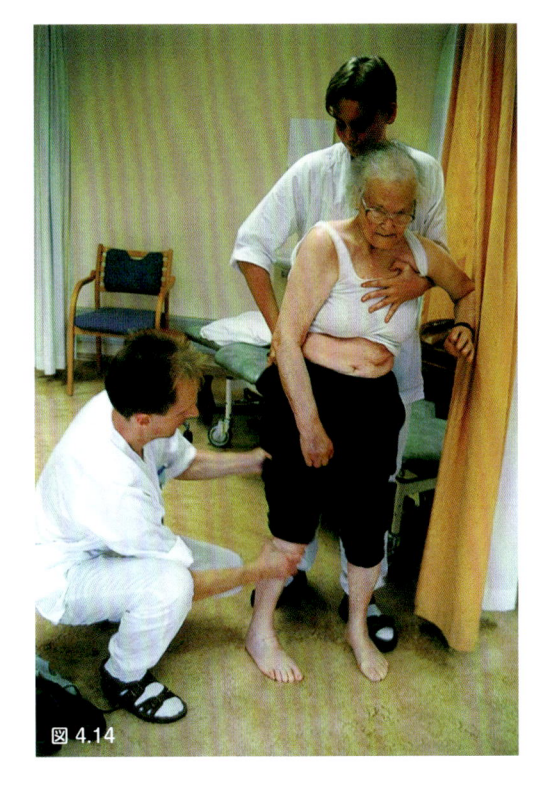

図 4.14 シセルは自力で右下肢を前方へ持ち上げようと試みている。左側への重心移動はまだ不十分である。左側が過剰に屈曲してしまう事で、体幹の相互関係や右側下肢を自由にする為に必要となる選択的な対側の安定性は打ち消されている。

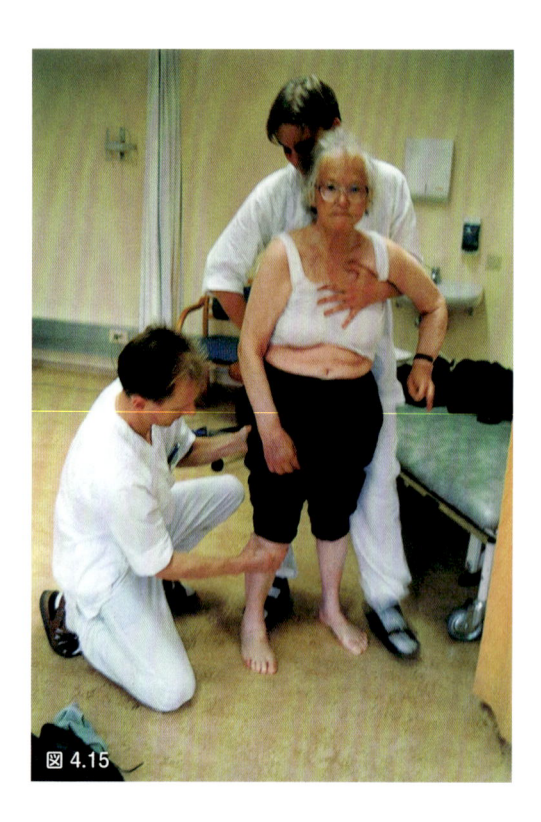

図 4.15 より体幹が伸展し、回旋しながら左側への重心移動が促通されるようにアライメントは修正されている。シセルの左側はまだ半屈曲位である。左上肢の屈曲は代償的に固定するよう試みている。シセルは右股関節・膝関節に渡って適切に伸展活動を動員できない為、いくらか介助を要する。

図 4.16 a, b 右下肢の振り出しと支持が促通されている。体幹・股関節は右下肢の上に乗るように運ばれた。膝過伸展を防ぐ様に膝を介助し、股関節／骨盤帯を安定化する。少しステップした後、より活動的になり、活性化された右下肢が強化され、立ちやすくなった。

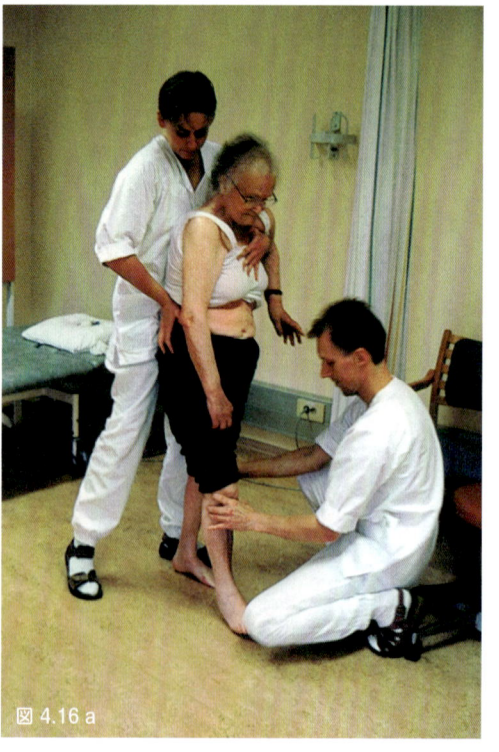

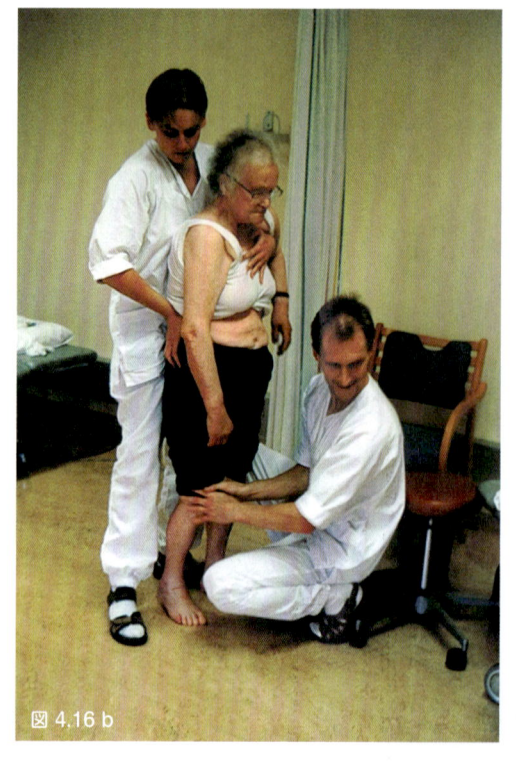

4.1 症例報告：シセル 181

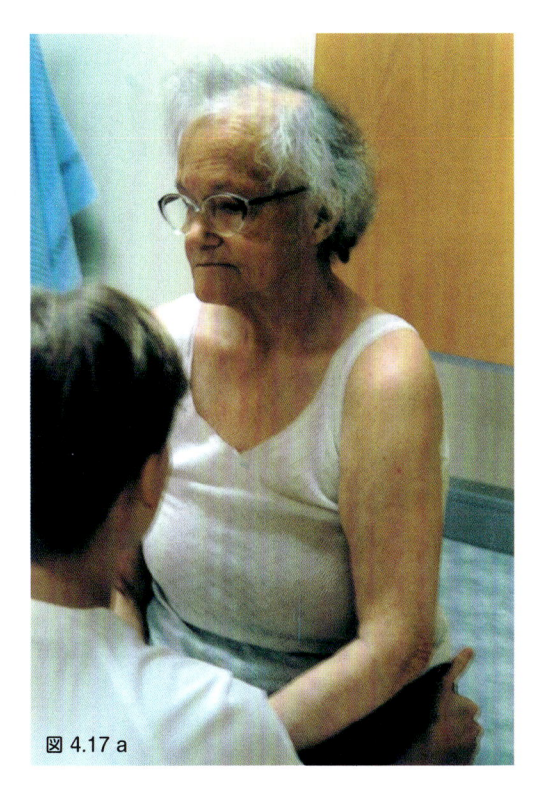

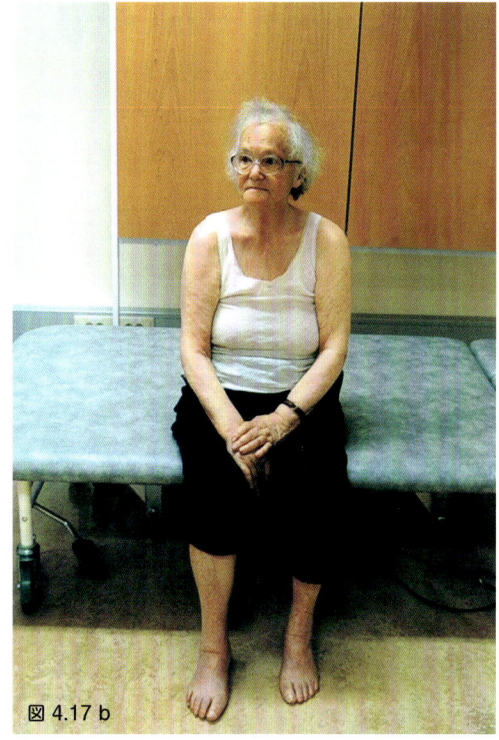

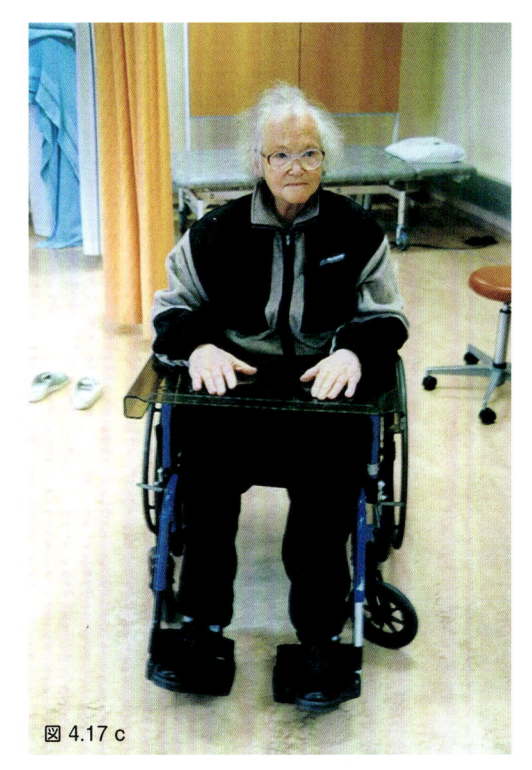

図 4.17 a

図 4.17 b

図 4.17 a-c 治療後の座位。シセルは楽に体を起こせるようになり、屈曲傾向も減少した。コアスタビリティーと立ち直りの改善に基づき、支持基底面（治療台／椅子や床のクッション／フットレスト）に接する下肢アライメントは、内転と内旋要素が減少している事がわかる（図4.7-4.9を比較参照）。シセルは大腿に枕を置く代わりに車椅子にテーブルを設けられた。これにより、彼女の立ち直りの改善に基づいた上肢と手の機能と選択性のさらなる発展を補助できるかもしれない。

図 4.17 c

■ 4日後、第2の写真期間
（図4.18-4.24）

図 4.18　シセルは車椅子に回旋した非対称な状態で座っている。彼女の左骨盤帯／股関節周囲は後方回旋し、屈曲や内旋・内転を伴いながら引き下げられているように見える。左肩は挙上し前方回旋しているように見える。右骨盤帯周囲は挙上し、右肩は下制しているように見える。右股関節は左股関節に比べてより内旋しているように見える。右腕は下制、内旋、屈曲位になっている。全体的な印象として、右側における屈曲、内旋活動が増強した。そしてそれは、彼女が体幹の相互作用の開始や動員が困難である事に気付き、立ち上がりの為に下肢を活発に前に出している可能性が推測できた。立ち上がりを容易にする為、姿勢や神経筋活動は良いアライメントに改善される必要がある。骨盤帯のアライメントは、均等に体重配分し支持基底面へ適応するように整えられた。立ち上がり時に必要な伸筋群の動員を得るために、股関節の内旋筋や内転筋、屈筋群はモーバライズ（柔軟性を増す）された。骨盤帯や股関節周囲の安定性を基にして、選択的な体幹の伸展が促通された。

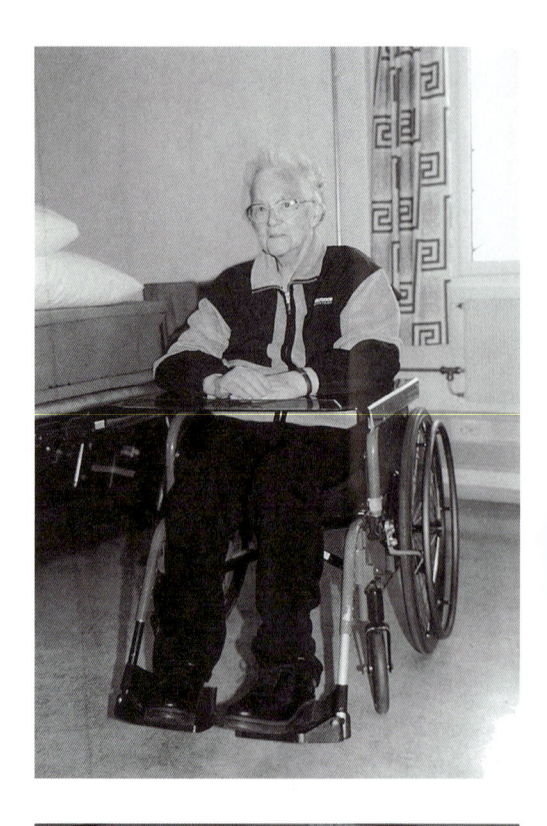

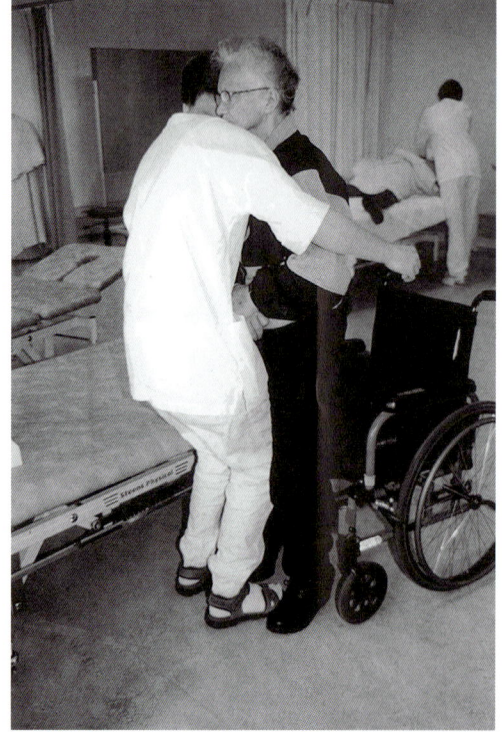

図 4.19　シセルは以前よりも促通を必要としなくなった。彼女はまだ上肢や頭頸部などの体幹上部に屈曲活動の動員を認める。そして右膝にいくらか補助を必要とする。しかし、立位がより安定し自分でコントロールできるようになった為、セラピストの手を離していく事が出来るようになった。股関節伸展は大きく改善した。

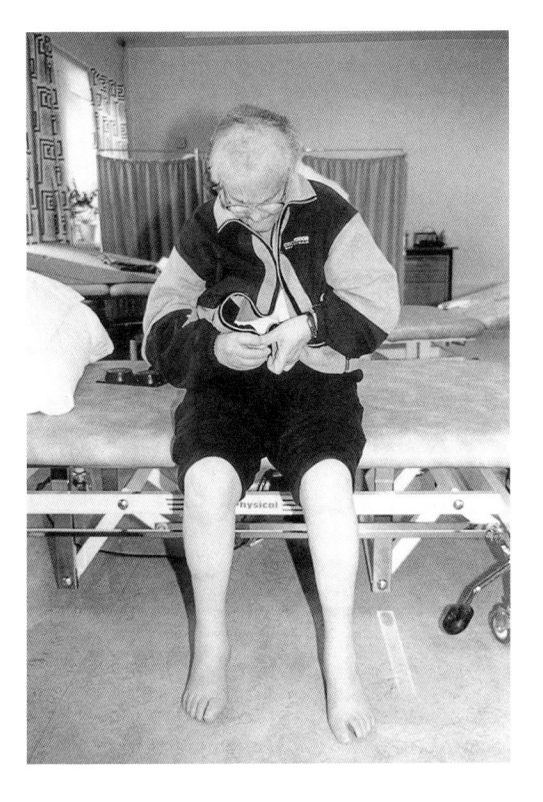

図 4.20 シセルは骨盤帯や股関節周囲の伸展と外転活動が改善したことにより座位も安定した。より適切に支持基底面に適応できるようになり、バランスを保ちながら動けるようになった。また、バランスの改善に伴って上肢の選択的コントロールが可能になり、介助なしに上着を脱げるようになった。図4.7と4.8の治療台に座った時の大腿のアライメントを比較参照。彼女は手関節や手、手指にまで及ぶ姿勢コントロールが可能になり、手の機能が大きく改善した。

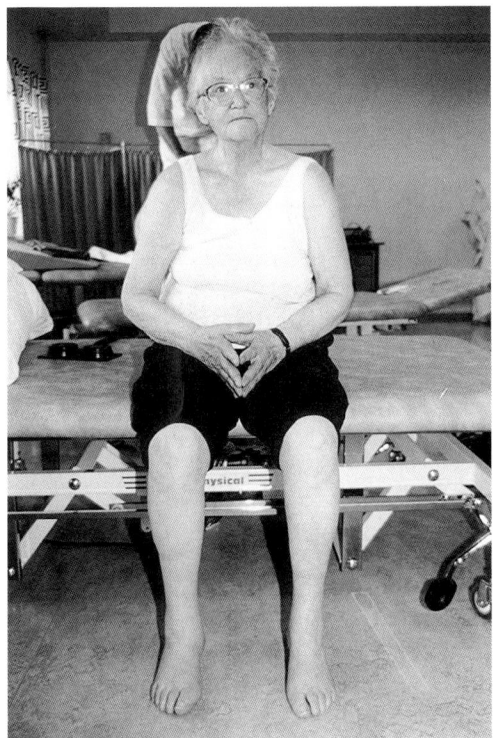

図 4.21 図4.7と4.8を比較参照。
シセルの体幹、骨盤帯、下肢はより理想的な位置に調整され、神経筋活動の動員が可能になったことで安定性が得られている。しかし、右肩は大胸筋と僧帽筋上部線維の活動によって屈曲・内転・内旋・肩甲帯挙上位となっている。肩は右腕に引き込まれた状態になっており、右胸郭は後方回旋している。機能に必要とされる安定性と選択的運動の為に、治療中は右上肢筋群の遠心性の長さを保持しておく必要がある。僧帽筋、胸筋、二頭筋の過剰な活性化は胸郭に対する肩甲帯の安定性を失わせる。これらの筋が活性化してしまうと、自由で変化に富む上肢の運動が妨げられてしまう。安定性と運動の結果として起こりうる胸筋と僧帽筋の短縮は、胸郭の最大伸展と自由な上肢を阻害してしまう（この治療の写真は掲載していない）。

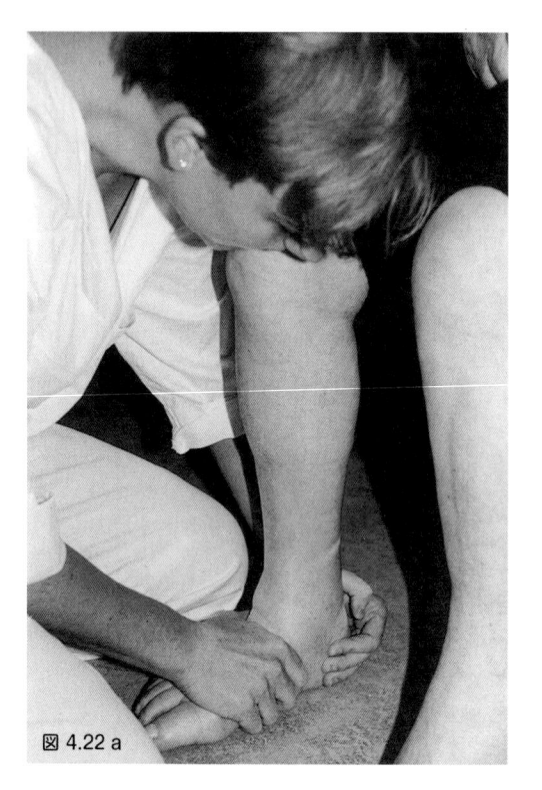

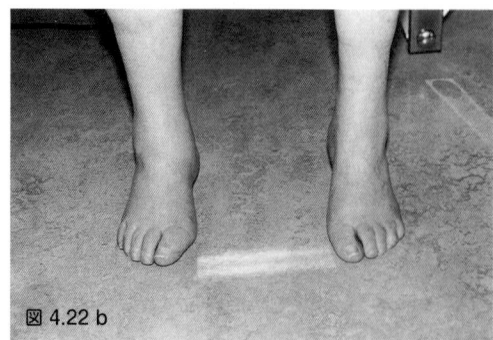

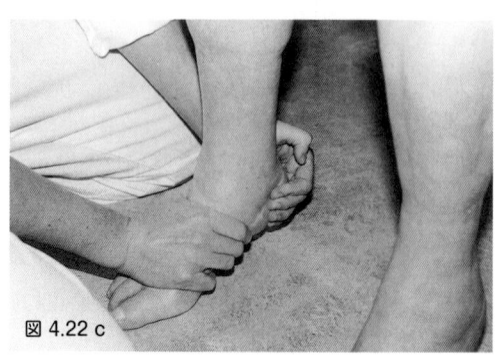

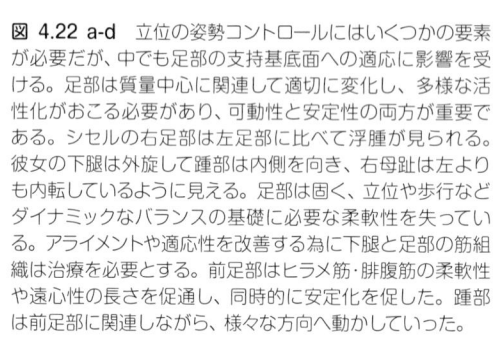

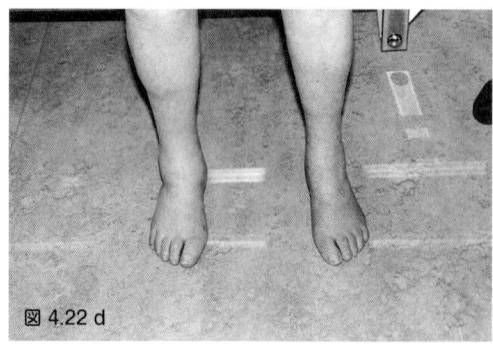

図 4.22 a-d 立位の姿勢コントロールにはいくつかの要素が必要だが、中でも足部の支持基底面への適応に影響を受ける。足部は質量中心に関連して適切に変化し、多様な活性化がおこる必要があり、可動性と安定性の両方が重要である。シセルの右足部は左足部に比べて浮腫が見られる。彼女の下腿は外旋して踵部は内側を向き、右母趾は左よりも内転しているように見える。足部は固く、立位や歩行などダイナミックなバランスの基礎に必要な柔軟性を失っている。アライメントや適応性を改善する為に下腿と足部の筋組織は治療を必要とする。前足部はヒラメ筋・腓腹筋の柔軟性や遠心性の長さを促通し、同時的に安定化を促した。踵部は前足部に関連しながら、様々な方向へ動かしていった。

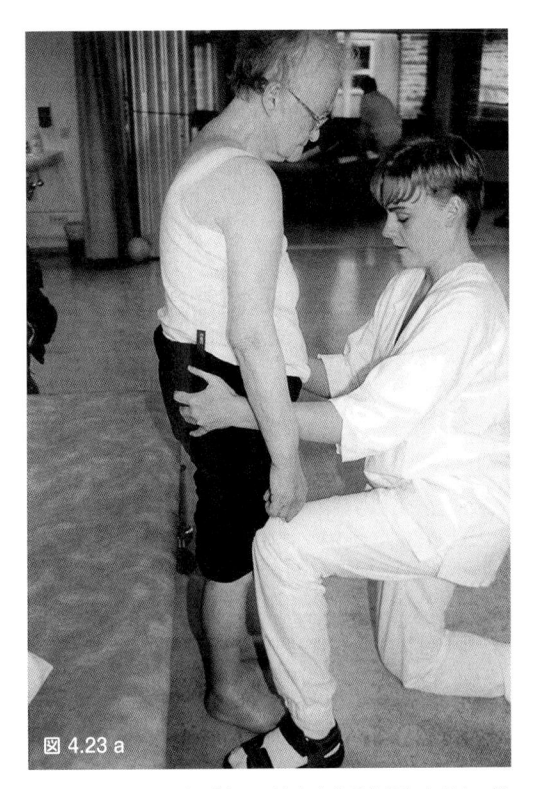

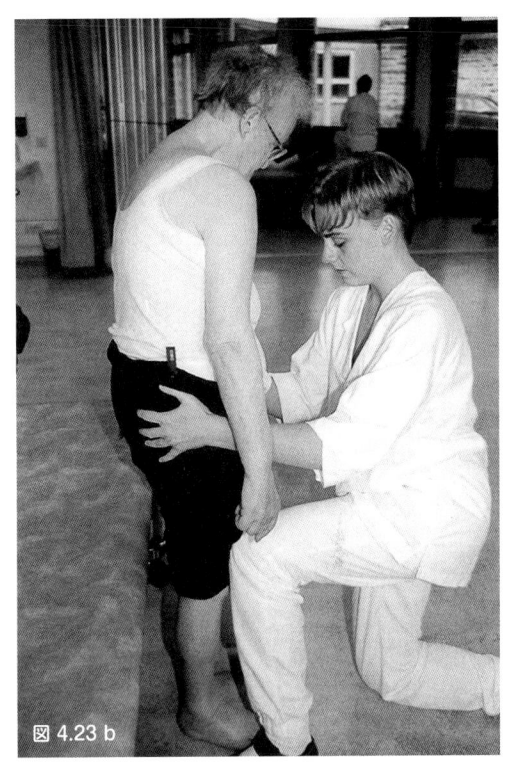

図 4.23 a, b　足部が床への適応出来るようになると、股関節や骨盤帯の可動性と安定性が向上し、立位が安定した。シセルは股関節や膝へのサポートが少なくても立位が保てるようになった。治療台は股関節の高さまで上げられ、シセルは殿部をつけながら立位を取った。これにより、より安全な感じを受け、自身のコントロールにて探索、試み、"遊び（Play）"が出来るようになった。そして、すべての方向へ重心移動ができるようになった。重心移動とキーエリア間の相互作用はまだ最善ではなく、上部体幹と左側はまだ過剰に屈曲している。右下肢と骨盤帯のアライメントが改善したことにより、左大腿四頭筋が活性化した。

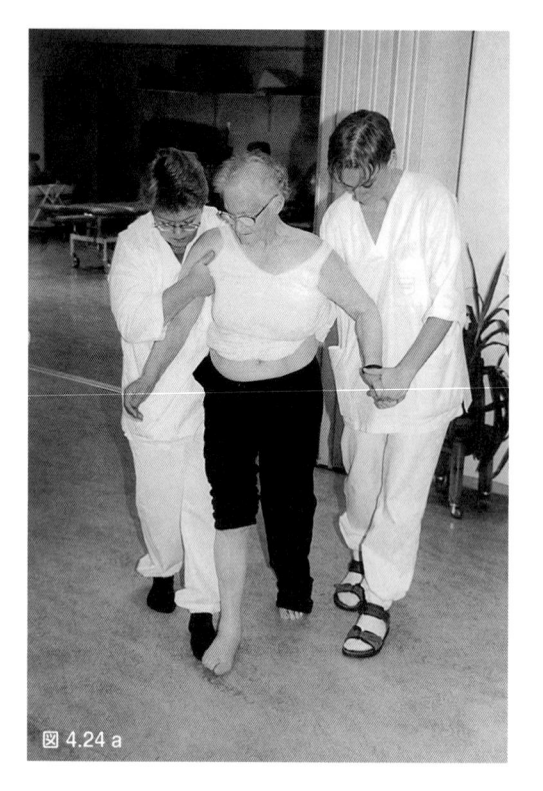

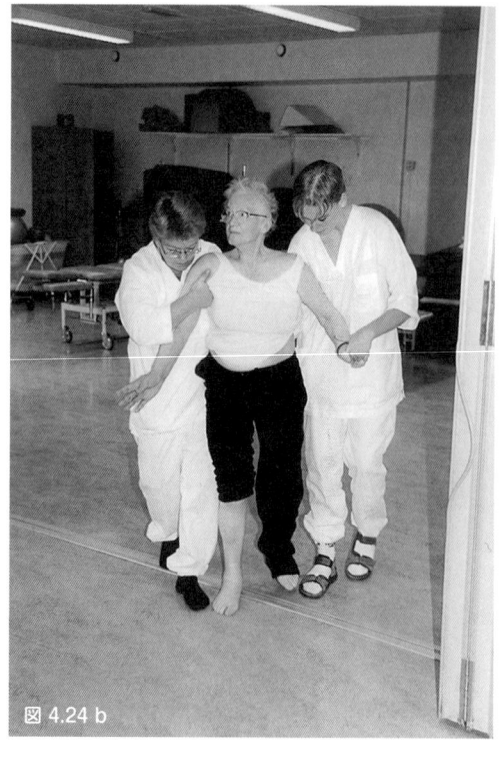

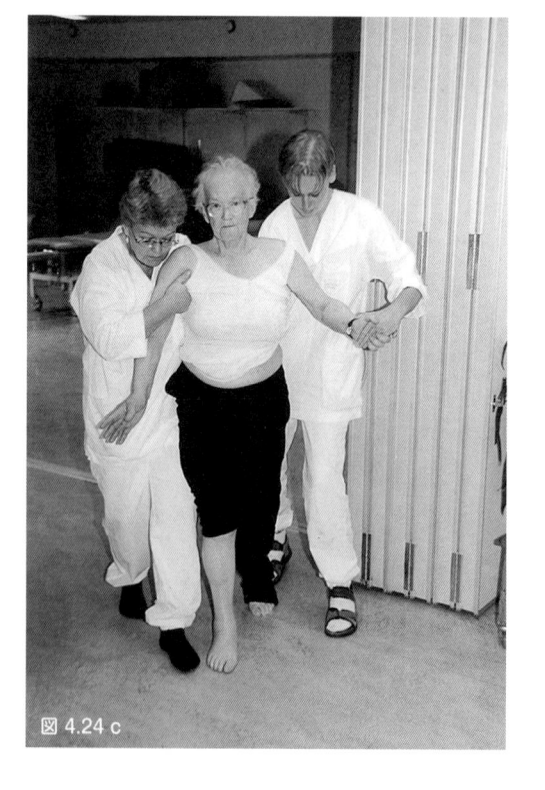

図 4.24 a-c セラピスト2人によるステップの促通の図。

セラピストは立脚相でシセルの左側の伸展（特に股関節の伸展）を促通した。左上肢を屈曲させて代償しているが、以前よりも軽減している。胸郭伸展、骨盤帯・股関節伸展が促通しやすくなったことで、右下肢の振り出しが容易になった。セラピストは右大胸筋に長さを与えながら手を後方にして胸郭を伸展させ、足部の前方振り出しを促通している (**a**)。

セラピストは右下肢支持で股関節と骨盤帯の伸展を促通している (**b**)。

足部は最適に床に適応しており、アライメントは適切である。結果的に彼女は自律的に膝の伸展が動員できるようになり、左の遊脚相が安定した。左上肢の代償活動は減少し、顔を挙げてリズミカルな振り出しが出来るようになった (**c**)。

ステッピングは改善し、右下肢遊脚相で足趾伸展と足関節背屈が出現し始めた。セラピストによる的確なタイミングでの入力と運動を通して、アライメントはより最適になった。

■ 脳卒中発症後およそ1ヵ月後、治療セッション4日後、第3の治療期間（図4.25-4.33）

図 2.25 a-c　シセルはさらに活発な対称的姿勢で車椅子に座っている。胸郭や肩甲帯・上肢の活性化と共に胸筋、二頭筋、僧帽筋の遠心性コントロールが向上し、右上肢を前方へ出すことができるようになった。結果として、車椅子テーブルを取り外すことが出来るようになった。大腿は股関節内転・内旋筋群の活動によって引き寄せられているというよりも、座面クッションの柔軟さによって内旋位に引き寄せられている。フットレストを外すために前方へと動いていく際、右下肢を安定させようとしている場面である（b）。

右側の安定性はまだ不十分である。フットレストを外すために前方へと傾く際、右股関節が初期に安定する。さらに前方へ傾くと左上肢を右下肢の上に置いて代償する必要があると感じ、屈曲・内転・内旋活動が少し増強する。前方へさらに動いても、股関節が保持できるようになる為に、股関節や大腿の促通を行う必要があると思われる。シセルは車椅子テーブルの外し方やフットプレートの解除方法、ブレーキの掛け方や外し方などの問題解決を行っている。問題解決の様子を通して、シセルの気づきや集中力、問題解決能力、体性感覚知覚や統合能力を見る事が出来る。

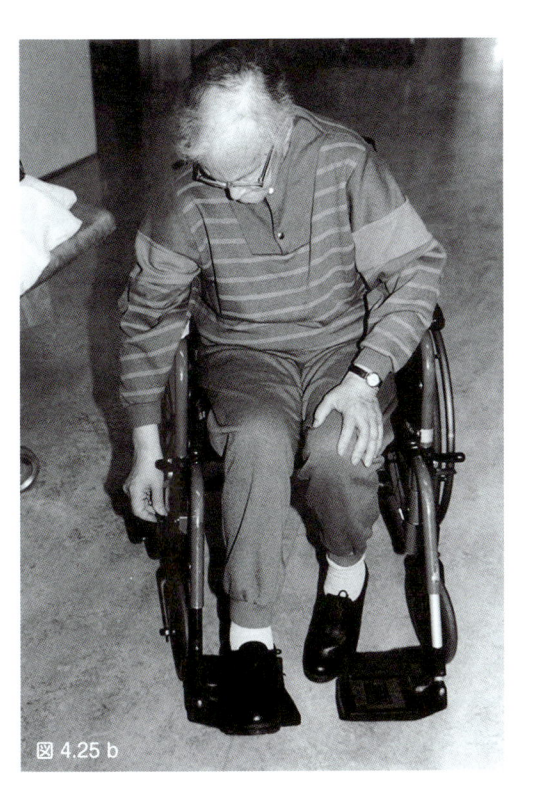

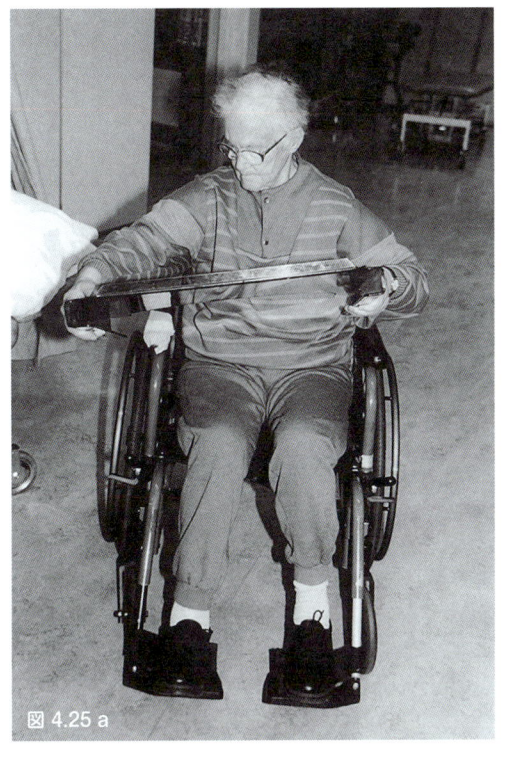

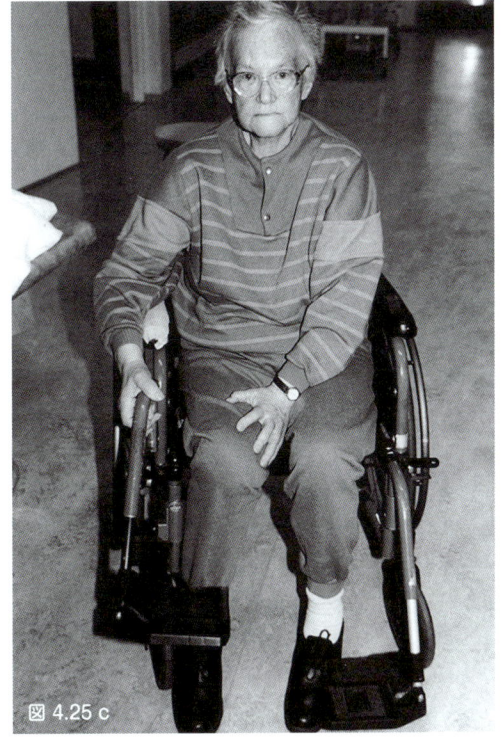

図 4.25 a

図 4.25 b

図 4.25 c

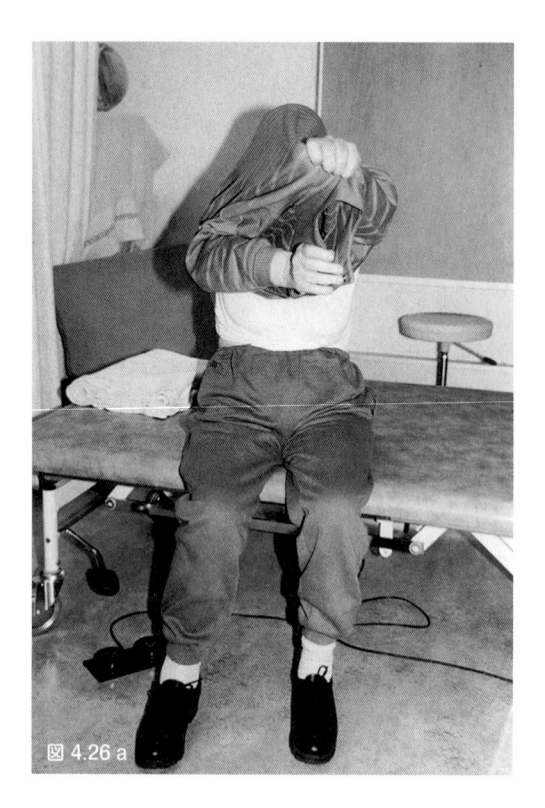

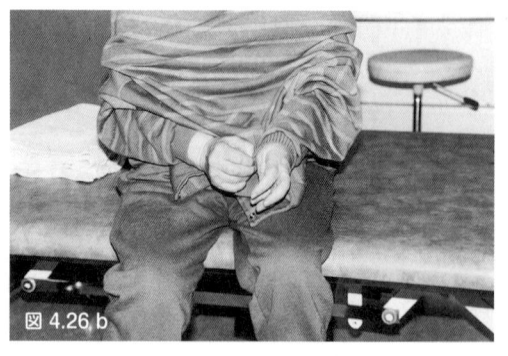

図 4.26 a, b シセルは支えなしに治療台に座り、自力で上着を脱ぐことが可能になった。ジャンパーを頭から脱ぐときもバランス保持が可能となり、さらに自律的なバランスになっている事が分かる。上着を脱ぐという更衣動作には安定性や相互作用が求められる。わずかに回旋して座っているように見えるが、体幹のコントロールは向上している事を示している。指の選択性は徐々に改善してきている。

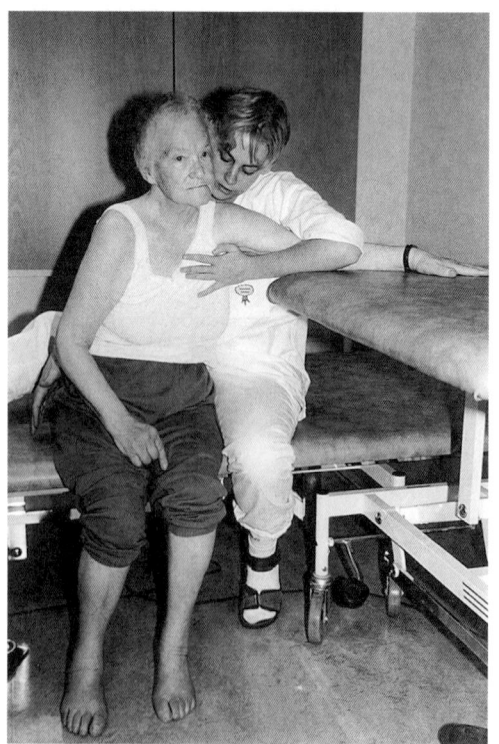

図 4.27 左側への重心移動や骨盤の側方傾斜を行うと、左側の屈曲傾向が増強するという問題が見られる。通常座位で重心移動する際、荷重に対して反対側の股関節の中には内転・内旋に対して遠心的な長さをつくっていく活動が必要となる。シセルの右股関節は選択性と安定性の減少により内旋・内転に引かれており、屈曲傾向が持続している。プレーシングによって左上肢を高い治療台の上に外転位で保ち、体幹を伸展させる事で左側への重心移動は促通されていった。

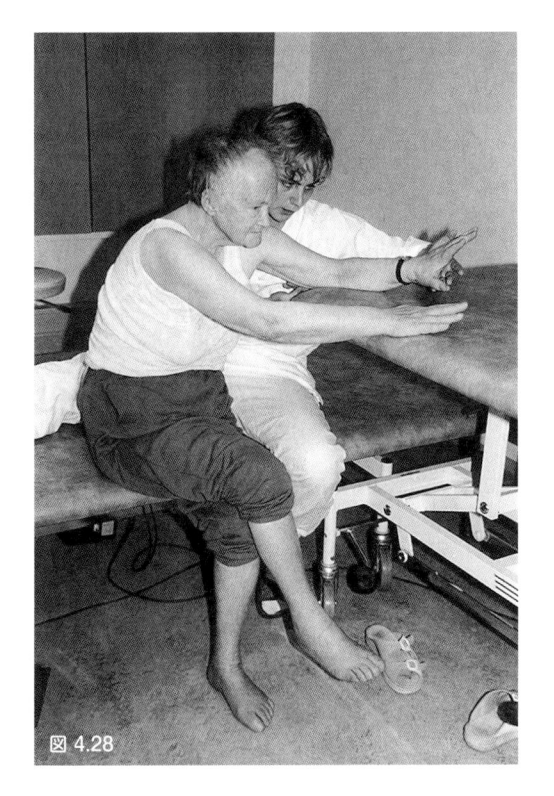

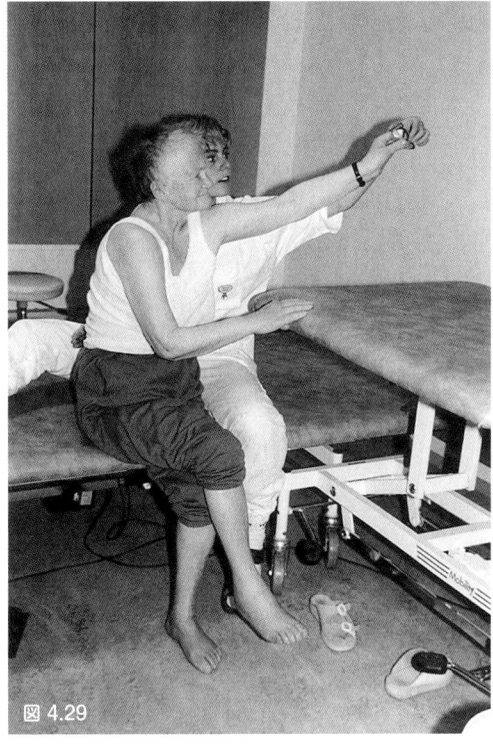

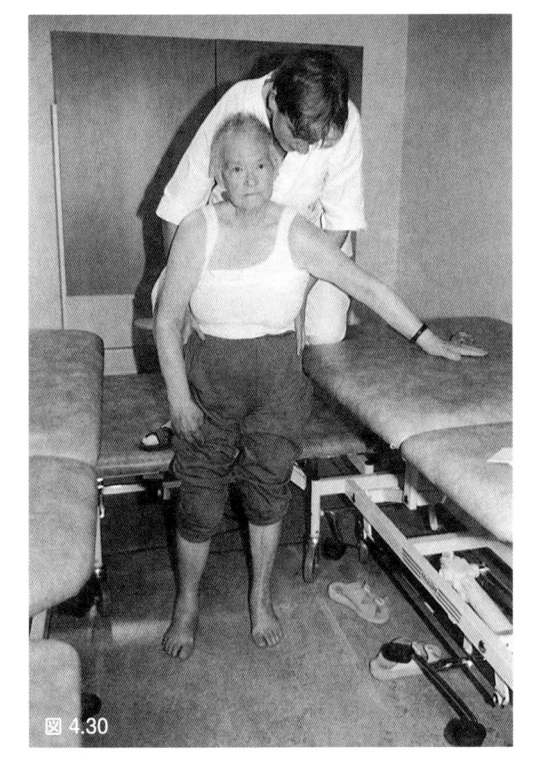

図 4.28 左下肢の上に右下肢を組んだ座位。これは左側への重心移動を促通し、同時に右下肢を安定化させる。両上肢と手は治療台の方へ動いている。この回旋は体幹と骨盤帯の活動と相互作用を改善している。動的な座位の準備として、左骨盤帯と股関節を超えてさらに左側へ重心移動している。

図 4.29 シセルは左上肢を空間に持ち上げている。左側への重心移動と伸展の促通により、右側に相互活性化が起こっている。介助なしで右上肢をリファレンスとして使用する事により、さらに右上肢を安定化させる活動が要求されている。

図 4.30 左に荷重した立位にて、左側体幹の伸展活動が促通されている。この活動によって右股関節・膝・足部を安定させる十分な動員が得られている。もはや右膝への介助はいらなくなった。左上肢を外転に動かすことで体幹の伸展が強化された。左肩甲帯には、いくらか屈曲活動と固定する傾向が見られた。しかし、治療台を押し付けるほどではない。

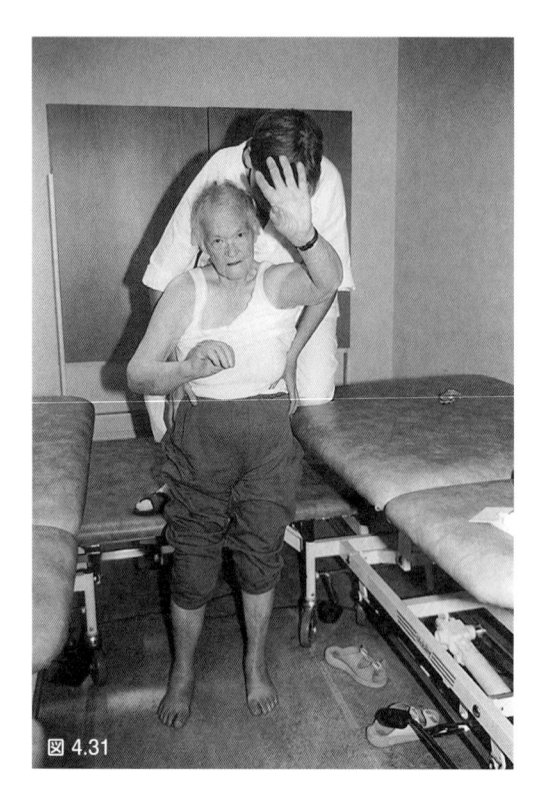

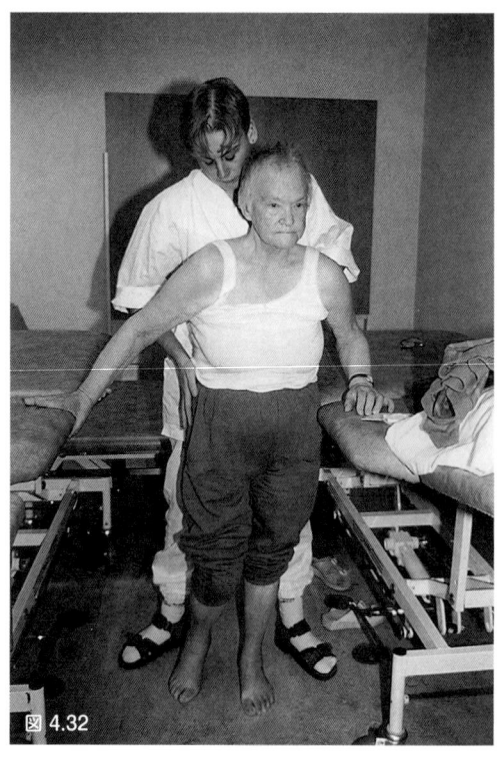

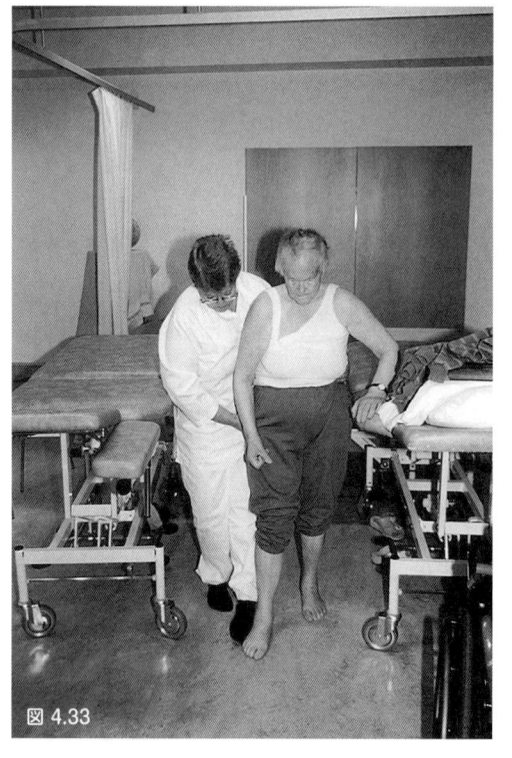

図 4.31　シセルは左側へ重心移動して保持し、両手でバイバイをしている。これは体幹の相互作用と姿勢コントロールが改善している事を示している。

図 4.32　シセルの右上肢は右側にある治療台の上に置かれた。両上肢が押し付けることなく外転に保持される事により、自由な体幹の運動が得られる。そして右側股関節・骨盤帯周囲の伸展・外転・外旋による遠心的な活動を通して、左側の安定した遊脚相が可能になった。

図 4.33　シセルは遊脚相の選択的な股関節屈曲が困難であり、次段階の問題を抱えていた。代償によって安定性が失われないようにする為、右足部は前方で促通された。

■ 第4の治療期間、治療開始から1週間後、退院前の最終治療期間（図4.34-4.41）

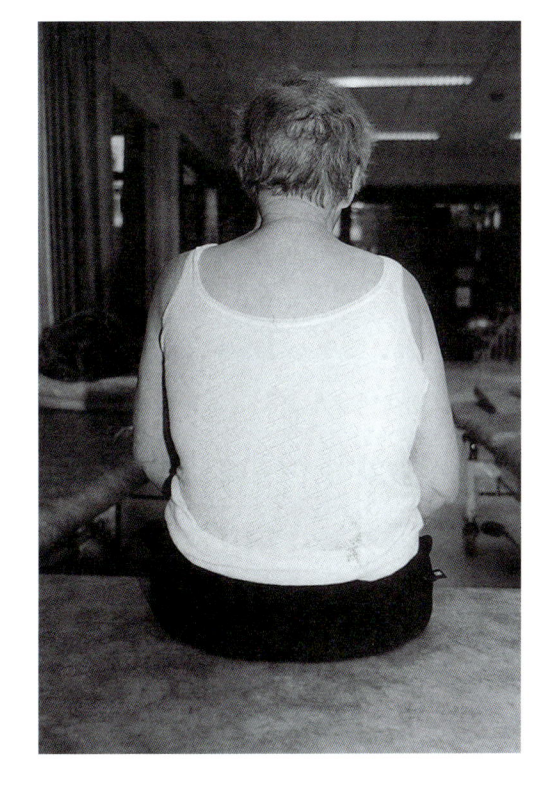

図 4.34　シセルはより対称的に座り、治療台という支持基底面に適切に適応しているように見える。右側胸郭は少し後方回旋し、体幹のわずかな屈曲に伴い左肩は前方回旋しているが、以前よりも軽減している（図4.8、4.9と比較参照）。

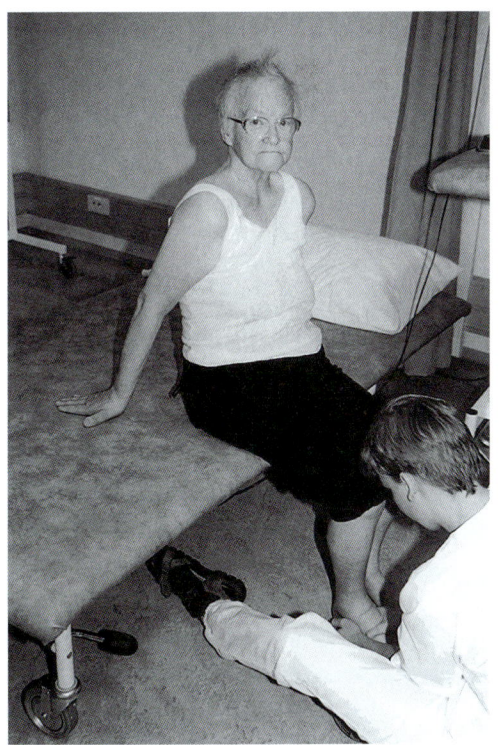

図 4.35　シセルの右肩は大胸筋や僧帽筋、上腕二頭筋が遠心性の長さを取り戻すように治療され、後方の治療台へ置かれた。このように、上肢は中間位の場所に置かれ、右足部と床が良好な相互作用を保てるよう準備しながら、同時に体幹の伸展が促通された。

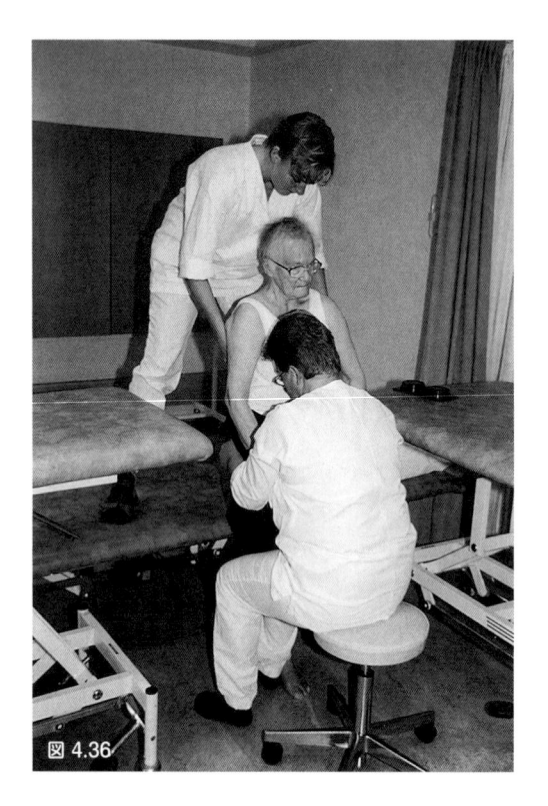

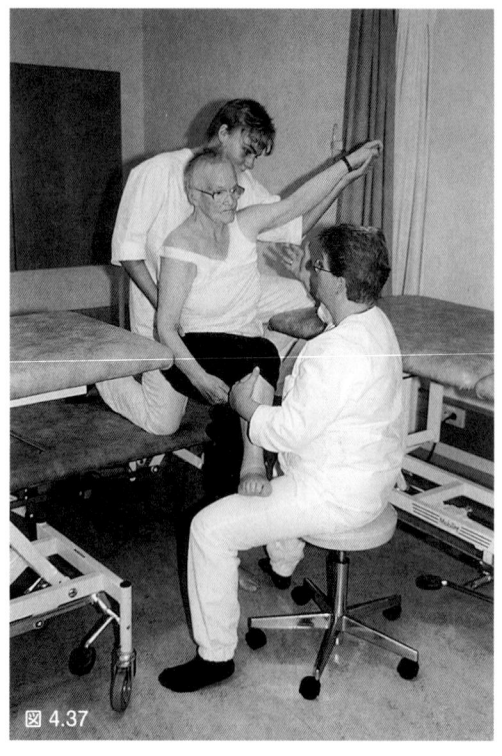

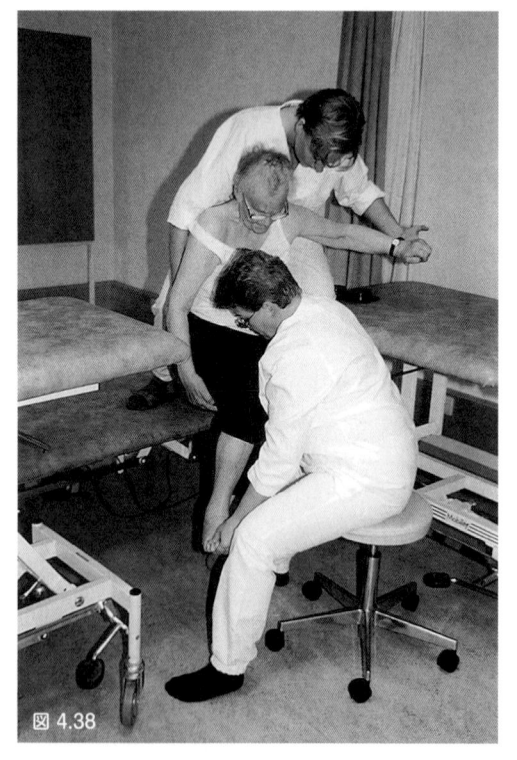

図 4.36 シセルは代償的屈曲戦略により左股関節や骨盤帯への動的なコントロールの減弱が見られる。これらの戦略は、移乗や歩行時における左側への最適な安定性の回復を阻害している。安定した左側は、右側の自由な上肢の運動に必要と思われる。左側の体幹・股関節・骨盤帯の動的な活性化を強化する為、介助にて左支持の片脚立位を行っている。

図 4.37 シセルは左上肢を外側上方へ挙上し、同時にセラピストの左足に乗せた右足を動かす。このとき左上肢の代償固定なしに右下肢を動かすことで左股関節が同時に安定する。この活動はとても努力を要し、右上肢の連合反応（右肘が屈曲する）が出現している。

図 4.38 シセルは左股関節を安定して保持するよう言われ、右足部をコントロールしながら床へ下ろしていく方法を練習している。左側が最適なアライメントで動的活動の動員が可能になった為、連合反応が軽減している。

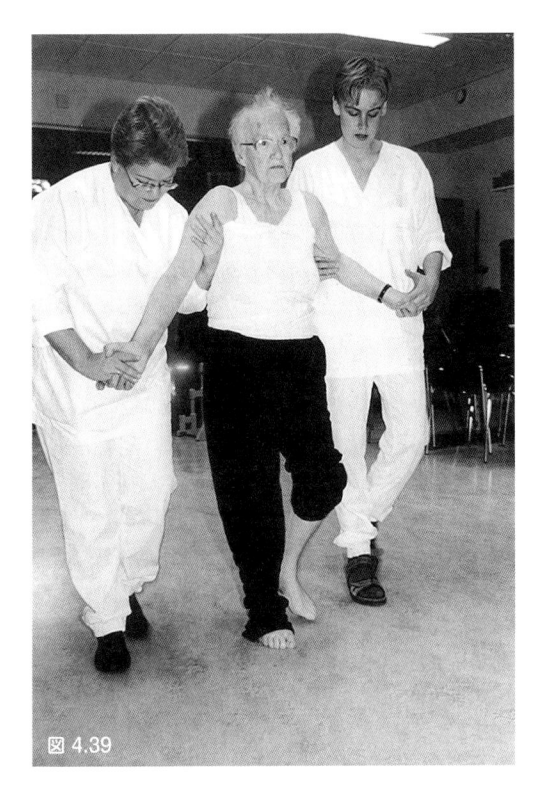

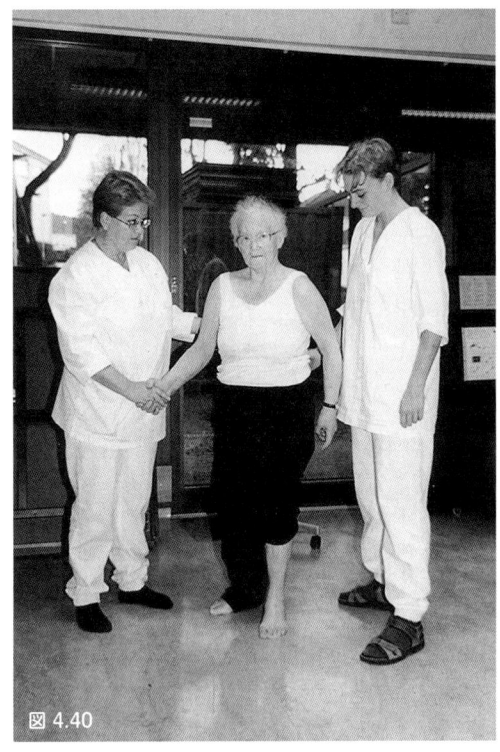

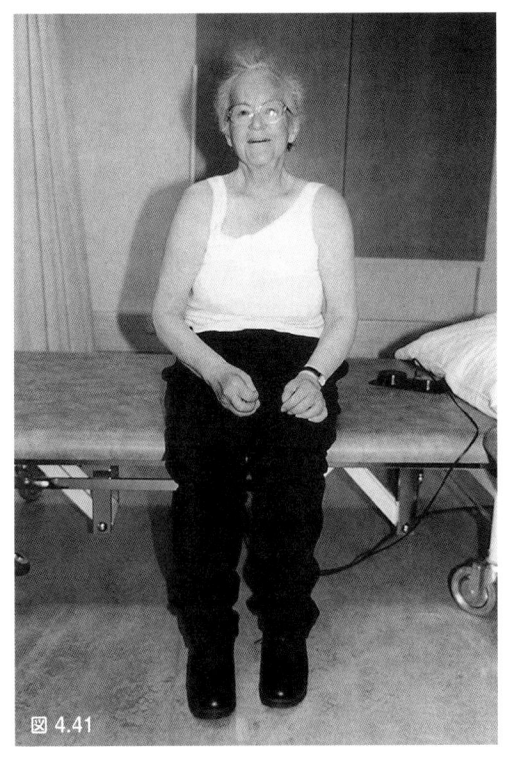

図 4.39 ステッピングの促通
シセルは介助下での前方歩行時、さらにステップ出来るようになった。タイミングを合わせたわずかな胸郭のコンプレッション（軽く圧を加える）と両肩の外旋を促通されている。そして、自身で休憩、安定、重心移動、下肢の支持と振り出しの運動をコントロールしている。いまでは介助無く右下肢を前方へ振り出し、踵接地する事が可能である。しかし、テンポはまだゆっくりで、パターンジェネレーターの促通が不足している。

図 40 シセルは自力で立っている。
彼女はまだ独歩困難であるが、比較的短時間であれば独歩できる潜在能力を持っている。

図 41 シセルは治療に満足しており、自宅での継続したトレーニングを楽しみにしている。今後地域のリハビリテーションユニットに参加する予定である。

退院時評価

シセルは退院前に右下肢に深部静脈血栓症を合併してしまい、何日か多く入院した。リハビリテーションの制約は特になかったが、弾性ストッキングを履く事となった。

■ 機能的活動

全てのADLは自立となった。手動の車椅子を移動に使用し、移乗動作は自力で行った。入浴は何とか成し遂げた。わずかな介助や、安全な場所で歩く事が出来た。歩行器なども使用するか検討したが、当時は必要ないと考えた。シセルの姿勢コントロールはまだ最適ではなく、歩行器の使用により屈曲活動や固定戦略が増強し、身体各部の相互作用が阻害される恐れがあった。この相互作用には良好なバランスの発達を強化する必要がある。もし相互作用が起これば、歩行器は必要なくなるかもしれない。

シセルは粗い糸の編み糸で多少大きな直径の編み物を始めた。彼女の指と手の巧緻性は若干悪い。失語は大きく改善した。わずかに言葉を見つけ出すのにほんの少し問題があるのみとなった。彼女は地域リハビリテーションユニットに転院した。その後、地域の理学療法士から病院で治療介入が継続して始まったと連絡があった。地方自治体はシセルの為に急なコンクリート階段がない適切なアパートを探している。病院におよそ2ヵ月入院し、新たなアパートが見つかるまでの間、娘の自宅に帰る事となった。発症約1年後、シセルは新しいアパートに暮らしている。彼女のゴールは達成された。シセルの治療に関わり、症例報告を本書に紹介できたことはとても名誉なことである。

ありがとう、シセル。

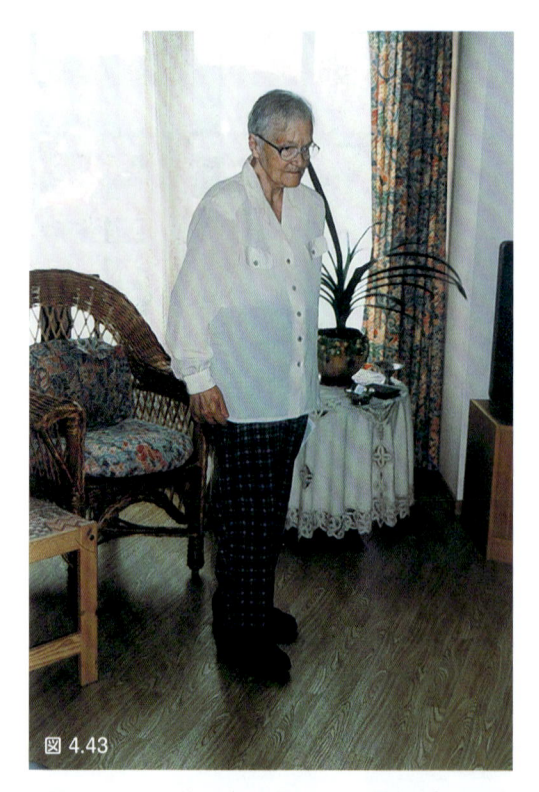

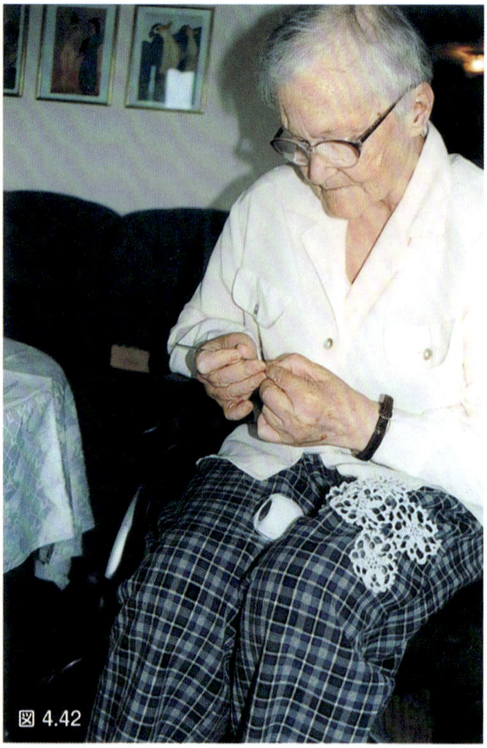

図 4.42

図 4.43

図 4.42と4.43 我々はリハビリテーション病院や娘宅を何度か訪れた。最後の訪問は発症後6ヵ月の時である。現在彼女はADLをすべて自立している。趣味の編み物も再開し、とても奇麗なテーブルクロスを再び作成している。歩行器なしで歩行可能だが、病前のように良好なバランスを保っているようには感じていない。そのため、外出して長距離を移動する時には車椅子を使用している。

4.2 症例報告：リサ

社会歴、活動、参加

　リサは脳性麻痺を患っている32歳の女性である（図4.44）。彼女はソーシャルワーカーの資格を持っており、自宅にある自身の会社にパートタイムで働いている。彼女は未婚で、庭に囲まれたアパートに両親と共に暮らしている。アパートは車椅子を使用する事が出来る。リサは幅広い社会的ネットワークを持っており、組織的な仕事を積極的に行っている。彼女は車椅子使用者に対する公共輸送サービスの一員であるが、サービスだけでは自立できない。両親は移動などを必要に応じて手伝っている。例として、彼女は車を所有しているが両親が運転している。リサは地域の看護師により在宅介護を週に2回、1日に1回の頻度で受けている。彼女はほぼ毎日自分で食事の支度をしている。7年前まで、ロフストランド杖を使用して短距離歩行が可能であった。現在では歩行器を使用して何歩か歩行する事が出来るが、機能的にはほぼ車椅子に依存している。リサの大体の活動が自立している。

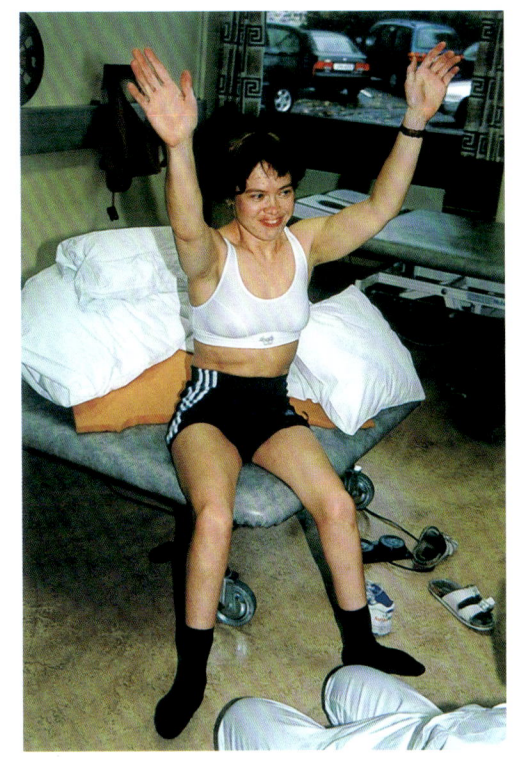

図 4.44　リサ

病　歴

　リサは脳性麻痺として16歳まで多くの時間を医療機関に費やし、何度か手術を受けた。アキレス腱延長術を4〜5歳時に、最終的に両足関節固定術を行った。合計すると8回に及ぶ手術を4歳から16歳までの間に受けている。両股関節・膝・足関節の拘縮と両足部の変形があり、おそらく身体下部が発達遅延となっている。リサは腰背部に多くの痛みがあり、1992年より慢性腱炎を両肩に抱えている。また、視覚調整の問題も患っている。

以前の訓練歴と治療歴

- リサはノルウェー山の一つであるバイトストーレンという場所に建てられたトレーニングセンターで何回か治療を受けた。最後の治療は1992年であった。彼女は水泳トレーニングや乗馬などを行い、とても有意義であった。
- 乗馬は8歳から16歳まで行っていた。
- 腰痛に対するカイロプラクティックでは、腰背部と股関節のストレッチを行い、短期間の効果があった。
- 理学療法では肩の痛みに対してトレーニングと超音波を行い、短期間の効果があった。
- 鍼治療では、短期間の効果があった。

現在の問題点

リサは徐々に悪化している事を感じている。筋の弱さや、バランスと協調性の減少を感じ、最近では下肢を信頼できなくなっている。そのため彼女は一定期間入院してトレーニングする事を志願した。

リサの目標

リサは以前の運動コントロールと機能レベルを取り戻すことを希望している。彼女はとても期待しており、意欲的である。彼女は週5日の理学療法を3週間行える事が認められた。本書の症例検討に記載する事も承諾を得た。以下の写真はリサの治療のいくつかを載せたものである。

評　価

■ 機能的活動

リサは靴と靴下の着脱を除いて、日常生活はほぼ自立している。彼女はベッドや治療台など、背もたれがない座位ではバランスが危険なため、椅子座位での着脱を好む。服を脱ぐ際、全身の協調性の減少、企図振戦、巧緻性や末梢の運動コントロールの減少など、いくらか不随意的な運動を呈している。

■ 心身機能と構造

観察とハンドリング（図4.45-4.53）

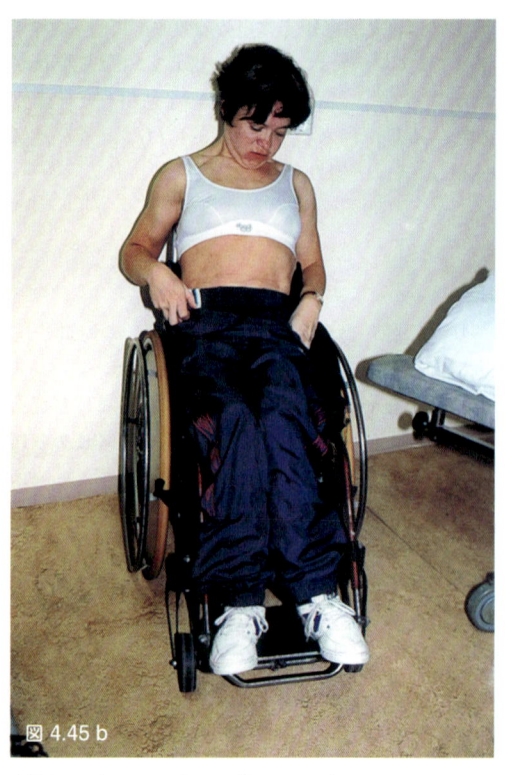

図 4.45 a, b　リサはよく発達した上半身の筋を持っている。彼女は座位でズボンを脱ぐのに機能的な戦略を用いている。つまり、彼女は両足部を押しつけて骨盤を傾斜し、車椅子のバックレストから離したり、押しつけたりしている。このようにして、彼女の骨盤は座面から持ち上げられ、ズボンを脱ぐことが出来る。

4.2 症例報告：リサ　197

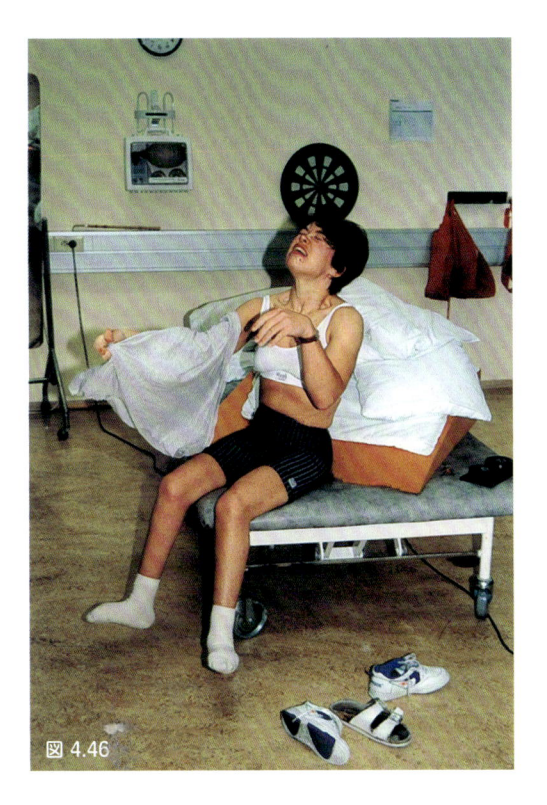

図 4.46　リサは中等度の不随意運動が出現するため、背もたれなしの座位で衣服を脱ぐ事が困難である。彼女は支持基底面に適応する能力が減少している。治療台の角に座る事で支持基底面を増やしても、衣服を脱ぐのに上半身の十分な安定性が得られていない。突然の不随意運動は彼女の安定性を失わせ、四肢の緊張を増加させているように見える。そこにはいくらか痙性や非神経原性の変化があるように見える。

図 4.47 a, b　リサは長期間の車椅子生活において久しぶりに両側のクラッチを用いようと試みている。彼女は車椅子の前方に移動しようとするがとても非対称である。左側が後退し、右側屈と右前方回旋が起こり、彼女の頭部は右側に近付いている。彼女は自分で右側上肢を用いて右側を前方に引き、左上肢から離れているように見える。立位の中でリサの膝は互いに押し合っており、両股関節は内転して引き込まれている。骨盤帯の運動は重度の股関節内転と屈曲活動により制限されている。彼女は膝の段階的に運動する能力が非常に制限されており、荷重を確実にする為に下肢を固くしている。リサは支持なしでの立位保持が困難であり、理学療法士が足部への重心移動やバランスを介助している。

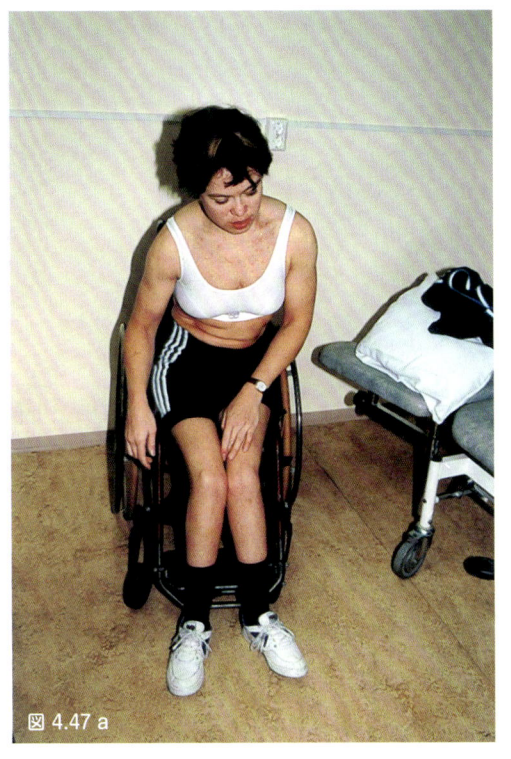

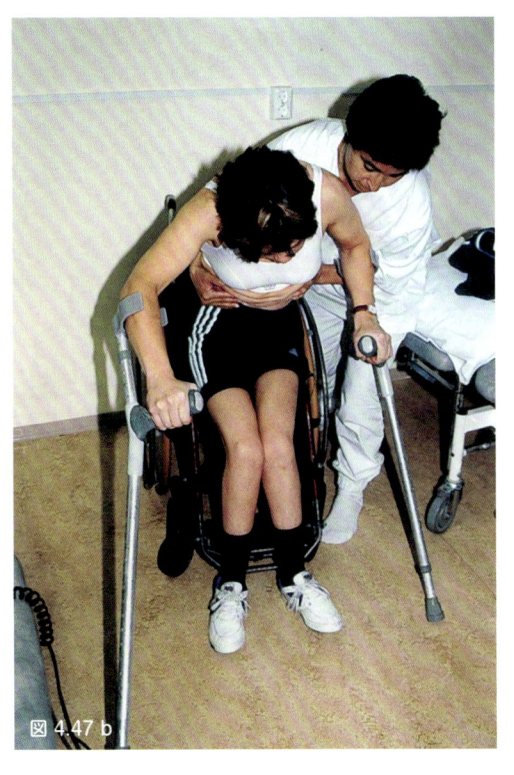

図 4.46

図 4.47 a

図 4.47 b

198　症例報告

図 4.48 a

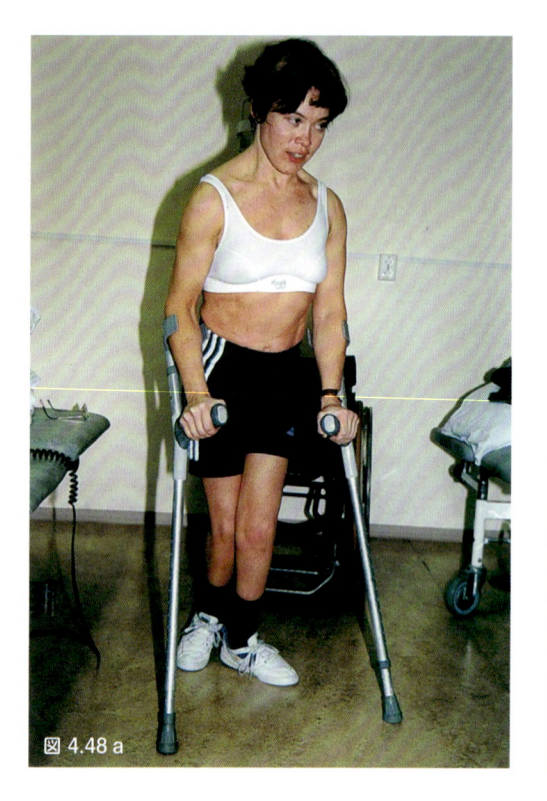

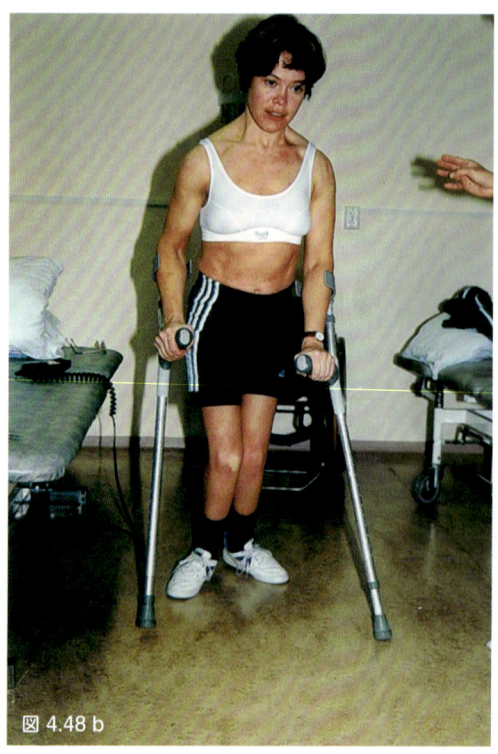

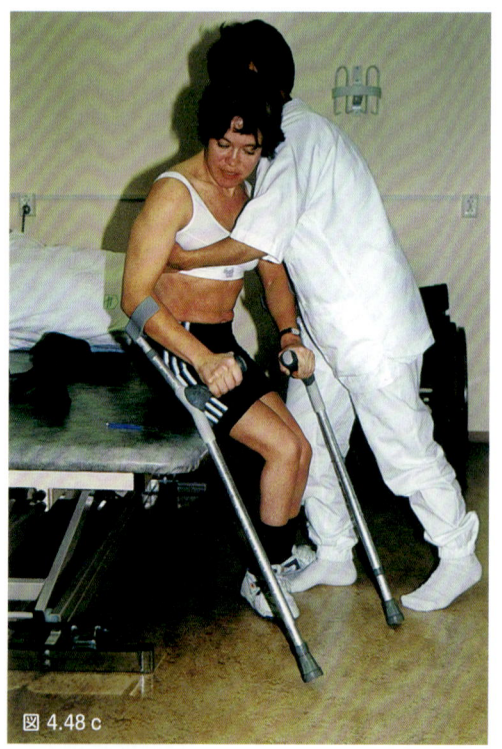

図 4.48 b

図 4.48 c

図 4.48 a-c　リサの膝は互いに強く押し付けあっており、右膝内側にある白い圧痕の原因となっている。リサは2歩ほど何とかステップ出来るが、全体重を上肢で支えており、下肢に荷重出来ない。クラッチへの上肢の圧は広背筋を活性化させ、腰椎前弯を強めさせている。骨盤は前傾し、左側優位に両股関節の屈曲・内転・内旋活動が増加している。遊脚相では遊脚下肢と同側の骨盤が後方へ引かれるように回旋する。この後方回旋は、遊脚下肢の内転活動を増強させており、遊脚下肢を持ち上げるようにして支持脚の近くで振り出される。骨盤帯と股関節は全く安定していない状態である。この活動時、頸部と背筋群はとても強く働いている。彼女は付近の環境や、彼女の下肢がどこに置かれるのかを捕うために下方を見ている。そして部屋の中で進行方向以外の道を眼で追う事が出来ない。

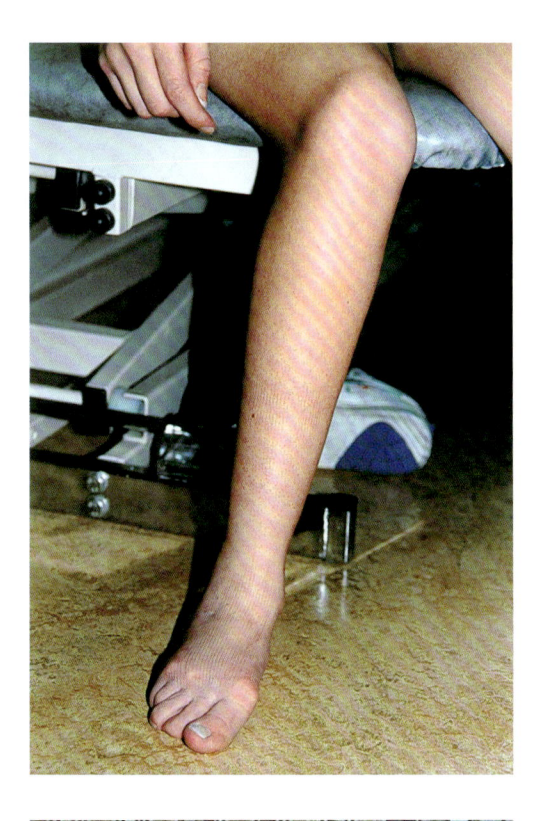

図 4.49　リサの下腿は大腿と足部の外旋に関連して外旋しているように見える。

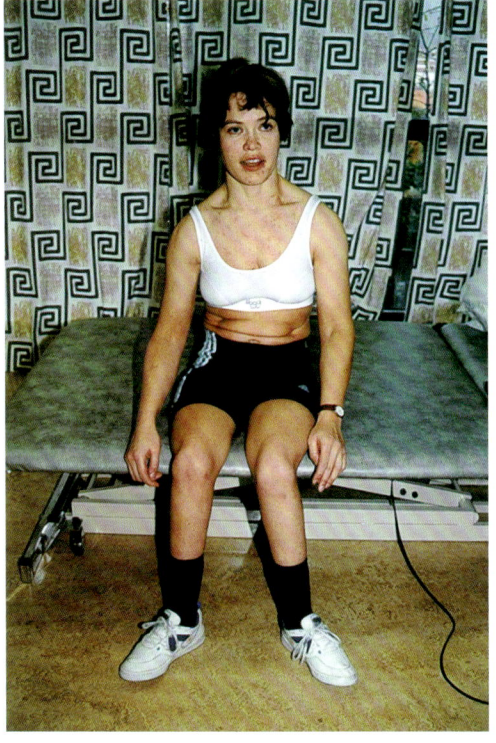

図 4.50　リサは体幹右側屈し、左骨盤が後傾した非対称な姿勢で座っている。左骨盤は後方回旋し、左股関節が右側に比べてより内転・内旋・屈曲しているように見える。セラピストが両上肢を上方へ介助して持ち上げると、とても重い事が分かる。

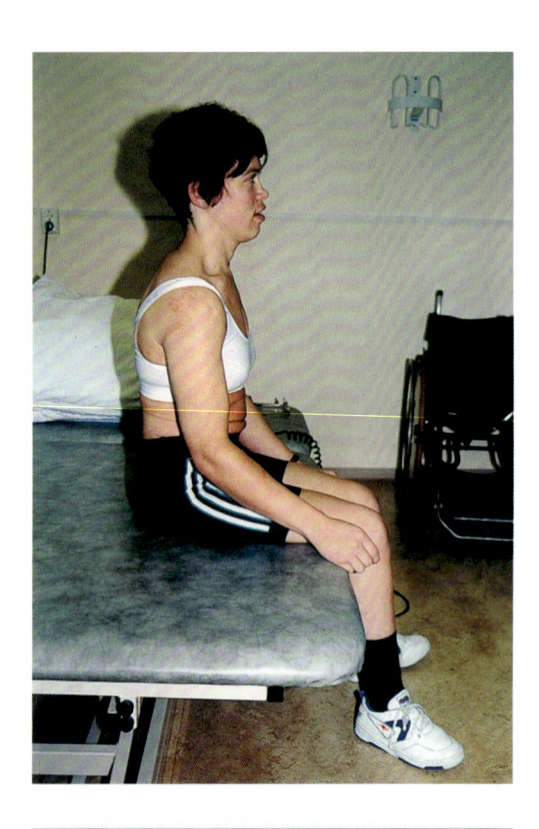

図 4.51 リサの骨盤は前傾している。彼女の背部は一直線になっており、頸部と喉に過活動が見られる。頭部の動きはとても小さい。

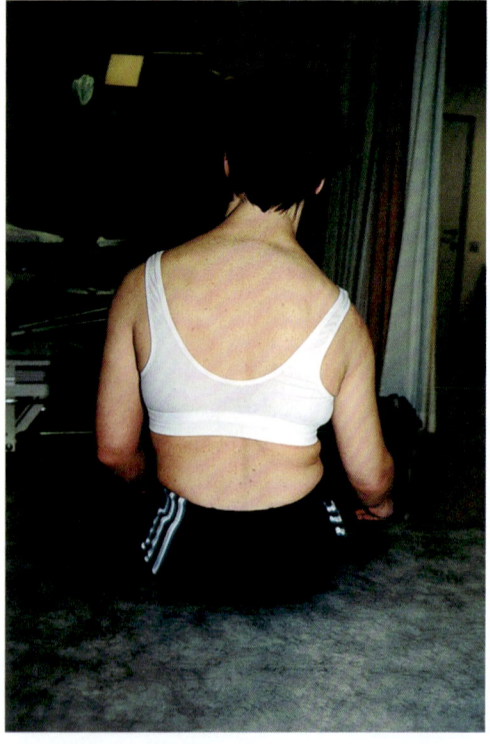

図 4.52 リサの右肩は下制しており、左に比べて右側へ側屈している。右側骨盤の前方回旋と共に体幹中央部分の右側は後方回旋しているように見える。左側の骨盤・体幹・肩は後方回旋している。

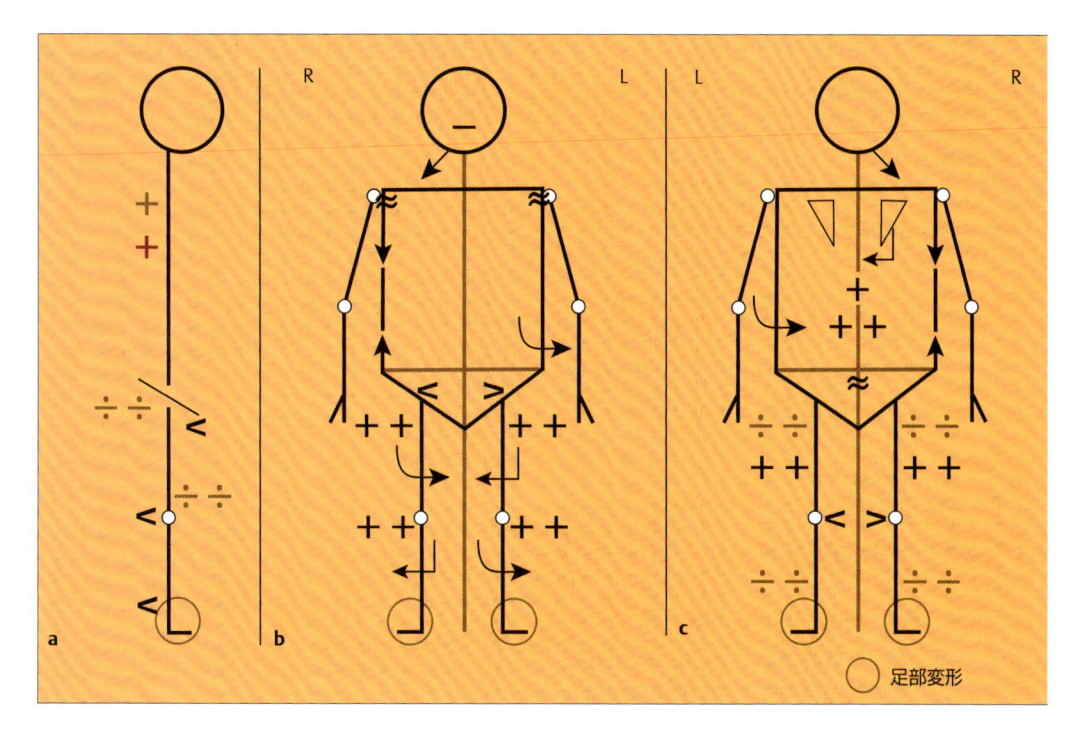

図 4.53 a-c　評価の概略図

(a) リサを横から見た図。背部の伸展筋群の活動増加が見られる。もしかすると屈曲拘縮（<）や股関節屈筋群の緊張増加を代償しているかもしれない。殿筋群や大腿四頭筋の活動は著しく減少しており、膝や足関節、足部は拘縮している。

(b) リサを前から見た図。両肩に痛み（≈）を持っており、右肩は押し下げられ頭部は右に側屈している。左側下部体幹は後方回旋（↵）している。両下肢は写真のように回旋し、股関節内転・内旋の拘縮と緊張増加が大腿四頭筋の活動減少と伴って見られる。

(c) リサを後方から見た図。頭部は右側へ引かれ右側屈している。右肩甲帯は下方回旋し、左の下部体幹は後方回旋している。これらは腰椎前弯を増強しており、腰背部の痛みを訴えている。骨盤帯の筋は不活性で萎縮している。両膝は縮み、内転筋群の活動が増強している。

臨床推論と仮説

■ システムコントロール

　リサは座位や立位・ステッピングなどのバランスを保持する為に、視覚入力に依存しているように見える。座位でTシャツを脱ぐとき、大抵崩れる。このバランス不安定性は彼女が頭からTシャツを脱ぐよう引っ張り、視覚情報が遮断された時に起こる。視覚のリファレンスが失われる事は、彼女の環境へのオリエンテーションが失われることと同様である。介助なしで脱衣する時のバランス不安定性を観察すると、仮説として頭部の固定（おそらく視覚を固定する為）は、体性感覚入力よりも視覚に依存する事を引き起こしている。彼女は活動の準備となる姿勢コントロールの調節や、偏位の予測ができていないように見える。彼女の骨盤帯や股関節、大腿、下腿などの筋群の活動とコントロールは減少している。この筋内組織は比較的固く、感じも鈍くなり、適応性の変化が起こっている。たとえ彼女の表在感覚が良くても、筋の不活性により筋や腱器官からの情報は減少してしまうように思える。彼女はそれゆえに、持続的に安定する事や、支持基底面に合わせて調節する事、細かい変化や偏位に気づく能力等が不足している。

リサの中枢神経系は体性感覚情報よりも視覚システムからの情報に重点を置いている為、バランスコントロールはより意識的である。そして先行随伴性姿勢調節の減弱を引き起こす。彼女の末梢の巧緻性は減少している。この事は、皮質脊髄システムがおそらく障害されている事を示している。

　リサは体幹も含めて、骨盤帯、股関節、両下肢の運動コントロールと安定性が著しく損なわれている。そして突発的な不随意運動と協調障害を呈している。考えようによっては、安定性とバランスの減少をこれらの不随意運動によって補強しているかもしれない。バランスと運動は、ゴール（課題）と環境に関連して様々なシステムの相互作用の結果として生じる。リサの中枢神経系は脳性麻痺として生後から発達してきており、健常者の無傷な中枢神経系とは異なる。彼女は最高機能達成の為に、利用できる資源や環境との関連性に基づいて、可塑性を通しながら感覚運動コントロールを発達させている。彼女の感覚運動機能（障害）は相互関係（形態―機能概念［form-function］）の結果として見られている。それゆえにどこのシステムがより障害されているのか、または障害されていないかを定める事は困難である。

　リサの骨盤帯と両下肢は発達が遅れているように見える。彼女は今まで少しも歩いてこなかったため、筋活動とコントロールが減少してしまった。そして筋萎縮、拘縮、マルアライメント、動員の減少など、明らかに筋と結合組織に関連した非神経原性変化が生じている。また、彼女はいくらか両下肢に痙性（反射亢進）を伴っているかもしれない。座位や立ち上がり、立位、歩行に必要とされる筋活動の動員は減少している（特に伸展筋群と外転筋群）。

■ 代 償 戦 略

　リサは車椅子を使用する事で歩行能力の低下を代償しているが、両肩と体幹背部に痛みを生じている（活動特性）。彼女は全ての移乗動作におけるバランスと安定性の減少を上肢と上部体幹を使用する事により代償している。両下肢のコントロールと活動の減少は屈曲・内転・内旋活動を増加させ、車椅子からの移乗動作時に両股関節を"かたく"させている（心身機能と構造）。

■ 長期発達に関連した臨床推論：機能的活動の悪循環（図4.54と4.55）

　リサは現在と比べて以前はよく動けていた。彼女は進行性疾患ではないが、それでも身体能力は徐々に悪化してきている。終生、私たちの身体や精神は何をして何をしないかに適応していく。リサの肩の痛みは主要問題点かもしれない。肩の痛みは、座位姿勢の保持や杖の代わりに歩行器を使用して移動する時に引き起こされている。歩行器を使用する事や、座位で過ごす時間が増加する事により、両上肢・骨盤帯・両股関節に代償的な屈曲が強まっている可能性がある。そして、かつて行えていた両下肢のコントロールが不活性となっているかもしれない。この事象は結果として悪循環になっている。腹部の筋組織とコントロールは良好であるが、骨盤が前傾位となっている為、体幹伸展とコアスタビリティーを伴った相互関係が崩れている。

　股関節内転筋・屈筋・内旋筋などがより遠心性の長さ(eccentric length)を得る事で、股関節と骨盤帯の動きが改善し、股関節の可動域を改善させるかもしれない。また、筋組織と軟部組織の柔軟性を改善させる事で、身体各部間の相互作用や身体と環境（もしくは支持基底面）の相互作用を取り戻すかもしれない。

　股関節の長さと柔軟性の改善は自身による伸展と外転のコントロールを可能にし、バランスを改善するかもしれない。そして、アライメントと筋の補助により腰背部痛が減少する事を経験するかもしれない。安定性とバランスの改善は移乗動作時にみられる過剰な支持を軽減し、肩の痛みを改善させるかもしれない。

■ 主要な主観的問題

　リサの主観的な主要問題点は、病前の機能的能力を参照にすると以下のものになる。
- 徐々に悪化したバランス
- 歩行能力の悪化
- 腰背部痛と肩の痛み

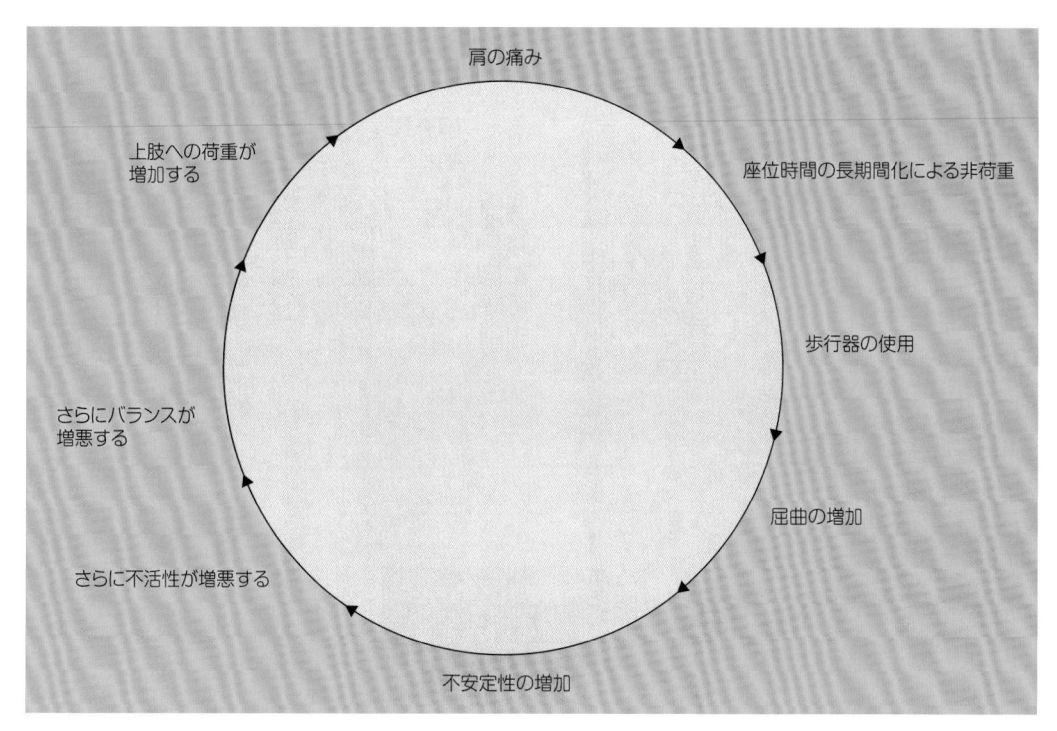

図 4.54 活動特性における影響と原因の仮説図

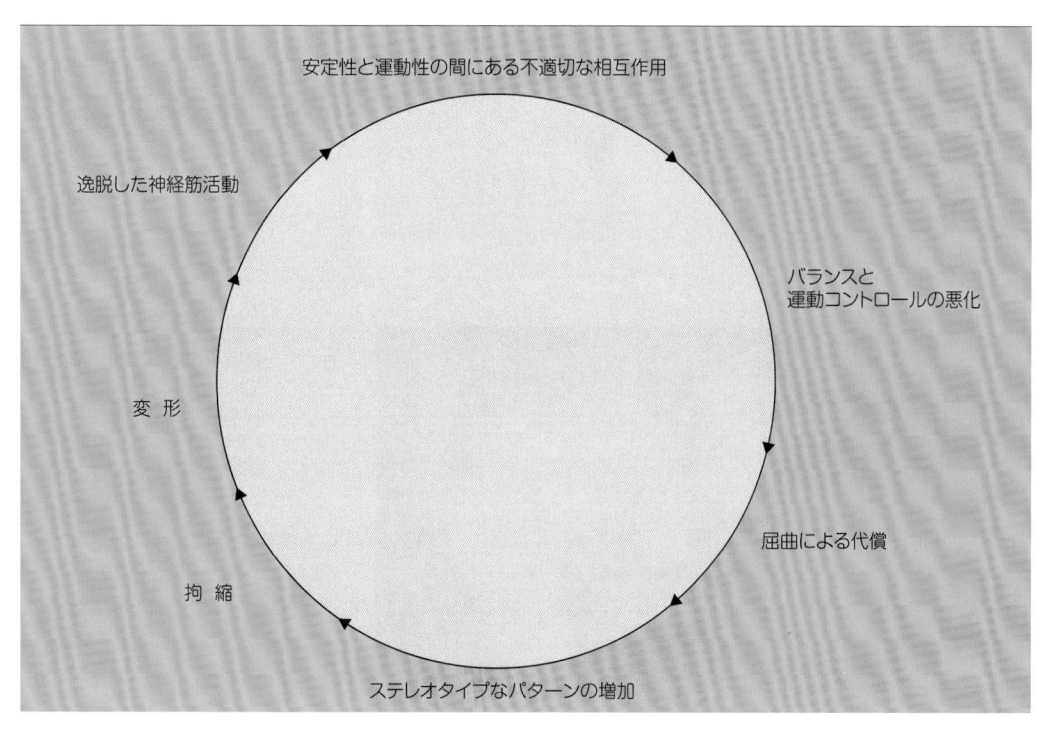

上部から時計回り:
- 肩の痛み
- 座位時間の長期間化による非荷重
- 歩行器の使用
- 屈曲の増加
- 不安定性の増加
- さらに不活性が増悪する
- さらにバランスが増悪する
- 上肢への荷重が増加する

図 4.55 心身構造と機能に関連する原因の仮説図

上部から時計回り:
- 安定性と運動性の間にある不適切な相互作用
- バランスと運動コントロールの悪化
- 屈曲による代償
- ステレオタイプなパターンの増加
- 拘縮
- 変形
- 逸脱した神経筋活動

■ 目標

- 機能的活動中のバランス改善
- 腰背部痛と肩の痛みの軽減

■ 治療介入

- 股関節屈曲、内転、内旋筋群の長さと柔軟性の改善を図る
- 座位や、トランスファー、立位、ステップ中における下部体幹の適切なアライメントや筋組織の動員増加を促通
- 中心キーエリア(central key areas)と近位部キーエリア(proximal key areas)間の相互作用を促通
- 支持基底面への適応を促通

理学療法(図4.56-4.80)

　リサは治療台に移乗し、治療台の角に両足を跨ぐ様な姿勢で位置する。この姿勢セットを選択する事で、支持基底面を広くしてより安全な感覚を得る事ができ、同時に下肢を別々に強制しないでも股関節外転を促通できるようになる。支持基底面が堅固な事でさらに活性化しやすくなる。

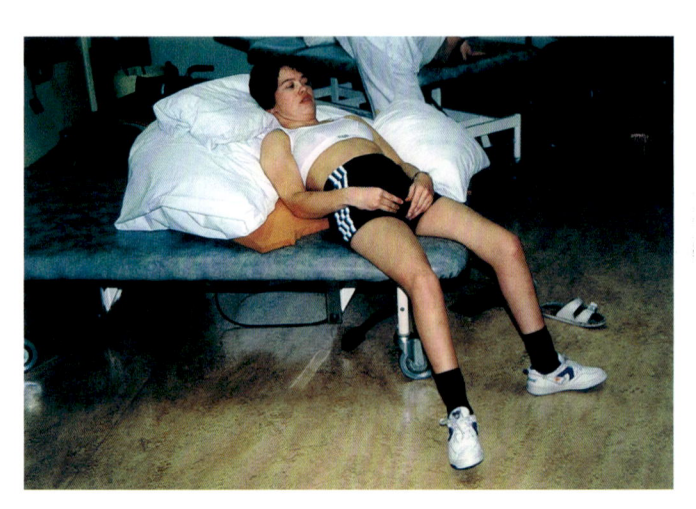

図 4.56　骨盤帯は股関節屈筋の短縮に起因して前傾位となっており、腰椎は相対的に前弯位で固定されている。そのため彼女は上部体幹のサポートを必要とする。写真の姿勢は堅い三角枕と枕を使用することで、良好な支持基底面への適応が得られている。平らな背臥位では股関節や腰椎に過度の可動域が強制されてしまう為、緊張を高めたり、痛みを生じさせるかもしれない。

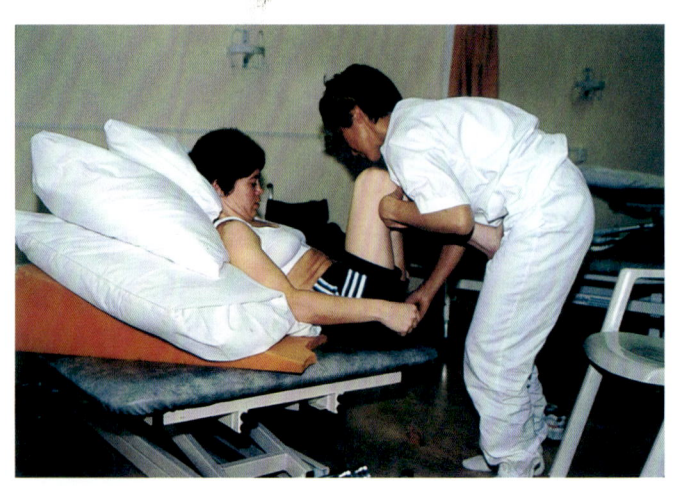

図 4.57　背部が両股関節屈曲と骨盤帯後傾によって真っ直ぐになるよう治療されている。座面を治療台の角から持ち上げる事によって、腰背部筋は遠心性の長さを得る事ができる。この準備は股関筋群が柔軟性を得る為に重要である。

4.2 症例報告：リサ **205**

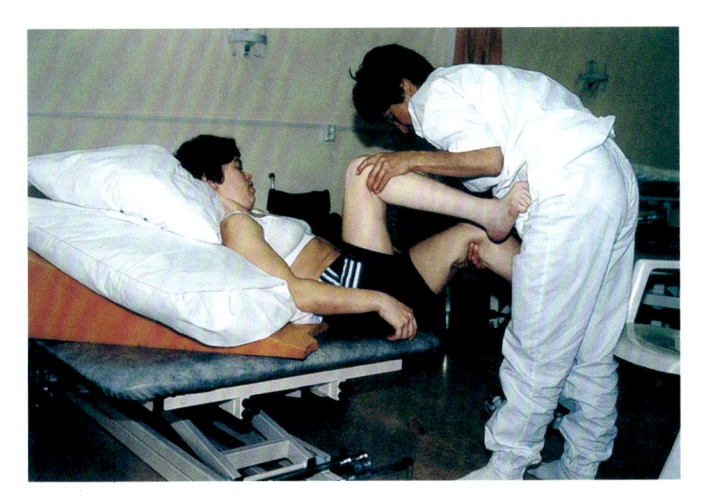

図 4.58 両下肢が新たに自由な運動が行えるよう、注意深く動かされている。出来るだけ近位の骨盤帯と体幹が安定を保ちながら一側下肢が動くように促している。

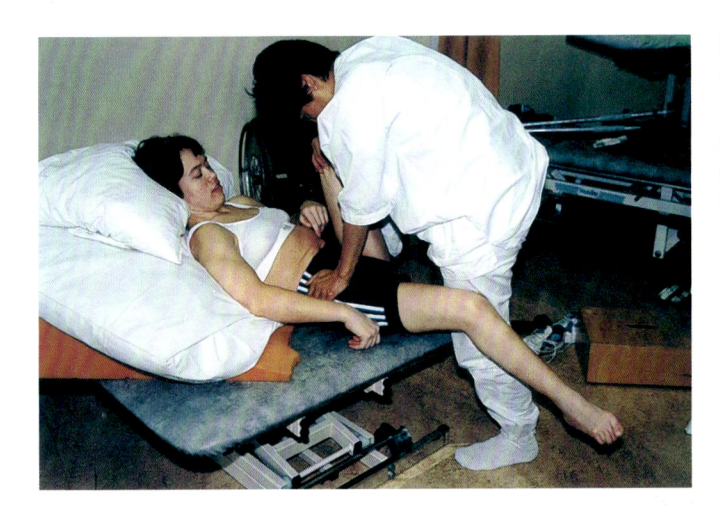

図 4.59 股関節、骨盤帯、反対側下肢は安定するように徒手的に動かされた。セラピストは右側の骨盤帯がより後傾位になるように促通している。固定的、もしくは定型的にならないよう断続的に運動を行い、左下肢の運動開始1ミリ秒前に安定化させる活動が促通されるように促している。

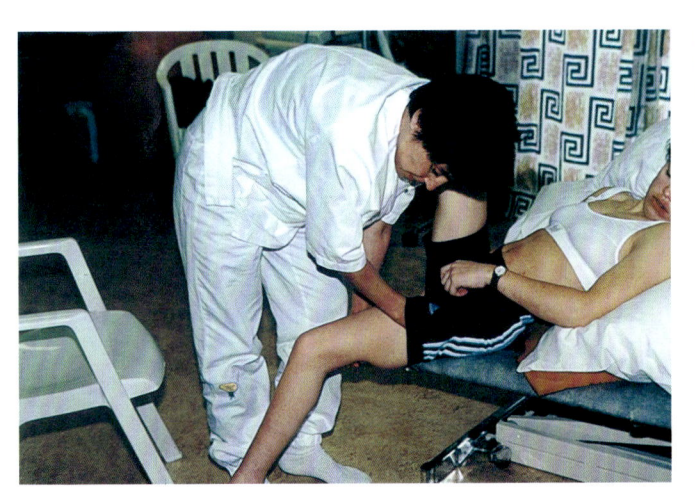

図 4.60 左股関節屈筋群、特に大腿直筋は尾側方向への長さを出すようにし、同時に骨盤帯は後傾位で安定するように促されている。腸腰筋群は短縮している可能性があり、間接的に股関節に影響を与えているかもしれない。内転筋群と内旋筋群の柔軟性を増やし、遠心性の長さを出すよう促通された。

図 4.62 a, b 活動的で自由な上肢の運動を通して、骨盤帯周囲と体幹の安定化する働きが促通された。図4.46、4.50、4.62を比較すると、約3週間の理学療法によってアライメントや筋の長さが改善し、能動的なコントロールが促通され、体幹・骨盤帯・股関節・大腿・上肢など身体各部の相互関係が改善し、座位でバランスがとれるようになった。治療中足部を直接治療する時以外は足部がとても冷えやすいので、靴下を履いていた。

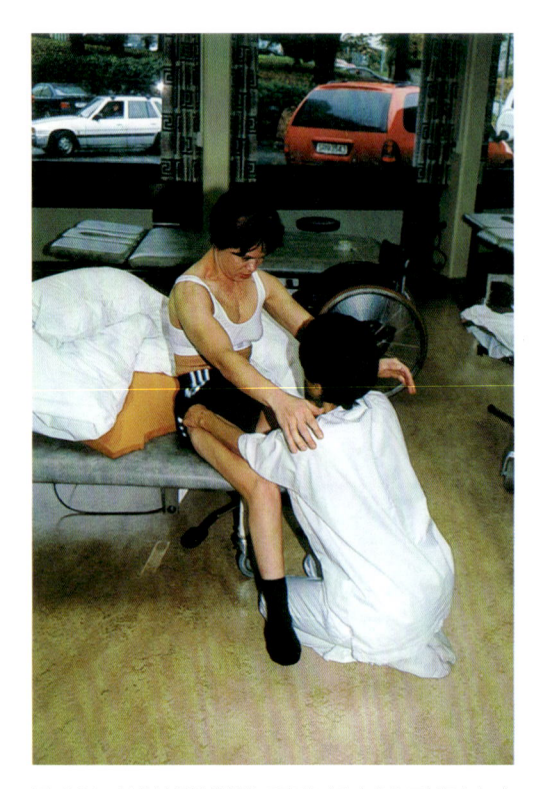

図 4.61 リサは骨盤後傾位で安定するようセラピストに介助され、同時に腹部の活動を伴いながら上部体幹を前方に動かしている。大腿直筋は柔軟化を増すよう股関節に沿って動かされ、同時にセラピストは大転子を触れ、彼女の手を活用しながら、股関節の外転と伸展活動を促通している。アライメントは修正され、股関節周囲筋群は安定化し活性化できるようになった。前腕と大腿を安定した中で、大腿四頭筋の長さが出るように上前腸骨棘が後方へ動くようにしている。これは腹筋群の活動を活性化している。リサは股関節屈筋群の遠心性活動と腹部の安定化活動によって骨盤帯が後方に段階的に動くよう試みている。適合した背臥位（半座位）において骨盤は後傾位で安定化され、出来るだけ腰部伸展筋群と股関節屈筋群の遠心性の長さを取り戻すように促通された。この促通は彼女が座位で後方へ運動しようとした時の持続的な安定性を改善する事が目的である。彼女は腹部筋群の活性化を改善する為に、セラピストの肩に手を伸ばすように促された。体幹や骨盤帯・股関節周囲の遠心的活動と求心的活動の切り替えによってアライメントが改善し、同時に筋組織がより長さを取り戻し、身体各部間の相互作用が促通された。治療の目的はアライメントや安定性、バランスなどを改善する事である。

図 4.63 a, b リサが立とうとした時、いつも内転筋と内側ハムストリングスの動員が見られる。セラピストは外転筋、伸展筋、外旋筋群が活性化し、股関節のアライメントが改善するように促通している。骨盤帯と股関節周囲の理想的な相互関係を考えると、股関節周囲の関節可動域と活動はまだ多くの制限がある。そのため頭頸部を固定する事によって代償している。リサは努力する事なく両膝にいくらかの支持が得られるようになった。もし過度に努力すれば、選択性が失われ、緊張が高まってしまう。彼女に一番必要なものは選択性や相反神経支配であり、強度（strength）はその次に必要なものである。立位や立位からの移乗を通じて、抗重力活動のコントロールや活性化が促通された。

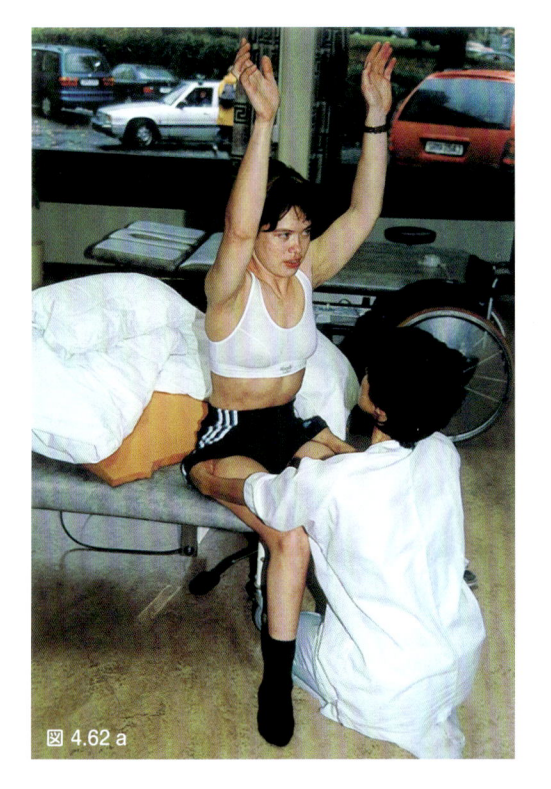

4.2 症例報告：リサ 207

図 4.62 a

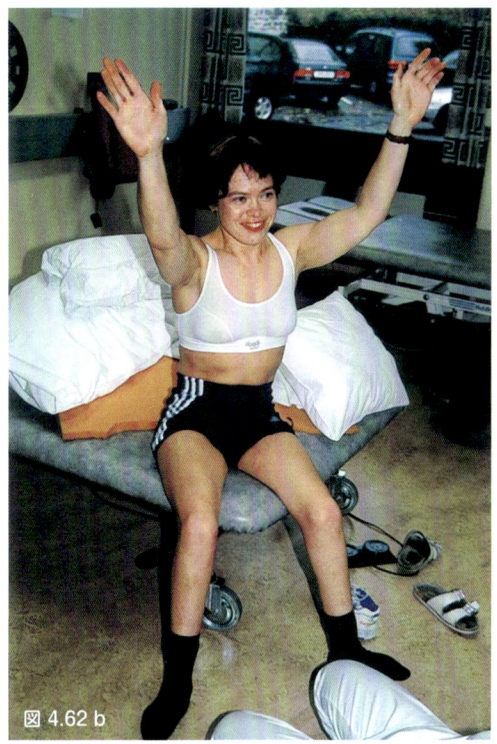

図 4.62 b

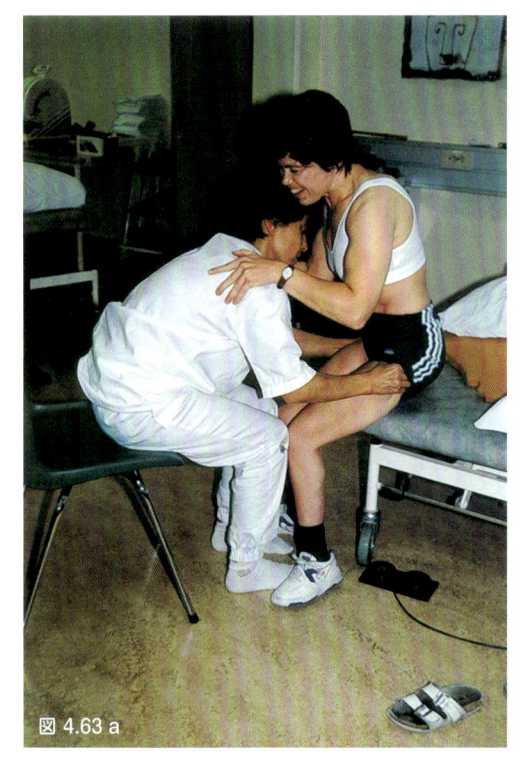

図 4.63 a

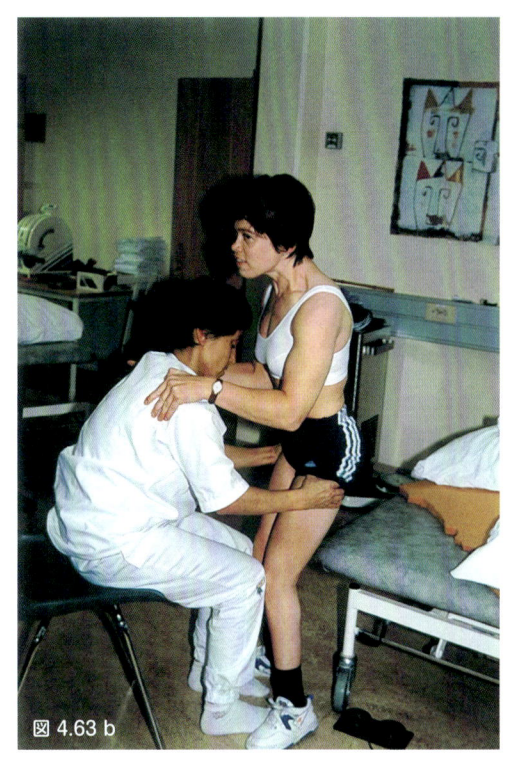

図 4.63 b

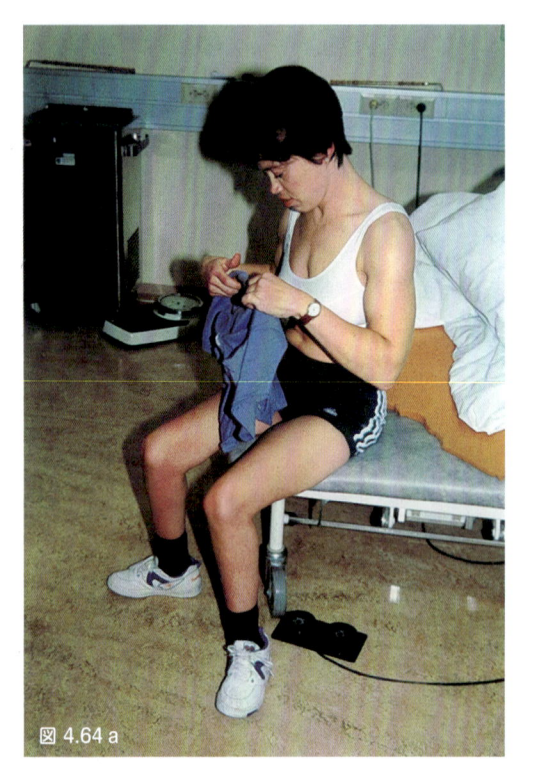

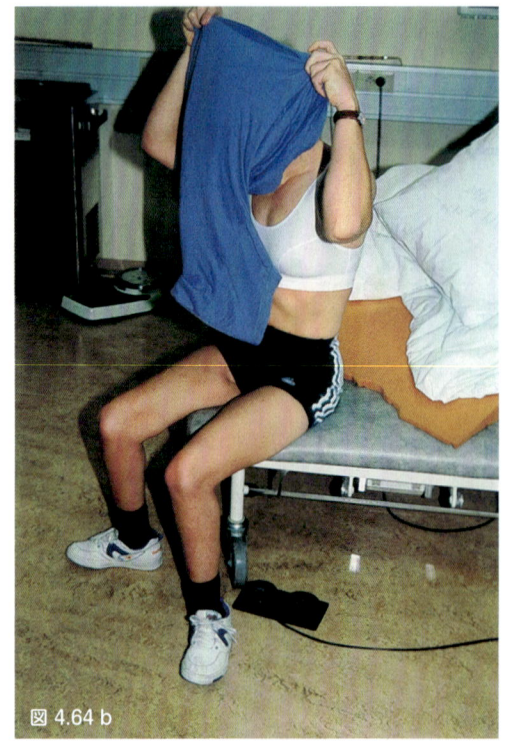

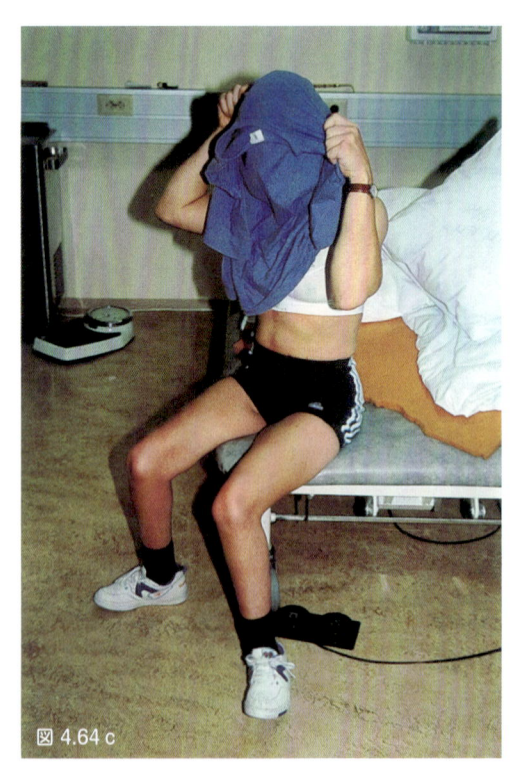

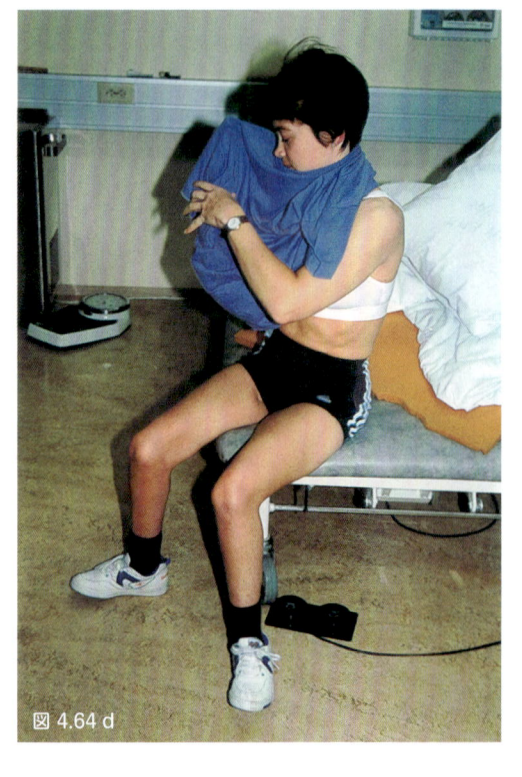

図 4.64 a

図 4.64 b

図 4.64 c

図 4.64 d

図 4.64 e

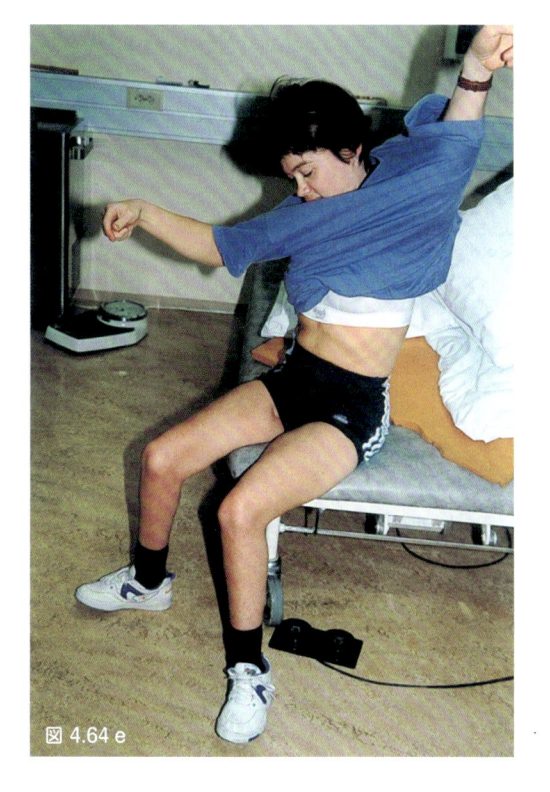

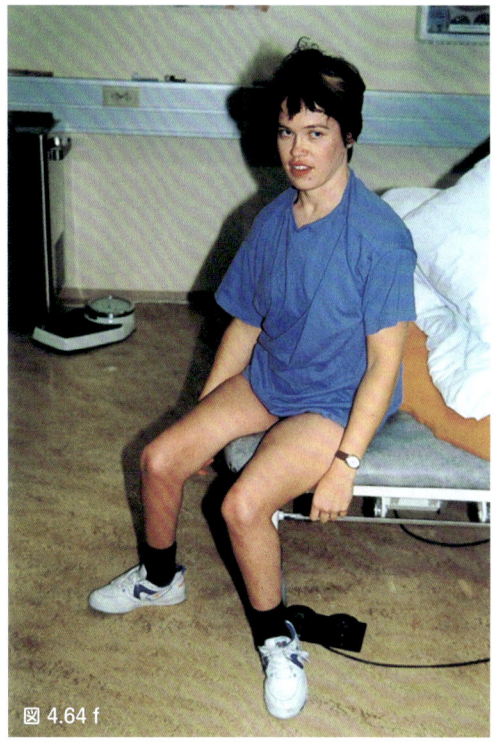

図 4.64 f

図 4.64 a-f リサは自立した座位で衣服を着ている。更衣動作中も彼女の足底は床に接地している。図4.45、4.46と比較参照。

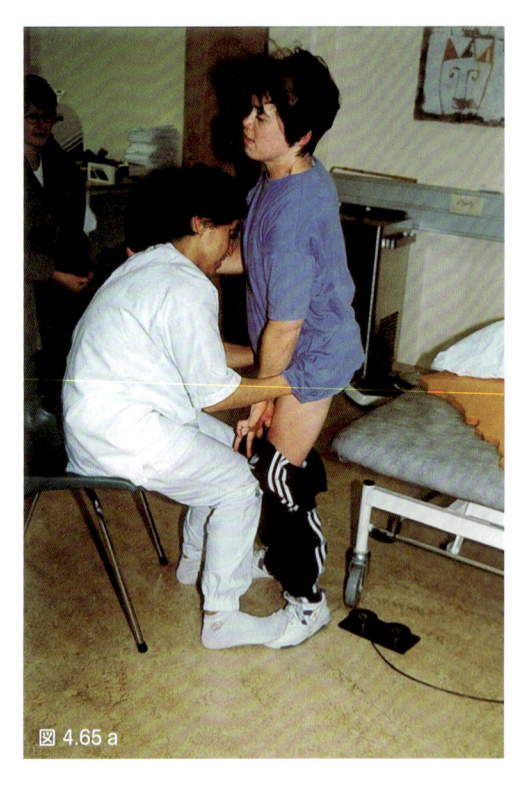

図 4.65 a, b　(a) リサは立位で服を着る事が出来なかったが、活性化を求める事で、運動コントロールの発展を改善している。立位での着衣を通して、身体各部間の相互関係とバランスをさらに発達させている。彼女は必要に応じて介助や補助を受けながら出来るだけ最適に更衣動作を行っている。

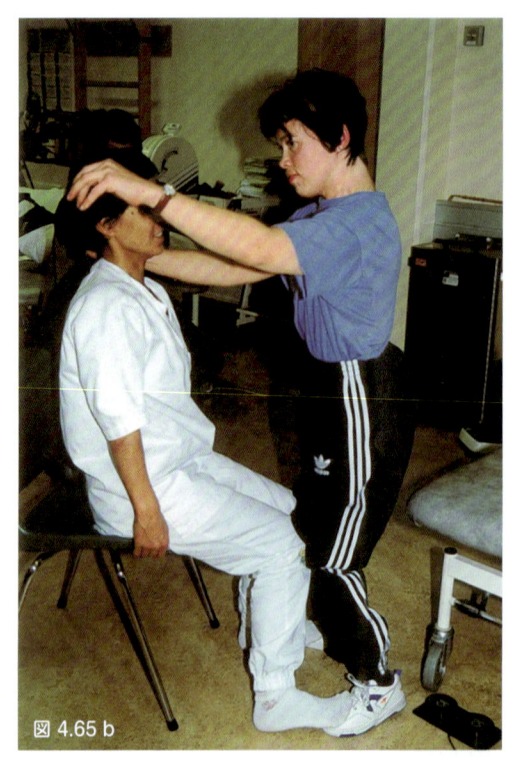

(b) リサは新たなコントロールを試しながら、上肢支持を解放(lets go)し始めた。まだ両膝への補助は必要だが、非常に安定している。

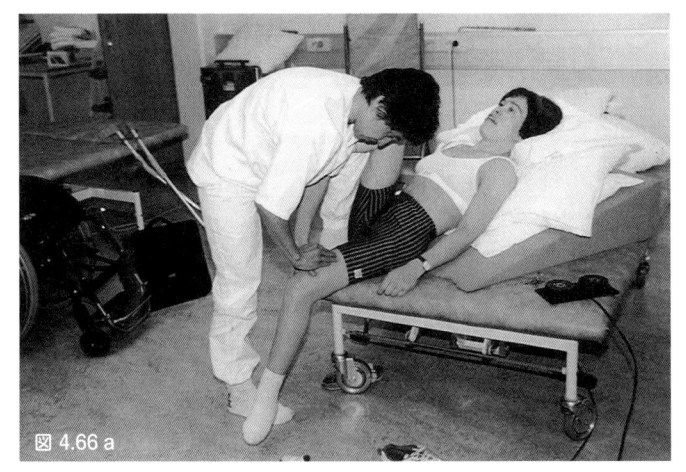

図 4.66 a, b リサの大腿四頭筋は固く、全体的に短縮(shortened)している。末梢部位は膝の方へ向かって柔軟性を増され自由になった。筋組織の柔軟性改善を通して、骨盤帯がさらに後傾するようにした。より腹部の屈曲を動員しながら起きあがる為に、骨盤帯をこの位置で安定化させた。セラピストはリサが前方へ来るよう骨盤を解放している。この姿勢はリサにとって良くない。彼女にとっては水平になり過ぎる為、起きあがる時に過度な努力を要し、緊張と両下肢の伸展が増強してしまう。

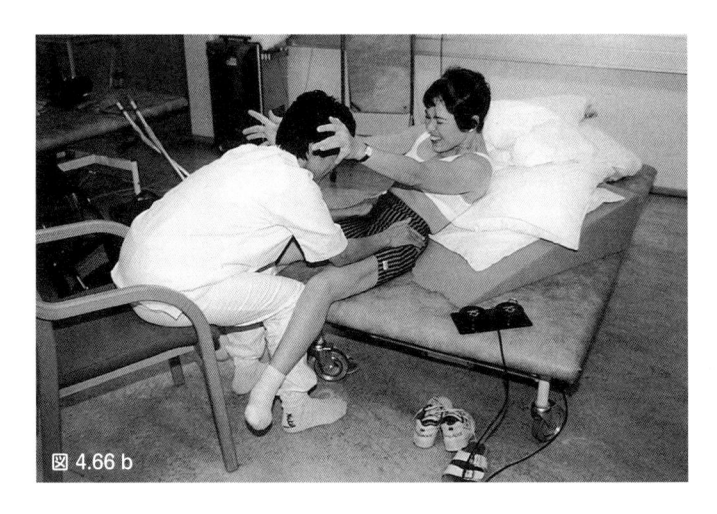

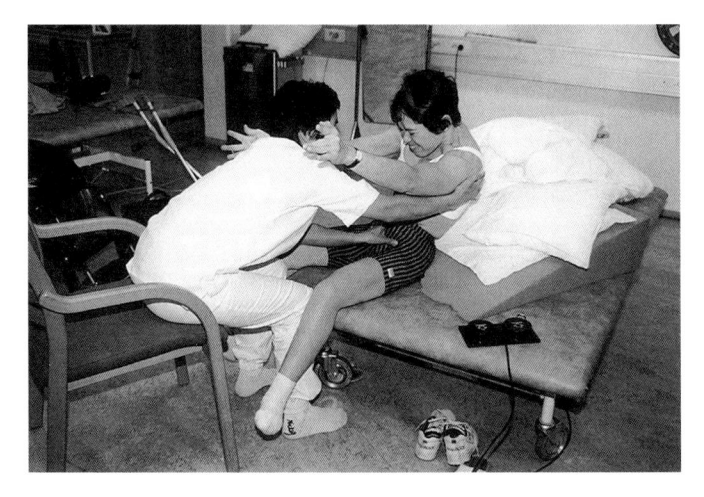

図 4.67 リサはセラピストにいくらか介助され、両側肩を前方に動かしている。同時に上部腹部筋組織の求心性の活性化を背景とした両側下腹部の活動が促通されている。

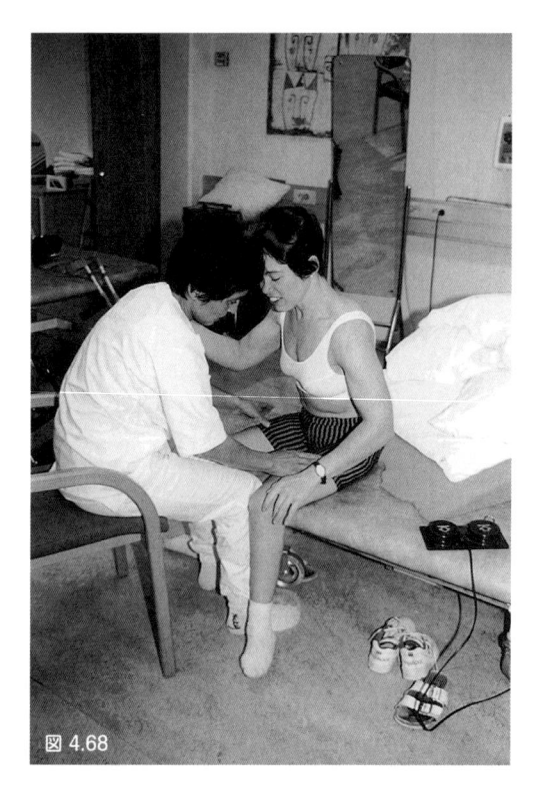

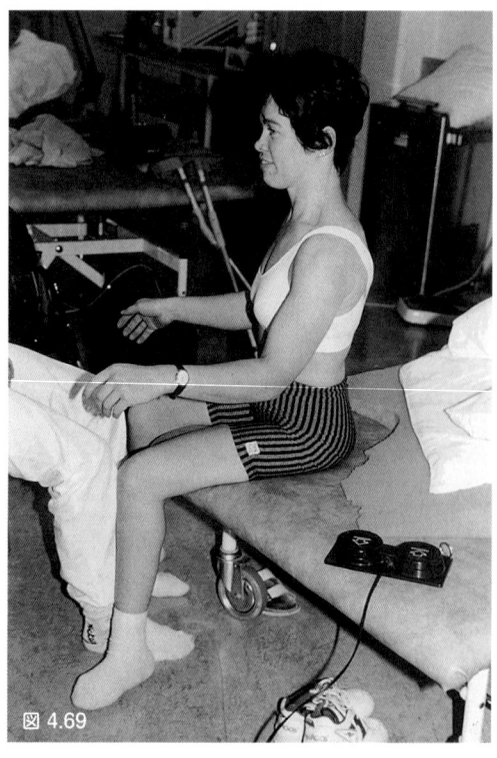

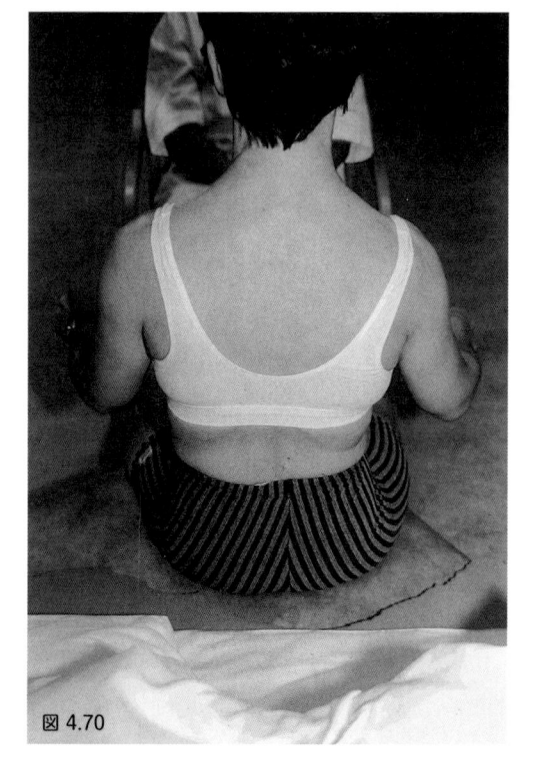

図 4.68　活性化の手順は最後のいくつかの写真に提示した。股関節の屈曲筋群、内転筋群、内旋筋群は徐々に長くなっている。両側大腿は治療台に楽に置けるようになり、支持基底面への適応が可能となった。その為、先行随伴性姿勢調節や継続的な姿勢調整が改善した。

図 4.69　リサは両上肢を持ち上げたままバランスを保っている。

図 4.70　図4.52と比較参照。この写真が撮影されたとき、治療台の隅に座っている為、共通した条件ではないが、患者の主要問題点である姿勢セットの適応の重要性を示している。治療台の角に座る事で、股関節の柔軟性を得る事と、安定性と運動性の相互作用を促通する事を組み合わせ、改善した姿勢コントロールを動員させた。リサの対称性は治療を通じて改善し、セラピストが直接体幹に働きかけなくても良くなった。これは潜在能力がさらに改善したことを表している。

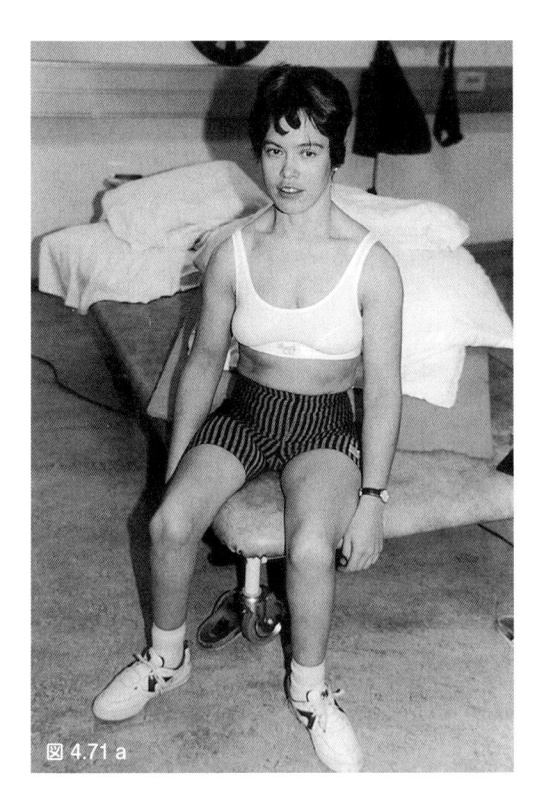

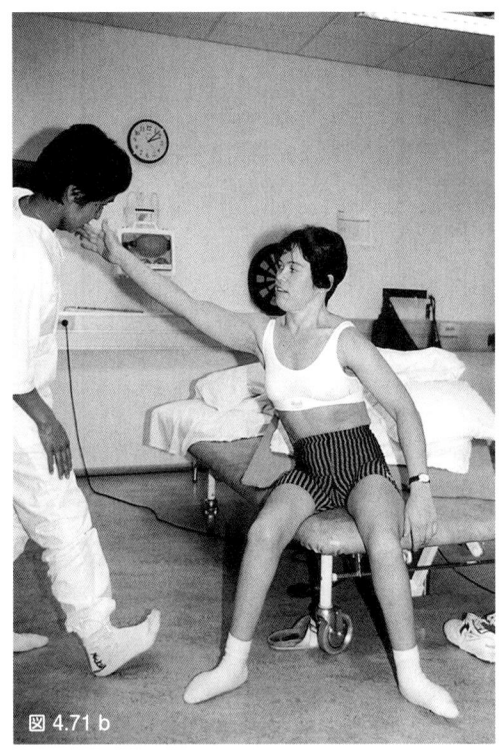

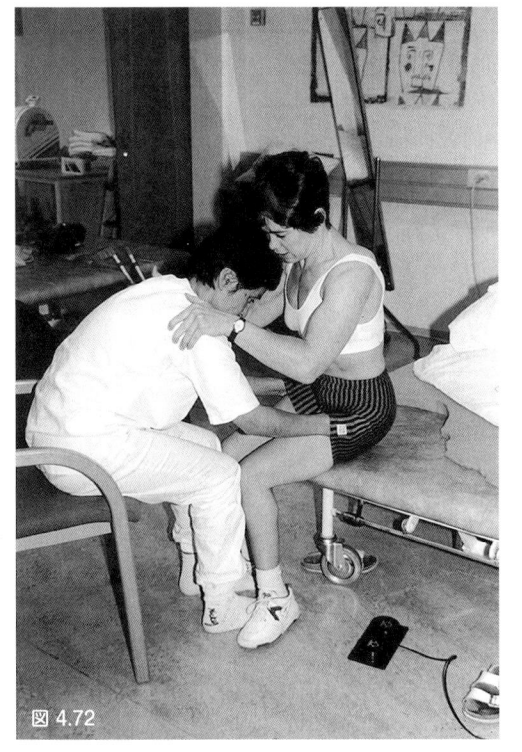

図 4.71 a, b　リサはさらに安定して座位保持が可能となり、アライメントも改善した。図4.50と比較参照。骨盤帯や股関節、体幹、上肢の安定性が改善した事で重心を移して側方へリーチする事が可能となった。これには彼女自身で右側体幹を活発（active）に屈曲できるようになった影響があるかもしれない。

図 4.72　リサは立ち上がりを介助されている。股関節伸展、外転、外旋が促通され、同時に股関節屈曲は遠心性に長くなるように促されている（図4.63と比較参照）。

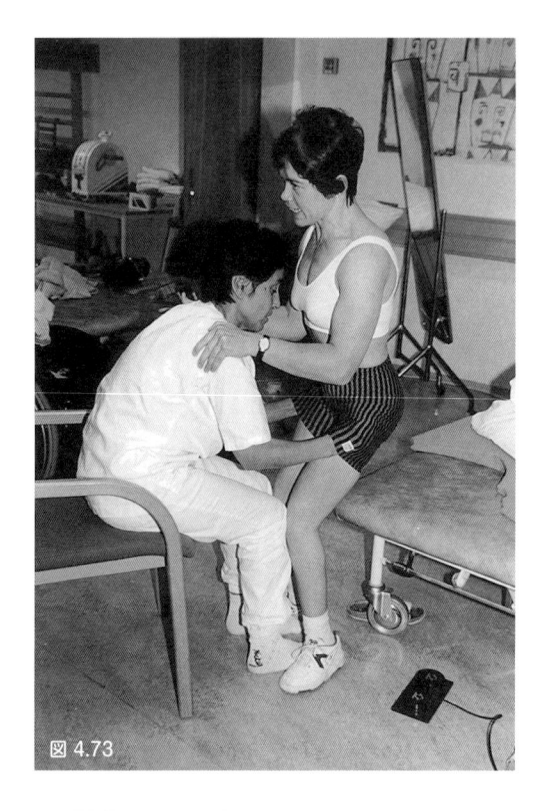

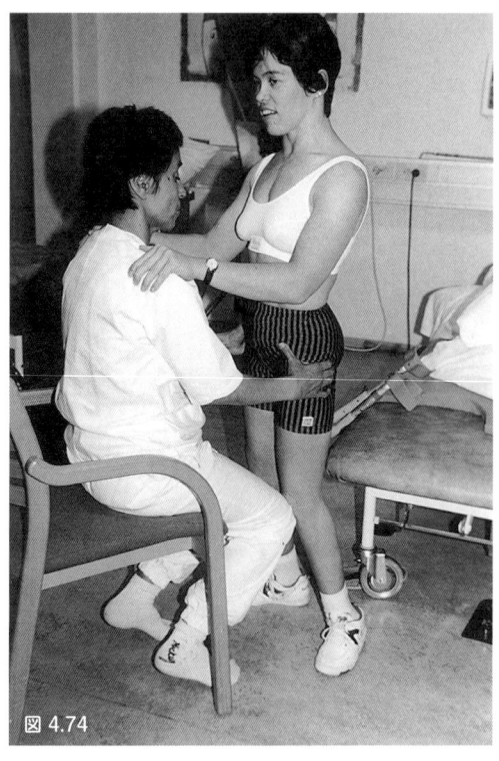

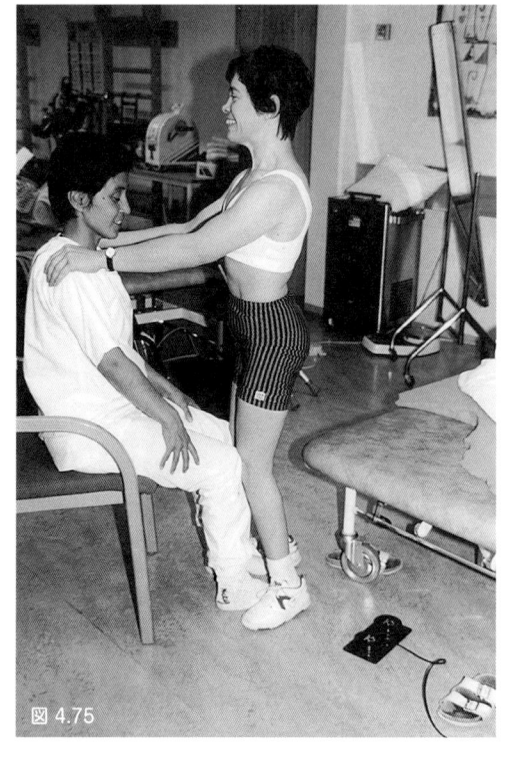

図 4.73 リサの安定性、運動性、可動域は改善した。彼女は上肢支持、上部体幹、頭部を屈曲させる代償活動を必要としなくなり、さらに良いアライメントで簡単に立てるようになった（図4.63を参照）。

図 4.74 大腿と膝に注目すると、お互いに押し付ける事なくより活発に伸展出来るようになっている。まだ体幹との相互作用を促通する為に、両膝へ少しの支持が必要である。

図 4.75 リサは努力なしにまっすぐ立位がとれるようになった。両手はさらにリラックスしている。

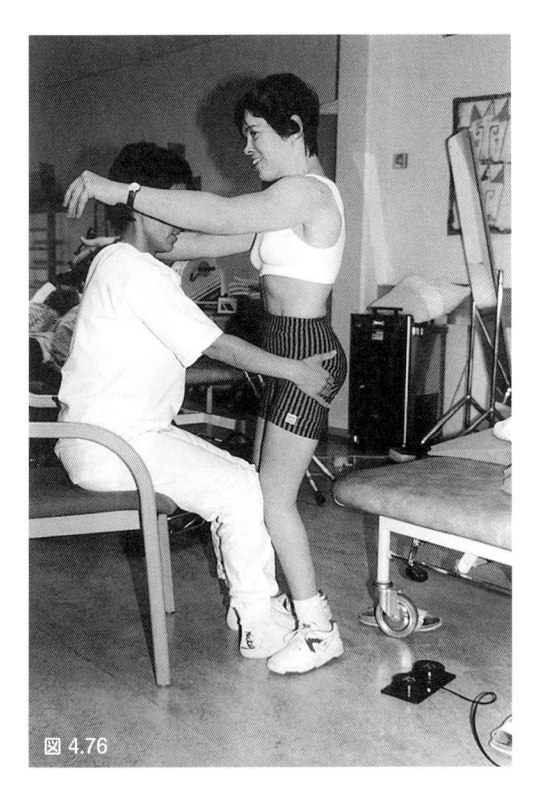

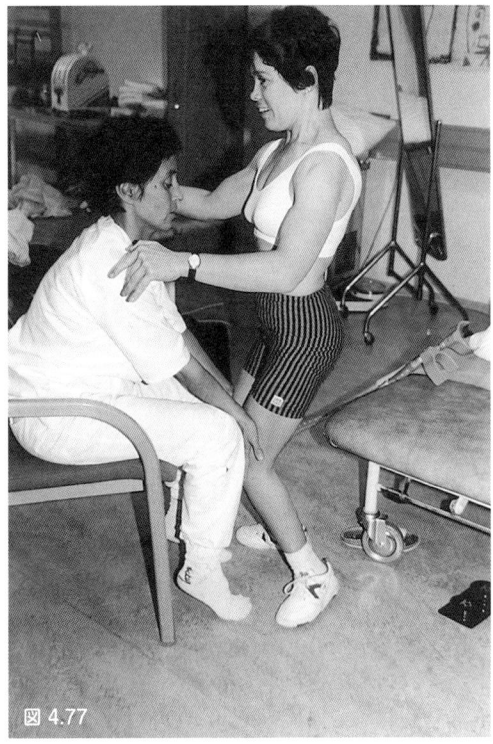

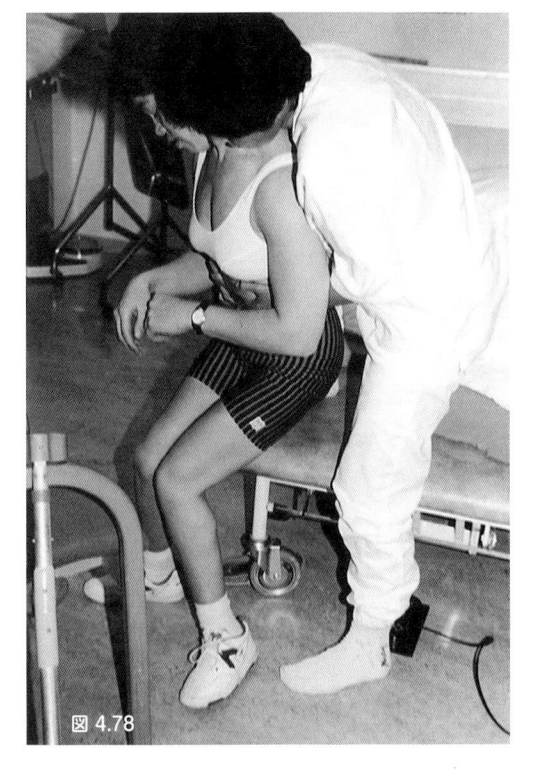

図 4.76 股関節伸展は促通され、姿勢コントロールを伴った"遊び(plays)"に挑戦している。彼女の両手は空間に保持されている。

図 4.77 動的な活動(dynamic activity)と両股関節と両膝の力を増強させる為に、膝の屈伸を練習している。

図 4.78 座っていく際、体幹と骨盤帯の協調性が減弱しているために体幹屈曲と後方へ崩れる傾向がある。彼女は主動作筋と拮抗筋の同時収縮にて体幹を固定してしまう。セラピストは上部体幹をわずかに屈曲させて安定させ、骨盤帯が重力と相互作用しながら段階的に降りていく活動を改善している。その中でセラピストに背部伸筋群の遠心性活動を介助されている。

216 症例報告

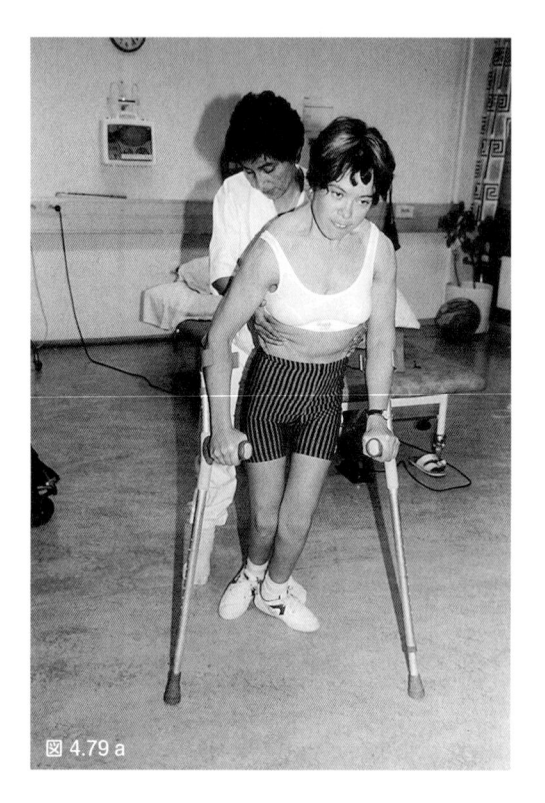

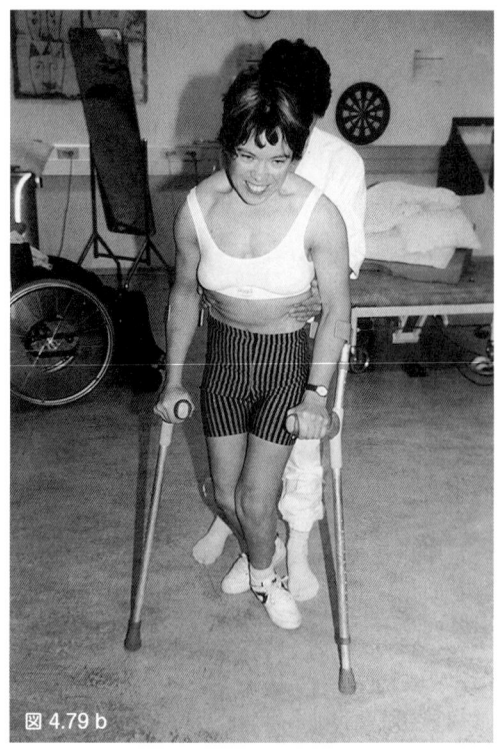

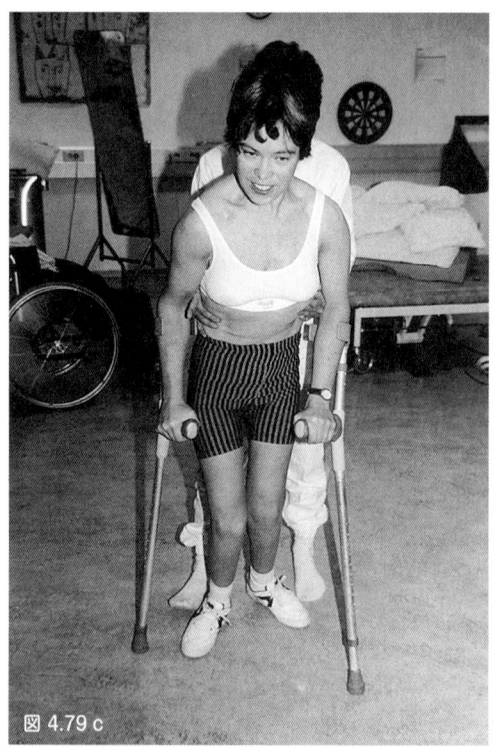

図 4.79 a-c　図4.47と4.49と比較参照。ここ7年で二度目になるロフストランド杖歩行への挑戦。まだ多大な努力を要している！　リサは体幹の相互作用を促通するセラピストの介助にて2、3歩足を振り出している。両下肢は自由に、そして大腿と膝は互いにかたく押し付けずに歩行している（白い痕はついていない）。リサは何歩か歩けるようになった。安定性の改善により、努力が減少し耐久性が改善した。

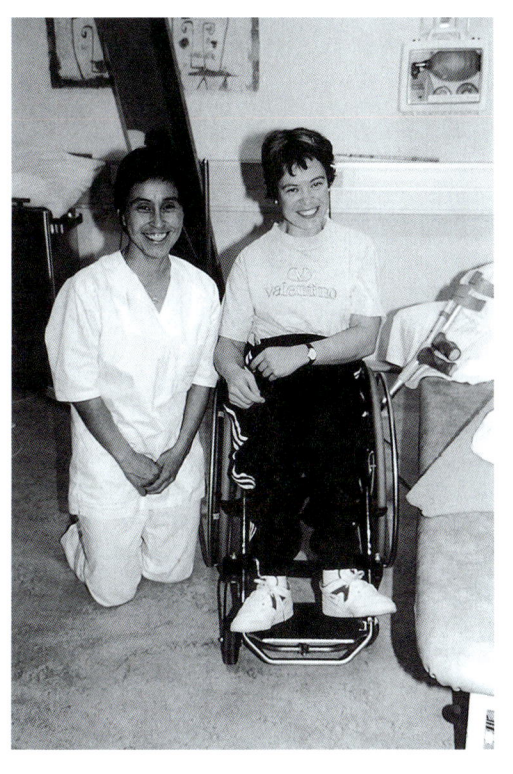

図 4.80　3週間治療後、笑顔の2人。

評　価

- 両肩と腰背部痛が有意に減少した（疼痛の強さと頻度の両方とも減少した）。
- よりリラックスし、安全に座れるようになった。両側大腿は力を抜いて良い支持面となり、両上肢と体幹、頭部は楽に動かせるようになった。
- 体幹、骨盤帯の協調性と安定性が改善した。より簡単に更衣が出来るようになり、視覚への依存も減少した。
- 両膝と両手のわずかな支持があれば、座位からの立ち上がりはより効率的となった。彼女は両膝を離し、膝蓋骨をより前方へ向けた状態で立てるようになった。股関節はより伸展位になり、屈曲は膝に多く見られる。わずかな膝への支持のみで短時間立位保持が出来るようになった。
- 7年前の歩行機能を取り戻せてはいない。
- 彼女は改善を感じている。より安定して座れるようになり、努力なしに安全に更衣動作が出来るようになった。また、不安定になってもすぐにバランスを保てるようになった。自由な座位で更衣動作が可能となり、棚やキャビネットからものをとれるようになった。耐久性の向上も感じられ、楽に活動できるようになった。彼女は自分の体が良くなった事を感じると常に述べている。

その後

- リサは成人中枢神経疾患患者および脳性麻痺児の小児患者の治療経験を持つボバースコースに参加したセラピストの継続治療を受けるつもりである。
- この時点では乗馬は困難で、乗馬療法士の資格を取得できなかったが、リサの中での順番待ちリストに留めた。
- 現在の改善を基に何ヵ月単位かの期間でさらなる治療期間を提案された。

　著者はリサの積極的な姿勢や、モチベーション、素晴らしい協力に感謝を述べたい。
　ありがとうリサ。

参考文献

はじめに

Bhakta BB, Cozens JA, Chamberlain MA. Use of botulinum toxin in stroke patients with severe upper limb spasticity. J Neurol Neurosurg Psychiatry 1996; 61: 30–35.
Gelber DA, Jozefczyk PB. Therapeutics in the management of spasticity. Neurorehabil Neural Repair 1999; 13: 5–14.
Lagalla G, Danni M, Reiter F, Ceravolo MG, Provinciali L. Post-stroke spasticity management with repeated botulinum toxin injections in the upper limb. Am J Phys Med Rehabil 2000; 79: 377–384.
Malterud K. Qualitative research: standards, challenges, and guidelines. Lancet 2001a; 358: 483–488.
Malterud K. The art and science of clinical knowledge: evidence beyond measures and numbers. Lancet 2001b; 358: 397–400.
Mant D. Can randomised controlled trials inform clinical decisions about individual patients? Lancet 1999; 353: 753–757.
Rose DJ. A multilevel approach to the study of motor control and learning. Boston: Allyn and Bacon, 1997.
Sampaio C, Ferreira JJ, Pinto AA, Crespo M, Ferro JM, Castro-Caldas A. Botulinum toxin A for the treatment of arm and hand spasticity after stroke. Clin Rehabil 1997; 11: 3–7.
Schleichkorn J. The Bobaths. A biography of Berta and Karel Bobath. USA: Therapy Skill Builders, 1992.

1 神経生理学の適応

1.1 システムコントロール

神経筋システム

Academy of Medical Sciences. Report: Restoring Neurological Function: Putting the Neurosciences to work in neurorehabilitation, 2004. Available at: www.acmedsci.ac.uk (accessed 2005).
Ada L, Canning C. Anticipating and Avoiding Muscle Shortening. In: Ada L, Canning C, editors. Key Issues in Neurological Physiotherapy. Physiotherapy: Foundations for Practise 1990: 219–224.
Brodal P. The Central Nervous System. Structure and Function. Oxford: Oxford University Press, 1998.
Brodal P. Sentralnervesystemet. 3rd ed. Universitetsforlaget, 2001.
Brodal P. Det nevrobiologiske grunnlaget for balanse. Fysioterapeuten 2004; 8: 25–30.
Burke RE, Levine DN, Salcman M, Tsairis P. Motor units in cat soleus muscle: physiological, histochemical and morphological characteristics. J Physiol 1973; 234: 723–748.
Dietz V. Human neuronal control of automatic functional movements: interaction between central programs and afferent input. Physiol Rev 1992; 1: 33–69.
Goldspink G, Williams P. Muscle fibre and connective tissue changes associated with use and disuse. In: Ada L and Canning C, editors. Key Issues in Neurological Physiotherapy. Physiotherapy: Foundations for Practise 1990: 197–215.
Henneman E, Mendell LM. Functional organisation of motor neuron pool and its inputs. In: Brooks VB,

editor. Handbook of Physiology—the Nervous System. Baltimore: Williams and Wilkins, 1981: 423–505.

Hufschmidt A, Mauritz K-H. Chronic Transformation of muscle in spasticity: a peripheral contribution to increased tone. J Neurol Neurosurg Psychiatry 1985; 48:676–685.

Kandel ER, Schwartz JH, Jessel TM. Principles of neural science. 4th ed. New York: McGraw-Hill, 2000.

Karnath HO, Ferber S, Dichgans J. The neural representation of postural control in humans. Proc Natl Acad Sci USA 2000; 25:13031–13036.

Kerty E. Synsrehabilitering etter hjerneskade. Tidsskr Nor Lægeforen 2005; 125:146–147.

Kidd G. The myotatic reflex. In: Downie P, editor. Cash's Textbook of Neurology for Physiotherapists. London: Faber & Faber, 1986: 85–103.

Kidd G, Lawes N, Musa I. Understanding Neuromuscular Plasticity. London: Edward Arnold, 1992.

Langton P. What determines muscle fibre type? www.bris.ac.uk/Depts/Physiology/ugteach/ugindex/m1_index/nm_tut5/page4.htm, 1998 (accessed 2005).

MacKay-Lyons M. Central pattern generation of locomotion: a review of the evidence. Phys Ther 2002; 82:69–83.

Massion J. Movement, posture and equilibrium. Prog Neurobiol 1992; 38:35–56.

Massion J. Postural control system. Curr Opin Neurobiol 1994; 4:877–887.

Mosby's Medical, Nursing and Allied Health Dictionary. 4th ed, 1994.

Mulder T, Nienhuis B, Pauwels J. The assessment of motor recovery: a new look at an old problem. J Electromyogr Kinesiol 1996; 2:137–145.

Riise R, Gundersen B, Brodal S, Bjerke P. Synsproblemer ved hjerneslag. Tidsskr Nor Lægeforen 2005; 125:176–177.

Rothwell J. Control of Human Voluntary Movement. London: Chapman & Hall, 1994.

Sahrmann SA. Posture and Muscle Imbalance. Physiotherapy 1992; 78(1) Postgraduate Advances in Physical Therapy—APTA 1987: 1–19.

Sahrmann SA. Diagnosis and Treatment of Movement Impairment Syndromes. St. Louis, MO: Mosby; 2002.

Shumway-Cook A, Woollacott M. Motor Control. Translating Research into Clinical Practice. 3rd ed. Philadelphia: Lippincott Williams and Wilkins, 2006.

Sieck GC. Plasticity in skeletal, cardiac, and smooth muscle [editorial]. Highlighted Topics Series. J Appl Physiol 2001; 90(1).

Simons DG, Mense S. Understanding and measurement of muscle tone as related to clinical muscle pain. Pain 1998; 1:1–17.

Stokes M. Neurological Physiotherapy. London: Mosby; 1998.

Taber's Cyclopedic Medical Dictionary. Thomas CL: FA Davies Company, 1997.

Tyldesley B, Grieve JI. Muscles, Nerves and Movement. Kinesiology in Daily Living. Oxford: Blackwell Science, 1996.

van Ingen Schenau GJ, Bobbert MF, van Soest AJ. The unique action of bi-articular muscles in leg extensions. In: Winters JM, Woo SLY, editors. Multiple Muscle Systems: Biomechanics and Movement Organization. Berlin: Springer-Verlag 1990: 639–652.

Ward NS, Cohen LG. Mechanisms underlying recovery of motor function after stroke. Arch Neurol 2004; 61:1844–1848.

Wikipedia online encyclopedia. Wikimedia Foundation, Inc. http://en.wikipedia.org/wiki/ (accessed 2006).

Zackowski KM, Dromerick AW, Sahrmann SA, Thach WT, Beatian AJ. How do strength, spasticity and joint invividuation relate to the reaching deficits of people with chronic hemiparesis? Brain 2004; 127:1035–1046.

体性感覚システム、視覚、バランス

Ada L, Canning C. Anticipating and avoiding muscle shortening. In: Ada L, Canning C, editors. Key Issues in Neurological Physiotherapy. Physiotherapy: Foundations for Practise 1990: 219–224.

Brodal P. Sentralnervesystemet. 2nd ed. Oslo: Tano, 1995.

Davidoff RA. The pyramidal tract. Neurology 1990; 40: 332–339.

Dietz V. Human neuronal control of automatic functional movements: interaction between central programs and afferent input. Physiol Rev 1992; 72: 33–69.

Harkema SJ, Hurley SL, Patel UK, Requejo PS, Dobkin BH, Edgerton VR. Human lumnbosacral spinal cord interprets loading during stepping. J Neurophysiol 1997; 77: 797–911.

Horak FB, Henry SM, Shumway-Cook A. Postural perturbations: new insights for treatment of balance disorders. Phys Ther 1997; 77: 517–533.

Kandel ER, Schwartz JH, Jessel TM. Principles of Neural Science. 4th ed. Columbus, OH: McGraw-Hill; 2000.

Kidd G, Lawes N, Musa I. Understanding Neuromuscular Plasticity. London: Edward Arnold, 1992.

Massion J. Movement, posture and equilibrium. Prog Neurobiol 1992; 38: 35–56.

Mudge S, Rochester L. Neurophysiological rationale of treadmill training: evaluating evidence for practice. NZ J Physiother 2001; 2: 6–15.

Mulder T, Nienhuis B, Pauwels J. The assessment of motor recovery: a new look at an old problem. J Electromyogr Kinesiol 1996; 6: 137–145.

Nashner LM. Adaptation of human movement to altered environments. TINS 1982: 358–361.

Petersen H, Magnusson M, Johansson R, Åkesson M, Fransson PA. Acoustic cues and postural control. Scand J Rehabil Med 1995; 27: 99–104.

Rothwell J. Control of Human Voluntary Movement. London: Chapman & Hall, 1994.

Shumway-Cook A, Woollacott M. Motor Control. Translating Research into Clinical Practice. 3rd ed. Philadelphia: Lippincott Williams and Wilkins, 2006.

Sunderland A, Tinson DJ, Bradley EL, et al. Enhanced physical therapy improves recovery of arm function after stroke. J Neurol Neurosurg Psychiatry 1992; 55: 530–535.

Taber's Cyclopedic Medical Dictionary. 18th ed. Thomas CL, editor. Philadelphia: FA Davies, 1997.

Trew M, Everett T. Human Movement: An Introductory Text. 3rd ed. London: Churchill Livingstone, 1998.

Wade M, Jones G. The role of vision and spatial orientation in the maintenance of posture. Phys Ther 1997; 77: 619–628.

Yekuitiel M, Guttman E. A controlled trial of the retraining of the sensory function of the hand in stroke patients. J Neurol Neurosurg Psychiatry 1993; 56: 241–244.

脳と脊髄

Borgmann R. Behandling av spastisk torticollis med botulinumtoxin A. Tidsskr Nor Lægeforen 1997; 13: 1889–1891.

Bridgewater KJ, Sharpe MH. Trunk muscle performance in early Parkinson's disease. Phys Ther 1998; 78: 566–576.

Brodal P. Sentralnervesystemet. 2nd ed. Oslo: Tano, 1995.

Brodal P. The central nervous system [in Norwegian]. 3rd ed. Oslo: Universitetsforlaget; 2001.

Brodal P. The Central Nervous System. Structure and Function. Oxford: Oxford University Press, 1998.

Brodal P. Det nevrobiologiske grunnlaget for balanse. Fysioterapeuten 2004; 8: 25–30.

Bussel B, Roby-Brami A, Neris OR, Yakoleff A. Evidence for a spinal stepping generator in man. Electrophysiological study. Acta Neurobiol Exp 1996; 56:465–468.

Byl NN, Merzenich MM, Cheung S, Bedenbaugh, Nagarajan SS, Jenkins WM. A primate model for studying focal dystonia and repetetive strain injury: effects on the primary somatosensory cortex. Phys Ther 1997; 77: 269–284.

Chen PT, Liaw MY, Wong MK, Tang FT, Lee MY, Lin PS. The sit-to-stand movement in stroke patients and its correlation with falling. Arch Phys Med Rehabil 1998; 79: 1043–1046.

Cornall C. Self propelling wheelchairs: the effect on spasticity in hemiplegic patients. Physiother Theory Pract 1991; 7: 13–21.

Davidoff RA. The pyramidal tract. Neurology 1990; 40: 332–339.

Dietz V. Human neuronal control of automatic functional movements: interaction between central programs and afferent input. Physiol Rev 1992; 72: 33–69.

Dietz V, Duysens J. Modulation of reflex mechanisms by load receptors. Gait Posture 2000;11:102–110.

Dietz V, Zijlstra W, Duysens J. Human interlimb coordination during split-belt locomotion. Exp Brain Res 1994; 101: 513–520.

Gjerstad L, Kerty E, Nyberg-Hansen R. Behandling av focale dystonier med botulinumtoxin. Tidsskr Nor Lægeforen 1991; 21: 2637–2639.

Guyton AC. Textbook of Medical Physiology. Physiotherapy Theory and Practice. 5th ed. Philadelphia: WB Saunders company, 1976.

de Haart M, Guerts AC, Huidekoper SC, Fasotti L, Van Limbeek J. Recovery of standing balance in postacute stroke patients: A rehabilitation cohort study. Arch phys med rehabil 2004: 85(6): 886–895.

Harkema SJ, Hurley SL, Patel UK, Requejo PS, Dobkin BH, Edgerton VR. Human lumnbosacral spinal cord interprets loading during stepping. J Neurophysiol 1997; 77: 797–911.

Horak FB, Diener HC. Cerebellar control of postural scaling and central set in stance. J Neurophysiol 1994; 72; 2:479–493.

Jobst EE, Melnick ME, Byl NN, Dowling GA, Aminoff MJ. Sensory perception in Parkinson disease. Arch Neurol 1997; 54: 450–454.

Karnath H-O, Ferber S, Dichgans J. The origin of contraversive pushing—Evidence for a second graviceptive system in humans. Neurology 2000; 55: 1298–1304.

Kavounoudias A, Roll R, Roll JP. The plantar sole is a "dynamometric map" for human balance control. Neuroreport 1998; 9: 3247–52.

Kerty E. Vision rehabilitation after brain injury [in Norwegian]. Tidsskr Nor Laegeforen 2005; 125: 146.

Khemlani MN, Carr JH, Crosbie WJ. Muscle synergies and joint linkages in sit-to-stand under two initial foot positions. Clin Biomech 1998; 14: 236–238.

Kidd G, Lawes N, Musa I. Understanding neuromuscular plasticity. London: Edward Arnold, 1992.

Knapp HD, Taub E, Berman J. Movements in monkeys with deafferented forelimbs. Exp Neurol 1963; 7: 305–315.

Lalonde R, Botez MI. The cerebellum and learning processes in animals. Res Rev 1990; 15: 325–332.

MacKay-Lyons M. Central pattern generation of locomotion: a review of the evidence. Phys Ther 2002; 82: 69–83.

Maki EB, McIlroy WE. The role of limb movements in maintaining upright stance: the 'change-in-support' strategy. Phys Ther 1997; 77: 488–507.

Markham C. Vestibular control of muscle tone and posture. Can J Neurol Sci 1987; 14: 493–496.

Marque Ph, Felez A, Puel M, et al. Impairment and recovery of left motor function in patients with right hemiplegia. J Neurol Neurosurg Psychiatry 1997; 62: 77–81.

Marsden CD, Quinn NP. The dystonias. BMJ 1990; 300: 139–144.

Marsden CD, Rothwell JC, Day BL. The use of proprioceptive feedback in the contro of movement. Trends Neurosci 1984; 7: 253–258.

Mulder T. A process-oriented model of human behavior. Phys Ther 1991; 71: 157–164.

Mulder T, Nienhuis B, Pauwels J. The assessment of motor recovery: A new look, at an old problem. Journal of Electromyography and Linesiology 1996; 6(2): 137–145.

Musa I. The role of afferent input in the reduction of spasticity; an hypothesis. Physiotherapy 1986; 72: 179–182.

Nashner LM. Adaptation of human movement to altered environments. TINS 1982: 358–361.

Paillard J. Basic neurophysiological structures of eye-hand coordination. In: Williams HG, editor. Growth, Motor Development and Physical Activity Across The Life-Span. Columbia: University of South Carolina Press, 1990: 26–74.

Patten C, Lexell J, Brown HE. Weakness and strength training in persons with poststroke hemiplegia. Rationale, method and efficacy. J Rehabil Res Dev 2004; 41: 293–312.

Pearson KG. Common principles of motor control in vertebrates and invertebrates. Annu Rev Neurosci 1993; 16: 256–297.

Riise R, Gundersen B, Brodal S, Bjerke P. Visual problems in Cerebral stroke [in Norwegian]. Tidsskr Nor Laegeforen 2005; 125(2): 176–177.

Rothwell J. Control of Human Voluntary Movement. London: Chapman & Hall, 1994.

Rothwell JC, Taub MM, Day BL, et al. Manual motor performance in deafferented man. Brain 1982; 105: 515–542.

Shepherd RB, Koh HP. Some biomechanical consequences of varying foot placements in sit-to-stand in young women. Scand J Rehabil Med 1996; 28: 79–88.

Shumway-Cook A, Woollacott M. Motor Control. Translating Research into Clinical Practice. 3rd ed. Philadelphia: Lippincott Williams and Wilkins, 2006.

Smidt GL. Gait in Rehabilitation. Clinics in Physical Therapy. New York: Churchill Livingstone, 1990.

Thach WT, Goodkin HP, Keating JG. The cerebellum and the adaptive coordination of movement. Annu Rev Neurosci 1992; 15: 403–442.

Thilmann AF, Fellows SJ, Garms E. Pathological stretch reflexes on the 'good' side of hemiparetic patients. J Neurol Neurosurg Psychiatry 1990; 53: 208–214.

Trew M, Everett T. Human Movement: An Introductory Text. 3rd ed. New York: Churchill Livingstone, 1998.

Wade M, Jones G. The role of vision and spatial orientation in the maintenance of posture. Phys Ther 1997; 77: 619–628.

Whittle MW. Gait analysis, an introduction. 2nd ed. Oxford: Butterworth-Heinmann, 1996.

1.2 可塑性

Aboderin I, Venables G, for the Pan European Concensus Meeting on Stroke Management. Stroke Management in Europe. J Intern Med 1996; 240: 173–170.

Academy of Medical Sciences. Report: Restoring Neurological Function: Putting the Neurosciences to work in neurorehabilitation, 2004 (available at: www.acmedsci.ac.uk) (accessed 2005).

Agnati LF, Zoli M, Biagini G, Fuxe K. Neuronal plasticity and the ageing processes in the frame of the 'Red Queen Theory'. Acta Physiol Scand 1992; 145: 301–309.

Ashburn A. Physical recovery following stroke. Physiotherapy 1997; 83: 480–490.

Bailey CH, Kandel ER. Structural changes accompanying memory strorage. Annu Rev Physiol 1993; 55: 397–426.

Benowitz LI, Routtenberg A. GAP-43: an intrinsic determinant of neuronal development and plasticity. Trends Neurosci 1997; 20: 84–98.

Bishop B. Neural plasticity IV. Phys Ther 1982; 62: 1442–1451.

Bobath B. Adult Hemiplegia: Evaluation and Treatment. 2nd ed. London: William Heinemann, 1978.

Bobath B. Hemiplegia, Evaluation and Treatment. 3rd ed. Oxford: Heinemann, 1990.

Brodal P. Sentralnervesystemet. 2nd ed. Oslo: Tano, 1995.

Brodal P. The Central Nervous System. Structure and Function. Oxford: Oxford University Press, 1998.

Brodal P. Sentralnervesystemet. Oslo: Universitetsforlaget, 2001.

Craik RL. Recovery processes: maximizing function. in: contemporary management of motor control problems. Proceedings of the II Step Conference 1991: 165–173.

Cramer SC, Bastings EP. Mapping clinically relevant plasticity after stroke. Neuropharmacology 2000; 39: 842–851.

Dietrichs E, Gjerstad L. Vår fantastiske hjerne. Oslo: Universitetsforlaget, 1995.

Dietz V, Wirz M, Jensen L. Locomotion in patients with spinal cord injuries. Phys Ther 1997; 5: 508–516.

Eccles JC. Evolution of the brain: creation of self. London: Routledge, 1989.

Eriksson PS, Perfilieva E, Bjørk-Eriksson T, et al. Neurogenesis in the adult human hippocampus. Nat Med 1998; 4: 1313–1317.

Feys H, De Weerdt W, Verbeke G, et al. Early and repetitive stimulation of the arm can substantially improve the long-term outcome after stroke. A 5-year follow-up study of a randomized trial. Stroke 2004; 35: 924–929.

Goldberger ME, Murray M. Patterns of sprouting and implications for recovery of function. In: Waxman SG, editor. Advances in Neurology: Functional recovery in neurological disease. New York: Raven Press, 1988; 361–385.

Hallett M. The plastic brain. Ann Neurol 1995; 38: 4–5.

Hori J, Ng TF, Shatos M, Klassen H, Streilein JW, Young MJ. Neural progenitor wells lack immunogenicity and resist destruction of allografts. Stem Cells 2003; 21: 405–416.

Indredavik B, Bakke F, Solberg R, Rokseth R, Lund Haaheim L, Holme I. Benefit of a stroke unit. A randomized controlled trial. Stroke 1991; 22: 1026–1031.

Kempermann G, Kuhn HG, Winkler J, Gage FH. Neue Nervenzellen für das erwachsene Gehirn. Der Nervenarzt 1998; 10: 851–857.

Kidd G, Lawes N, Musa I. Understanding Neuromuscular Plasticity. London: Edward Arnold, 1992.

Kwakkel G, Kollen B, Lindeman E. Understanding the pattern of functional recovery after stroke: facts and theories. Restor Neurol Neurosci 2004a; 22: 281–299.

Kwakkel G, van Peppen R, Wagenaar RC, et al. Effects of augmented exercise therapy time after stroke. A meta-analysis. Stroke 2004b; 35: 2529–2536.

Lee RG, van Donkelaar P. Mechanisms underlying functional recovery following stroke. Can J Neurol Sci 1995; 22: 257–263.

Liepert J, Bauder H, Miltner WHR, Taub E, Weiller C. Treatment-induced cortical reorganization after stroke in humans. Stroke 2000; 31: 1210–1216.

Martin J-L, Magistretti PJ. Regulation of gene expression by neurotransmitters in the central nervous system. Eur Neurol 1998; 39: 129–134.

Mosby's Medical, Nursing and Allied Health Dictionary. 4th ed. New York: Mosby-Year Book Inc., 1994.

Muir GD, Steeves JD. Sensorimotor stimulation to improve locomotor recovery after spinal cord injury. Trends Neurosci 1997; 20: 72–77.

Nudo RJ. Adaptive plasticity in motor cortex: implications for rehabilitation after brain injury. J Rehabil Med 2003; Suppl. 41: 7–10.

Nudo RJ, Wise BM, SiFuentes F, Milliken GW. Neural substrates for the effects of rehabilitative training on motor recovery after ischemic infarct. Science 1996; 272: 1791–1794.

Olson L. Neurotrofa faktorar i CNS. Allt fler proteiner med klinisk potensial. Nordisk Medicin 1996; 111: 3–6.

Seil FJ. Recovery and repair issues after stroke from the scientific perspective. Curr Opin Neurol 1997; 10: 49–51.

Shumway-Cook A, Woollacott M. Motor Control. Translating Research into Clinical Practice. 3rd ed. Philadelphia: Lippincott Williams and Wilkins, 2006.

Small SL, Hlustik P, Noll DC, Genovese C, Solodkin A. Cerebellar hemispheric activation ipsilateral to the paretic hand correlates with functional recovery after stroke. Brain 2002; 125: 1544–1557.

Solheim BG, Stamceller fra navlestreng gav bedring hos paraplegiker. Tidsskr Nor Lægeforen 2005; 125: 32–38.

Squire LR, Knowlton B, Musen G. The structure and organization of memory. Annu Rev Psychol 1993; 44: 453–495.

Stein DG, Brailowsky S, Will B. Brain Repair. Oxford: Oxford University Press, 1995.

Stephenson RA. Review of neuroplasticity: some implications for physiotherapy in the treatment of lesions of the brain. Physiotherapy 1993; 79: 699–704.

Stroke Units Trialists' Collaboration. Collaborative systematic review of the readomised trials of organised inpatient (stroke unit) care after stroke. BMJ 1997; 314: 1151–1159.

Sundar T. Nytt liv for neuroner. Tidsskrift Norska Lægeforening 1999; 1: 100.

Taub E, Uswatte G, Pidikiti R. Constraint-Induced Movement Therapy: A new family of techniques with broad application to physical rehabilitation—a clinical review. J Rehabil Res Devel 1999; 36: 237–251.

Troenen H, Edgar H. The regulation of neuronal gene expression. TINS 1982; 7: 311–313.

Turton A, Pomeroy V. When should upper limb function be trained after stroke? Evidence for and against early intervention. Neurorehabilitation 2002; 17: 215–224.

Ullian EM, Christopherson KS, Barres BH. Role for glia in synaptogenesis. Glia 2004; 47: 209–216.

Umphred D. Merging neurophysiologic approaches with contemporary theories. I: Contemporary Management of Motor Control Problems. Proceedings of the II Step Conference 1991: 127–130.

Ward NS, Cohen LG. Mechanisms underlying recovery of motor function after stroke. Arch Neurol 2004; 61: 1844–1848.

1.3 中枢神経系障害後の再編成と結果

Ada L, Canning C. Anticipating and Avoiding Muscle Shortening. In: Ada L, Canning C, editors. Key Issues in Neurological Physiotherapy. Physiotherapy: Foundations for Practise 1990: 219-224.

Ashburn A, Lynch M. Disadvantages of the early use of wheelchairs in the treatment of hemiplegia. Clin Rehabil 1988; 2: 327-331.

Bobath B. Hemiplegia, Evaluation and Treatment. 3rd ed. Oxford: Heinemann, 1990.

Brodal P. The Central Nervous System. Structure and Function. Oxford: Oxford University Press, 1998.

Brodal P. Sentralnervesystemet. Oslo: Universitetsforlaget, 2001.

Brodal P. Det nevrobiologiske grunnlaget for balanse. Fysioterapeuten 2004; 8: 25-30.

Brown P. Pathophysiology of spasticity. J Neurol Neurosurg Psychiatry 1994; 57: 773-777.

Burke D. Spasticity as an adaptation to pyramidal tract injury. In: Waxman SG, editor. Advances in Neurology: Functional Recovery in Neurological Disease. New York: Raven Press 1988: 401-423.

Burridge JH, Wood DE, Hermens HJ, et al. Theoretical and methodological considerations in the measurement of spasticity. Disabil Rehabil 2005; 27: 69-80.

Canning CG, Ada L, Adams R, O'Dwyer NJ. Loss of strength contributes more to physical disability than loss of dexterity. Clin Rehabil 2004; 18: 300-308.

Carr JH, Shepherd RB. A Motor Relearning Programme for Stroke. Aspen, 1983.

Carr JH, Shepherd RB, Ada L. Spasticity: Research findings and implications for intervention. Physiotherapy 1995; 81: 421-427.

Ching-Lin H, Ching-Fan S, I-Ping H, Chun-Hou W. Trunk control as an early predictor of comprehensive activities of daily living function in stroke patients. Stroke 2002;33: 2626-2630.

Cornall C. Self-propelling wheelchairs: the effect on spasticity in hemiplegic patients. Physiother Theory Pract 1991; 7: 13-21.

Craik RL. Recovery processes: maximizing function. In: Contemporary Management of Motor Control Problems. Proceedings of the II Step Conference 1991: 165-173.

Cramer SC, Bastings EP. Mapping clinically relevant plasticity after stroke. Neuropharmacology 2000; 39: 842-851.

Cramer SC, Nelles G, Benson RR, et al. A functional MRI study of subjects recovered from hemiparetic stroke. Stroke 1997; 28: 2518-2527.

Dietz V, Colombo G, Jensen L, Baumgartner L. Locomotor capacity of spinal cord in paraplegic patients. Ann Neurol 1995; 37: 574-582.

Dietz V, Wirz M, Jensen L. Locomotion in patients with spinal cord injuries. Phys Ther 1997; 77(5): 508-516. Review.

Dvir Z, Panturin E. Measurement of spasticity and associated reactions in stroke patients before and after physiotherapeutic intervention. Clin Rehabil 1993; 7: 15- 21.

Edwards S. Neurological Physiotherapy, a Problem Based Approach. 1st ed. Edinburgh: Churchill Livingstone, 1996.

Given JD, Dewald JPA, Rymer WZ. Joint dependent passive stiffness in paretic and contralateral limbs of patients with hemiparetic stroke. J Neurol Neurosurg Psychiatry 1995; 59: 271-279.

Goldspink G, Williams P. Muscle fibre and connective tissue changes associated with use and disuse. In: Ada L, Canning C, editors. Key Issues in Neurological Physiotherapy. Stoneham: Butterworth-Heinemann, 1990: 197-215.

Hufschmidt A, Mauritz K-H. Chronic transformation of muscle in spasticity: a peripheral contribution to increased tone. J Neurol Neurosurg Psychiatry 1985; 48: 676-685.

Johnson GR. Editorial. Disabil Rehabil 2005; 27(1/2): 1.

Lance JW. Symposium synopsis. In: Feldman RG, Young RR, Koella WP, editors. Spasticity: Disordered Motor Control. Chicago, IL: Year Book Medical Publishers, 1980: 485-94.

Marque PH, Felez A, Puel M, et al. Impairment and recovery of left motor function in patients with right hemiplegia. J Neurol Neurosurg Psychiatry 1997; 62: 77-81.

Massion J, Woollacott MH. Posture and equilibrium. In: Bronstein AM, Brandt T, Woollacott M, editors. Clinical Disorders of Balance, Posture and Gait. London: Arnold, 1996: 1-18.

Myhr KM. Multiple sclerosis: etiology, interferon treatment and prognosis. Doctoral thesis. The National Multiple Sclerosis Centre, Department of Neurology, Haukelan University Hospital, University of Bergen, Norway 2001.

O'Dwyer NJ, Ada L, Neilson PD. Spasticity and muscle contracture following stroke. Brain 1996; 119: 1737-1749.

Pandyan AD, Gregoric M, Barnes MP, et al. Spasticity: clinical perceptions, neurological realities and meaningful measurement. Disabil Rehabil 2005, 27: 2-6.

Patten C, Lexell J, Brown HE. Weakness and strength training in persons with poststroke hemiplegia. Rationale, method and efficacy. J Rehabil Res Dev 2004; 41: 293-312.

Platz T, Eickhof C, Nuyens G, Vuadens P. Clinical scales for the assessment of spasticity, associated phenomena, and function: a systematic review of the litterature. Disabil Rehabil 2005; 27: 7–18.

Rothwell J. Control of Human Voluntary Movement. London: Chapman & Hall, 1994.

Shumway-Cook A, Woollacott M. Motor Control. Translating Research into Clinical Practice. 3rd ed. Philadelphia: Lippincott Williams and Wilkins, 2006.

Soderlund A, Malterud K. Why did I get chronic fatigue syndrome? Scan J Primary Health Care 2005; 23: 242–247.

Stephenson R, Edwards S, Freeman J. Associated reactions: their value in clinical practise? Physiother Res Int 1998; 3: 69–81 (plus discussion).

Stokes M. Neurological Physiotherapy. London: Mosby, 1998.

Thilmann AF, Fellows SJ, Garms E. Pathological stretch reflexes on the "good" side of hemiparetic patients. J Neurol Neurosurg Psychiatry 1990; 53: 208–214.

Toft E. Mechanical and electromyographic stretch responses in spastic and healthy subjects. Acta Neurol Scand 1995; Suppl 163; 92: 1–24.

Turton A, Pomeroy V. When should upper limb function be trained after stroke? Evidence for and against early intervention. Neurorehabilitation 2002; 17: 215–224.

Tyldesley B, Grieve JI. Muscles, nerves and movement. Kinesiology in daily living. Oxford: Blackwell Science Ltd, 1996.

Verheyden G, Nieuwboer A, Mertin J, Kiekens C, De Weerdt W. The trunk impairment scale: a new tool to measure motor impairment of the trunk after stroke. Clin Rehabil 2004; 18: 326–334.

Voerman GE, Gregoric M, Hermens HJ. Neurophysiological methods for the assessment of spasticity: the Hoffmann reflex, the tendon reflex, and the stretch reflex. Disabil Rehabil 2005; 27: 33–68.

Ward NS, Cohen LG. Mechanisms underlying recovery of motor function after stroke. Arch Neurol 2004; 61: 1844–1848.

Wikipedia, the free encyclopedia, last modified 2 January 2006 (available at: http://en.wikipedia.org/wik).

Wood DE, Burridge JH, van Wijck FM, et al. Biomechanical approaches applied to the lower and upper limb for the measurement of spasticity: a systematic review of the literature. Disabil Rehabil 2005; 27: 19–32.

Yarkony GM, Sahgal V. Contractures. Clin Orthop Relat Res 1987; 219: 93–96.

2 理学療法

Aaslund M. Treadmill training—is it different from overground walking? Master Degree dissertation, Section for Physiotherapy Science, Department of Public Health and Primary Health Care, Faculty of Medicine, Bergen, Norway 2006.

Ada L, Canning C. Anticipating and avoiding muscle shortening. In: Ada L, Canning C, eds. Key Issues in Neurological Physiotherapy. Stoneham: Butterworth-Heinemann, 1990: 219–224.

Albany K. Rehabilitation for patients receiving Botox for spasticity. Considerations for function and efficacy. We Move, Worldwide Education and Awareness for Movement Disorders. Mt Sinai Medical Center, New York, 1995.

Allum JH, Honegger F. Interactions between vestibular and proprioceptive inputs triggering and modulating human balance-correcting responses differ across muscles. Exp Brain Res 1998; 121: 478–494.

Allum J, Bloem B, Carpenter M, Verschuuren J, Honegger F. Triggering of balance corrections and compensatory strategies in a patient with total leg proprioceptive loss. Exp Brain Res 2002; 142: 91–107.

Åsberg KH. Orthostatic tolerance training of stroke patients in general medical wards. Scan J Rehabil Med 1989; 21: 179–185.

Ashburn A, Lynch M. Disadvantages og the early use of wheelchairs in the treatment of hemiplegia. Clin Rehabil 1988; 2: 327–331.

Bader-Johansson C. Grundmotorik Studentlitteratur, Lund, 1991.

Bakheit AMO, Fedorova NV, Skoromets AA, Timerbaeva SL, Bhakta BB, Coxon L. The beneficial antispasticity effect of botulinum toxin type A is maintained after repeated treatment cycles. J Neurol Neurosurg Psychiatry 2004;75;1558–1561.

Baykousheva-Mateva V, Mandaliev A. Artificial feedforward as preparatory motor control in postictal hemiparesis. Electromyogr Clin Neurophysiol 1994; 34: 445–448.

Berg-Johnsen J, Røste GK, Solgaard T, Lundar T. Kontinuerlig intratekal infusjon med baklofen. Tidsskr Nor Lægefoen 1998; 21: 3256–3260.

Bergland A. Postural kontroll. Bevegelsens skygge Fysioterapeuten 1994; 15: 18–24.

Bharadwaj K, Sugar TG, Koeneman EJ. Design of a robotic gait trainer using spring over muscle actuators for ankle stroke rehabilitation. J Biomech Eng 2005; 127: 1009–13.

Bobath B. Adult Hemiplegia: Evaluation and Treatment. 2nd ed. Oxford: Heinemann,1978.

Bobath B. Hemiplegia, Evaluation and Treatment. 3rd ed. Oxford: Heinemann, 1990.

Borgmann R. Behandling av spastisk torticollis med botulinumtoxin A. Tidsskr Nor Lægeforen 1997; 13: 1889–91.

Bridgewater KJ, Sharpe MH. Trunk muscle performance in early Parkinson's disease. Phys Ther 1998; 78: 566–576.

Brodal P. Sentralnervesystemet. 2nd ed. Oslo: Tano, 1995.

Brodal P. Sentralnervesystemet. 3rd ed. Oslo: Universitetsforlaget; 2001.

Brodal P. Det nevrobiologiske grunnlaget for balanse. Fysioterapeuten 2004; 8: 25–30.

Brooks VB. The Neural Basis for Motor Control. Oxford: Oxford University Press, 1986.

Brown LA, Shumway-Cook A, Woollacott MH. Attentional demands and postural recovery. J Gerondontol 1999; 54A: M165–171.

Bussel B, Roby-Brami A, Neris OR, Yakoleff A. Evidence for a spinal stepping generator in man. Electrophysiological study. Acta Neurobiol Exp 1996; 56: 465–468.

Caillet R. The Shoulder in Hemiplegia. New York: FA Davies, 1980.

Canning CG, Ada L, Adams R, O'Dwyer NJ. Loss of strength contributes more to physical disability than loss of dexterity. Clin Rehabil 2004; 18: 300–308.

Casadio M, Morasso P, Sanguineti V, Giannoni P. Impedance-controlled, minimally-assistive robotic training of severely impaired hemiparetic patients. Proceedings of the 1st IEEE/RAS-EMBS International Conference "Biomedical Robotics and Biomechatronics", February 20–22, 2006, Pisa (Italy), art. 227.

Chen PT, Liaw MY, Wong MK, Tang FT, Lee MY, Lin PS. The sit-to-stand movement in stroke patients and its correlation with falling. Arch Phys Med Rehabil 1998; 79: 1043–1046.

Cheng PT, Chen CL, Wang CM, Hong WH. Leg muscle activation patterns of sit-to-stand movement in stroke patients. Am J Phys Med Rehabil 2004; 83: 10–16.

Childers MK, Stacy M, Cooke DL, Stonnington HH. Comparison of two injection techniques using botulinum toxin in spastic hemiplegia. Am J Phys Med Rehabil 1996; 17: 462–469.

Cornall C. Self propelling wheelchairs: the effect on spasticity in hemiplegic patients. Physiother Theory Pract 1991; 7: 13–21.

Cromwell SJ, Paquette ML. The effect of botulinum toxin A on the function of a person with poststroke quadriplegia. Phys Ther 1996; 74: 395–402.

Davies PM. Steps to Follow. Berlin: Springer-Verlag, 1985.

Davies PM. Skridt for skridt. 2nd ed. FADL, 2001

Di Fabio RP, Emasithi A, Paul S. Validity of visual stabilization conditions used with computerized dynamic platform posturography. Acta Otolaryngol 1998; 118: 449–454.

Dickstein R, Shefi S, Marcovitz E, Villa Y. Anticipatory postural adjustments in selected trunk muscles in poststroke hemiparetic patients. Arch Phys Med Rehabil 2004; 85: 261–267.

Dietz V. Human neuronal control of automatic functional movements: interaction between central programs and afferent input. Physiol Rev 1992; 72: 33–69.

Edwards S. Neurological Physiotherapy, a problem based approach. 1st ed. Edinburgh: Churchill Livingstone, 1996.

Encyclopedia and Dictionary of Medicine, Nursing and Allied Health. 5th ed. Philadelphia: WB Saunders, 1992.

Feys HM, De Weerdt WJ, Selz BE, et al. Effect of a therapeutic intervention for the hemiplegic upper limb in the acute phase after stroke. Stroke 1998; 29: 785–792.

Gentile AM Skill acquisition: action, movement and neuromotor processes. In: Carr JH, Shephard RB, Gordon J, Gentile AM, Held JM, eds. Theoretical implications for therapeutic intervention. I: Movement science—Foundations for physical therapy and rehabilitation. Rockville, MD: Aspen Publishers, 1987: 93–154.

Geurts ACH, Mulder TW, Nienhuis B, Rijken RAJ. Influence of orthopedic footwear on postural control in patients with hereditary motor and sensory neuropathy. J Rehabil Sci 1992; 5: 3–9.

Geurts ACH, Visschers BAJT, van Limbeek J, Ribbers GM. Systematic review of aetiology and treatment of post-stroke hand oedema and shoulder-hand syndrome. Scand J Rehabil Med 2000; 32: 4–10.

Gjerstad L, Kerty E, Nyberg-Hansen R. Behandling av focale dystonier med botulinumtoxin. Tidsskr Nor Lægeforen 1991; 111: 2637–2639.

Harrison MA. Physiotherapy in stroke management, Edinburgh: Churchill Livingstone, 1995.

Held JM. Recovery of function after brain damage: Theoretical implications for recovery of function. In: Carr JH, Shephard RB, Gordon J, Gentile AM, Held JM, eds. Theoretical implications for therapeutic intervention. I: Movement science—Foundations for physical therapy and rehabilitation. Rockville, MD: Aspen Publishers, 1987: 155–177.

Horak F, Henry S, Shumway-Cook A. Postural perturbations: new insight for treatment of balance disorders. Phys Ther 1997; 5: 517–533.

Horak FB, Nashner LM. Central programming of postural movements: adaptation to altered support-surface configurations. J Neurophysiol 1986; 55: 1369–1381.

Hsieh CL, Sheu CF, Hsueh IP, Wang CH. Trunk control as an early predictor of comprehensive activities of daily living function in stroke patients. Stroke 2002; 33: 2626–2630.

Hunter M, Hoffman M. Postural control, visual and cognitive manipulations. Gait Posture 2001; 13: 41–48.

ICF. Internasjonal klassifikasjon av funksjon, funksjonshemming og helse. Sosial og helsedirektoratet. Trondheim: Aktietrykkeriet 2001.

Jacobs T, Muller JAA, Schultz AB. Trunk position sense in the frontal plane. Exp Neurol 1985; 90: 129–138.

Jeka JJ. Light touch as a balance aid. Phys Ther 1997; 77: 476–487.

Jeka JJ, Lackner JR. Fingertip contact influences human postural control. Exp Brain Res 1994; 100: 495–502.

Karnath HO, Ferber S, Dichgans J. The origin of contraversive pushing. Evidence of a second graviceptive system in humans. Neurology 2000a; 55: 1298–1304.

Karnath HO, Ferber S, Dichgans J. The neural representation of postural control in humans. Proc Natl Acad Sci USA 2000b; 97: 13031–13036.

Karnath HO, Brötz D, Götz A. Klinik, ursache und therapie der pusher-symptomatik. Der Nervenarzt 2001; 2: 86–92.

Kavounoudias A, Roll R, Roll JP. The plantar sole is a "dynamometric map" for human balance control. Neuroreport 1998; 9: 3247–3252.

Kerty E, Stien R. Behandling av spastisitet med botulinum toxin. Tidsskr Nor Lægeforen 1997; 14: 2022–2024.

Kidd G, Lawes N, Musa I. Understanding Neuromuscular Plasticity London: Edward Arnold, 1992.

Kim Y-H, Park J-W, Ko M-H, Jang S-H, Lee PKW. Plastic changes of motor network after constraint-induced movement therapy. Yonsei Med J 2004; 2: 241–246.

Kwakkel G, van Peppen R, Wagenaar RC, et al. Effects of augmented exercise therapy time after stroke: a meta-analysis. Stroke 2004; 35: 2529–2539.

Lee MY, Wong MK, Tang FT, Cheng PT, Lin PS. Comparison of balance responses and motor patterns during sit-to-stand task with functional mobility in stroke patients. Am J Phys Med Rehabil 1997; 76: 401–410.

Leivseth G, Torstensson J, Reikerås O. Effect of passive muscle stretching in osteoarthritis of the hip. Clin Sci 1989; 76: 113–117.

Liepert J, Bauder H. Miltner WHR, Taub E, Weiller, C. (2000). Treatment-induced massive cortical reorganization after stroke in humans. Stroke 2000; 31: 1210–1216.

Lin K-C, Cermak SA, Kinsbourne M, Trombly CA. Effect of left-sided movements on line bisection in unilateral neglect J Int Neuropsychol Soc 1996; 2: 404–411.

Ljunggren AE Føtter. Enkle tanker omkring fotens biomekanikk Fysioterapeuten 1984; 51: 644– 650.

Lösslein H, Kolster F. Posturaler hemineglect—Neubewertung des pushersyndroms und vorsläge der therapie. Krankengymnastik 2001, 1.

Lum PS, Burgar CG, Shor PC, Majmundar M, Van der LM. Robot-assisted movement training compared with conventional therapy techniques for the rehabilitation of upper-limb motor function after stroke. Arch Phys Med Rehabil 2002; 83: 952–959.

Luria ARH. En introduksjon til nevropsykologien. Nyt Nordisk Forlag:Arnold Busck, 1989.

Macaluso A, Vito G De. Muscle strength, power and adaptations to resistance in older people. Eur J Appl Physiol 2004; 91(4): 450–472. Epub 2003.

MacKay-Lyons M. Central pattern generation of locomotion: a review of the evidence. Phys Ther 2002; 82: 69–83.

Magnusson M, Johansson K, Johansson BB. Sensory stimulation promotes normalisation of postural control after stroke. Stroke 1994; 25: 1176–1180.

Maki EB, McIlroy WE, The role of limb movements in maintaining upright stance: the 'change-in-support' strategy. Phys Ther 1997; 77: 488–507.

Massion J. Movement, posture and equilibrium. Prog Neurobiol 1992; 38: 35–56.

Massion J. Postural control system. Curr Opin Neurobiol 1994; 4: 877–887.

Massion J, Woollacott MH. Posture and equilibrium. In: Bronstein AM, Brandt T, Woollacott M, editors. Clinical Disorders of Balance, Posture and Gait. London: Arnold, 1996.

Mayer PF, Oddson LIE, De Luca SJ. The role of plantar cutaneous sensation in unpertubed stance. Exp Brain Res 2004; 156: 505–512.

Mayston M. Problem solving in neurological physiotherapy. In: Edwards S, editor. Neurological Physiotherapy. A problem Solving Approach. Edinburgh: Churchill Livingstone, 2001.

Morningstar MW, Pettibon BR, Schlappi H, Schlappi M, Ireland TV. Reflex control of the spine and posture: a review of the literature from a chiropractic perspective. Chiropr Osteopathy 2005; 13: 16–33.

Morris ME, Summers JJ, Matyas TA, Iansek R. Current status of the motor program. Phys Ther 1994; 74: 738–752.

Moseley A, Stark A, Cameron I, Pollock A. Treadmill training and body weight support for walking after stroke. Cochrane Database Syst Rev 2003; (3): CD002840. Update in: Cochrane Database Syst Rev 2005; (4): CD002840.

Mudge S, Rochester L. Neurophysiological rationale of treadmill training: evaluating evidence for practice. NZ J Physiother 2001; 2: 6–15.

Muir GD, Steeves JD. Sensorimotor stimulation to improve locomotor recovery after spinal cord injury. Trends Neurosci 1997; 20: 72–77.

Mulder T. A process-oriented model of human behavior. Phys Ther 1991; 71: 157–164.

Mulder T. Current ideas on motor control and learning: implications for therapy. In: Illis LS, editor. Spinal Cord Dysfunction. Intervention and Treatment, Vol. II. Oxford: Oxford University Press, 1992: 187.

Mulder T, Pauwells J, Nienhuis B. Motor recovery following stroke: towards a disability-oriented assessment of motor dysfunctions. In: Harrison M, editor. Physiotherapy in Stroke Management. Edinburgh: Churchill Livingstone, 1995: 275–282.

Mulder T, Nienhuis B, Pauwels J. The assessment of motor recovery: a new look at an old problem. J Electromyogr Kinesiol 1996; 6: 137–145.

Musa I. The role of afferent input in the reduction of spasticity; an hypothesis Physiotherapy 1986; 72: 179–182.

Nashner LM Adaptation of human movement to altered environments. TINS 1982: 358–361.

Nawoczenski DA, Satzman CL, Cook TM. The effect of foot structure on the three-dimentional kinematic coupling behavior of the leg and rear foot. Phys Ther 1998; 78: 404–416.

Nelles G. Cortical reorganisation—effects of intensive therapy. Restorative Neurol Neurosc 2004; 22: 239–244.

Normann B. Individualisering i nevrologisk fysioterapi. Bobathkonseptet. Hjerneslagpasienter–behandling og kunnskapsgrunnlag. Hovedfagsoppgave i helsefag, flerfaglig studieretning. Avdeling for sykepleie og helsefag, IKM, Med.fak. Universitetet i Tromsø 2004.

Nudo RJ, Wise BM, SiFuentes F, Milliken GW. Neural substrates for the effects of rehabilitative training on motor recovery after ischemic infarct. Science 1996; 272: 1791–1794.

O'Brian CF. Overview of clinical trials and published reports of botulinum toxin for spasticity. Eur J Neurol 1997; 4(Suppl. 2): S11-S13.

Paillard J. Basic neurophysiological structures of eye–hand coordination. In: Williams HG, editor. Growth, Motor Development and Physical Activity Across the Life-span. Columbia: University of South Carolina Press, 1990: 26–74.

Paillard J. Body schema and body image—a double dissociation in deafferented patients. In: Gantchev GN, Mori S, Massion J, editors. Motor control, today and to-morrow. Sofia, Bulgaria: Drinov Academic Publishing House, 1999: 197–214.

Pandyan AD, Gregoric M, Barnes MP, et al. Spasticity: Clinical perceptions, neurological realities and meaningful measurement. Disabil Rehabil 2005; 27: 2–6.

Patten C, Lexell J, Brown HE. Weakness and strength training in persons with poststroke hemiplegia. Rationale, method and efficacy. J Rehabil Res Dev 2004, 41; 3A: 293–312.

Perennou DA, Leblond C, Amblard B, Micallet JP, Rouget E, Pelissier JY. The polymodal sensory cortex is crucial for controlling lateral stability. Evidence from stroke. Brain Res Bull 2000; 53: 359–365.

Prince F, Winter DA, Stergiou P, Walt SE. Anticipatory control of upper body balance during human locomotion. Gait Posture 1994; 2: 19–25.

Robertson IH, Halligan PW, Marshall JC. Prospects for the rehabilitation of unilateral neglect. In: Robertson IH, Marshall JC, editors. Unilateral neglect: clinical and experimental studies. Hove, UK: Lawrence Erlbaum Ltd., 1993: 279–292.

Robertson IH, Hogg K, McMillan TM. Rehabilitation of unilateral neglect: improving function by contralesional limb activation. Neuropsychol Rehabil 1998; 8: 19–29.

Rosenbaum DA. Human Motor Control. New York: Academic Press Inc., 1991.

Rothwell J. Control of Human Voluntary Movement. London: Chapman & Hall, 1994.

Sahrmann SA. Posture and Muscle Imbalance. Physiotherapy 1992; 78: 1.

Sahrmann SA. Diagnosis and Treatment of Movement Impairment Syndromes. Edinburgh: Mosby, 2002.

Schäger ST, Kool JP. Pushen: Syndrom oder Symptom?—Eine Literaturübersicht. Krankengymnastik 2001: 1.

Schleichkorn J. The Bobaths. A Biography of Berta and Karel Bobath. USA: Therapy Skill Builders, 1992.

Schmidt RA. Motor learning principles for physical therapy. In: Listen MJ, editor. Contemporary Management of Motor Control Problems. Proceedings of the II-Step Conference, 1991: 49–63. Alexandria, VA: Foundation for Physical Therapy.

Schultz C. Massasjens fysiologiske virkninger. Fysioterapeuten 1997; 4: 12–15.

Shumway-Cook A, Woollacott M. Motor Control. Translating Research into Clinical Practice. 3rd ed. Philadelphia: Lippincott Williams and Wilkins, 2006.

Slijper H, Latash M. The effects of instability and additional hand support on anticipatory postural adjustments in leg, trunk, and arm muscles during standing. Exp Brain Res 2000; 135: 81–93.

Smedal T, Gjelsvik B, Lygren H, Borgmann R, Waje-Andreassen U, Grønning M. Botulinum toxin A and effect on spasticity. Tidsskr Nor Lægeforen 2001; 121: 3277–3280.

Smedal T, Lygren H, Myhr K-M, et al. Balance and gait improved in patients with MS after physiotherapy based on the Bobath concept. Physiother Res Int 2006; 11(2): 104–116.

Smidt GL. Gait in Rehabilitation. Clinics in Physical Therapy. Edinburgh: Churchill Livingstone, 1990.

Sunderland A, Tinson DJ, Bradley EL, Fletcher D, Langton Hewer R, Wade DT. Enhanced physical therapy improves recovery of arm function after stroke. J Neurol Neurosurg Psychiatry 1992; 55: 530–535.

Taber's Cyclopedic Medical Dictionary. 18th ed. Thomas CL: FA Davies Company, 1997.

Taub E, Uswatte G, Pidikiti R. Constraint-Induced Movement Therapy: A new family of techniques with broad application to physical rehabilitation—

a clinical review. J Rehabil Res Devel 1999; 36: 237-251.

Taylor BA, Ellis E, Haran H. The reliability of measurement of postural alignment to assess muscle tone change. Physiotherapy 1995; 81: 485-490.

Thornquist FE. Kroppens spennende samspill Fysioterapeuten 1984; 51: 636-643.

Umphred D. Merging neurophysiologic approaches with contemporary theories. In: Listen MJ, editor. Contemporary Management of Motor Control Problems. Proceedings of the II-Step Conference 1991: 127-130. Alexandria, VA: Foundation for Physical Therapy.

Virji-Babul N. Effects on post-operative environment on recovery of function following brain damage: a brief literature review. Physiotherapy 1991; 77: 587-590.

Wade M, Jones G. The role of vision and spatial orientation in the maintenance of posture. Phys Ther 1997; 77: 619-628.

Whiting J, Vereijken B. The acquisition of coordination in skill learning International J Sport Psychol 1993: 343-357.

Whittle MW. Gait analysis, an introduction. 2nd ed. Oxford: Butterworth-Heinmann, 1996.

WHO. Inernational Classification of Functioning, Disability and Health (ICF), Geneva. 2006 (http://www.who.int/classifications/icf/en/).

Winstein C, Wing AM, Whitall J. Motor control and learning principles for rehabilitation of upper limb movements after brain injury. In: Grafmann J and Robertson LH, editors. Handbook of Neuropsychology, 2nd ed. Vol. 9. Edinburgh: Elsevier Science 2003: 77-137.

Yavuzer G, Ergin S. Effect of an arm sling on gait pattern in patients with hemiplegia. Am Phys Med Rehabil 2002; 83: 960-963.

Yekuitiel M, Guttman E. A controlled trial of the retraining of the sensory function of the hand in stroke patients J Neurol Neurosurg Psychiatry 1993; 56: 241-244.

Zoltan B, Siev E, Freishtat B. The Adult Stroke Patient: A Manual for Evaluation and Treatment of Perceptual and Cognitive Dysfunction, 2nd ed. New Jersey: Slack Inc., 1991.

3 評価

American College of Sports Medicine (ARCM). Resource manual for guidelines for exercise testing and prescription. Philadelphia: Lea and Febiger, 1988.

Benaim C, Perennou DA, Villy J, Rousseaux M, Pelissier JY. Validation of a postural assessment scale for stroke (PASS). Stroke 1999; 30: 1862-1868.

Berg K, Wood-Dauphinee S, Williams JI, Gayton D. Measuring balance in the elderly: preliminary development of an instrument. Physiother Can 1989; 41: 304-11.

Berg K, Wood-Dauphinee S, Williams JI, Maki B. Measuring balance in the elderly: validation of an instrument. Can J Public Health 1992; 83: 7-11.

Berg K, Wood-Dauphinee S, Williams JI. The Balance scale: reliability assessment with elderly residents and patients with an acute stroke. Scand J Rehabil Med 1995; 27: 27-36.

Bergland A. Bergs balanseskala. Postural kontroll−balanse. Kompendium Undersøkelser−skalaer. MSc Thesis 1999a: 76-80 (e-mail address: astrid.bergland@hf.hio.no).

Bergland A. Functional reach. Postural kontroll−balanse. Kompendium Undersøkelser−skalaer. MSc Thesis 1999b: 35-38 (e-mail address: astrid.bergland@hf.hio.no).

Bergland A. Et-bens stående. Postural kontroll−balanse. Kompendium Undersøkelser−skalaer. MSc Thesis 1999c: 27-30 (e-mail address: astrid.bergland@hf.hio.no).

Bergland A. Timed up and go. Postural kontroll− balanse. Kompendium Undersøkelser−skalaer MSc Thesis. 1999d: 57-60 (e-mail address: astrid.bergland@hf.hio.no).

Bilney B, Morris M, Webter K. Concurrent related validity of the GAITRite walkway system for Quantification of the spatial and temporal parameters of gait. Gait Posture 2003; 17: 68-74.

Borg G. Perceived exertion as an indicator of somatic stress. Scand J Rehabil Med 1970; 2-3: 92-98.

Buckworth J, Dishman RK. Perceived exertion. In: Biddle SJH, Mutrie N. Exercise psychology. Champaign, IL: Human Kinetics, 2002: 256-84.

Enright PL. The six-minute walk test. Respir Care 2003; 48: 783-785.

Finch E. Physical rehabilitation outcome measures: a guide to enhanced clinical decision-making, 2nd ed. Philadelphia: Lippincott Williams & Wilkins, 2002.

Geurts ACH, Visschers BAJT, Limbeek J van, Ribbers GM. Systematic review of aetiology and treatment of post-stroke hand oedema shoulder−hand syndrome. Scand J. Rehabil Med 2000; 32: 4-10.

Guyatt GH, Townsend M, Pugsley O. Bronchodilators in chronic air-flow limitation. Am Rev Respir Dis 1987; 135: 1069-1074.

Hesse S, Jahnke MT, Schaffrin A, Lucke D, Reiter F, Konrad M. Immediate effects of therapeutic facilitation on the gait of hemiparetic patients as compared with walking with and without a cane. Electroencephal Clin Neurophysiol 1998; 109: 515-522.

Hsieh CL, Sheu CH, Hsueh IP, Wang CH. Trunk control as an early predictor of comprehensive activities of daily living function in stroke patients. Stroke 2002; 33: 2626-2630.

ICF. The International Classification of Functioning, Disability and Health. Geneva: WHO 2006 (http://www.who.int/classifications/icf/en/).

ICF. International Classification of Functioning. Disability and Health by the World Health Organization. Endorsed by the Fifty-fourth World Health Assembly for international use on May 22, 2001 (resolution WHA54.21).

ICIDH-2. International Classification of Functioning and Disability. Beta-2 Draft, Short Version. Geneva: WHO, 1999.

Kaasa S, Lode JH. Patient evaluation and outcome measures; quality of life in palliative medicine—principles and practice. In: Doyle D, Hanks GWC, MacDonald N, editors. Oxford Textbook of Palliative Medicine. 3rd ed. Oxford: Oxford University Press, 2004: 196-210.

Kavounoudias A, Roll R, Roll JP. The plantar sole is a 'dynamometric map' for human balance control. Neuroreport 1998; 9: 3247-3252.

Lacasse Y, Wong E, Guyatt GH, King D, Cokk DJ, Goldstein RS. Meta-analysis of respiratory rehabilitation in chronic obstructive pulmonary disease. Lancet 1996; 348: 1115-1119.

Lennon S. Gait re-education based on the Bobath Concept in two patients with hemiplegia following stroke. Phys Ther 2001; 81: 924-935.

Lie I. Rehabilitering og habilitering. Ad Notam Gyldendal, 1998.

Lord SE, Halligan PW, Wade DT. Visual gait analysis: the development of a clinical assessment and scale. Clin Rehabil 1998; 12: 107-119.

Lord SR, Menz HB. Physiologic, psychologic, and health predictors of 6-minute walk performance in older people. Arch Phys Med Rehabil 2002; 83: 907-911.

Malterud K. Qualitative research: standards, challenges, and guidelines. Lancet 2001a; 358: 483-488.

Malterud K. The art and science of clinical knowledge: evidence beyond measures and numbers. Lancet 2001b; 358: 397-400.

Mayer PF, Oddson LI, De Luca CJ. The role of plantar cutaneous sensation in unperturbed stance. Exp Brain Res 2004; 156: 505-512.

Moe-Nilssen R. A new method for evaluating motor control in gait under real-life environmental conditions. Part 2: Gait analysis. Clin Biomech 1998; 13: 328-335.

Monaghan J, Channell K, McDowell D, Sharma AK. Improving patient and carer communication, multidisciplinary team working and goal-setting in stroke rehabilitation. Clin Rehabil 2005; 19: 194-199.

Podsiadlo D, Richardson S. The timed "Up&Go": a test of basic functional mobility for frail elderly persons. J Am Geriatr Soc 1991; 39: 142-48.

Rehabilitering. Et liv i verdighet. Sosial-og helsedepartementet (I-0863 B og N).

Rehabiliteringsmagasinet Bris. Rikstrygdeverket, 1 (1998).

Schleichkorn J. The Bobaths. A biography of Berta and Karel Bobath. USA: Therapy Skill Builders, 1992.

Shumway-cook A, Woollacott MH. Motor Control: Theory and Practical Applications. Philadelphia: Lippincott Williams and Wilkins; 2001.

Solway S, Brooks D, Lacasse Y. A qualitative systematic overview of the measurement properties of functional walk tests used in the cardiorespiratory domain. Chest 2001; 119: 256-270.

Thorban LDB, Newton RA. Use of Berg Balance Scale to predict falls in elderly persons. Phys Ther 1996; 76: 576-82.

Troll i Ord. Brukermedvirkning på alvor. Kommuneforlaget, 1995.

Verheyden G, Nieuwboer A, Mertin J, Preger R, Kiekens C, De Weerdt W. The trunk impairment scale: a new tool to measure motor impairment of the trunk after stroke. Clin Rehabil 2004; 18: 326-334.

Verheyden G, Nieuwboer A, Feys H, Thijs V, Vaes K, De Weerdt W. Discriminant ability of the trunk impairment scale: a comparison between stroke patients and healthy individuals. Disabil Rehabil 2005; 27: 1023-1028.

Verheyden et al. 2006 a:
Verheyden G, Vereeck L, Truijen S, Troch M, Herregodts I, Lafosse C, Nieuwboer A, De Weerdt W. Trunk performance after stroke and the relationship with balance, gait and functional ability. Clinical Rehabilitation 2006; 20: 451- 458

Verheyden et al. 2007:
Verheyden G, Nieuwboer A, De Wit L, Feys H, Schuback B, Baert I, Jenni W, Schupp W, Thijs V, De Weerdt W. Trunk performance after stroke: an eye-catching predictor of functional outcome. J Neurol Neurosurg Psychiatry 2007 Jul;78(7):694-8

Verheyden et al. 2006 b:
Verheyden G, Nuyens G, Nieuwboer A, Van Asch P, Ketelae P, De Weerdt W. Reliability and Validity of Trunk Assessment for People With Multiple Sclerosis. Phys Ther. 2006;86:66 –76

索引

イタリックは図版のみの掲載ページを示す。

GAITRite 164

あ

アームスリング 140, 141
アストロサイト 54
安静時筋緊張 11
安定性 75, 83
　股関節の安定性を訓練する 130
遺伝 49
遺伝子発現、可塑性 50
移動―重心移動を参照
飲食評価 150
陰性徴候 59
運動 66, 68, 71-77
　運動の質 152-154
　運動パターン 77, 77, 152, 159
　活動 124-125
　機能的活動 110-112
　コントロール 45, 68-69, 111-116, 153, 159
　視覚の役割 18
　姿勢コントロール　ステッピングを参照
　正常運動からの逸脱 81-89
　促通 119-124
　立ち直り 77-78, 79, 80
　他動運動 125
　非共同運動パターン 62
　評価 145, 150-159
　末梢部刺激の影響 116
運動技能トレーニング 53
運動最終域の振戦 39
運動単位 79
　漸動員 7, 81
運動パターン 77, 77
運動プログラム記憶 37
運動野 17
エアーキャスト 139
遠位部キーエリア 109-110

か

回旋 70, 77
海馬 54
回復 74
　自然回復 81
下オリーブ 33-35, 37
過活動 58
過緊張 12-13, 154
下行性経路 26, 30
籠状細胞 35
過伸展による筋弱化 14
可塑性 47-57
　遺伝子発現 50-51
　機能 48-49
　筋線維 6
　構造 47
　神経組織栄養因子 51
　神経細胞の再生 54
　側芽 52-53, 52
　大脳皮質マップ 53-54, 80
　臨床との関連 54-57
　連合反応 61
肩
　亜脱臼 140
　装具 141
下腿三頭筋 65
肩手症候群 157
片麻痺 30, 33
課題の転移 130
活動測定 164-165
過敏性 32, 54, 88
顆粒細胞 35
感覚単位 21
感覚評価 154, 160-161
感覚野 15, 15
観察 149, 151
　評価を参照

関節位置覚　21
　　評価　155
臥位　背臥位や側臥位の姿勢セットを参照
学習　47, 52, 53-56, 66-67, 81
　　運動学習　37, 39, 112
　　記憶　130
キーエリア　108-110
　　遠位部　109-110
　　近位部　109
　　セントラル　108-109
　　評価　152-153
記憶　49
　　潜在的（implicit）（非陳述：nondeclarative）記憶
　　　　49
　　明示的（explicit）（叙述的：declarative）記憶
　　　　49
基底核　39-42, 39, 41
機能解離　53
機能障害と健康　144-147
　　区分　145-146
機能的活動
　　症例報告　170, 194, 196
　　評価　148-150, 170, 196
基本姿勢　90-91
　　座位　95, 97-98
　　　　姿勢セットを参照
　　立位　91, 92
客観的な活動的目標（SMART）　165
客観的な目標設定　165
器用さ　76
　　消失　59-60
球状核　35
橋小脳　35, 35
協調運動障害　39
強直性発作　13
筋線維　6-9
　　拘縮　65
　　　　骨格筋を参照
　　錘内線維　9
　　タイプ1　6-7
　　タイプ2　7
　　タイプ2B　7
　　病的変化　14, 63
筋緊張（筋トーン）　11-14
　　硬さ　11
　　　　骨格筋や姿勢コントロールを参照
　　評価　154
　　変化　154
筋の不安定性　8
筋は骨格筋を参照
筋バランス　9

筋への特異的モビライゼーション　120
筋紡錘　10-11, 10, 76
筋力トレーニング　132-133
技能・スキル　113-114
逆行性軸索輸送　50-52
空間的加重　43
空間的分布　43
靴　138
区分化　9
繰り返される緊張の障害　42
車椅子　136-137
　　手動　137
　　電動　137
グリア　54
痙性　55, 60-63, 141
　　定義　59
　　内科的治療　140-143
　　抑制　119
痙性斜頚　42
痙性の内科的治療　141-143
形態—機能概念　47
頚部　108
結果の知識（KR）　129
肩甲帯　109
　　評価　160
現病歴　148
更衣　96
　　評価　150
効果測定　163-167
　　活動測定　164-165
　　心身構造と機能の測定　163-164
　　自己報告測定　165
　　評価図表　165-166, 175, 201
効果の継続　130-132
　　学習あるいは保持　131
　　汎化　130
　　パフォーマンス　131
後索—内側毛帯システム　14, 14
拘縮　65
広背筋　13, 13
股関節
　　安定性トレーニング　130
　　伸展　159
　　内転筋群　141
国際ボバースインストラクタートレーニング会議
　　（IBITA）　1-2
　　役目　2
個々の関節障害　9
固縮　41
個人衛生評価　150
骨格筋　6-11

運動単位　7-9
偏った漸動員　8
感覚器官　9-10
筋線維・筋トーン・筋を参照
筋トーン　10-14
筋への特異的モビライゼーション　120
区分化　9
収縮　6-8, 71
伸張筋弱化　8, 14
短縮　119
非収縮性成分　10
評価　152
病的変化　12-13, 63-64, 119
骨間筋　7, 8
骨盤傾斜　104, 111, *111*
骨盤帯　109
古典的条件付け　49
コミュニケーション評価　149
固有受容器　20, 76
固有脊髄線維　24
ゴルジ腱器官　10, 11, 63, 76
ゴルジ細胞　35

さ
サルコメア　7-8
三角筋　8
座位　*95*, 96-97, *96*, 119
　姿勢セット　97-103, *97-99*
視覚　18-19, *18*, 74, 77, 114
　問題　159
視覚障害　39
視蓋脊髄路　26
視床　14-15
支持基底面　72, 74
　評価　75
歯状核　35
姿勢　基本姿勢と姿勢セットを参照
姿勢コントロール　19-20, 71-72, 80, 113-114
　安定性　75
　機能　71
　立ち直り　78-79
　ダイナミックな適応　72
　トーン　10、72-77, 158
　バランスも参照
　評価　154
姿勢セット　90-107
　臥位　103-105, *103-104*
　座位　97-103, *97-99*
　側臥位　105-108, *106-108*
　立位　91-97, *92-93*
失調　39

室頂核　35
シナプス連結　10, *12*
　構成　*52*
　軸索間の　42, *42*
シナプス後抑制　43
シナプス前抑制　44, *43, 44*, 61
社会面　148
習慣化　49
手関節─手症候群　157
主観的垂直軸（VSV）　86
主観的な姿勢の垂直線（SPV）　86
手指失認　155
手段的日常生活活動　70
　評価　149
踵接地　17, 25, 38, 83, 132-134
小脳　34-39, *34*
　機能　38
小脳回路　36
小脳核　35
小脳皮質　35-36
皮質小脳　35, *35*, 38
踵離地　17, 38, 83
神経栄養因子　51
神経可塑性は可塑性を参照
神経筋システム　6-14
神経細胞、再生　51-53
神経成長因子　51
神経組織栄養因子（BDNF）　51
心身構造と機能の測定　163-164
振戦　40, 41
　運動最終域の振戦　39
身体図式　20, 76
伸張筋弱化　8, 14
ジーマーフレーム　137
時間的加重　43
時間の分布　43
軸索輸送　50
自己報告測定　165
ジスキネジア　41
ジストニア　41
弱化　57, 132
　過伸張　8, 14
　筋力強化　133
重心移動　150
　異常性　87-88
　運動、歩行を参照
　評価　150-152
重要な核　37
重力　20, 71-72, 82
　重力線　*153*
重力受容器　76

熟練学習　114
受容野　21
循環系の変容　156
順行性軸索輸送　51
自由度問題　75
上位運動ニューロン　59
　　陰性徴候　59
　　障害　59, 132
　　陽性徴候　60
上位運動ニューロン症候群　61
上行性網様体賦活系（ARAS）　30
除神経性過敏　54
自律神経機能の変容　156
錐体路　19, 31-32
水平状態の電位（→プラトー電位）　60
ステッピング
　　促通　25, 121-125, *122, 123*
　　歩行を参照
ストレッチング　65
星状細胞　35
正中位　80
　　コントロール　80
　　正中位指向　152
成長関連タンパク質（GAP）　51, 52
赤核　31-33, *31*
赤核脊髄路　29, 33
脊髄　22-23
　　障害の徴候　155
脊髄―オリーブ―小脳路　34
脊髄視床路　14
脊髄小脳　34, *34*, 37-38
脊髄小脳路　14, 15, 34
脊髄網様体路　14
接触　15
接触　116-117, 155
先行随伴性姿勢調節（フィードフォワード）　18, 20, 74
栓状核　35
選択的コントロール　45, 153, 159
セントラルキーエリア　108-109
セントラルパターンジェネレーター　24
前脛骨筋　7
前側索システム　14
前庭核
　　外側　26-27
　　内側　26-27
前庭システム　25-27, 75
前庭小脳　34, 38
前庭脊髄路　26-29
　　障害　61
前庭動眼反射（VOR）　28

装具　138-141, *138-139*
　　肩　141
　　靴　138
　　足関節、足部　138-139, *139*
　　膝　139
相反神経支配　75-76
　　変化　157
足関節
　　装具　138-139, *139*
　　テーピング　83, *83-84*
側芽　52-53, *52*
側臥位の姿勢セット　105-108, *106-108*
促通　119-125
　　ステップ　125, *122-123*
　　能動運動　125
　　評価　154
測定障害　39
足部　73, 109
　　過敏性　86-88
　　踵接地　17, 25, 33, 83, 132-133
　　踵離地　17, 38, 83
　　装具　138-139
　　足部の適応性　*89*
側抑制　21, *22*

た

体幹機能障害スケール（TIS）　163
滞空　120
苔状線維　36, 37
体性感覚システム　14-17
　　感覚と運動の統合　17-18
　　機能障害の評価　159-160
　　ハンドリング　117
タイムドアップアンドゴー（TUG）　165
多職種によるチーム医療　135, 144
立ち直り　78, *79*, 80
　　姿勢コントロール　78-79
　　体幹　78
　　頭部　78
他動運動　127
短期増強　50
探索行動　125
淡蒼球　39
代償戦略　81-86, 166
　　症例報告　176, 202
　　評価　154, 159
大腿四頭筋　9
大脳皮質　31
　　可塑性　51-52
　　体性感覚野　15, *17*
　　体部位局在　*16*, 21

脱衣　*100-101*
　評価　149
知覚　34, 125
　減少　87, 115
　評価　22, 150, 154-155, 159-161
中枢運動プログラム　19
中脳歩行誘発野(MLR)　25
虫様筋　7
長期強化(LTP)　49
長期抑制(LTD)　37
治療的ハンドリング─ハンドリングを参照
杖　137
手　109
テーピング　83, *84-85*
低緊張　12, 39, 41, 119, 154
適応　74
　可塑性を参照
適切なアライメント　9, 19, 91
手の職業的な痙攣　42
疼痛　156
　考えられる原因　156
　自律神経機能　156
　臨床との関連　157
頭部　26-27, 108
登上線維　35, 36
トレーニング　54-56
　運動スキル　53
　筋力　132-133
　股関節の安定　130
　トレッドミル　133-135
　麻痺側上肢集中訓練プログラム　56, 134-135
トレッドミルトレーニング　124, 133-134
　体重サポート装置　133
動作緩慢　41
同時活動　113
努力指数のボルグ評価スケール(RPE)　165
ドリル　130

な

二重課題　113
24時間コンセプト　135
日常生活活動(ADLs)　71-72
　課題の転移　130
　評価　149
　補装具を参照
二点識別　155
認知　34, 113
　減少　115, 160
　評価　169
　評価　22, 150, 161
　歩行コントロール　113-115

脳幹　22, 25-27
脳性麻痺、症例報告　195-217
脳卒中患者のための姿勢評価スケール(PASS)　164
脳卒中後の手の浮腫　157
能動運動　125
　促通　126

は

把握　74
廃用性萎縮　53
不使用学習を参照
　股関節の安定性を訓練する　130
　骨盤の傾斜　*104*, 111, *111*
　姿勢セット　103-105, *103-104*
反回抑制　44-45, 61
ハンズオフの段階　121
半側姿勢失認　85
ハンチントン舞踏病　42
反対側へのプッシュ(プッシング)　85
　プッシャー症候群を参照
ハンドリング　116-119
　促通　119-125
　他動運動　127
　適切　115
　能動運動　125
　評価　146-147, 151
　フィードバック　128, 129
　不使用学習　126
　無視　126
半盲　19, 87
バクロフェン　142
バランス　19-20, 69-70, 81
　改善　82
　股関節戦略　70
　姿勢コントロールを参照
　正常バランスコントロールからの逸脱　81-89
　前庭システム　26
　足関節戦略　70
　評価　157-158
　保護反応と戦略　79
　問題　39, 114, 158
バリウム(精神安定剤)　143
パーキンソン病　41, 83
パチニ小体　21
パフォーマンスの知識(KP)　129
被殻　39, 40
膝　109
　過伸展　87, 139-141, 159
　装具　139-141
膝の過伸展　87, 141, 159

皮質　大脳皮質・小脳皮質を参照
皮質延髄路　31, *31*
皮質橋路　35
皮質─赤核脊髄システム　32-33
皮質脊髄路　29, 30-31,*30*
皮質網様体路　30
　　障害　61
非神経原性変化　65-66
非侵襲性技術　47, *48*
肘　109-110
皮膚の質　156
評価　146-162
　　感覚　154
　　記述　166
　　機能的活動　148-150, 170
　　現病歴　148
　　症例報告　169-174, 195-200
　　心身機能と構造　151-153, 157
　　上肢　158-161
　　体性感覚/知覚障害　160-161
　　知覚　154-155
　　疼痛　156-157
　　認知障害　161, 170
　　バランスと運動、根本にある問題　157-160
　　評価図表　165-166, 175, 201
　　不使用学習　154
　　臨床推論　157-158, 175-176, 201-202
表現型　50
ヒラメ筋　7
疲労　59
ヴィジュアルアナログスケール（VAS）　165
尾状核　39
ファンクショナルリーチテスト（FR）　164
フィードバック　19, 24, 73, 82, 128-129
　　外在的フィードバック　19, 128-129
　　内在的フィードバック　19, 128-129
　　ハンドリング　128-129
フィードフォワード（先行随体性姿勢調節）
　　18, 19, 74
浮腫　156
不使用学習　23, 53, 56, 126, 159
　　評価　156, 161
不全麻痺　56, 57
文章化　166
プッシャー症候群　85-86, *85*
プルキンエ細胞　35, 36, 37
プロトタイプ的な表象　38
平衡反応・コントロール　71
変化に富む反復　130
片脚立位　164
ヘンネマンの漸動員原則（サイズの原理）　8, 81

ベルタ・ブッセ（Busse、Berta）　1
ベルグバランススケール（BBS）　164
歩行　69, *70,* 113-114, 120-123
　　ステップ周期　16
　　バランス、運動、姿勢コントロール、ステッピングを参照
　　パターンジェネレーター　24
歩行装具　136-137
　　片手　137-138
　　評価　151
　　両手　137
保護反応と戦略　79-80
保持　131
補装具　136-141
　　車椅子　136-137
　　装具　138-141
　　タイミング　136
　　適応　141
　　評価　141
　　歩行装具　136-137, 151
ボツリヌス毒素A　141-142
ボバース・カレル（Karel、Bobath）　1
ボバース概念　1, 90
ボバース・ベルタ（Berta、Bobath）　1
ボバースボール　121

ま

マイスナー小体　21
麻痺　56, 57, 81, 86, 126
麻痺側上肢集中訓練プログラム（CIMT）　56, 134-135
無視　126-127
無動　41
目の徴候は視覚を参照
メルケル盤　21
網様体　28-31, *27*
網様体脊髄路　25, 29
　　障害　61
目標
　　客観的な目標設定　165
　　理学療法　67, 147
モチベーション　68, 137
問診　149, 169, 195

や

指の感知　155
指の識別　155
ヨーロッパ痙性測定に関する会とデータベースの
　　支援ネットワーク（EU-SPASM）　60
陽性徴候　60-61
抑制　42-45, 119

シナプス後抑制　44
　　シナプス前抑制　42-43, *43*, *44*, 63
　　側抑制　21, *22*
　　動員　45, 63

ら

リーチ　78
理学療法
　　症例報告　177-193, 204-216
　　評価　147-163
　　目標　67, 146
理想的なアライメント　10, 20, 91
立脚　77
立体認知感覚　21-23, 117
立位　19-20, 71, 73, 82, 91, *92*
　　姿勢セット　91-97, *92-93*
　　治療的意義　81-82
　　汎化　130
　　　　バランス・姿勢コントロールを参照
リハビリテーション　56-57, 67, 145
リバーメッド視覚的歩行評価（RVGA）　163-164
両側同時接触　155
両側同時の統合　155-156
臨床推論　157
　　症例報告　175-176, 201-202
　　評価図表　165-166, 175, 201
ルフィニ終末　21
連合反応　61-64, 119, 127, 166
　　コントロール　127-128
　　段階づけ　64
　　評価　154, 159
　　メカニズム　62-63
　　抑制　119
レンショウ細胞　44-45, *44*
6分間歩行　165
ロボットトレーニング　134

著 者：ベンテ・バッソ・ジェルスビック
　　　　（Bente E. Bassoe Gjelsvik）
　　　　プロフィールはVIページを参照。

監修者：**新保 松雄**（しんぽ まつお）
　　　　順天堂大学医学部附属順天堂医院リハビリテーション室技師長。1991年アジア小児ボバース講習会講師会議認定インストラクター、1993年国際ボバース講習会講師会議認定インストラクター、2003年アジア小児ボバース講習会講師会議認定シニアインストラクター取得後、2009年に国際ボバース講習会講師会議認定アドバンス・インストラクターとなる。共訳に『正常発達―脳性まひ治療への応用』（三輪書店）がある。

翻訳者：**金子 唯史**（かねこ ただふみ）
　　　　長崎医療技術専門学校卒業。作業療法士として、近森リハビリテーション病院での勤務ののち、2004年順天堂大学医学部附属順天堂医院に入職。国際ボバース上級講習会修了。

　　　　佐藤 和命（さとう かずのり）
　　　　東京衛生学園専門学校卒業。2004年、理学療法士として順天堂大学医学部附属順天堂医院に入職。国際ボバース上級講習会修了。

Die Bobath-Therapie in der Erwachsenenneurologie
近代ボバース概念 理論と実践

発　　行　2011年3月1日
第 2 刷　2011年9月1日
発 行 者　平野　陽三
発 行 元　**ガイアブックス**
　　　　　〒169-0074 東京都新宿区北新宿3-14-8
　　　　　TEL.03(3366)1411　FAX.03(3366)3503
　　　　　http://www.gaiajapan.co.jp
発 売 元　産調出版株式会社

Copyright SUNCHOH SHUPPAN INC. JAPAN2011
ISBN978-4-88282-777-1 C3047

落丁本・乱丁本はお取り替えいたします。
本書を許可なく複製することは、かたくお断わりします。
Printed in China

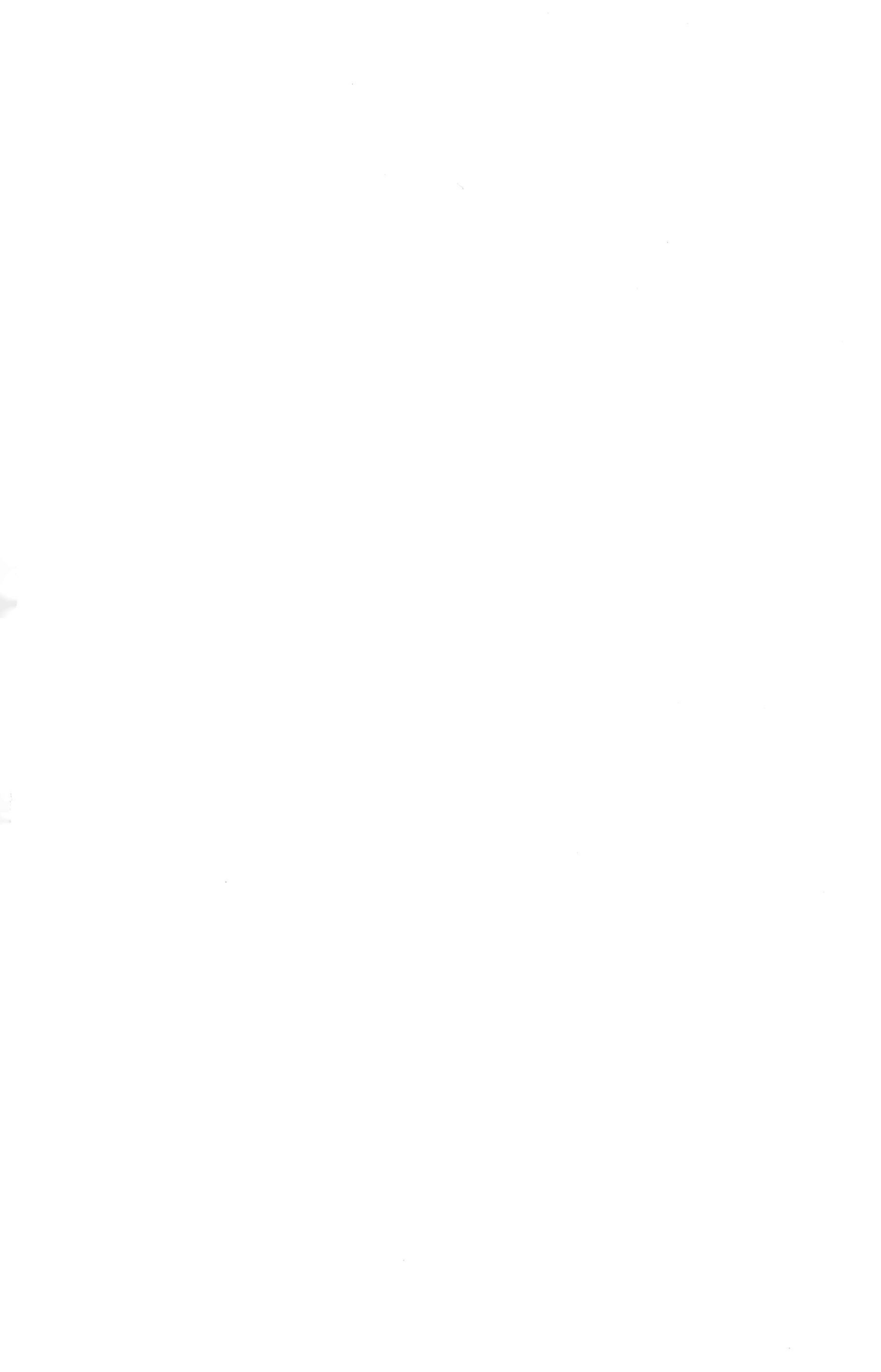